京 新文京開發出版股份有限公司
NEW WCDP 新世紀 · 新視野 · 新文京 — 精選教科書 · 考試用書 · 專業參考書

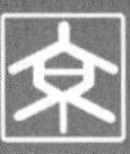

New Wun Ching Developmental Publishing Co., Ltd.

New Age · New Choice · The Best Selected Educational Publications—NEW WCDP

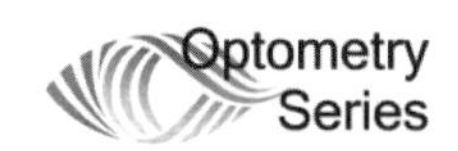

2025

全方位驗光人員應考祕笈

視光學

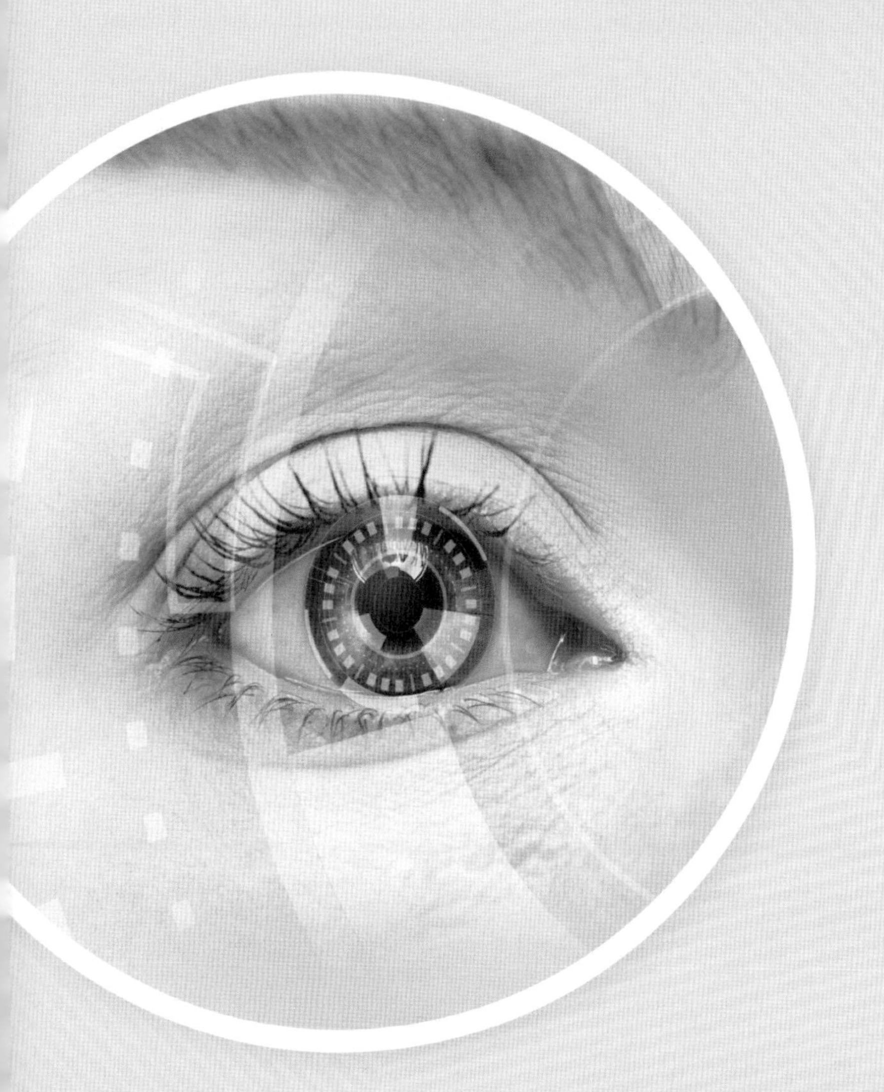

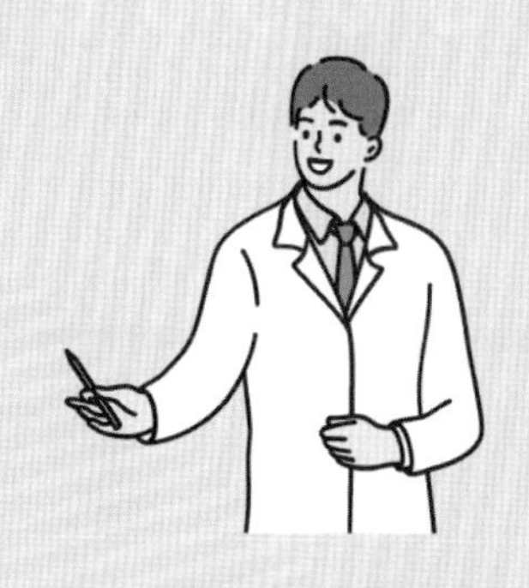

王俊諺・編著

EXAMINATION REVIEW FOR OPTOMETRY

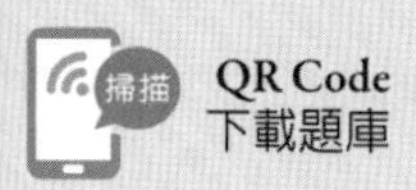

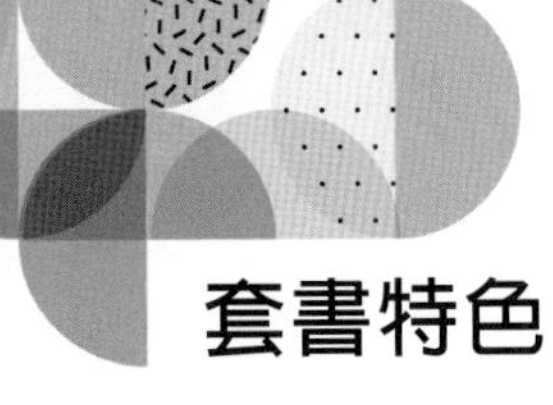
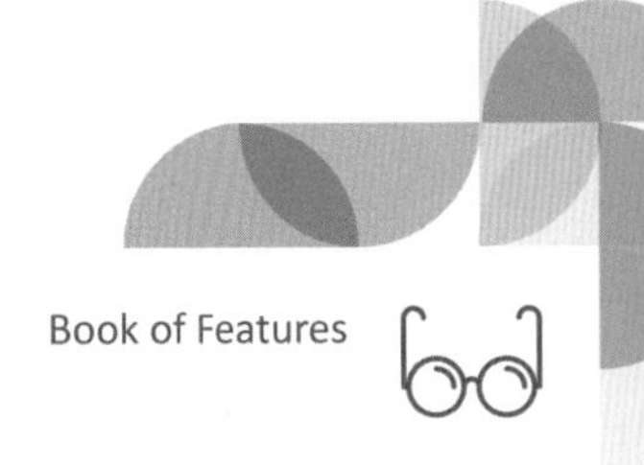

套書特色

Book of Features

為提供視光相關科系學生能輕鬆應考驗光人員考試，我們誠摯邀請教學與實務經驗豐富的視光名師精心彙整常考重點與重要概念，精心編寫出這套《全方位驗光人員應考祕笈》，務求提供最詳實完整的資訊，讓應試考生在短時間內掌握考試重點！

套書特色包括：

1. **隨書附收錄歷屆考題的題庫 QR Code**：內含驗光人員（含驗光生及驗光師）特種考試及高普考試題，以供應考複習所需。
2. **完整的學習架構**，包括：重點彙整及題庫練習，清楚呈現各章重點所在。
3. 內文編排上，以**粗體字**標示**國考重點**，輔以圖表說明。
4. 各章精彙**歷屆考題**，並由**專家闢析**正確答案及相關概念，使學生能融會貫通，觀隅反三。
5. 「☆」符號代表**歷屆考題出題比例**，數目越多代表出題比例越高，最多 5 顆，以供讀者備考參酌。

新文京編輯部 謹識

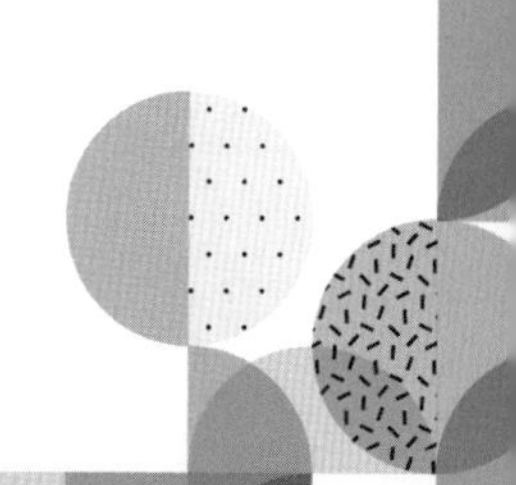

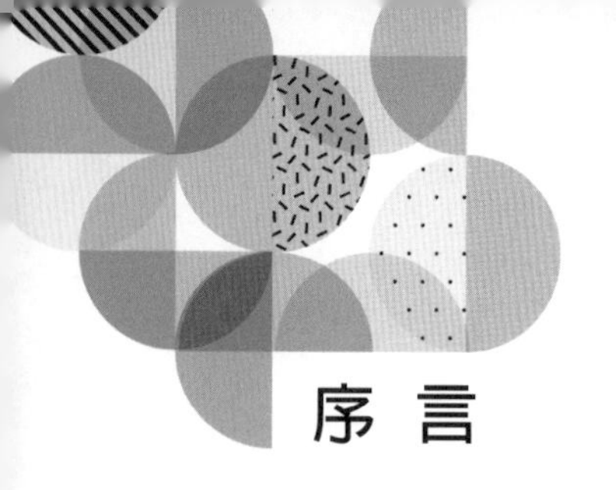

序言

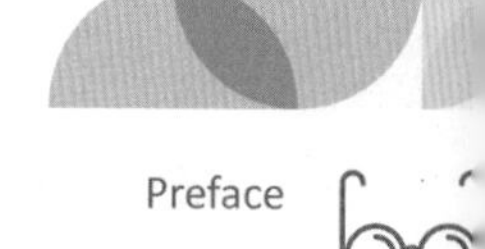

視光學為視光學系的核心學科，可說是視光系所學全部內容的縮影，內容包羅萬象，但大致可分為「屈光不正」、「眼球健康」及「雙眼視覺功能」三類，在考題上又牽涉到光學、解剖病理、配鏡、隱形眼鏡、低視力等。

綜觀視光學（驗光學）的國考試題，從第一屆至今已有很大的變化，首先是驗光師與驗光生的考題類型及難度差別越來越明顯，驗光生的題目偏重基本驗光操作，而驗光師的雙眼視覺及斜弱視比重越來越高；其次是考試題型逐漸偏重觀念，繁雜計算已減少，較符合選擇題的題型作答方式；最後是出題範圍越來越廣，想拿高分者需廣泛而深入閱讀各種視光參考書籍。

筆者自從民國 94 年進入仁德醫專視光學科任教，歷經馬偕護專、康寧護專（現康寧大學），至今仍於亞洲大學視光學系教授視光學及實驗。驗光人員國考開始之後，也承蒙國內各眼鏡公會／工會、中國醫藥大學眼科部、驗光師公會、各大眼鏡連鎖公司及中山醫學大學、元培醫事科技大學、中臺科技大學各視光學系的厚愛，擔任考前總複習之任務，如今將這幾年的教學心得與所整理的資料彙集成書，整合觀念與歷屆考題，有系統地複習視光學考試內容。

因為是系統性複習，所以本書章節並不依照國考考綱順序，而是依照觀念理解順序而編排。第一章基本原理、屈光不正，接著第二章驗光流程，這兩章有其觀念連貫性，一起研讀會較有系統，適合較深入研讀；接著是第三章的初步檢查，此章檢查方式較多較雜，適合大範圍略讀；最後是第四章的雙眼視覺異常與第五章的斜弱視，這兩章的觀念較難，考題逐漸增多與難度提高，需要仔細研讀。

考慮易讀性及本書的目標，每個章節的編排筆者盡量將觀念內容以精簡的文字搭配圖形，再配合歷屆考題做複習，完成之後即能了解國考的方向及出題方式，另外觀念整合的部分再配合表格的方式整理，如此有系統地完成視光學的所有內容。本次新增 113 年最新專技高考及普考試題，期望在最短的時間內，能幫助考生掌握所有的觀念及考題，創造考試佳績。

最後因為視光學的內容實在太廣，題目的出處及考題的敘述也是五花八門，本人雖盡量考據文獻，但難免有疏漏或錯誤，關於題目的解析亦為我個人看法，若有不明白之處或任何指教，歡迎與本人聯絡，聯絡信箱 jim0423@gmail.com。

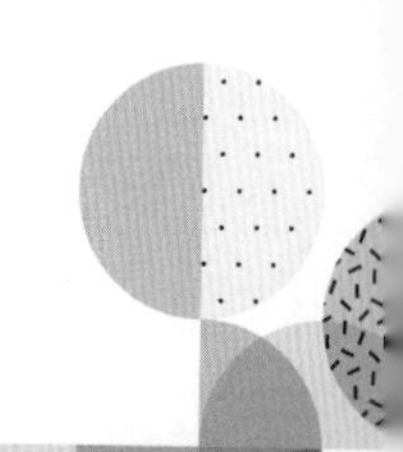

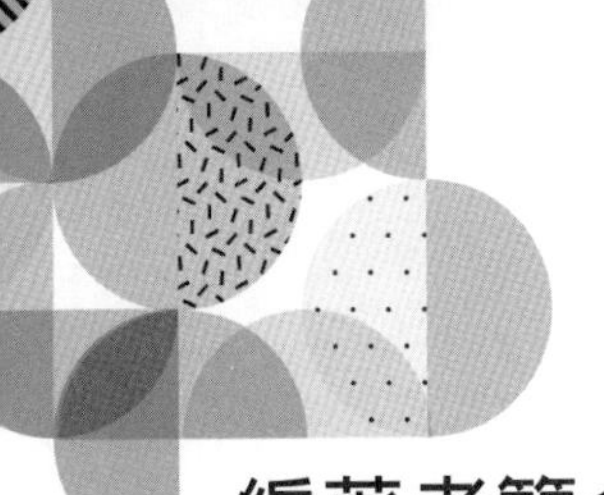

編著者簡介

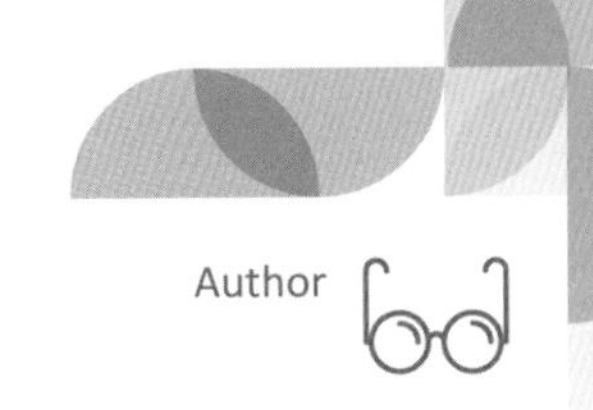

王俊諺

學歷： 中山醫學大學 生物醫學科學所碩士

中山醫學大學 視光學士

經歷： 中華民國專技高考驗光師

亞洲大學視光學系 兼任講師

馬偕醫護管理專科學校 兼任講師

康寧大學 兼任講師

仁德醫護管理專科學校 專業技術講師

驗光人員繼續教育課程種子講師

臺中市驗光師公會繼續教育委員會委員

臺灣驗光學會副理事長

目錄

Contents

Chapter 01 屈光不正 ☆☆☆

Chapter 02 驗光流程 ☆☆☆☆☆

Chapter 03 初步檢查 ☆☆☆☆

Chapter 04 非斜視性雙眼視機能異常 ☆☆☆☆

Chapter 05 斜弱視 ☆☆☆

掃描 QR Code
或至 https://reurl.cc/nLq4R6 免費下載題庫

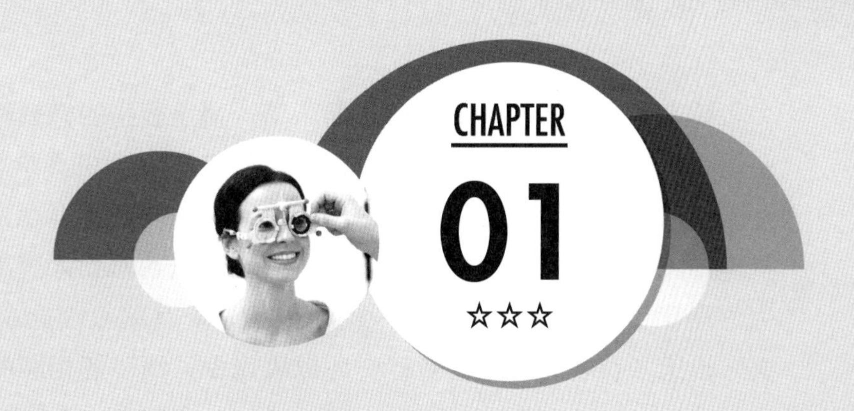

屈光不正

1-1 眼球基本構造與正視化
1-2 基礎光學
1-3 球面屈光不正
1-4 散光屈光不正
1-5 屈光不正綜合分析與像差

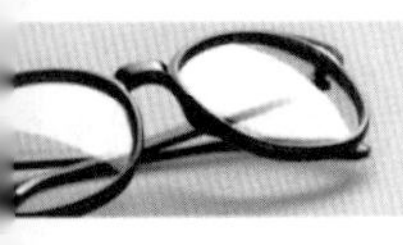

重｜點｜彙｜整

驗光學的必要基礎知識有兩種，第一種是**眼睛的構造與生理**，視覺發生的主要器官是眼睛，因此關於眼球的構造及如何運用的知識非常重要。但因為還有獨立的眼球解剖生理考科，因此在驗光學解剖相關部分考題通常不會太難。另一種基礎知識是**光學**，眼睛接受光之後產生視覺訊號傳到大腦，光線進入眼內之後產生的變化，以及矯正時所用的鏡片皆與光學有關，因此了解光的性質同樣很重要，也因為有獨立的光學考科，所以視光學只須了解相關的光學基本知識即可。

1-1 眼球基本構造與正視化

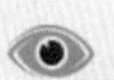

首先對於眼球構造、相關參數、調節過程與正視化必須有所認識。

一、眼球構造與參數

首先要熟記眼球各部位的名稱及主要作用，用圖形可幫助記憶。

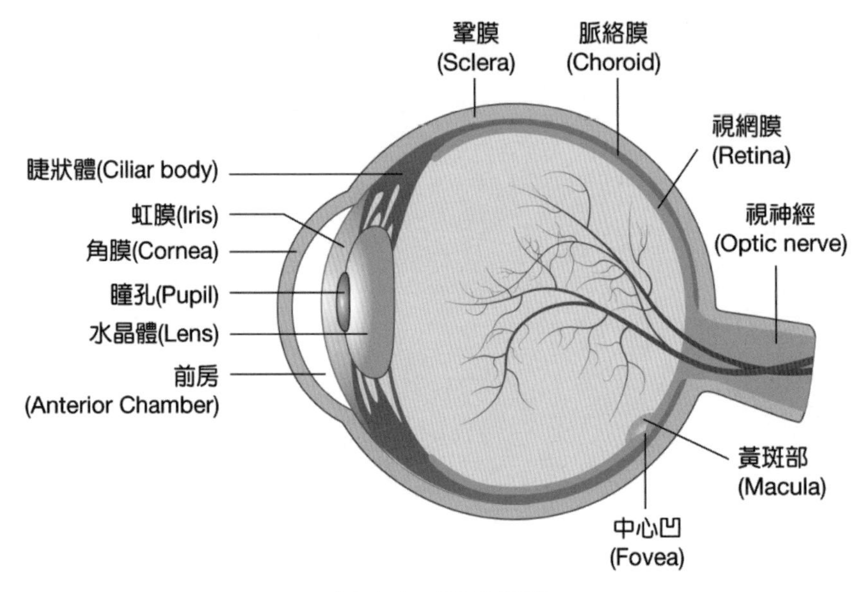

圖 1-1　眼球構造

根據 Gullstrand's "exact" schematic eye，眼軸長約 24mm，屈光力 58.64D。構造上依序從光進入眼的方向前到後：

1. **角膜**：眼睛屈折光線最主要的部分，屈光度約 43D，占眼屈光的 2/3，折射率 1.376。
2. **房水**：由睫狀體生成，與眼內循環有關，折射率 1.336。
3. **睫狀肌**：與懸韌帶一同控制水晶體的彎曲程度。
4. **虹膜**：形成瞳孔，控制光進入眼內的多寡。
5. **水晶體（晶狀體）**：調節眼的屈光程度，屈光度約 19D，占眼屈光的 1/3，皮質折射率 1.386，核心部分折射率 1.406。
6. **玻璃體**：眼內主要體積組成，折射率 1.336。
7. **視網膜**：眼球壁內層，主要接收光訊號的地方。
8. **脈絡膜**：眼球壁的血管中層。
9. **鞏膜**：堅韌的眼球壁外層。

二、調節作用 Ocular Accommodation

當水晶體的彎曲程度改變時，進入眼內之光的聚散度（眼的屈光度）也跟著改變，進而調整視網膜上影像的清晰程度，這就是眼調節的過程。調節放鬆時，睫狀肌放鬆向外，懸韌帶因此拉緊，將水晶體向外拉為較扁平狀態，此時進入眼內光線的聚散度減少，眼睛整體屈光度下降。調節作用時，睫狀肌收縮向內，懸韌帶放鬆，水晶體因本身彈性恢復為較彎曲狀態，此時進入眼內光線的聚散度增加，眼睛整體屈光度提高。在看越近的物體，需要越多的調節作用。

眼調節在屈光不正原理的遠近點、屈光檢查的近用加入度、眼初步檢查的調節幅度及雙眼視覺機能的調節評估等皆有相關知識與考題，值得花時間確實了解與熟悉，在此先初步對其發生的位置及眼內的變化進行了解。

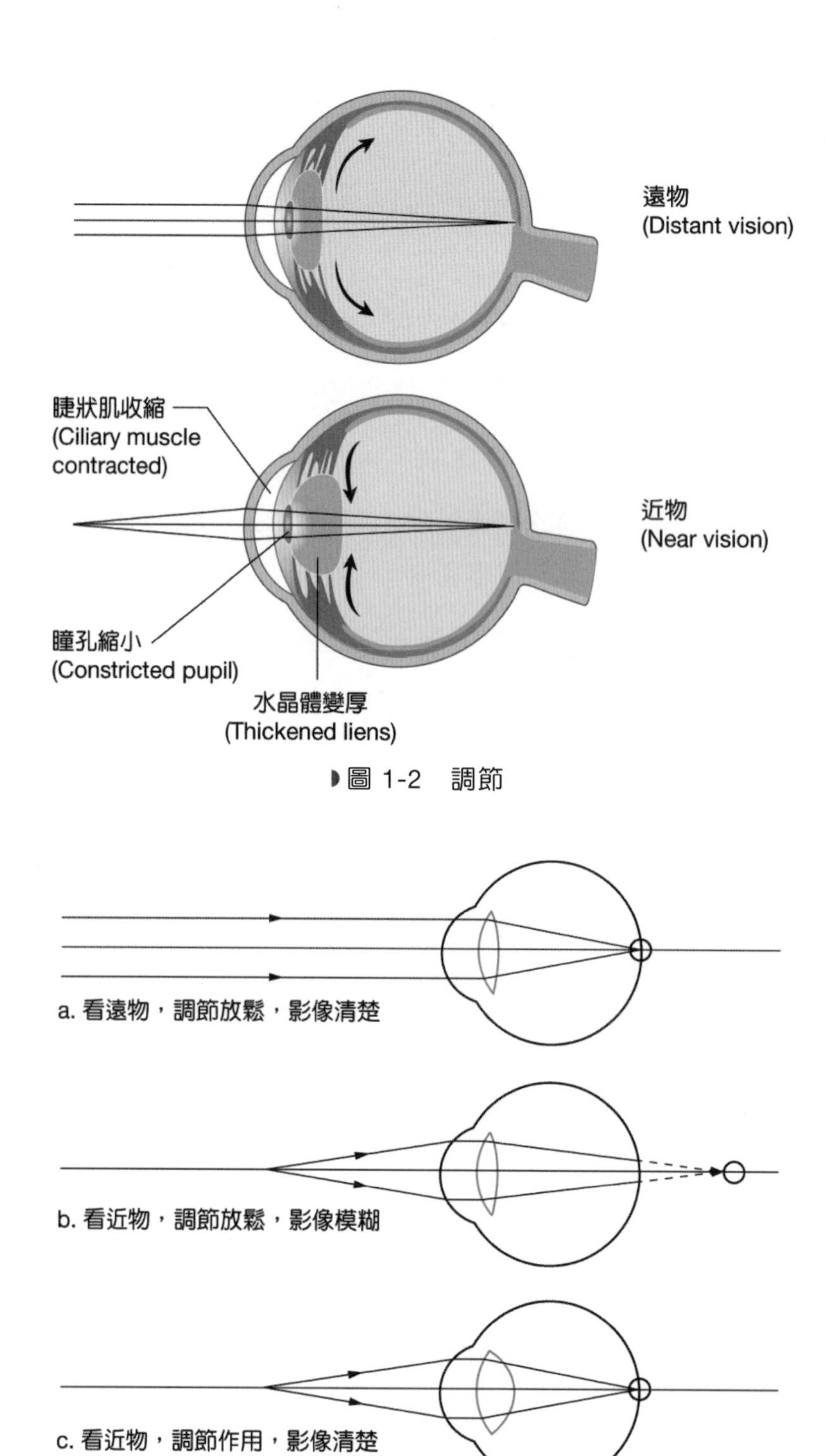

圖 1-2　調節

圖 1-3　近物調節過程（文獻一）

歷屆試題

( ) 1. 關於眼睛光學折射率(n)，依照瑞典眼科醫師古爾斯特蘭德(Allvar Gullstrand)的模型眼，何者正確？ (A)角膜 1.776 房水、玻璃體 1.736 (B)角膜 1.376 房水、玻璃體 1.336 (C)角膜 2.776 房水、玻璃體 2.336 (D)角膜 3.376 房水、玻璃體 3.736。 (106 特生)

解析 正確答案為(B)。根據該模型眼的折射率設定，角膜為 1.376 房水、玻璃體為 1.336。

( ) 2. 正視眼球的光學系統，總屈折力約為多少？ (A)15.00D (B)30.00D (C)45.00D (D)60.00D。 (107 特生)

解析 正確答案為(D)。根據 Gullstrand's "exact" schematic eye，屈光力 58.64D，約 60.00D。

( ) 3. 假設角膜前表面的曲率半徑為 7.50mm，角膜後表面的曲率半徑為 6.00mm。角膜的折射係數為 1.376，前房液的折射係數為 1.336。計算角膜前表面的折射力（絕對值）為後表面折射力（絕對值）的多少倍？ (A)5.5 倍 (B)6.0 倍 (C)7.5 倍 (D)9.0 倍。 (106 花東)

解析 正確答案為(C)。前表面屈光度為(1.376−1)/0.0075，後表面屈光度為(1.376−1.336)/0.006，兩者相差約 7.5 倍。

( ) 4. 角膜與晶狀體具有屈光能力(refractive power)，正常眼大約提供多少的屈光度(D)？ (A)角膜 20D，晶狀體 40D (B)角膜 44D，晶狀體 20D (C)角膜 44D，晶狀體 40D (D)角膜 20D，晶狀體 44D。 (108 專普)

解析 正確答案為(B)。角膜：眼睛屈折光線最主要的部分，約 43D 占眼屈光的 2/3，水晶體（晶狀體）：調節眼的屈光程度，約 19D 占眼屈光的 1/3。

( ) 5. 下列敘述何者正確？ (A)角膜的球面曲率半徑越大，屈光力越大 (B)正常眼睛的屈光系統中，折射係數最大的組織是水晶體 (C)近視眼所造成的像在視網膜後 (D)遠視眼所造成的像在視網膜前。 (108 特生)

解析 正確答案為(B)。曲率半徑越大，屈光力越小。近視眼所造成的像在視網膜前，遠視眼所造成的像在視網膜後。

( ) 6. 有關眼睛的調節(accommodation)，下列敘述何者錯誤？ (A)眼睛的調節是受到副交感神經刺激的調控 (B)眼睛調節時，水晶體會比較凸

(C)眼睛調節時，水晶體的懸韌帶(zonular fibers)會比較緊 (D)眼睛調節時，可以改變眼睛看清楚東西的最近點距離。 （109 特師一）

解析 正確答案為(C)。眼睛調節時水晶體的懸韌帶(zonular fibers)為放鬆。

( ) 7. 注視物體時，主要透過改變水晶體的表面形狀來調節眼睛屈光力。有關調節機制的敘述，下列何者正確？ (A)視遠物時，水晶體表面變為較平緩，屈光力因而變弱 (B)視遠物時，水晶體表面變為較凸，屈光力因而變強 (C)視近物時，水晶體表面變為較凸，屈光力因而變弱 (D)視近物時，水晶體表面變為較平緩，屈光力因而變強。（109 專普）

解析 正確答案為(A)。視遠物時調節放鬆，水晶體表面變為較平緩，眼睛整體屈光度降低。

( ) 8. 有關眼睛的調節機制，下列敘述何者正確？ (A)睫狀肌放鬆、懸韌帶放鬆、水晶體體積收縮 (B)睫狀肌收縮、懸韌帶拉緊、水晶體體積膨脹 (C)睫狀肌放鬆、懸韌帶拉緊、水晶體體積收縮 (D)睫狀肌收縮、懸韌帶放鬆、水晶體體積膨脹。 （109 特生二）

解析 正確答案為(D)。調節的過程為睫狀肌收縮、懸韌帶放鬆、水晶體體積膨脹。

( ) 9. 有關調節作用看近時的原理，下列何者錯誤？ (A)睫狀肌收縮 (B)懸韌帶收縮 (C)水晶體變厚 (D)屈光度增加。 （112 專高）

解析 正確答案為(B)。看近調節時，懸韌帶放鬆。

( ) 10. 原本正視眼的眼睛，水晶體摘除後若無放置人工水晶體，屈光狀態一般會呈現： (A)正視 (B)高度近視 (C)高度散光 (D)高度遠視。

（109 特生二）

解析 正確答案為(D)。晶體（晶狀體）調節眼的屈光程度，約 19D，若摘除後無放置人工水晶體，需要高度遠視鏡片代替晶體的屈光力才能看清物體。

三、正視化

正視化是導引眼睛屈光發育朝向正視的理論化過程，大多數人並不是一出生就是正視眼，比例較高的是輕度遠視。但在 6 歲左右大多會達到接近正視眼（輕微遠視）的屈光狀態，這個過程稱為**正視化**。當眼球成長，眼軸增長，屈光狀態朝向**近視偏移**；同時角膜與水晶體扁平化，屈光力降低，屈光狀態會往**遠視偏移**。除了基因之外，正視化可以用這些變化的互相抗衡來解釋，再加上由視網膜影像清晰度回饋而來的精細控制機制。

歷屆試題

(　) 1. 根據研究顯示，有關角膜成長與屈光狀態的發展，下列敘述何者錯誤？(A)角膜曲率半徑 3 歲幾乎即可達成年人尺寸　(B)兒童時期（6~14 歲）的角膜曲率並未隨年齡增加而增加　(C)青少年時期（10~18 歲）的角膜曲率不會隨著屈光狀態而有重大的改變　(D)角膜曲率會隨年齡增加逐漸變彎曲。（107 專普）

解析 正確答案為(D)。角膜曲率會隨年齡增加逐漸變平。

(　) 2. 無特殊病變之新生兒出生的屈光狀態（不考慮調節力），下列何者最常見？　(A) −5D ~ −6D 近視　(B) +6D ~ +8D 遠視　(C) −1D ~ −2D 近視　(D) +2D ~ +4D 遠視。（107 專高）

解析 正確答案為(D)。大多數人並不是一出生就是正視眼，比例較高的是輕度遠視。

(　) 3. 要維持眼睛正視屈光狀態，與下列眼睛生理參數何者最有關？①瞳孔直徑　②角膜曲率　③水晶體曲率　④視網膜曲率　(A)①④　(B)③④　(C)②③　(D)②④。（109 特生一）

解析 正確答案為(C)。影響眼睛屈光程度最主要的是角膜及水晶體。

(　) 4. 平均而言，初生嬰兒的屈光狀態較接近下列何者？　(A)正視眼　(B)遠視 +3.00D　(C)遠視 +1.00D　(D)近視 −1.00D。（109 專普）

解析 正確答案為(B)。大多數人並不是一出生就是正視眼，比例較高的是輕度遠視，約+2.00D~+3.00D。

(　) 5. 有關眼球正視化過程的敘述，下列何者錯誤？　(A)新生兒剛出生時大多為遠視眼　(B) 0 至 6 歲逐漸發展為正視眼　(C)近視度數緩慢降低的時期發生在出生後的 6 個月到 2 歲之間　(D)正視化過程是為了防止產生非正視眼。（109 特生二）

解析 正確答案為(C)。兩歲之前的屈光狀態變化很快。

( ) 6. 下列那一項因素造成的屈光狀態，與其他三種不同？ (A)眼軸過長 (B)角膜曲率半徑太小 (C)眼睛屈光力太強 (D)角膜弧度太平。 （109 特生二）

解析 正確答案為(D)。眼軸過長、角膜曲率半徑太小、眼睛屈光力太強皆是使眼睛屈光往近視方向變化，角膜弧度太平則會使眼睛屈光力降低，往遠視方向變化。

( ) 7. 眼睛發育與屈光不正的說明，下列何者錯誤？ (A)新生兒的屈光不正狀態約為遠視 2D(±2D) (B)成年人的正視眼眼軸長約為 24mm (C)正視化的過程中，屈光不正相對往近視方向變化(relative myopic shift) (D)正視化的過程大約在 3 歲左右完成。 （112 專高）

解析 正確答案為(D)。正視化的過程大約在 6 歲左右完成。

( ) 8. 有關屈光發展與屈光不正的敘述，下列何者正確？ (A)剛出生的嬰兒大部分約有低度數的近視(-2D) (B)幼兒正視化的過程中角膜弧度與眼軸長互相搭配 (C)隨年紀的增加，成年人的水晶體厚度會越來越薄 (D)眼軸過度生長造成的屈光不正，稱為屈光性近視。 （112 專高）

解析 正確答案為(B)。剛出生的嬰兒大部分約有低度數的遠視。隨年紀的增加，成年人的水晶體厚度會越來越厚。眼軸過度生長造成的屈光不正，稱為軸性近視。

( ) 9. 有關無水晶體患者(aphakia)相關敘述，下列何者正確？①高度近視 ②高度遠視 ③沒有第一及第二 Purkinje 影像 ④沒有第三及第四 Purkinje 影像 (A)①③ (B)①④ (C)②③ (D)②④。 （109 特師二）

解析 正確答案為(D)。水晶體為高屈光度凸透鏡，無晶體眼將為高度遠視眼。角膜前後表面分別為第一及第二 Purkinje 影像，晶體前後表面分別為第三及第四 Purkinje 影像。

( ) 10. 眼睛構造中的屈光狀態，下列敘述何者正確？ (A)水晶體占全眼最大屈光度，約 43D 左右 (B)角膜的曲率約在 18 歲時，才會趨近於穩定 (C)成年人若沒有屈光不正，眼軸長度正常約為 20 公厘 (D)前房的長度並不是影響屈光發展的主要原因。 （113 專普）

解析 正確答案為(D)。占全眼最大屈光度是角膜。角膜的曲率一般約 10~12 歲趨於穩定。成年人的眼軸長約 24mm。

( ) 11. 有關屈光不正的敘述，下列何者錯誤？ (A)學齡前的兒童多為遠視眼 (B)近視盛行率偏高的主因是遺傳 (C)5~7 歲學童有 8%散光大於 0.75D，且大多是順性散光 (D)高度遠視可能造成弱視與斜視。

(113 專普)

解析 正確答案為(B)。目前近視盛行率偏高的主因是後天環境影響。

( ) 12. 有關屈光不正(ametropia)之敘述，下列何者正確？ (A)5~7 歲接近正視的學童較容易發展成近視 (B)高度近視容易發展為弱視及聚合性斜視 (C)黃斑部水腫(macular oedema)會造成近視傾向(myopic shift) (D)有未矯正近視度數 1.00D 之患者，經配鏡矯正後其視力最多可提升 2 行。

(113 專高)

解析 正確答案為(A)。高度遠視容易發展為弱視及聚合性斜視。黃斑部水腫使眼軸變短會造成遠視傾向。未矯正近視度數 1.00D 之患者，經配鏡矯正後其視力約可提升 4 行。

1-2 基礎光學

此處要熟知屈光度的定義、矯正處方與光十字關係、稜鏡度定義、屈光度與稜鏡度關係及鏡片驗度儀的使用。

一、屈光度(Diopter)

若把光想像成很多束細光線射出，當這些光束彼此之間的夾角呈現的情況稱為聚散度。而表示光聚散度的單位，也是驗光過程所稱的度數，稱為屈光度 Diopter，常用 D 表示。1 個屈光度(1.00D)的定義為使平行光束在 1m 處聚焦，也就是焦距 1m。屈光度與焦距之間的關係互為倒數，$D = 1/f$，(f 單位為 m)。

一般物體所發出的光皆為發散光，發散現象在距離近時較明顯，越遠則越減少，當與光源距離達無限遠時，則發散程度接近 0，即為平行光。

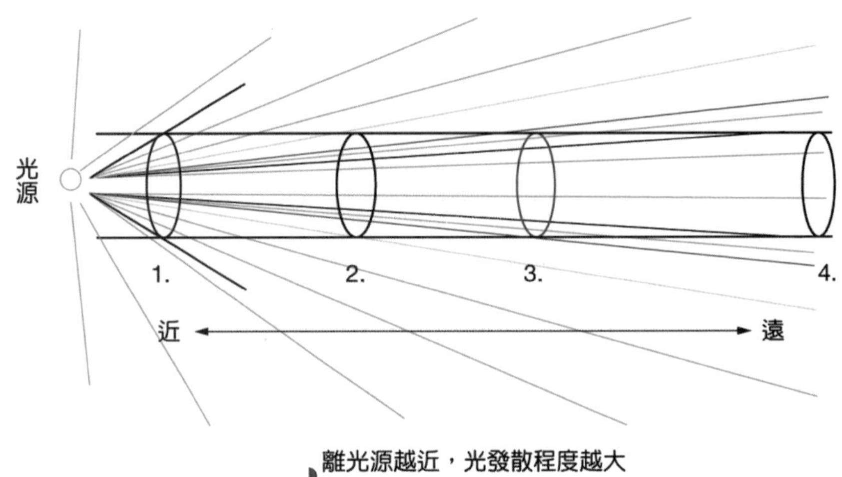

離光源越近，光發散程度越大

圖 1-4　光聚散度

二、矯正處方與光十字

使光束聚集的鏡片為凸透鏡，定義為**正鏡片**，度數為正；使光束發散的鏡片為凹透鏡，定義為**負鏡片**，度數為負。光束在兩互相垂直方向有不同屈光度稱為**柱鏡**，光束不會屈折的主徑線方向稱為柱鏡的軸。同時具有球面與柱鏡為**球柱鏡**。通常球柱鏡片處方可表示為三個參數，分別為**球面度數**、**散光度數**與**散光軸度**。軸度在左右眼皆同樣以面對患者的逆時針方向從 0~180 度。

處方可表示為三種形式第一種為球面加負柱鏡（**負散光**型態，較常用），第二種為球面加正柱鏡（**正散光**型態），第三種為兩柱鏡組合，三者實為同一處方，彼此之間可任意轉換。而臨床上正負散光之間的互換很常見，需要熟練此過程。可簡單分為三個步驟，第一步將球面與散光相加成為新球面，第二步將散光符號正負變換，第三步將散光軸度加減 90 度。

例如：處方 −3.00DS − 1.00DC × 180

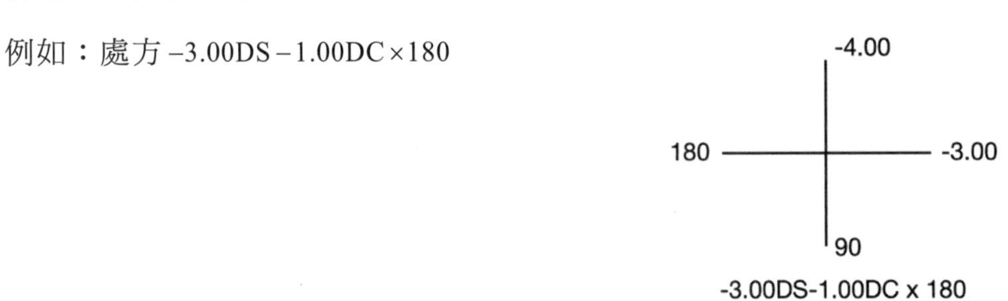

可轉換為 –3.00DS 結合 –1.00DC × 180

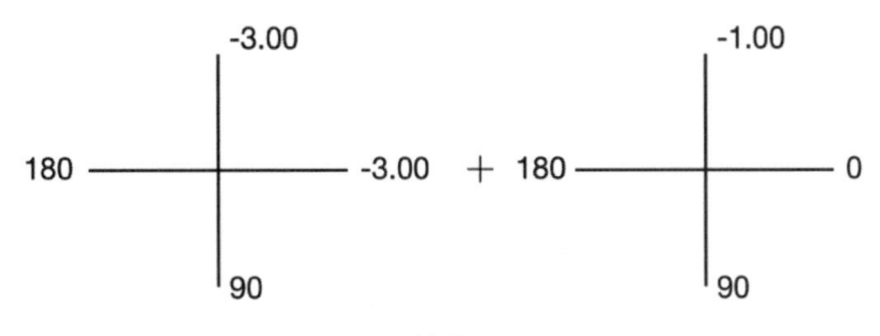

-3.00DS結合-1.00DC x 180

或 –4.00DS 結合 +1.00DC × 90

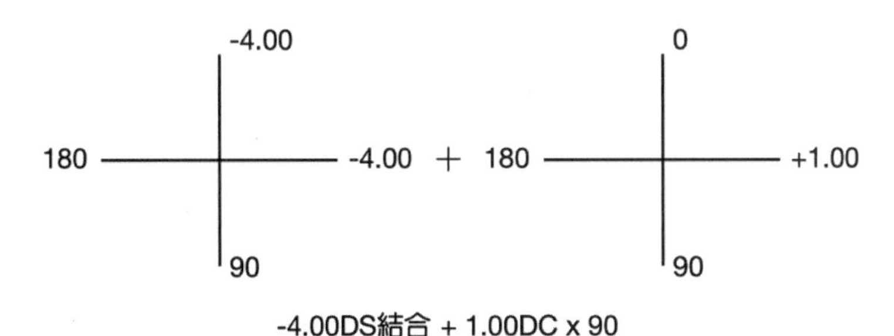

-4.00DS結合 + 1.00DC x 90

或 –3.00DC × 90 結合 –4.00DC × 180

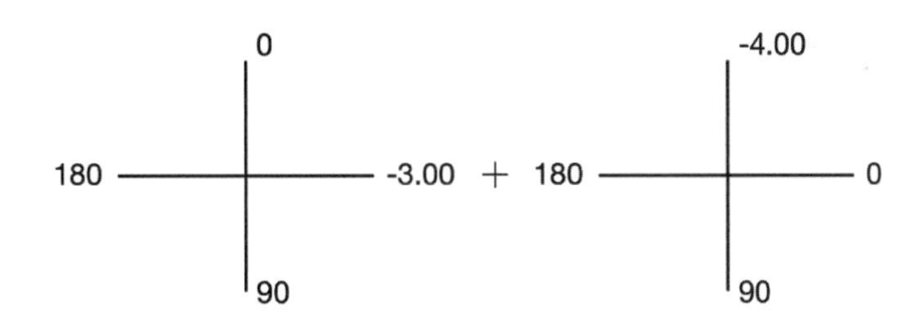

-3.00DC x 90結合-4.00DC x 180

將負散光處方 –3.00DS – 1.00DC × 180 ，球面 3.00 加上散光 –1.00 成為新球面 –4.00DS ，散光 –1.00DC 轉換為 +1.00DC ，散光軸度 180 – 90 = 90 ，因此正散光處方為 –4.00DS + 1.00DC × 90 。

若想求取不在兩主徑線上之屈光度，則可以如下方式計算。假設所求角度與散光軸夾角為 A，則該主徑線方向屈光度為原處方當中的球面度加上散光度乘(SinA)平方，例如若一處方–3.00DS–1.00DC×180，則 30 度主徑線方向的屈光度

為 −3.00+(−1.00)×(Sin30)×(Sin30)=−3.25D；45 度主徑線方向的屈光度為 −3.00 +(−1.00)×(Sin45)×(Sin45)=−3.50D；60 度主徑線方向的屈光度為 −3.00 +(−1.00)×(Sin60)×(Sin60)=−3.75D。

歷屆試題

( ) 1. 正鏡片的焦距與屈折力的關係，下列何者正確？ (A)焦距與屈折力無關 (B)焦距越長，屈折力越大 (C)焦距為無窮大時，屈折力最強 (D)焦距越短，屈折力越大。 (110 專普)

解析 正確答案為(D)。屈光力與焦距成反比。

( ) 2. 一鏡片可將遠處而來的光線發散，在鏡片前方形成一虛焦點，該鏡片屬於何種類型？ (A)稜鏡 (B)正鏡片 (C)柱面鏡片 (D)負鏡片。 (112 專普)

解析 正確答案為(D)。負鏡片（凹透鏡）為發散透鏡。

( ) 3. 受檢者戴上試鏡架的時候，從檢查者的方向觀察，兩眼試鏡架的散光軸角度標示，由 0 度到 180 度按照順序是 (A)兩眼都是順時鐘方向增加角度 (B)兩眼都是逆時鐘方向增加角度 (C)右眼是順時鐘方向增加角度，左眼是逆時鐘方向增加角度 (D)右眼是逆時鐘方向增加角度，左眼是順時鐘方向增加角度。 (106 特師)

解析 正確答案為(B)。散光軸度在兩眼都是逆時鐘方向增加角度。

( ) 4. 下列關於散光軸的定義何者正確？ (A)從受測眼的右側水平位置為起始點 0 度，順時鐘轉向受測眼左側水平點 180 度 (B)從受測眼的左側水平位置為起始點 0 度，逆時鐘轉向受測眼右側水平點 180 度 (C)從受測眼的上方垂直位置為起始點 0 度，逆時鐘轉向受測眼右側水平點 90 度 (D)從受測眼的上方垂直位置為起始點 0 度，順時鐘轉向受測眼右側水平點 90 度。 (106 特生)

解析 正確答案為(B)。散光軸度在兩眼都是以逆時鐘方向增加角度，從 0 度到 180 度。

( ) 5. 看遠方時右眼需要配戴 −3.00DS / −1.50DC×170 的眼鏡矯正，左眼需要配戴 −2.00DS / −2.00DC×010 的眼鏡矯正。按照此度數配好的眼鏡，其鏡片負圓柱透鏡的軸與水平方向比較： (A)兩眼的負圓柱透鏡軸都向鼻內側傾斜 10 度 (B)兩眼的負圓柱透鏡軸都向耳外側傾斜 10 度 (C)兩眼的負圓柱透鏡軸都向戴用者的右側傾斜 10 度 (D)兩眼的負圓柱透鏡軸都向戴用者的左側傾斜 10 度。 （106 專高）

解析 正確答案為(A)。右眼軸度 170，向鼻側傾斜 10 度；左眼軸度 010，同樣向鼻側傾斜 10 度。

( ) 6. 看遠方時右眼需要配戴−4.00DS/−2.00DC×015 度的眼鏡矯正，左眼需要配戴−4.00DS/−2.00DC×165 度的眼鏡矯正。按照此度數配眼鏡時，其鏡片負圓柱鏡的軸相對於鏡片水平軸方向而言，下列敘述何者正確？ (A)兩眼的負圓柱透鏡軸都向鼻內側偏轉 15 度 (B)兩眼的負圓柱透鏡軸都向耳外側偏轉 15 度 (C)兩眼的負圓柱透鏡軸都向戴用者的右側偏轉 15 度 (D)兩眼的負圓柱透鏡軸都向戴用者的左側偏轉 15 度。 （106 花東）

解析 正確答案為(B)。軸度在左右眼皆同樣以面對患者的逆時針方向從 0~180 度，因此右眼 015 為逆時針向耳外側 15 度，左眼 165 為順時針向耳外側 15 度。

( ) 7. 關於配鏡處方可以有不同的表示形式，+2.00DS/−3.50DC × 045°可轉換成下列何者？（DS：球面透鏡屈光度，DC：圓柱透鏡屈光度） (A)−1.50DS/+3.50DC × 045° (B)−1.50DS/+3.50DC × 135° (C)+5.50DS/+3.50DC × 045° (D)+5.50DS/+3.50DC × 135°。（106 特生）

解析 正確答案為(B)。球面度轉換為+2.00-3.50=−1.50DS，散光度轉換為+3.50DC，散光軸轉換為 045+090=135。

( ) 8. 有一光學十字處方：最正的軸在 090 度屈光度+4.00D，最負的軸在 180 度屈光度+2.50D，請解析驗光處方為下列何者？ (A)+2.50DS/+1.50DC × 090° (B)−1.50DS/+2.50DC × 090° (C)+4.00DS/+1.50DC × 180° (D)+2.50DS/+1.50DC × 180°。 （106 特生）

解析 正確答案為(D)。根據題目描述，處方為+4.00−1.50×090 或+2.50+1.50×180。

( ) 9. 關於遠視合併散光配鏡處方可以有不同的表示形式，因為球柱透鏡可以拆解為球面透鏡及圓柱透鏡，請問下列何者的處方實際屈光度與其他三者不同？ (A)+5.50DS/+2.00DC × 090° (B)+3.50DS/−2.00DC ×

090° (C)+1.50DS/+2.00DC × 180° (D)+3.50DC × 180°/+1.50DC × 090°。 （106 特生）

解析 正確答案為(A)。+5.50+2.00×090 轉換為負散光為+7.50−2.00×180。

(　) 10. 下列何者是−3.75DS/+2.50DC×027 轉換的負散光度處方？
(A)+2.50DS/−3.75DC×137 (B)+6.25DS/−3.75DC×067
(C)−1.25DS/−2.50DC×117 (D)−3.75 DS/−2.50DC×027。 （106 專普）

解析 正確答案為(C)。球面度轉換為−3.75+2.50 = −1.25DS，散光度轉換為−2.50DC，散光軸轉換為 027+90=117。

(　) 11. 關於配鏡處方可以有不同的表示形式，+4.00DS / −2.50DC × 045 可轉換成下列何者？ (A) +6.50DS / +2.50DC × 045 (B) +6.50DS / +2.50DC × 135
(C) +1.50DS / +2.50DC × 135 (D) +1.50DS / +2.50DC × 045 。 （106 專高）

解析 正確答案為(C)。球面度轉換為 +4.00 − 2.50= +1.50DS ，散光度轉換為 +2.50DC ，散光軸轉換為 045 + 090 = 135 。

(　) 12. 有一鏡片，它的度數為 −6.00DS / −2.00DC × 030 ，此鏡片和下列那個鏡片是同一度數？ (A) −8.00DS / −2.00DC × 120
(B) +8.00DS / +2.00DC × 120 (C) −8.00DS / +2.00DC × 030
(D) −8.00DS / +2.00DC × 120 。 （107 專普）

解析 正確答案為(D)。球面度轉換為 −6.00 − 2.00= −8.00DS ，散光度轉換為 +2.00DC ，散光軸轉換為 030 + 090 = 120 。

(　) 13. 將下列兩鏡片（鏡片#1： +1.75 DC × 150 ；鏡片#2： −2.25 DC × 060 ）合併，其合併後的球面散光度數表示法為下列何者？
(A) +4.00DS / −1.75DC × 150 (B) +1.75DS / −4.00DC × 060
(C) −2.25DS / −4.00DC × 060 (D) +2.25DS / −4.00DC × 150 （108 特生）

解析 正確答案為(B)。將鏡片#1 的 +1.75 DC×150 轉換為 +1.75DS −1.75DS ×060 ，再與鏡片#2 的 −2.25 DC × 060 結合，為 +1.75DS / −4.00DC × 060 。

(　) 14. 近視合併散光配鏡的處方可以有不同的表示形式，因為球柱透鏡可以拆解為球面透鏡及圓柱透鏡，請問下列何者的處方實際屈光度與其他三者不同？ (A) −6.50DS / +2.00DC × 180 (B) −4.50DC × 180 ； −6.50DC × 090 (C) −4.50DS / −2.00DC × 180 (D) −4.50DS / −2.00DC × 090
（108 專高）

解析 正確答案為(C)。 −4.50DS / −2.00DC×180 轉置處方為 −6.50DS / +2.00DC ×090，其餘兩者皆相同。

( ) 15. 下列何者為 +0.50DS / −1.75DC×100 轉換成正散型(plus cylinder form)處方？

(A) −1.25DS / +1.75DC×010 (B) −1.75DS / +0.50DC×010

(C) +0.50DS / +1.25DC×100 (D) +3.00DS / +2.25DC×100。（109 特生一）

解析 正確答案為(A)。 +0.50DS / −1.75DC×100 轉換為正散光為 −1.25DS / +1.75DC×010。

( ) 16. 兩個柱鏡 +4.00 DC×150 及 −3.00 DC×060 組合後，其度數為下列何者？

(A) +4.00DS / −7.00DC×060 (B) −4.00DS / −7.00DC×060

(C) +4.00DS / +7.00DC×060 (D) +4.00DS / −7.00DC×150。（109 專普）

解析 正確答案為(A)。兩柱鏡的光十字結合後，處方為 +4.00DS / −7.00DC ×060。

( ) 17. 下列何者的眼鏡處方實際屈光度與其他三者不同？

(A) +3.00DS / −1.00DC×090 (B) +2.00 DC×180 ， +3.00 DC×090

(C) +2.00DS / +1.00DC×180 (D) +3.00 DC×180 ， +2.00 DC×090 。

（109 專普）

解析 正確答案為(B)。+3.00 柱鏡軸度在 180，+2.00 柱鏡軸度在 090。

( ) 18. 下列何者的眼鏡處方實際屈光度與其他三者不同？

(A)−4.00DS/+1.00DC×180 (B)−3.00DS/−1.00DC×090

(C)−3.00DC×180/−4.00DC×090 (D)−3.00DC×090/−4.00DC×180。

（111 專普）

解析 正確答案為(D)。−4.00 柱鏡軸度在 090，−3.00 柱鏡軸度在 180。

( ) 19. +3.00DS / −1.25DC×065 轉換成正散光的度數處方為下列何者？

(A) +1.75DS / +1.25DC×155 (B) +1.75DS / +1.25DC×065

(C) +4.25DS / +1.25DC×155 (D) −1.25DS / +1.25DC×065。（109 特生二）

解析 正確答案為(A)。 +3.00 − 1.25 = +1.75 為球面度，散光度為 +1.25 ，軸度為 65 + 90 = 155 。

( ) 20. 散光鏡片度數的記載+1.00DS/−3.00DC×090，與下列何者相當？

(A)−1.00DS/+3.00DC×180 (B)−2.00DS/−3.00DC×090

(C)−2.00DS/+3.00DC×180 (D)−2.00DS/+3.00DC×090。（111 專普）

解析 正確答案為(C)。+1.00–3.00=–2.00 為球面，散光度為+3.00，軸度為090+90=180。

(　) 21. 看遠方時右眼配戴–3.00DS/–2.00DC×045 度的眼鏡矯正，左眼配戴–2.00DS/–4.00DC×135 度的眼鏡矯正。兩眼垂直方向與水平方向的矯正度數差異分別是　(A)垂直 0 屈光度，水平 0 屈光度　(B)垂直 1 屈光度，水平 2 屈光度　(C)垂直 2 屈光度，水平 1 屈光度　(D)垂直 3 屈光度，水平 3 屈光度。　(106 花東)

解析 正確答案為(A)。右眼垂直方向屈光度為–3.00+(–2.00/2)=–4.00D，水平方向屈光度相同。左眼垂直方向屈光度為–2.00+(–4.00/2)=–4.00D，水平方向相同。

(　) 22. 看遠方時右眼需要配戴 –2.00DS / –2.00DC × 015 的眼鏡矯正，左眼需要配戴 +3.00DS / –2.00DC × 165 的眼鏡矯正，兩眼水平方向的矯正度數差異為多少屈光度？　(A)2　(B)3　(C)4　(D)5。　(107 特師)

解析 正確答案為(D)。–2.00DS / –2.00DC × 015 水平方向約 –2.13，+3.00DS / –2.00DC × 165 水平方向約 +2.87，相差約 5.00D。

(　) 23. 看遠方時右眼需要配戴–2.00DS/–2.00DC×045 的眼鏡矯正，左眼需要配戴+3.00DS/–4.00DC×135 的眼鏡矯正。兩眼垂直方向的矯正度數差異為多少屈光度？　(A)2.00D　(B)3.00D　(C)4.00D　(D)5.00D。

(110 專高)

解析 正確答案為(C)。右眼垂直方向屈光度為 –2.00+(–2.00)×(Sin45)×(Sin45)=–3.00D，左眼垂直方向屈光度為 –3.00+(–4.00)×(Sin135)×(Sin135)=+1.00D，兩眼相差–3.00–1.00=–4.00D。

(　) 24. 看遠方時右眼配戴–1.00DS/–3.00DC×015 的眼鏡矯正，左眼配戴-2.00DS/–3.00DC×165 的眼鏡矯正，兩眼垂直方向與水平方向的矯正度數差異分別是：　(A)垂直差 0 屈光度，水平差 1 屈光度　(B)垂直差 1 屈光度，水平差 1 屈光度　(C)垂直差 1 屈光度，水平差 0 屈光度　(D)垂直差 2 屈光度，水平差 2 屈光度。　(111 專高)

解析 正確答案為(B)。垂直方向：

右眼–1.00+(–3.00)×(Sin105)×(Sin105)=–3.80；

左眼–2.00+(–3.00)×(Sin75)×(Sin75)=–4.80，相差 1D。

水平方向：右眼–1.00+(–3.00)×(Sin15)×(Sin15)=–1.20D；

左眼–2.00+(–3.00)×(Sin165)×(Sin165)=–2.20D，相差 1D。

但其實左右眼散光度數相同，軸度對稱，可以簡單比較左右眼球面度差異即可輕易得到答案。

(　) 25. 外界物體在正常眼視網膜上的成像性質為下列何者？ (A)正立的縮小實像 (B)倒立的縮小實像 (C)正立的縮小虛像 (D)倒立的縮小虛像。 (113 專普)

解析 正確答案為(B)。眼球構造類似針孔相機，外界物體在正常眼視網膜上的成像為倒立的縮小實像。

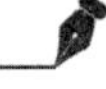

三、稜鏡度(Prism Diopter)

當物體發出的一束細光線通過稜鏡時，會改變行進方向，朝向**基底(base)**偏折，而在稜鏡後的眼睛將會認為物體的位置（**影像**）產生偏移，朝**頂(apex)**移動。

當相同距離影像偏移越多或相同偏移物體距離稜鏡越近時，表示稜鏡度越大。稜鏡的單位，用Δ表示，定義**稜鏡度 P＝偏移量(cm)／距離(m)**。臨床上為了方便可以採用 1 個稜鏡度(1Δ)為使距離 1m 處的影像偏移 1cm，也就是**1Δ＝ 1cm/1m**。

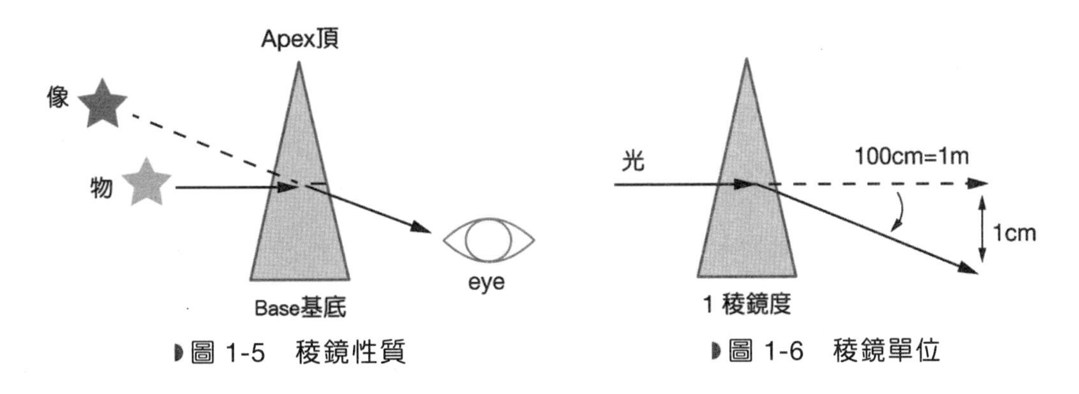

圖 1-5　稜鏡性質

圖 1-6　稜鏡單位

結合屈光度及稜鏡度即為 **Prentice rule**，用來表示當光線通過有度數鏡片非光學中心時出現的稜鏡效應。將稜鏡度 P＝偏移量(cm)／距離(m)其中的 1／距離(m)替換為屈光度 D，偏移量以 d 表示，即可得到 $P = D \times d$。因此每 1D 鏡片偏移 1cm 即產生 1 個稜鏡度。當度數越高，偏離光學中心越遠，將產生越多的稜鏡效應。臨床狀況有兩種，包括眼睛不動光學中心移動與光學中心不動眼睛移動這兩種，需要小心題目，方向則如圖所示。

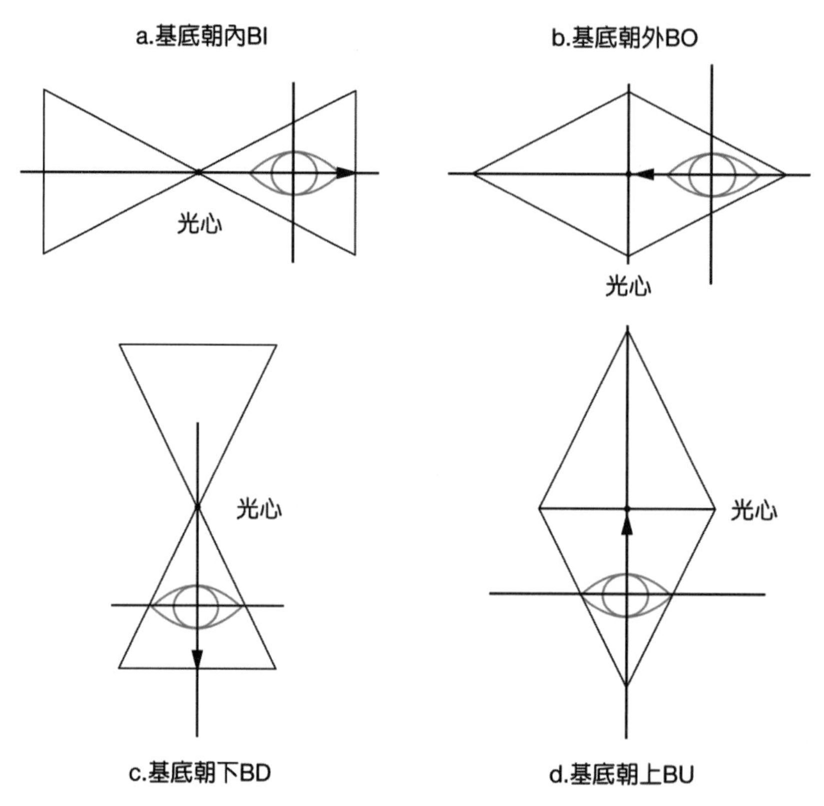

圖 1-7　眼睛與稜鏡方向（以右眼為例）

歷屆試題

( ) 1. 眼鏡的雙眼鏡片光心之間的距離(DBOC, distance between optic center)與配戴者的瞳距不等，視軸會穿過鏡片光學中心以外的區域，主要產生何種效應？ (A)散光效應 (B)稜鏡效應 (C)旋轉效應 (D)遠視效應。（106 特生）

解析 正確答案為(B)。光線通過有度數鏡片光學中心以外時會出現稜鏡效應。

( ) 2. 眼睛通過球面透鏡的光學中心視物時，其稜鏡效應為何？ (A)最大值 (B)平均值 (C)零 (D)負值。（107 專普）

解析 正確答案為(C)。光束通過球面透鏡的光學中心不會偏折，所以沒有稜鏡效應。

( ) 3. 球面透鏡的稜鏡效應隨視線與鏡片光學中心的距離增加而如何變化？ (A)沒有變化 (B)不一定 (C)增大 (D)減少。（108 特生）

解析 正確答案為(C)。當度數越高，偏離光學中心越遠，將產生越多的稜鏡效應。

( ) 4. 若一副眼鏡具有兩片球面凸透鏡片，且配戴者瞳孔間距離(interpupillary distance, PD)小於兩眼矯正鏡片光心之間的距離(DBOC)，當配戴者戴上此副眼鏡往正前方直視，此時會產生那一種稜鏡效應？ (A)基底朝內 (B)基底朝外 (C)基底朝上 (D)基底朝下。 (106 特生)

解析 正確答案為(B)。凸透鏡光學中心位於耳側，產生基底朝外的稜鏡。

( ) 5. 若兩眼配戴球面凹透鏡片，而鏡片光學中心間距離(distance between optic center, DBOC)大於配戴者瞳孔間距離，則配戴者往正前方直視時會產生何種稜鏡效應？ (A)基底朝內 (B)基底朝外 (C)基底朝上 (D)基底朝下。 (106 專普)

解析 正確答案為(A)。會產生基底朝內效應。

( ) 6. 一個 5 Δ 的稜鏡能使光線在 2 公尺處偏移多少距離？ (A)1cm (B)10cm (C)0.4cm (D)2.5cm。 (106 專普)

解析 正確答案為(B)。5=d/2，d=10cm。

( ) 7. 遮蓋測試(cover test)時，若遮蓋受檢者左眼，並在其右眼前裝設 3Δ 基底朝外的稜鏡，則受檢者所見視標會偏向受檢者的那一個方向？ (A)上方 (B)下方 (C)左方 (D)右方。 (106 專普)

解析 正確答案為(C)。右眼前基底朝外（耳側），影像往稜鏡頂方向（鼻側）移動，為受檢者之左方。

( ) 8. 關於旋轉稜鏡(Risley rotary prisms)之敘述，下列何者錯誤？ (A)綜合驗光儀(phoropter)有此配備 (B)可提供基底朝內或朝外稜鏡 (C)可提供基底朝上或朝下稜鏡 (D)由 5 個稜鏡組合而成。 (106 花東)

解析 正確答案為(D)。由兩個 10 稜鏡度透鏡所組合。

( ) 9. 通常眼鏡的處方除了屈光度數之外還可以加入稜鏡度數，但如果所加入的稜鏡度數非常大，致無法訂製磨入如此大的稜鏡量，則可以考慮使用什麼樣的稜鏡貼片？ (A)Abbe prism (B)Fresnel prism (C)Wollaston prism (D)Dove prism。 (106 花東)

解析 正確答案為(B)。Fresnel prism 為稜鏡薄膜貼片，可用於大稜鏡量。

( ) 10. 當光線穿透一塊標示3Δ的稜鏡，會在其後方 3 m 處產生多少偏折？
(A)3 cm (B)3 mm (C)9 mm (D)9 cm （108 專普）

解析 正確答案為(D)。3Δ 的鏡片能使 1m 的影像偏離 3cm，3m 則偏離 9cm。

( ) 11. 一塊 −5.00D 的球面透鏡，與視軸產生 4 mm 的偏心，會對眼睛造成多少稜鏡量的稜鏡效應？ (A) −20Δ (B)2Δ (C)1Δ (D)9Δ。（108 專普）

解析 正確答案為(B)。 $P = D \times d \Rightarrow 5 \times 0.4 = 2\Delta$

( ) 12. 眼鏡配戴者右眼近視−6.00DS，左眼近視−8.00DS，雙眼瞳距 66mm，其右眼瞳距 34mm 及左眼瞳距 32mm。眼鏡的雙眼鏡片光心之間的距離(DBOC)為 66mm，其中右眼瞳距 30mm 及左眼瞳距 36mm。請問配戴眼鏡會產生多少的雙眼水平稜鏡量(△)？ (A)0.6△ BO（base out，基底朝外） (B)0.6△ BI（base in，基底朝內） 0.8△ BI（base in，基底朝內） (D)0.8△ BO（base out，基底朝外）。（106 特生）

解析 正確答案為(C)。右眼−6.00D，光學中心位於瞳孔中心內側 0.4cm，產生 6×0.4=2.4Δ BO；左眼−8.00D，光學中心位於瞳孔中心外側 0.4cm，產生 8×0.4=3.2Δ BI。雙眼合計共 0.8Δ BI。

( ) 13. 戴用老花眼鏡，右眼 +1.00DS / −2.00DC × 090 ，左眼 +3.00DS / −1.00DC ×090，兩眼往下看，透過鏡片光心點下方 5 mm 時： (A)右眼影像在上，左眼影像在下，差距1.0Δ (B)右眼影像在上，左眼影像在下，差距1.5Δ (C)右眼影像在下，左眼影像在上，差距1.0Δ (D)右眼影像在下，左眼影像在上，差距1.5Δ。（108 專高）

解析 正確答案為(A)。右眼基底朝上，影像往下，大小為 $1 \times 0.5 = 0.5\Delta$；左眼同樣基底朝上，影像往下，大小為 $3 \times 0.5 = 1.5\Delta$。因此兩眼相比較右眼影像較高，左眼影像較低，差距1.0Δ。

( ) 14. 遠視患者若配戴的矯正眼鏡光學中心距離大於瞳孔距離時，將產生何種方向的稜鏡效應？ (A)基底朝上 (B)基底朝下 (C)基底朝外 (D)基底朝內。（109 專普）

解析 正確答案為(C)。遠視鏡片為中間厚周邊薄的鏡片，當光學中心向外移動時，將產生基底朝外的稜鏡效應。

( ) 15. 用驗度儀檢測到患者眼鏡的右眼鏡−5.00 D，戴上眼鏡之後，患者的視線軸在水平線上向外側偏離光學中心 4 mm，這稜鏡效應為： (A)右眼 2 稜鏡度基底朝外 (B)右眼 2 稜鏡度基底朝內 (C)右眼 2 稜鏡度基底朝上 (D)右眼 2 稜鏡度基底朝下。 (111 專普)

解析 正確答案為(A)。近視鏡片為中間薄周邊厚的鏡片，當視線向外移動時，將產生基底朝外的稜鏡效應，大小為 5×0.4=2 稜鏡度。

( ) 16. 近視患者若配戴的矯正眼鏡光學中心距大於瞳孔距時，將產生何種方向的稜鏡效應？ (A)基底朝上 (B)基底朝下 (C)基底朝外 (D)基底朝內。 (111 專高)

解析 正確答案為(D)。近視鏡片為中間薄周邊厚的鏡片，當光學中心向外移動時，將產生基底朝內的稜鏡效應。

( ) 17. 使用鏡片驗度儀(lensometer)量測患者的眼鏡時，發現其光學中心點不在十字標線的中心點上，此鏡片上最可能有何種效果？ (A)稜鏡(prism) (B)柱狀鏡(cylindrical lens) (C)凹透鏡(concave lens) (D)凸透鏡(convex lens)。 (112 專普)

解析 正確答案為(a)。光學中心點不在十字標線的中心點上代表此時有稜鏡。

( ) 18. 有關老花眼眼鏡的考量，下列何者錯誤？ (A)依據普倫提西氏法則(Prentice's rule)，以單眼來考量，如果鏡片有+3.00 D 的度數，離開鏡片中心 8mm 的位置，會產生 3/(0.8)=3.75 稜鏡度的稜鏡效應 (B)如果病人雙眼度數相同，只要度數不高，偏離一點鏡片中心產生的稜鏡效應一般可以忽略 (C)如果病人有不等視，配戴眼鏡矯正時，可能會引起病人雙眼影像的位置差異 (D)如果病人有不等視，可以用鏡片偏心法或加上小稜鏡來矯正該視線偏移所導致的稜鏡效應。 (111 專高)

解析 正確答案為(A)。3(D)×0.8(cm)=2.4 稜鏡度。

四、鏡片驗度儀

能夠測量眼鏡片的後頂點屈光度數、散光軸度、散光度數、加入度、稜鏡度，也能標示光學中心。

單焦鏡片的測量將鏡片後表面置於測量基座之上，先轉動度數轉輪至足夠正度數使十字線模糊，接著降低正度數至清楚並旋轉十字線，此時度數為球面度數，所對方向為**球面線**；接著繼續減少正度數至另一焦線清楚，此時度數與剛才球面度數差值為散光度數（負散光形式），而此方向為**散光線**，同時也是**散光軸度**（請注意此處清晰的線為經過儀器所見的焦線，因此不同於處方與光十字的關係）。將此點標示為此鏡片光學中心，若兩眼鏡片光學中心之差與患者 PD 不同，或兩眼光學中心高度不同則此副眼鏡具有稜鏡度數，可根據 prentice's rule 計算之。隱形眼鏡度數也可更換不同基座測量其度數。

多焦鏡片測量先以上面方式讀取遠用光學中心度數，接著將鏡片翻面，比較此遠用光學中心與近用光學中心之度數差值即為加入度 ADD，將左右眼分別測量之。

歷屆試題

( ) 1. 運用鏡片度數儀檢測鏡片度數時，通常其檢測的度數為下列何者？
(A)前頂點度數(front vertex power) (B)後頂點度數(back vertex power)
(C)近似度數(approximate power) (D)有效度數(effective power)。
（107 專普）

解析 正確答案為(B)。鏡片度數儀檢測鏡片度數為後頂點度數。

( ) 2. 有關驗度儀(lensometer)的測量可以獲得下列何種資訊？ ①後頂點屈光度(back vertex power)②前表面弧度(front surface curvature)③光學中心位置(optical center position) (A)僅①② (B)僅②③ (C)僅①③ (D)①②③。（111 專普）

解析 正確答案為(C)。鏡片度數儀檢測鏡片度數為後頂點度數，且能定位鏡片光學中心位置。

( ) 3. 使用鏡片驗度儀量測鏡片時，無法得到下列那一個資訊？ (A)稜鏡度 (B)散光軸 (C)光學中心 (D)後表面屈光力。（113 專高）

解析 正確答案為(D)。鏡片度數儀檢測鏡片度數為後頂點度數。

( ) 4. 當你用鏡片驗度儀檢測一副眼鏡，發覺其光學中心點不在十字標線的中心點上，則這鏡片有下列何種效果？ (A)圓柱鏡 (B)稜鏡 (C)球圓柱鏡 (D)正鏡片。（107 專普）

解析 正確答案為(B)。表示此鏡片有稜鏡。

( ) 5. 一般驗度儀(lensometer)裡面的光學系統，用到的標準鏡片度數(standard lens power)為下列何種度數範圍？ (A) +20.00D ~ +25.00D (B) +10.00D ~ +15.00D (C) +5.00D ~ +10.00D (D) plano ~ +2.50D。
（108 特生）

解析 正確答案為(A)。一般驗度儀對焦系統所用的標準鏡片度數約 +20.00D ~ +25.00D。

( ) 6. 常用的自動鏡片驗度儀可以檢查出鏡片的各種光學特性，下列何者除外？ (A)鏡片是配戴於右眼或左眼 (B)鏡片的圓柱鏡軸度及度數 (C)多焦點老花鏡片加入度大小 (D)離光學中心點稜鏡位移量。 （108 特生）

解析 正確答案為(A)。鏡片驗度儀無法判斷左右眼。

( ) 7. 鏡片驗度儀上，在 60 度的位置上取得鏡片的度數為 –1.00D，在 150 度的位置上取得鏡片的度數為 –2.00D，則此鏡片的度數為何？

(A) –1.00DS / –2.00DC × 150 (B) –1.00DS / –2.00DC × 060

(C) –1.00DS / –1.00DC × 060 (D) –1.00DS / –1.00DC × 150。 （108 專普）

解析 正確答案為(D)。驗度儀內所見的為焦線方向，與光十字的寫法不同，按照題目所描述的過程，處方為 1.00DS / –1.00DC × 150。

( ) 8. 一眼鏡右眼鏡片使用驗度儀(lensometer)檢查，+2.50D 時可見到短軸清晰並對準 090 軸度，於 +1.25D 時可見到長軸清晰。下列何者最可能為此鏡片處方？ (A) +2.50DS / –1.25DC × 180 (B) +2.50DS / –1.25DC × 090

(C) +1.25DS / –1.25DC × 180 (D) –1.25DS / –1.25DC × 090。（109 特生一）

解析 正確答案為(A)。+2.50D 正度數較高為球面度，與 +1.25D 差值等於散光度 –1.25DC，軸度為 +1.25D 所對的散光線 180。

( ) 9. 驗度儀(lensometer)上，在 30°的位置上測得鏡片的度數為 –1.00D，在 120°的位置上測得鏡片的度數為 –2.00D，則此鏡片為下列何者？

(A) –1.00DS / –2.00DC × 120 (B) –1.00DS / –2.00DC × 030

(C) –1.00DS / –1.00DC × 030 (D) –1.00DS / –1.00DC × 120。（109 特生二）

解析 正確答案為(D)。30°的位置上測得鏡片的度數為 –1.00D 正度數較高為球面度，120°的位置上測得鏡片的度數為 –2.00D，減去 –1.00D 等於 –1.00D 為散光度，軸度為 120。

(　) 10. 使用驗度儀測量眼鏡度數時，置放眼鏡的正確方法是：①將眼鏡框架正放，使鏡框下緣貼在平台 ②將眼鏡框架倒放，使鏡框上緣貼在平台 ③將眼鏡前表面貼緊測量口 ④將眼鏡後表面貼緊測量口
(A)①③ (B)①④ (C)②③ (D)②④。 （109 特生二）

解析 正確答案為(B)。②眼鏡框架需正放；③將眼鏡後表面貼緊測量口。

(　) 11. 驗度儀無法量測出鏡框眼鏡的那個參數？ (A)稜鏡度(prism diopter) (B)光學中心的距離(distance between optical center) (C)中心厚度(center thickness) (D)散光軸度(astigmatism axis)。 （109 特生二）

解析 正確答案為(C)。鏡片中心厚度(center thickness)需使用厚度儀測量。

(　) 12. 以驗度儀測量前表面設計多焦點鏡片(front surface design multifocal lens)時，用下列何種方法可測出近用加入度(near ADD)？①測量出遠用及近用後頂點球面透鏡屈光度(back vertex spherical power)之差 ②測量出遠用及近用後頂點圓柱透鏡屈光度(back vertex cylindrical power)之差 ③測量出遠用及近用前頂點球面透鏡屈光度(front vertex spherical power)之差 ④測量出遠用及近用前頂點圓柱透鏡屈光度(front vertex cylindrical power)之差 (A)①② (B)①③ (C)③④ (D)②④。
（106 花東）

解析 正確答案為(C)。多焦鏡片測量先以一般方式讀取遠用光學中心度數，接著將鏡片翻面，比較此遠用光學中心與近用光學中心之度數差值即為加入度 ADD。

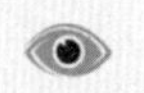

1-3 球面屈光不正

要了解屈光不正就要先了解正視眼的定義，當眼調節靜止（放鬆）時，可將來自無限遠的物體所發出的平行光線（臨床上為 6 m 以外），影像清晰地聚焦在視網膜黃斑中心凹上，這種狀態稱為正視眼(Emmetropia)，也就是沒有屈光不正。通常正視眼的人預期有良好的遠方視力，若有適當的調節幅度，也會有良好的近方視力。

人眼處於調節靜止狀態，外界物體影像能清晰聚焦在視網膜上時，看到最遠的物點稱為**遠點(Far Point)**。根據此定義，正視眼的遠點為**無限遠處**。當調節作用完全激發後，能清晰聚焦在視網膜上時，看到最近的物點稱為**近點(Near Point)**。根據此定義，正視眼的近點為**眼前的有限距離**。當調節力越強，近點越近。

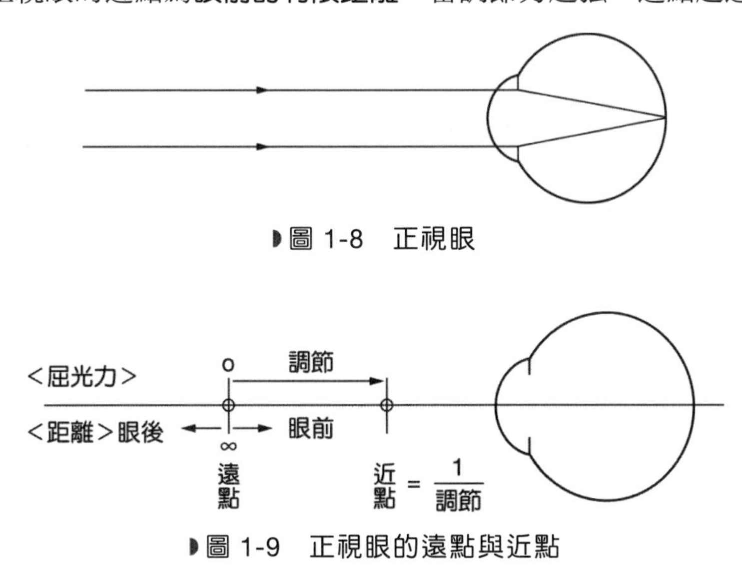

圖 1-8　正視眼

圖 1-9　正視眼的遠點與近點

當眼球的屈光能力與眼軸長不搭配，在調節靜止時，遠方外物無法在網膜上呈現清晰的影像，此時即不符合正視眼的定義，稱為屈光不正眼。分類上可分為**近視**、**遠視**及**散光**。影像為單一焦點在視網膜前面或後面時為球面屈光不正，可分為近視與遠視，影像無法成為單一焦點而是分散為兩條焦線則是散光。以下分為幾個概念說明：近視、遠視及其遠近點與調節關係。

一、近視

(一) 近視概念

一種眼球屈光力相對於眼軸長過強時的狀況。若軸長正常而屈光部分之屈折力過強時，稱為屈光性近視；當屈光力正常而眼軸較長時，稱為軸性近視，大多數的近視都屬於軸性近視。

近視的典型表現為看遠模糊，看近清楚。因為近視眼聚光能力過強，因此當調節靜止時，遠方外物發出平行光所成的**像點便提前落於視網膜之前**，網膜上的像就模糊了。而當物體移近，物所發出的光聚散度呈現發散狀態，抵銷了近視眼過強的屈光度，所以眼前近距物體就較為清楚，因此近視眼的**遠點會在眼前有限距離**。近視度數越高，遠點越近，等於近視度數的倒數。

當近視眼調節時，會更進一步提高眼屈光力，便能看更近物體，所以近視眼的**近點同樣在眼前有限距離**，比遠點更近。

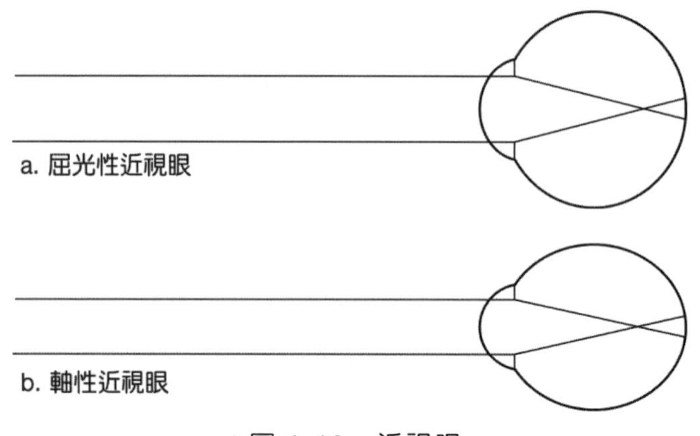

圖 1-10　近視眼

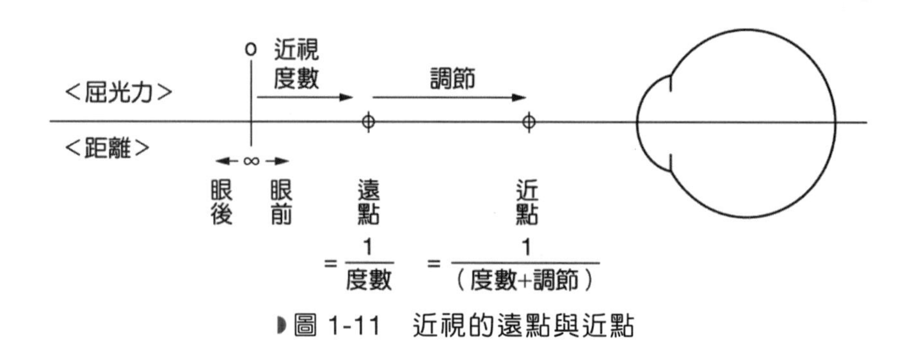

圖 1-11　近視的遠點與近點

（二）近視的流行病學

近視與多數的眼科疾病都有明顯關聯，如視神經半月型退化、視網膜剝離、青光眼、白內障、黃斑部退化、脈絡膜退化等。

近視發生的危險因子包括先天基因與後天環境因素。環境因素當中，模糊的視覺、較少的戶外活動、過多的近距離工作為主要的原因。

近視初期發展很快，之後變慢並達到一穩定期。新生兒中近視的盛行率不低，早產嬰兒（出生體重低）中近視相當常見，雖然通常在滿週歲後減輕為正視。許多在入學前時為正視的孩童在就學過程中變成近視，每年以 0.35~0.55D 速度增加。近視發生最常見的時間在 9~12 歲左右。許多近視患者在 45 歲之後感覺到度數降低，且某些人由近視回復到遠視。

某些患者的屈光異常因為老年性核質白內障的緣故而往近視方向偏移。這會導致某些人在約 60 歲和更老時才發生近視，且可能是成人晚期發生近視最常見的原因。

（三）近視的分類

1. **簡單型（生理性近視）**：角膜及水晶體屈光度及眼軸長所造成，度數大多小於 –6.00D。
2. **夜間型近視**：低光度狀態下近視度數會高出 0.50D ~ 1.00D。因為對比度及刺激不足，造成**眼調節增加**，加上瞳孔放大導致**球面像差**增加所造成，常是發現近視的第一個徵兆。
3. **假性近視**：常見於年輕人，近距離工作過多，睫狀肌短暫性麻痺及過多的壓力，造成**調節無法放鬆**，屬於可回復的近視。
4. **退化型（病理性）近視**：眼後部退化造成，通常為高度近視。導致視覺功能不正常，如最佳視力退化或視野的改變。
5. **引發性近視**：藥物、血糖、水晶體的變化等，通常是暫時性及可恢復性。

（四）近視的矯正

近視屬於眼屈光力過強的屈光不正，因此矯正需使用會讓光線發散的**凹透鏡（負透鏡）**，使視網膜之前的像點重回視網膜之上以得到清晰的遠方視力。光學上須達到矯正鏡片的第二焦點與眼睛之遠點重合。因此隱形眼鏡的焦距較長，度數會比框架眼鏡低，也就是矯正鏡片距離眼睛越近，需要越低的近視度數。

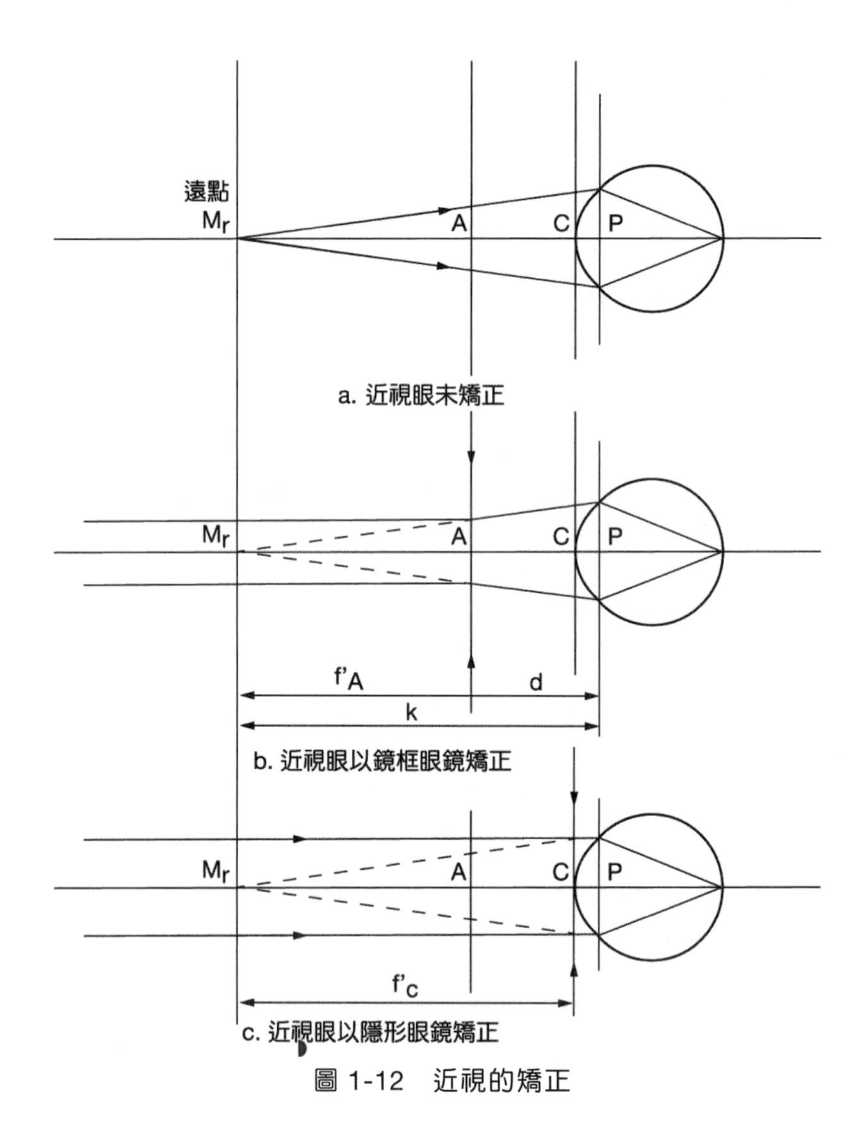

圖 1-12　近視的矯正

（五）近視的控制

目前醫學文獻上證實有效控制的方式有以下幾種：框架眼鏡（多焦點、周邊屈光差設計）、長效型睫狀肌麻痺劑（阿托品 Atropine）、隱形眼鏡（角膜塑型鏡片、周邊屈光差隱形眼鏡）。而對於近視控制目前沒有證據證明有效的有近視矯正不足及視力訓練。

歷屆試題

( ) 1. 眼球各組織的變化對一般兒童近視形成的影響中，下列何者最有關係？ (A)角膜厚度 (B)前房深度 (C)水晶體厚度 (D)玻璃體長度。 (107 特生)

解析 正確答案為(D)。近視的眼軸增長主要來自玻璃體深度（長度）。

( ) 2. 根據近視眼的光學原理。當一隻眼睛有近視眼時，代表此眼在未矯正狀況下，光線聚焦在視網膜何處？眼軸過長或過短容易為近視眼？ (A)視網膜上，過長 (B)視網膜後，過短 (C)視網膜前，過長 (D)視網膜上，過短。 (106 特師)

解析 正確答案為(C)。近視眼的影像焦點落於視網膜之前，眼軸過長較容易成為近視眼。

( ) 3. 小兒驗光時，通常需要使用散瞳劑（睫狀肌麻痺劑）散瞳後再測量，以取得較正確的度數。請問散瞳後與散瞳前的驗光值相比較，預期會有的變化，下列何者可能性最大？ (A)近視度數變少 (B)遠視度數變少 (C)散光度數變少 (D)散光角度改變。 (106 特師)

解析 正確答案為(A)。調節會使近視度數變多，睫狀肌麻痺劑麻痺調節能力，預期因調節而增加的近視會減少。

( ) 4. 下列何者是造成假性近視(pseudomyopia)的主要原因？ (A)內聚力過度(convergence excess) (B)調節痙攣(accommodative spasm) (C)內聚力不足(convergence insufficiency) (D)調節遲滯(accommodative lag)。 (106 專普)

解析 正確答案為(B)。調節痙攣造成看遠時無法放鬆，近視度數不正常增加。

( ) 5. 若在為病人做電腦驗光檢查時，發現同一位病人在相近時間內（例如半小時內），未使用任何藥物的狀況下屈光值有很大的變動，可能要進一步檢查，下列何者最不可能是屈光值變動的原因？ (A)高度近視合併後葡萄腫(posterior staphyloma) (B)水晶體移位(lens subluxation) (C)視網膜剝離 (D)低眼壓型青光眼。 (106 花東)

解析 正確答案為(D)。青光眼主要為視野的變化。

( ) 6. 以簡化眼軸距定義屈光不正時，軸性近視眼的眼軸距比正視眼 (A)長 (B)短 (C)相同 (D)不一定。 (109 特生一)

解析 正確答案為(A)。軸性近視眼為眼軸過長的近視。

( ) 7. 關於眼睛的屈光系統，下列敘述何者正確？ (A)水晶體影響的屈光強度最大 (B)瞳孔越小，會造成視力越好 (C)角膜弧度越彎曲，會造成遠視度數越深 (D)眼軸長度越長，會造成近視度數越深。 (109 特生一)

解析 正確答案為(D)。影響眼屈光最大的是角膜；瞳孔太小時會引起繞射；角膜弧度越彎曲，屈光力越強，眼軸越長，近視度數越深。

( ) 8. 近視眼有軸性近視與屈光近視兩種成因，若眼睛因年紀增長而水晶體晶體核硬化(nuclear sclerosis)造成度數改變，水晶體晶體核硬化可能造成近視何種變化？此成因為軸性近視或屈光近視？ (A)近視增加；屈光 (B)近視增加；軸性 (C)近視減少；屈光 (D)近視減少；軸性。

(109 特師一)

解析 正確答案為(A)。水晶體為屈光介質，造成屈光性近視增加。

( ) 9. 有關屈光不正的敘述，下列何者錯誤？ (A)越早發生近視的兒童將來越容易成為高度近視 (B)順性散光的兒童比逆性散光者容易產生近視 (C)高度遠視的兒童可能產生弱視和內斜視 (D)低度遠視可以靠調節力代償，但是會較早有老花症狀。 (107 專高)

解析 正確答案為(B)。統計上逆性散光者較容易產生近視。

( ) 10. 有關引起近視眼的原因，下列何者最不可能？ (A)父母有高度近視的家族史 (B)早產兒 (C)長時間戶外活動 (D)長時間近距離用眼。

(108 特生)

解析 正確答案為(C)。長時間戶外活動有助於預防近視。

( ) 11. 有關夜間近視的敘述，下列何者錯誤？ (A)低光源環境下近視度數的增加稱為夜間近視 (B)夜間增加的近視度數約為 0.5D 到 1.0D (C)可能原因是眼睛在夜間最敏感的光波長較白天長，造成焦點前移，產生近視 (D)可能原因是夜間光線不足造成調節力增加，產生調節性近視。 (107 專高)

解析 正確答案為(C)。夜間近視與光波長無相關。

( ) 12. 下列有關夜間近視之敘述，何者錯誤？ (A)可能為夜間低光源照射下，對於眼睛調節的刺激不足所致 (B)低光源導致瞳孔放大，引起球面像差增加 (C)低度遠視的患者若有夜間近視情況，在配戴原有矯正處方於夜間用眼時，會感到比白天還要更清晰 (D)一般情況下，夜間近視約為增加-0.50~-1.00D。 （113 專普）

解析 正確答案為(C)。低度遠視於夜間配戴原遠視矯正處方，可能因為調節而感到較模糊。

( ) 13. 有關近視的敘述與透鏡矯正，下列何者正確？ (A)在眼睛無調節的狀態下，平行光線進入眼睛後聚焦於視網膜之後，因此近視患者應使用負透鏡矯正 (B)在眼睛無調節的狀態下，平行光線進入眼睛後聚焦於視網膜之前，因此近視患者應使用負透鏡矯正 (C)在眼睛有調節的狀態下，平行光線進入眼睛後聚焦於視網膜之後，因此近視患者應使用正透鏡矯正 (D)在眼睛有調節的狀態下，平行光線進入眼睛後聚焦於視網膜之前，因此近視患者應使用正透鏡矯正。 （108 專普）

解析 正確答案為(B)。近視的定義為在眼睛無調節的狀態下，平行光線進入眼睛後聚焦於視網膜之前，使用負透鏡可以矯正此種狀況。

( ) 14. 當配戴眼鏡的度數為近視–2.50D（頂點距離為 12mm），要換算成配戴軟式隱形眼鏡，下列何者為最接近適合的度數？ (A)–2.00D (B)–2.50D (C)–2.75D (D)–3.0D。 （106 特生）

解析 正確答案為(B)。換算後為–2.43D，約–2.50D。

( ) 15. 配戴軟式隱形眼鏡的度數為近視 –6.00DS，要換算成配戴眼鏡的度數（頂點距離為 12 mm），下列何者為最接近適合的度數？ (A) –5.00DS (B) –6.00DS (C) –6.50DS (D) –7.00DS。 （108 專高）

解析 正確答案為(C)。近視者戴隱形眼鏡的度數會較低，換算成眼鏡度數約 –6.50D。

( ) 16. 眼鏡度數為近視 –6.50D（頂點距離為 12 mm），換算成配戴軟式隱形眼鏡，下列何者為最接近的度數？ (A) –5.50D (B) –6.00D (C) –6.50D (D) –7.00D。 （109 特生二）

解析 正確答案為(B)。近視者戴隱形眼鏡的度數會較低，換算成隱形眼鏡度數約 –6.00D。此題型與 108 專高的題目，題目與選項剛好互換。

( ) 17. 方先生目前戴–7.50DS 眼鏡，若他想配戴隱形眼鏡，學理上的隱形眼鏡度數為何？（假設頂點距離為 12mm） (A)–8.25 DS (B)–7.50 DS (C)–7.17 DS (D)–6.88 DS。 （111 專高）

解析 正確答案為(D)。近視眼的隱形眼鏡度數會比眼鏡低，度數越高相差越多，鏡框眼鏡–7.50D 換算隱形眼鏡度數約–6.88D。

( ) 18. 驗光時若試鏡架的頂點距離(vertex distance, VD)是 11mm，驗光鏡片是 –10.00 D。配鏡時眼鏡鏡架之頂點距離若是 15mm，則最靠近的處方應該是下列那一項？ (A)–14.00D (B)–9.50D (C)–10.00D (D)–10.50D。 （111 專普）

解析 正確答案為(D)。配鏡時眼鏡鏡架之頂點距離比驗光時遠離眼睛，表示更靠近遠點，焦距更短，度數較高，–10.50D 會比較接近。

( ) 19. 近視眼在未調節的狀況下，下列有關其遠點的敘述何者正確？ (A)鏡片置於近視眼前，其遠點位置並不會改變 (B)位於無限遠處 (C)其遠點和黃斑部為共軛點 (D)位於眼睛之後。 （109 專普）

解析 正確答案為(C)。近視眼在未調節的狀況下，遠點位於眼前有限距離；矯正鏡片至於眼前時，遠點位於無限遠。

( ) 20. 睫狀肌完全放鬆時，下列有關眼睛屈光系統的敘述何者正確？ (A)平行光線匯聚的焦點在視網膜前，稱之為遠視 (B)平行光線匯聚的焦點在視網膜上，稱之為遠視 (C)平行光線匯聚的焦點在視網膜前，稱之為近視 (D)平行光線匯聚的焦點在視網膜上，稱之為近視。 （109 特生二）

解析 正確答案為(C)。近視為眼屈光相對眼軸過強，因此平行光線匯聚的焦點在視網膜之前。

( ) 21. 近視 –2.50D 的典型症狀為下列何者？ (A)看近模糊 (B)看遠模糊 (C)近遠視力均模糊 (D)頭痛。 （109 特生二）

解析 正確答案為(B)。近視的典型症狀為看遠模糊，看近清楚。

( ) 22. 下列何者是假性近視的最主要原因？ (A)角膜壓迫 (B)眼壓升高 (C)眼軸拉長 (D)調節過度。 （109 特生二）

解析 正確答案為(D)。調節過度使眼屈光力提高，造成近視度數增加，為造成假性近視的最主要原因。

(　) 23. 65 歲婦人因為現在可以拿掉老花眼鏡閱讀而感到很欣喜，這種症狀的最可能原因是　(A)白內障　(B)遠視　(C)老花眼　(D)高眼壓症。

（109 特師二）

解析 正確答案為(A)。可以拿掉老花眼鏡閱讀通常為近視增加，這是因為老年性核質白內障的緣故而使屈光度往近視方向偏移。

(　) 24. 有關近視眼的敘述，下列何者正確？　(A)近視眼的遠點位於眼球後　(B)近視眼的近點位於眼球內　(C)近視眼用凹透鏡矯正　(D)平行光線進入近視眼的眼球，成像在視網膜之後。　（110 專普）

解析 正確答案(C)。近視眼為眼屈光力過強的屈光不正類型，以凹透鏡矯正。

(　) 25. 對一位近視 1.00DS 的患者，下列敘述何者正確？　(A)未矯正時，遠點在眼後 100cm 處　(B)若需要全矯正，須配戴−1.00DS 鏡片　(C)未矯正時，平行光進入眼睛，成像在視網膜後方　(D)若不考慮其他眼睛疾病，未矯正之視力值約為小數點制 0.1 左右。　（110 專普）

解析 正確答案為(B)。未矯正時，遠點在眼前 100cm 處，平行光進入眼睛，成像在視網膜前方，未矯正之視力值約為分數視力 20/50，小數點制 0.4 左右。

二、遠視

(一) 遠視概念

與近視相反的概念，**一種眼球屈光力相對於眼軸長不足時的狀況**。而因為聚光能力不足，因此遠方外物所發出的平行光進入眼內時成的**像點便落於視網膜之後**。因為調節能增加眼屈光強度，所以與近視眼不同，遠視眼能藉由**眼調節**使影像變清晰。

但也因為不管看遠或看近都需要調節，所以遠視者較容易出現視覺疲勞的現象。中高程度遠視兒童也有很大機會發展成內斜視及弱視。

有些遠視者年輕時視力很好，但年紀大時就覺得「變成遠視者」，這是因為輕中度的遠視年輕時可以透過調節而使視物清楚。但隨著年齡增長（通常超過 40 歲）調節力逐漸下降，當無法代償看清遠距離所需的調節量時才表現出看遠模糊。

根據患者調節能力的不同，遠視者的遠近視力同時受到影響，但一般典型表現為近距視力下降。

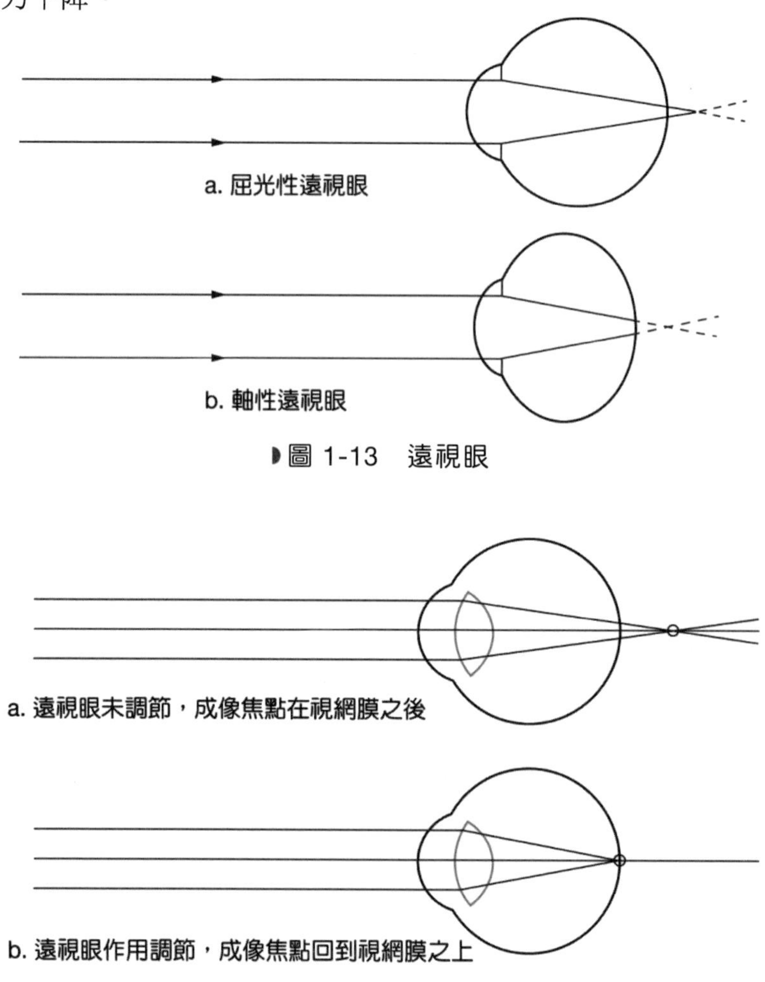

圖 1-13　遠視眼

圖 1-14　遠視眼及調節

根據遠點的定義，遠視眼在調節放鬆時眼前任何位置都無法在眼內有清晰影像，因此**遠視眼的遠點理論上位於眼後的位置**，與遠視度數成反比。而**遠視的近點與遠視的度數及調節力有關，可能在任何位置**。

當調節力大於遠視時，其近點為眼前某一點。

當調節力等於遠視時，其近點為無窮遠。

當調節力小於遠視時，其近點為眼後某一點。

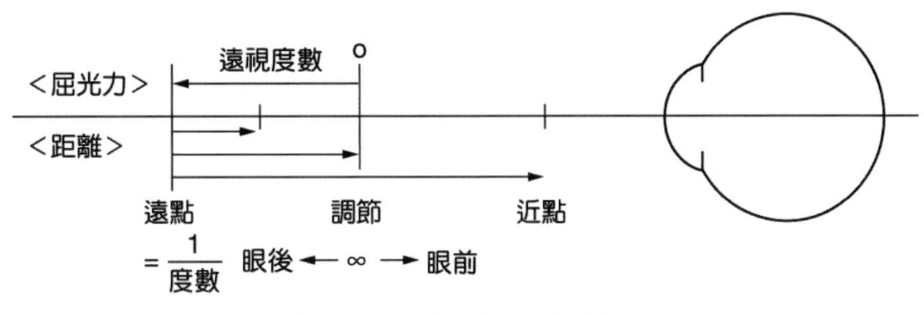

圖 1-15 遠視的遠點及近點

遠視依據調節狀態分類可分為五種：

1. **全遠視(total hyperopia)**：總和遠視量，即顯性遠視與隱性遠視的總和，也是睫狀肌麻痺狀態下所能接受的最大正鏡的度數。
2. **顯性遠視(manifest hyperopia)**：在無睫狀肌麻痺驗光過程（常規驗光）中，可以表現出來的遠視。就等於矯正至正視狀態的最大正鏡的度數。
3. **隱性遠視(latent hyperopia)**：在無睫狀肌麻痺驗光過程（常規驗光）中，不被發現（隱藏）的遠視，這部分遠視為調節所掩蓋。睫狀肌麻痺劑的使用可以暴露這部分的遠視。即全遠視與顯性遠視之差值。
4. **絕對性遠視(absolute hyperopia)**：調節無法代償的遠視，即超出調節幅度範圍的遠視，只能透過鏡片矯正。等於常規驗光中矯正至正視的最小正鏡的度數。
5. **功能性遠視（機能遠視）(facultative hyperopia)**：由自身調節所掩蓋的遠視，但在常規驗光中可以被發現的遠視，即顯性遠視與絕對遠視之差值。

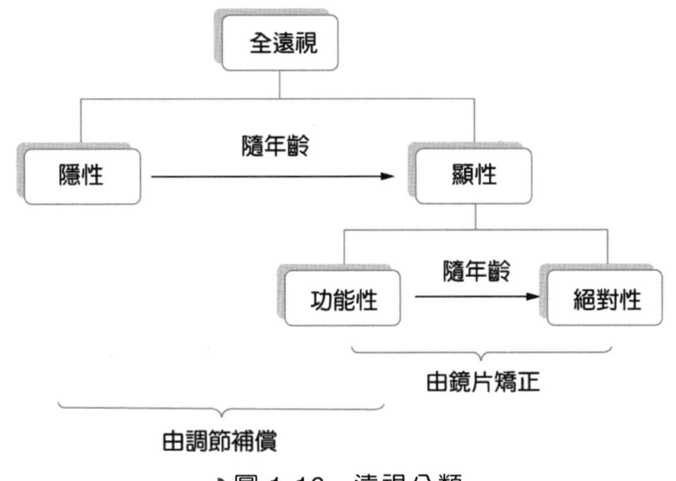

圖 1-16 遠視分類

隱性遠視及功能性遠視都是由調節所引起，因此隨年齡增加以上兩種遠視會逐漸減少，而增加到顯性遠視及絕對遠視。

（二）遠視的矯正

遠視屬於眼屈光力不足的屈光不正，因此矯正需使用會讓光線聚集的**凸透鏡（正透鏡）**，使網膜之後的像點重回視網膜之上以得到清晰的遠方視力。光學上須達到矯正鏡片的第二焦點與遠點重合。因此隱形眼鏡的焦距較短，度數會比框架眼鏡高，也就是矯正鏡片距離眼睛越近，需要越高的遠視度數。

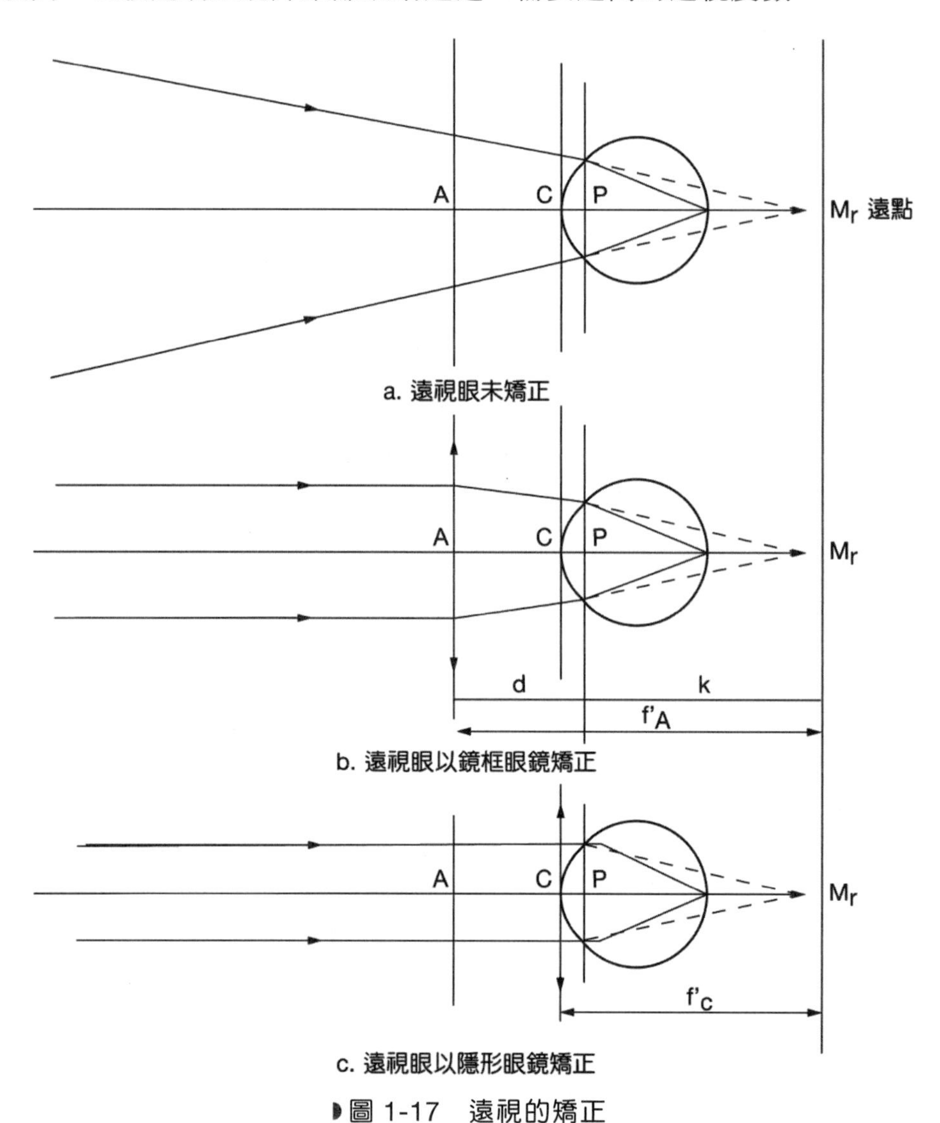

圖 1-17　遠視的矯正

歷屆試題

(　) 1. 下列何種遠視，測量的時候通常需要使用到睫狀肌麻痺劑？ (A)顯性遠視(manifest hyperopia) (B)機能遠視(facultative hyperopia) (C)隱性遠視(latent hyperopia) (D)絕對遠視(absolute hyperopia)。 (106 專高)

解析 正確答案為(C)。全遠視與隱性遠視需要使用到睫狀肌麻痺劑才能確認。

(　) 2. 一位遠視患者，其右眼的裸視視力為 20/50，若使用+1.50D 的試鏡片，視力可矯正到 20/20；若使用+4.00D 的試鏡片，矯正視力可保持在 20/20；當使用睫狀肌麻痺劑時，該眼可再接受另外+1.50D 的試鏡片，則該眼的絕對性遠視(absolute hyperopia)及隱性遠視(latent hyperopia)分別為何？ (A)絕對性遠視+1.50D；隱性遠視+2.50D (B)絕對性遠視+2.50D；隱性遠視+4.50D (C)絕對性遠視+2.50D；隱性遠視+1.50D (D)絕對性遠視+1.50D；隱性遠視+1.50D。 (106 專普)

解析 正確答案為(D)。隱性遠視為散瞳後所增加遠視度數，為+1.50D。絕對遠視為使用全部調節後的遠視度數，為+1.50D。

(　) 3. 下列何種屈光不正現象在兒童時期可能屬於隱藏性的(latent)屈光不正，常必須藉由睫狀肌麻痺後才能完全顯現？ (A)近視 (B)遠視 (C)散光 (D)老花。 (106 特生)

解析 正確答案為(B)。兒童時期調節力強，遠視較容易被隱藏。

(　) 4. 調節力正常的 15 歲患者，下列何種屈光異常的狀況，仍可藉由患者自身的調節力獲得良好的裸視視力？ (A) +1.00DS (B) −1.00DS (C) −1.00DS / −1.00DC × 045 (D) +3.00DC × 135 。 (107 特生)

解析 正確答案為(A)。低度遠視者可藉由患者自身的調節力獲得良好的裸視視力。

(　) 5. 戴用高度數凸透鏡眼鏡的敘述，下列何者錯誤？ (A)看到的物體影像較大 (B)看到的物體距離較近 (C)影像的移動速度較快 (D)看到的視野較寬廣。 (106 特師)

解析 正確答案為(D)。高度數凸透鏡視野較窄。

(　) 6. 無晶體(aphakia)的病人，在大多數的情況下，屈光值會如何呈現？ (A)屈光性遠視(refractive hyperopia) (B)屈光性近視(refractive myopia) (C)軸性遠視(axial hyperopia) (D)軸性近視(axial myopia)。 (106 特師)

解析 正確答案為(A)。當取出晶體之後，眼軸長度不變，但眼睛屈光能力大幅減少，成為高度遠視。

(　　) 7. 一位遠視者透過適當鏡片矯正後，其遠點(far point)會落在何處？ (A)眼球前方 (B)眼球後方 (C)無限遠處 (D)網膜與角膜之間。 (106 特生)

解析 正確答案為(C)。矯正後成為正視眼，遠點位於無限遠處。

(　　) 8. 遠視眼的物體成像聚焦在下列何處？ (A)視網膜上 (B)水晶體內 (C)玻璃體內 (D)視網膜後。 (108 特生)

解析 正確答案為(D)。遠視眼的物體成像聚焦在視網膜之後。

(　　) 9. 遠視眼可能與下列何者無關？ (A)角膜曲度減少 (B)水晶體向後移位 (C)水晶體曲度增加 (D)眼軸較短。 (108 專普)

解析 正確答案為(C)。水晶體曲度增加會使眼屈光力提高，近視增加或遠視減少。

(　　) 10. 有關遠視的敘述，下列何者錯誤？ (A)眼睛的總屈光度太弱或眼軸過短 (B)在調節放鬆的情況下，平行光進入眼睛後落在視網膜後方 (C)隨年紀增加，絕對遠視(absolute hyperopia)會轉變成機能遠視(facultative hyperopia) (D)機能遠視可以被調節力代償。 (108 專普)

解析 正確答案為(C)。隱性遠視及功能性遠視都是由調節所引起，因此隨年齡增加以上兩種遠視會逐漸減少，而增加到顯性遠視及絕對遠視。

(　　) 11. 有關遠視的敘述，下列何者錯誤？ (A)機能遠視(facultative hyperopia)，指的是自身的視力調節可以自由涵蓋(compensate)的遠視 (B)機能遠視，為絕對遠視(absolute hyperopia)與隱性遠視(latent hyperopia)之間的差值 (C)顯性遠視(manifest hyperopia)，指的是在常規驗光過程中可以表現出來的遠視 (D)全遠視(total hyperopia)，指的是顯性遠視與隱性遠視的總和。 (108 專高)

解析 正確答案為(B)。機能遠視為顯性遠視與絕對遠視之差值。

(　　) 12. 有關遠視的敘述，下列何者錯誤？ (A)需用凸透鏡矯正 (B)遠點為一虛像點 (C)看近物時比看遠物時所需的調節量更少 (D)一般年輕患者能夠透過調節而獲得相對清晰的遠距離視力。 (110 專普)

解析 正確答案為(C)。看近物時比看遠物時所需的調節量更多。

(　　) 13.下列敘述何者正確？　(A)閱讀環境明暗度影響瞳孔大小，與景深無關　(B)兩個厚透鏡組合後的屈光力等於兩透鏡屈光力相加之和，與間距無關　(C)雙凸透鏡放在任何介質中都是正透鏡　(D)受檢者遠視可能是屈光性遠視。　(111 專普)

解析 正確答案為(D)。環境明暗度影響瞳孔大小，與景深有關。厚透鏡的間距與相加的屈光力有關。透鏡的屈光力與介質內外折射率差異有關。

三、球面屈光不正、遠近點與調節關係

遠點只與患者屈光不正有關，為屈光不正倒數。近點則加上調節，為屈光不正及調節力總和的倒數，三者之間的關係較複雜，以圖形的方式理解較不容易弄錯。下圖整理正視、近視及遠視眼的遠點與近點關係。

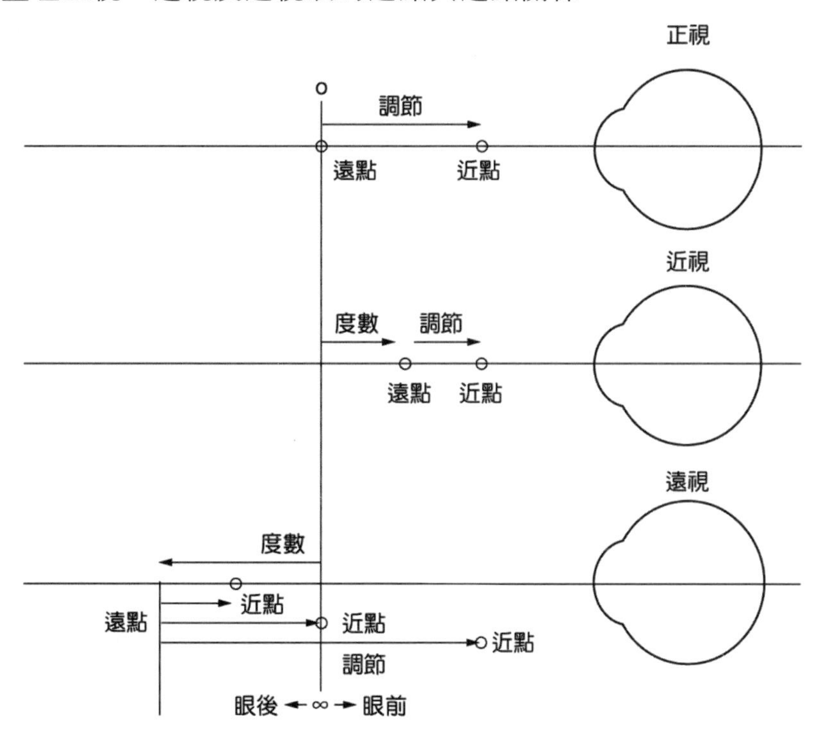

圖 1-18　正視、近視及遠視眼的遠點與近點關係

歷屆試題

(　) 1. 有關眼睛遠點的敘述，下列何者正確？ (A)人眼不使用調節力時所能看清楚最遠的點 (B)人眼使用最大調節力時所能看清楚的點 (C)近視眼與遠視眼的遠點都一樣 (D)遠點不可能在眼球後方。（109 特生一）

解析 正確答案為(A)。A 選項為遠點的定義。

(　) 2. 下列敘述何者錯誤？ (A)遠處物體發出的平行光線經近視眼後會聚點在視網膜前 (B)遠處物體發出的平行光線經遠視眼後會聚點在視網膜前 (C)當戴負透鏡矯正近視眼時，眼鏡距離眼睛越近，所需透鏡的屈光度越小 (D)當戴正透鏡矯正遠視眼時，眼鏡距離眼睛越近，所需透鏡的屈光度越大。（107 特生）

解析 正確答案為(B)。遠處物體發出的平行光線經遠視眼後會聚點在視網膜後。

(　) 3. 當調節完全放鬆，患者此時可看到最清楚的點，稱為下列何者？ (A)遠點(far-point) (B)近點(near-point) (C)調節幅度(accommodative amplitude) (D)調節範圍(range of accommodation)。（113 專普）

解析 正確答案為(A)。遠點的定義為調節完全放鬆時患者可清楚看到最遠的點。

(　) 4. 正視眼的定義，是指眼球的遠點(far point)位在何處？ (A)眼前 1 m (B)眼前 3 m (C)眼前 5 m (D)眼前無限遠處。（108 特生）

解析 正確答案為(D)。正視眼的遠點在眼前無限遠處。

(　) 5. 一正視眼的近點在眼前 15 cm，則此眼的調節範圍為 (A) 10 cm ~ 20 cm (B) 15 cm ~ 6 m (C) 30 cm ~ 6 m (D) 15 cm ~ 無窮遠處。（108 特生）

解析 正確答案為(D)。正視眼的遠點在眼前無窮遠處，近點在眼前 15cm，因此答案為 D。

(　) 6. 正視眼患者其調節近點(near point of accommodation)為 8 cm，其調節幅度(amplitude of accommodation)為下列何者？ (A)6.5D (B)8.5D (C)10.5D (D)12.5D。（108 專普）

解析 正確答案為(D)。$1/0.08=12.5D$。

( ) 7. 有關屈光不正，下列敘述何者正確？ (A)遠視的人沒有遠點(far point) (B)近視 20 屈光度(−20.00D)的人，在眼球調節放鬆(accommodation relaxed)的狀態下，其遠點位在其眼前 5 cm (C)散光的人有兩個焦點(focal points) (D)散光的人可以用凸透鏡矯正。 (107 特師)

解析 正確答案為(B)。近視及遠視都會有遠點。散光眼在眼內有兩條焦線。可用柱鏡矯正。

( ) 8. 有關近視眼的遠點與近點之敘述，何者正確？ (A)均在眼球前方 (B)均在眼球後方 (C)近點在眼球前方，遠點在眼球後方 (D)近點在眼球後方，遠點在眼球前方。 (106 專普)

解析 正確答案為(A)。近視的遠點在眼前，近點也在眼前。

( ) 9. 有關遠視眼的遠點與近點之敘述，何者正確？ (A)近點在眼球後方，遠點在眼球前方 (B)近點與遠點均在眼球前方 (C)當調節力夠大時，均在眼球前方 (D)當調節力為零時，均在眼球後方。 (106 專普)

解析 正確答案為(D)。遠視眼的遠眼在眼後，調節力夠大時，近點在眼前，不調節時等同於遠點在眼後。

( ) 10. 當遠點位於眼球後方 19 公分處，矯正此屈光不正的度數較接近下列何者？ (A)+5.25 D (B)−5.25 D (C)+7.25 D (D)−7.25 D。 (106 專普)

解析 正確答案為(A)。為遠視 1/0.19=5.26。

( ) 11. 患者因角膜或水晶體屈光異常造成的遠點在眼前 1 m 處，屬於何種非正視眼？ (A)軸性近視 (B)屈光性近視 (C)軸性遠視 (D)屈光性遠視。 (108 專普)

解析 正確答案為(B)。遠點於眼前 1 m 為近視眼 −1.00D。角膜或水晶體屈光異常，因此為屈光性近視。

( ) 12. 某近視−5.00 D 的患者，其遠點位於眼前何處？ (A)50cm (B)25cm (C)20cm (D)10cm。 (112 專普)

解析 正確答案為(C)。遠點位於眼前(1/5)=0.2m=20cm 處。

( ) 13. 某一眼球，其屈光度數為 −2.00DS，其調節量(amplitude of accommodation)為 3.00D，請問此眼球的遠點及近點為下列何者？

(A)眼前 50 公分，20 公分 (B)眼前 50 公分，33.3 公分 (C)眼前 40 公分，20 公分 (D)眼前 40 公分，33.3 公分。 （106 特師）

解析 正確答案為(A)。遠點眼前(1/2)m=50 公分，近點眼前 1/(2+3)=(1/5)m=20 公分。

( ) 14. 受檢者戴用–3.00DS 的隱形眼鏡，可以看清楚的最近距離是 10 公分。已知受檢者的最大調節力是 8.00D，拿掉隱形眼鏡後，可以看清楚的最遠距離是？ (A)8 公分 (B)12 公分 (C)20 公分 (D)25 公分。

（106 特師）

解析 正確答案為(C)。眼前 10 公分的光聚散度為 10D，已知受檢者的最大調節力是 8.00 D，表示仍有 2D 屈光度未矯正，此時為戴用–3.00D 隱形眼鏡，可知此人實際屈光異常為–5.00D。遠點為眼前 1/5=0.2m=20 公分。

( ) 15. 一個近視眼其遠點在眼前 100 公分，其近點為眼前 20 公分，其調節幅度(amplitude of accommodation)為多少？ (A)無法得知 (B)+5.00D (C) +6.00D (D) +4.00D。 （106 特生）

解析 正確答案為(D)。眼前 100 公分距離無限遠 1/1=1.00D；近點眼前 20 公分，距離無限遠 1/0.2=5.00D，兩者相差 5–1=4.00D。

( ) 16. 受檢者的遠點在角膜前 80 cm 處，看近距離 25 cm 處的視標，需要多少調節力？ (A)1.75D (B)2.75D (C)4.00D (D)5.25D。 （106 花東）

解析 正確答案為(B)。遠點在眼前(1/0.8)=1.25D 處，近距離(1/0.25)=4.00D，想者差距 4–1.25=2.75D。

( ) 17. 受檢者的遠點在眼球後方 100 公分處，看眼前近距離 25 公分處的視標，需要多少調節力？ (A)1.00D (B)3.00D (C)4.00D (D)5.00D。

（106 專高）

解析 正確答案為(D)。遠點在眼後 100 公分處，為遠視 $1/1=+1.00$D，看清無限遠需調節 1.00D。看眼前近距離 25 公分處的視標需 $1/0.25=4.00$D 調節，因此共需要調節 $1+4=5.00$D。

( ) 18. 當遠點位於眼球前方 16 cm 處，此屈光不正的矯正度數為何？

(A) +6.25D (B) –6.25D (C) +9.75D (D) –9.75D。 （107 特生）

解析 正確答案為(B)。遠點位於眼球前方 16 cm 約為近視眼 $-1/0.16=-6.25$D。

( ) 19. 某測試請患者移除他的近視眼鏡並遮住左眼，此時請他將手上的近用視力檢測卡慢慢由遠往眼睛移動，患者於 40 公分處停下並告知從此處開始可以看清楚視標。若此患者僅有近視而沒有散光，則此測試及測量結果為 (A)遠點預測(far point estimation)，患者近視約為 –2.50DS (B)遠點預測，患者近視約為 –4.00DS (C)近點預測(near point estimation)，患者近視約為 –2.50DS (D)近點預測，患者近視約為 –4.00DS。 （109 特師二）

解析 正確答案為(A)。近用視力檢測卡為題目誤導，此題的觀念是未矯正之下所能看清最遠的點為遠點，當遠點在眼前 40 公分為近視 $-1/0.4=-2.50D$。

( ) 20. 屈光不正患者戴上 +1.00DS 的球面眼鏡後，測得其遠點為眼後 50 cm，該患者原屈光不正度數為？ (A) –1.00D (B) –2.00D (C) +3.00D (D) +2.00D。 （107 專高）

解析 正確答案為(C)。遠點眼後 50 cm 為遠視 +2.00，戴上 +1.00DS 的球面眼鏡後為遠視 +2.00，因此真正的遠視度數應為 +3.00D。

( ) 21. 受檢者配戴原處方近視 –2.00D 眼鏡時，測得近點位於眼前 10 cm。經重新驗光後，發現其屈光不正僅有近視 –1.00D，則當此受檢者配戴新處方時，測得的調節幅度應為下列何者？ (A)9D (B)10D (C)11D (D)12D。 （107 專高）

解析 正確答案為(C)。原先所戴的眼鏡有額外 –1.00D，因此所測出的調節幅度(1/0.1)要再加上 1D，所以是 11D。

( ) 22. 屈光不正患者戴上 –1.00DS 的隱形眼鏡後，測得其遠點為眼前 50 cm，該患者屈光不正度數為？ (A) –1.00D (B) –2.00D (C) –3.00D (D) +2.00D。 （107 特師）

解析 正確答案為(C)。戴上 –1.00DS 的隱形眼鏡後，屈光為近視 –2.00D，因此真正的屈光不正為 –3.00D。

( ) 23. 受檢者調節幅度為 6.00D，檢查結果近點為 50 cm，其遠點為下列何者？ (A)眼前 25 cm (B)眼後 25 cm (C)眼前 66 cm (D)眼後 33 cm。 （107 特師）

解析 正確答案為(B)。近點 50 cm 為眼前 2.00D，調節幅度為 6.00D，因此遠點為眼後 4.00D，等於 $1/4=0.25m=25cm$。

( ) 24. 一眼之調節幅度為 6.0D，若其近點為眼前 50 cm，則其遠點位於何處？ (A)無限遠處 (B)眼前 4 m (C)眼前 25 cm (D)眼後 25 cm。

（108 特生）

解析 正確答案為(D)。此題與上一題（107 特師）題目相同，答案為眼後 25 cm。

( ) 25. 患者雙眼皆近視 –2.00D，配戴遠距矯正眼鏡後測得的調節近點(near point of accommodation)為眼前 16.66 cm。在裸眼狀態下，該患者能看清的最近距離為何？ (A)眼前 10 cm (B)眼前 12.5 cm (C)眼前 15 cm (D)眼前 17.5 cm。 （108 特生）

解析 正確答案為(B)。矯正時調節近點為眼前 16.66 cm，表示調節力為 $1/0.167=6.00\text{D}$，裸眼狀態下遠點為眼前 2.00D，加上調節力得到調節近點為眼前 8.00D，$1/8=0.125\text{m}=12.5\text{cm}$。

( ) 26. 假設有一患者屈光不正為近視 –2.00D，調節幅度為 0D，於近距離時的焦深(depth of focus)為 ±0.40D。在裸視狀況下，其眼前清晰視覺範圍(range of clear vision)應大約介於何者之間？ (A) 25 cm ~ 45 cm (B) 30 cm ~ 50 cm (C) 35 cm ~ 55 cm (D) 40 cm ~ 60 cm。（108 專普）

解析 正確答案為(D)。近視 –2.00D 遠點為眼前 2.00D，焦深為 ±0.40D，遠點為眼前 2.4D ~ 1.6D 之間，$1/2.4=0.42\text{m}$，$1/1.6=0.625\text{m}$，約在 40 cm ~ 60 cm。

( ) 27. 有關眼睛遠點的敘述，下列何者錯誤？ (A)遠視眼遠點在視網膜後 (B)調節靜止時所能看到的最近物體處 (C)調節靜止時所能看到的最遠物體處 (D)可以在眼前或眼後的任何位置。 （110 專普）

解析 正確答案為(B)。遠點為調節靜止時所能看到的最遠物體處。

( ) 28. 下列敘述何者錯誤？ (A)近視眼患者有可能是軸性近視 (B)正視眼看無限遠處時，不需要調節 (C)矯正遠方視力時，鏡片的物方焦點位置與眼睛的近點重合 (D)眼睛的調節範圍是指遠點和近點之間的距離。

（111 專高）

解析 正確答案為(C)。矯正遠方視力時，鏡片的物方焦點位置與眼睛的遠點重合。

( ) 29. 受檢者為 46 歲，有 –1.00DS 的近視，近一年來覺得查看地圖上的小文字時越來越困難。經過測量後發現不戴任何矯正眼鏡時可以看清楚的最近距離為 25 cm，此受檢者還有多少的調節幅度？ (A)1.00D (B)3.00D (C)4.00D (D)5.00D。 （107 專普）

解析 正確答案為(B)。眼前 25cm 表示近點 $1/0.25=4.00D$，近視 $-1.00DS$ 遠眼在眼前 1.00D，相差 $4-1=3.00D$ 為調節幅度。

( ) 30. 運用下拉法(pull-away method)來測量調節幅度，除了受檢者的最佳遠用矯正度數外，再放置 +1.00DS 的正球面鏡片來確認測量距離不會過遠。若受檢者能在 40 cm 處看清視標，實際的眼睛調節幅度是多少？ (A)1.00D (B)1.50D (C)2.50D (D)3.50D。 （107 特生）

解析 正確答案為(B)。40cm 的調節為 2.50D，但這是在戴 +1.00DS 的情況之下測得，所以實際的調節幅度為 $2.50-1=1.50D$。

( ) 31. 受檢者為 49 歲正視眼，經過測量後具有 2.50D 的調節力，若戴上一副 +1.50D 的單焦老花眼鏡，在不考慮焦深(depth of focus)的狀態下，其清晰的調節範圍(range)為下列何者？ (A)無限遠至 40 cm (B)67 cm 至 40 cm (C)67 cm 至 25 cm (D)40 cm 至 25 cm。 （107 專普）

解析 正確答案為(C)。正視眼具有 2.50D 的調節力，因此能看清無限遠至眼前 2.50D，戴上一副 +1.50D 單焦老花眼鏡，遠點變成眼前 1.50D 也就是 $1/1.5=0.67m$，近點變成眼前 $2.50+1.50=4.00D$ 也就是 $1/4=0.25m$。範圍為眼前 67 cm 至 25 cm。

( ) 32. 受檢者為近視 −3.00DS、調節幅度 4.00D，配戴 −1.50DS 的近用眼鏡後，其遠點與近點應在何處？ (A)遠點與近點皆在眼前 (B)遠點與近點皆在眼後 (C)遠點在眼前，近點在眼後 (D)遠點在眼後，近點在眼前。 （107 特生）

解析 正確答案為(A)。近視 −3.00DS 配戴 −1.50DS 仍留有近視 −1.50DS，近視眼的遠點與近點皆在眼前。

( ) 33. 受檢者為正視眼，使用原有的單焦老花眼鏡看桌上型電腦螢幕經常不清楚，經過檢查後其調節力為 1.50D，且戴上該副眼鏡的最近能閱讀的距離為 25 cm。在不考慮景深(depth of focus)的狀態下，配戴此副眼鏡時電腦螢幕距離最遠幾 cm 還可以看清楚？ (A)67 cm (B)50 cm (C)40 cm (D)25 cm。 （107 特生）

解析 正確答案為(C)。最近能閱讀的距離為 25 cm，為眼前 $1/0.25=4.00D$，減去調節力 1.50D 等於 2.50D，為眼前 $1/2.5=0.4m=40cm$。

(　) 34. 一人尚有調節幅度 1.00D，配戴 ADD + 2.00D 之雙焦眼鏡，以下何者最正確？ (A)從無限遠到眼前 33 公分皆是清楚的 (B)眼前 80 公分至 100 公分是清楚的 (C)眼前 50 公分至 80 公分是清楚的 (D)眼前 33 公分至 50 公分是清楚的。 (109 特師一)

解析 正確答案為(D)。此題若假設患者為正視眼戴用雙焦眼鏡，遠用區調節放鬆可看清楚無限遠，調節 1.00D 可看清眼前 $1/1 = 1$ 公尺，近用區調節放鬆透過 ADD + 2.00D 可看清眼前 $1/2 = 0.5$ 公尺，使用調節 1.00D 加上 ADD + 2.00D，最近可看到眼前 $1/3 = 0.33$ 公尺，所以範圍是遠用區無限遠到眼前 1 公尺，近用區眼前 33 公分至 50 公分。若為單焦近用眼鏡，調節放鬆加上 ADD + 2.00D 造成遠用只能看清眼前 $1/2 = 0.5$ 公尺，若調節 1.00D 加上 ADD + 2.00D，最近可看到眼前 $1/3 = 0.33$ 公尺，所以眼前 33 公分至 50 公分是清楚的。

(　) 35. 等量屈光差的遠視患者與近視患者，如果他們的調節幅度量相等，則他們的調節近點（眼睛可以看清楚的最近距離）的表現如何？ (A)未矯正屈光差時，遠視者＝近視者 (B)未矯正屈光差時，近視者＞遠視者 (C)矯正屈光差後，遠視者＞近視者 (D)矯正屈光差後，遠視者＝近視者。 (109 專普)

解析 正確答案為(D)。未矯正屈光差時，遠視者的調節近點比近視者遠。矯正屈光差時，兩者相同。

(　) 36. 受檢者遠點在角膜前 50 公分處，近點於角膜前 10 公分處，則其調節幅度為何？ (A)6.0D (B)8.0D (C)10.0D (D)12.0D。 (109 特生二)

解析 正確答案為(B)。50 公分換算屈光度 2.00D，10 公分換算屈光度 10.00D，兩者相差 $10 - 2 = 8.00$D 為調節幅度。

(　) 37. 已知受驗者的遠點在無限遠而近點在 20cm，則其調節幅度為 (A)6D (B)5D (C)4D (D)3D。 (112 專普)

解析 正確答案為(B)。遠點無限遠為正視眼，近點在 20cm，調節幅度為 $(1/0.2)=5$D。

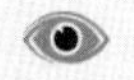

1-4 散光屈光不正

一、散光概念

散光與球面屈光不正如近視或遠視不同，不會形成一個像點（焦點）而是形成兩條焦線的光路型態。兩焦線之間的間隙，稱為 Sturm 間隙(interval of Sturm)，整個光束的型態像一圓錐，稱為 Sturm's 光錐(Sturm's conoid)，前後焦線之間為一系列大小不等的橢圓形光學切面，其中最小的光學切面為一圓形，在兩焦線中間，稱為最小彌散圓或最小模糊圓(circle of least confusion, COLC)。

散光的原因是眼睛的不同主徑線上有不同屈光度，主要造成來源是角膜、水晶體等眼睛屈光部分的不對稱排列，或其他較少見原因如眼瞼腫塊或視網膜凹陷等，真正的機轉尚未十分明確。大部分的人都會有散光，中高度的散光主要來源於角膜曲率的異常，而有時少量散光並不影響視力。

因為不同主徑線屈光力不同，因此散光所見影像通常在某些方向的線條較清楚，某些方向的線條較模糊。遠近視力皆會降低，容易造成視物變形、疲勞甚至頭痛等。視力降低程度隨散光度數高低而不同，且較難適應框架眼鏡處方。

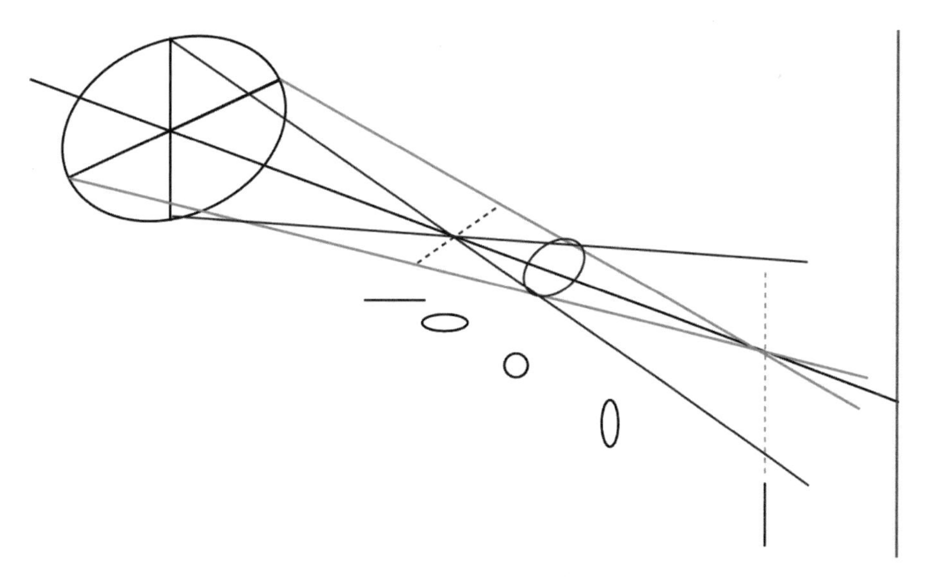

圖 1-19 最小彌散圓

當兩屈光力不同主徑線互相垂直時稱為規則性散光，當中**屈光力較強的稱為強主徑線，較弱的稱為弱主徑線**。當與主徑線平行方向光線通過眼睛時，將結為與主徑線垂直方向的焦線；也就是當光線過水平方向的主徑線進入眼內時將聚焦為垂直方向的焦線，當光線過垂直方向的主徑線進入眼內時將聚焦為水平方向的焦線。

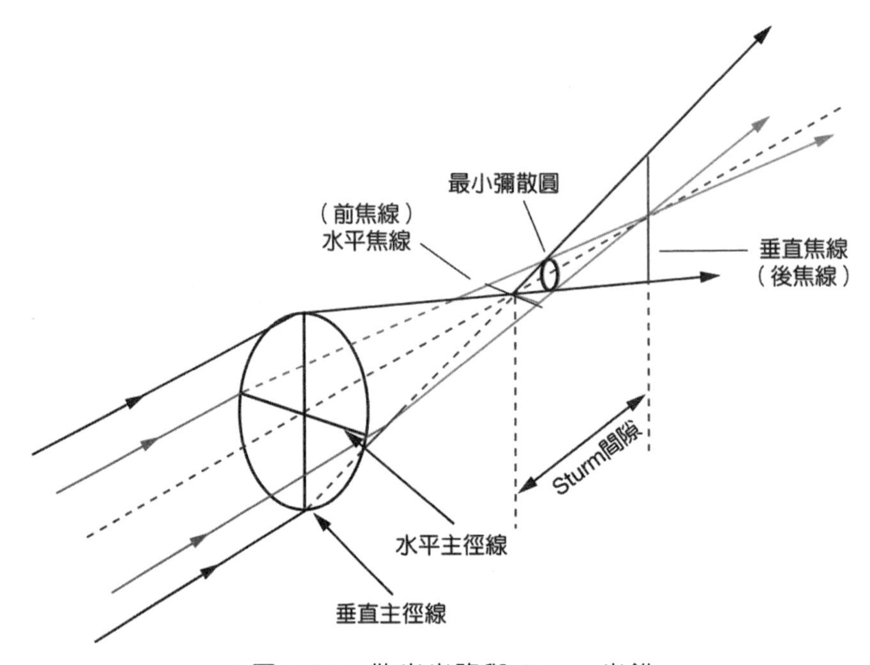

圖 1-20　散光光路與 Sturm 光錐

若兩主徑線不互相垂直或有兩條以上主徑線，稱為不規則散光，無法用一般眼鏡鏡片矯正。若病因在角膜上如圓錐角膜或角膜手術等，通常硬式隱形眼鏡能得到較佳視力。

二、散光的性質、矯正與分類

若以強主徑線方向（眼睛屈光較強的方向）做分類：

順散光(With The Rule, WTR)：強主徑線在垂直方向附近，弱主徑線在水平方向附近，這也是多數人的散光型態，但在年紀增長之後，會略微趨向逆散光，也就是原本順散光會減少。此類型眼睛可以想像成一個橫躺的橄欖球（垂直較彎）。眼睛在未矯正時，眼內的焦線型態為水平焦線在前，垂直焦線在後。矯正鏡片必須在垂直方向比水平方向有更多負屈光度，因此處方以負散光形式表示時，軸度在 180±30（與弱主徑線及前焦線方向相同）。

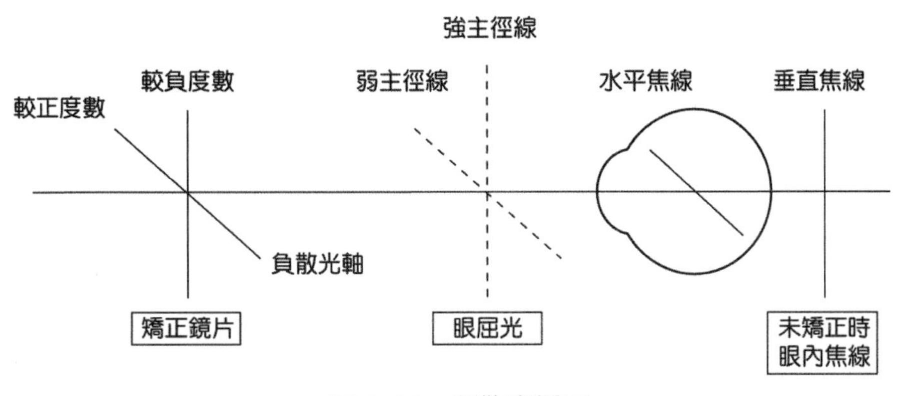

圖 1-21 順散光矯正

逆散光(Against The Rule, ATR)：強主徑線在水平方向附近，逆散的眼睛可以想像為豎立的橄欖球（水平較彎）。眼睛在未矯正時，眼內的焦線型態為垂直焦線在前，水平焦線在後。矯正鏡片必須在水平方向比垂直方向有更多負屈光度，因此處方以負散光形式表示時，軸度在 90±30（與弱主徑線及前焦線方向相同）。

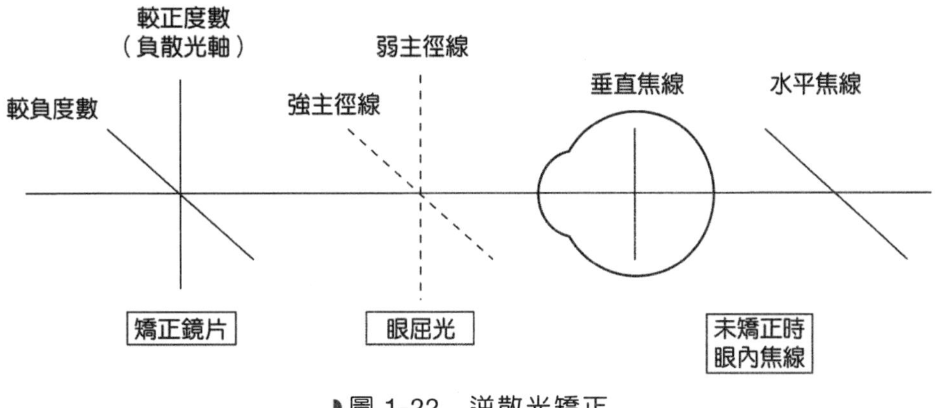

圖 1-22 逆散光矯正

斜散光(oblique)：強主徑線在斜向方向附近，矯正處方以負散光形式表示時，軸度在 45±15 與 135±15（與弱主徑線及前焦線方向相同）。

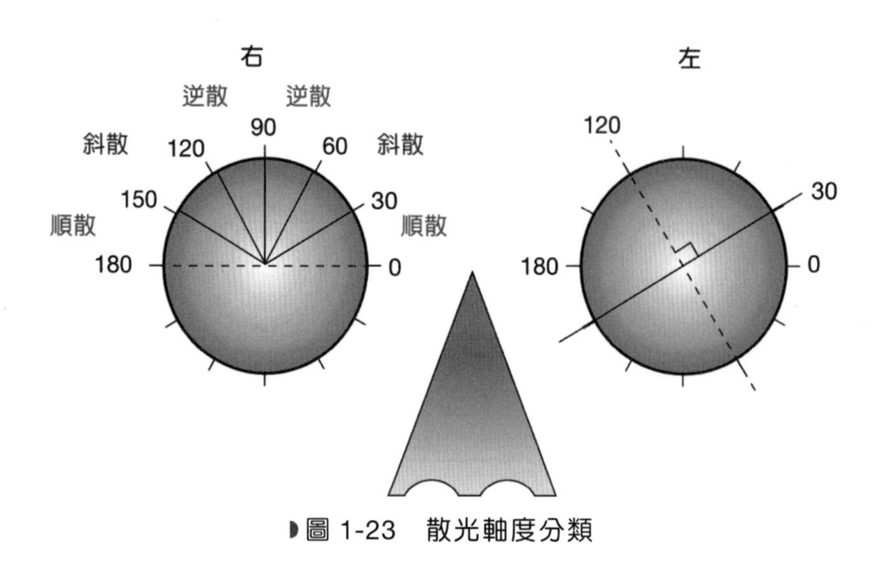

圖 1-23　散光軸度分類

而根據兩條焦線與視網膜上的相關位置，可將散光分為五種型態：

1. **單純性近視性散光**：一條焦線在視網膜上，一條焦線在視網膜之前，類似於近視的定義。
2. **單純性遠視性散光**：一條焦線在視網膜上，一條焦線在視網膜之後，類似於遠視的定義。
3. **複合性近視性散光**：兩條焦線都在視網膜之前，類似於近視的定義。
4. **複合性遠視性散光**：兩條焦線都在視網膜之後，類似於遠視的定義。
5. **混合性散光**：一條焦線在視網膜之前，一條焦線在視網膜膜之後。

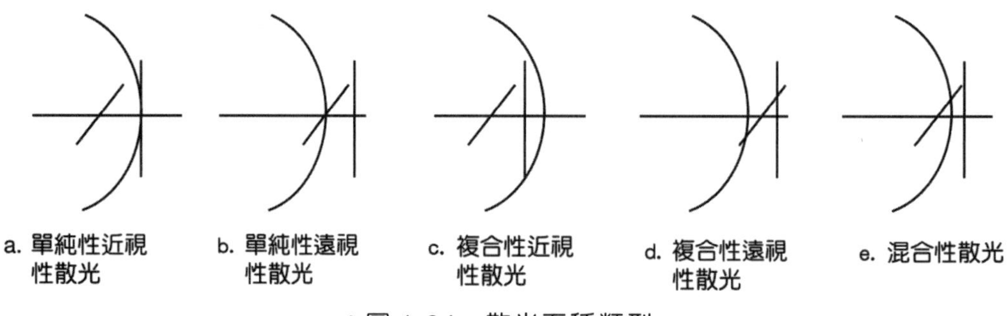

圖 1-24　散光五種類型

以矯正處方判斷散光的五種型態時，只需觀察球面與散光的大小及正負符號即可。

當球面為零，散光為正時，為**單純性遠視性散光**。

當球面為零，散光為負時，為**單純性近視性散光**。

當球面與散光皆為正，為**複合性遠視性散光**。

當球面與散光皆為負，為**複合性近視性散光**。

當球面為正，散光為負，且球面度等於散光度時，為**單純性遠視性散光**。

當球面為負，散光為正，且球面度等於散光度時，為**單純性近視性散光**。

當球面為正，散光為負，且球面度大於散光度時，為**複合性遠視性散光**。

當球面為負，散光為正，且球面度大於散光度時，為**複合性近視性散光**。

當球面與散光為一正一負，且球面度小於散光度時，為**混合性散光**。

散光眼需要球柱面鏡矯正，將兩個焦線同時移至視網膜上。**等值球面度**是將包含圓柱鏡的球柱處方計算成單純的球面鏡，等於處方中的球面鏡成分+圓柱鏡的 1/2，等效球面屈光力的大小決定了最小彌散圓的位置。例如：處方+3.00−1.00×180，一條焦線在視網膜之後 3.00D 處，另一條焦線在前者之前 1.00D 也就是視網膜之後 2.00D 處，兩者之間為最小彌散圓位置，位在視網膜之後 2.50D 處，可將處方+3.00+(−1.00/2)=+2.50D。當最小模糊圓位於視網膜上時，通常能得到較佳視力。

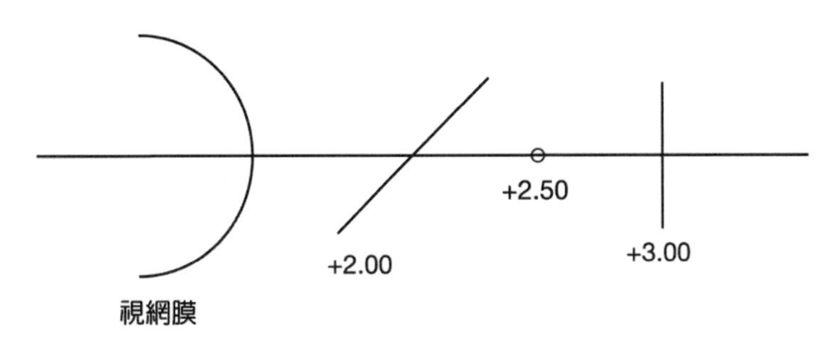

圖 1-25　最小模糊圓位置

低度散光（0.50DC 以下）可能對視力的影響極少，如有一或兩條焦線位於視網膜後方（單性或複性遠視性散光），則可藉由調節方式將最小彌散圓移往視網膜，使視力變好。混合性散光，視力可能不錯，因為最小彌散圓很接近視網膜，若動用調節反而會使視力變差。然而近視性散光（單性或複性），因最小彌散圓位於視網膜前方，無法藉由調節使視力變好。

歷屆試題

( ) 1. 下列 5 項眼球結構①結膜②鞏膜③角膜④虹膜⑤水晶體，那 2 項和散光成因最相關？ (A)①② (B)①④ (C)②④ (D)③⑤。 （106 特師）

解析 正確答案為(D)。散光的原因是眼睛的不同主徑線上有不同屈光度，主要造成來源是角膜、水晶體等眼睛屈光部分的不對稱排列。

( ) 2. 散光(astigmatism)的主要成因為何？ (A)眼軸過長 (B)眼軸過短 (C)角膜在不同方向之曲率不同 (D)角膜曲率不足。 （111 專普）

解析 正確答案為(C)。散光的原因是眼睛的不同主徑線上有不同屈光度，主要造成來源是角膜、水晶體等眼睛屈光部分的不對稱排列。

( ) 3. 下列何項敘述最能表示「散光」？ (A)因視網膜有病變，使患者看到閃爍的光線，影響視力 (B)光線經過眼睛構造後，發散而使光線無法聚焦，造成視力模糊 (C)光線經過眼睛構造後，由於中心及周邊的折射力不同，使光線無法聚焦在同一點，造成視力模糊 (D)光線進入之眼睛，經過角膜或水晶體，由於不同方位的折射力不同，無法聚焦在同一點，而引起視力模糊。 （111 專高）

解析 正確答案為(D)。散光與球面屈光不正如近視或遠視不同，不會形成一個像點（焦點）而是形成兩條焦線的光路型態。

( ) 4. 柱面透鏡之軸柱標示，若採用國際標準示法，則受測者左眼之鼻側是幾度？ (A)60 (B)90 (C)180 (D)270。 （109 特生一）

解析 正確答案為(C)。左眼之鼻側為 180 度。

( ) 5. 使用圓柱鏡矯正視力，散光軸在 45°或 135°，屬於下列何種類型的散光？ (A)不規則散光 (B)斜散光 (C)逆散光 (D)順散光。 （109 特生二）

解析 正確答案為(B)。散光軸度在 45±15 與 135±15 屬於斜散光。

( ) 6. 受測者的最強主徑線與最弱主徑線互成直角交叉，其屈光度數為 –0.50DS/+1.00DC × 010，依據散光分類，他的散光可稱為 (A)不規則散光(irregular astigmatism) (B)斜散光(oblique astigmatism) (C)逆散光(against-the-rule astigmatism) (D)順散光(with-the-rule astigmatism)。 （106 專普）

解析 正確答案為(C)。根據散光定義，此為逆散光。

( ) 7. 下列關於散光軸度的敘述何者正確？ (A)較強經線屈光度位於垂直部位，負散光軸度在水平 90 度為逆散光(against-the-rule astigmatism) (B)較強經線屈光度位於垂直部位，負散光軸度在水平 180 度為逆散光(against-the-rule astigmatism) (C)較強經線屈光度位於水平部位，負散光軸度在水平 180 度為順散光(with-the-rule astigmatism) (D)較強經線屈光度位於垂直部位，負散光軸度在水平 180 度為順散光(with-the-rule astigmatism)。 （106 特生）

解析 正確答案為(D)。符合順散光的定義。

( ) 8. 受檢者矯正度數為：+4.00DS/−2.00DC×085，其最大屈光力與最小屈光力主徑線（子午線）互相垂直。此受檢者的散光為下列何種型態？ (A)順規散光(with-the-rule astigmatism) (B)逆規散光(against-the-rule astigmatism) (C)斜軸散光(oblique astigmatism) (D)不規則散光(irregular astigmatism)。 （112 專普）

解析 正確答案為(B)。負散光軸度於 90 度附近，為逆散光。

( ) 9. 當水平聚焦線(horizontal focal line)比垂直聚焦線(vertical focal line)靠近眼球前端時，這是何種散光，而平 K(flat K)值位於那一子午線？ (A)逆規(against-the-rule)；水平子午線(horizontal meridian) (B)順規(with-the-rule)；垂直子午線(vertical meridian) (C)逆規(against-the-rule)；垂直子午線(vertical meridian) (D)順規(with-the-rule)；水平子午線(horizontal meridian)。 （112 專高）

解析 正確答案為(D)。水平焦線在前為順散光，平 K 在水平方向。

( ) 10. 假設受檢者是順規(with-the-rule)的混合性散光(mixed astigmatism)，而散光是由角膜引起的話，當受檢者檢查視力看遠方視標時，經過眼睛折射而形成的影像，下列敘述何者正確？ (A)角膜垂直方向比較平坦，在視網膜之前形成一條水平橫向焦線，在視網膜之後形成一條垂直豎立焦線 (B)角膜垂直方向比較平坦，在視網膜之前形成一條垂直豎立焦線，在視網膜之後形成一條水平橫向焦線 (C)角膜水平方向比較平坦，在視網膜之前形成一條水平橫向焦線，在視網膜之後形成一條垂直豎立焦線 (D)角膜水平方向比較平坦，在視網膜之前形成一條垂直豎立焦線，在視網膜之後形成一條水平橫向焦線。 （106 專高）

解析 正確答案為(C)。順散角膜為橫躺橄欖球，垂直較彎水平較平，眼內焦線為水平在前垂直在後，混合性散光兩條焦線分別在視網膜前後。

( ) 11. 受檢者看遠方需要加上 planoDS / −1.50DC×090 的眼鏡矯正，當他接受裸眼視力檢查，使用史耐倫 E (Snellen E)視標，經過眼睛折射在視網膜上的成像是 (A)視網膜的位置形成一條垂直豎立焦線，E 形視標開口在上下方向線條比較容易辨別 (B)視網膜的位置形成一條垂直豎立焦線，E 形視標開口在左右方向線條比較容易辨別 (C)視網膜的位置形成一條水平橫向焦線，E 形視標開口在上下方向線條比較容易辨別 (D)視網膜的位置形成一條水平橫向焦線，E 形視標開口在左右方向線條比較容易辨別。 (106 專高)

解析 正確答案為(D)。受檢者為單性近視性散光，一焦線在視網膜上，一焦線在視網膜之前。且為逆散，眼內焦線為垂直焦線在前，水平焦線在後，因此視網膜上的焦線為水平方向，E 形視標開口在左右方向線條比較容易辨別。

( ) 12. 看遠方時需要配戴+2.00DS/−4.00DC×090°的眼鏡矯正，可以得到最佳視力。稱為 (A)複合性近視散光(compound myopic astigmatism) (B)複合性遠視散光(compound hyperopic astigmatism) (C)混合性散光(mixed astigmatism) (D)老花遠性散光(presbyopic astigmatism)。

(106 特師)

解析 正確答案為(C)。球面與散光為一正一負，且球面度小於散光，為混合性散光(mixed astigmatism)。

( ) 13. 看遠方時需要配戴−2.00DS/+4.00DC×090 的眼鏡矯正，可以得到最佳視力。此受測者為下列何者？ (A)複合性近視散光(compound myopic astigmatism) (B)複合性遠視散光(compound hyperopic astigmatism) (C)混合性散光(mixed astigmatism) (D)簡單性近視散光(simple myopic astigmatism)。 (112 專普)

解析 正確答案為(C)。球面與散光為一負一正，且球面度小於散光，為混合性散光(mixed astigmatism)。

( ) 14. 受檢者看遠方需要加上 −1.00DS / −1.00DC×090 的眼鏡矯正。當他接受近視力檢查，未戴眼鏡而注視眼前 30 公分的視標時，假設沒有用到調節功能，則經過眼睛折射後影像的位置 (A)水平主徑線的焦線在視網膜之前，垂直主徑線的焦線在視網膜之後 (B)水平主徑線的焦線在視網膜之後，垂直主徑線的焦線在視網膜之前 (C)水平主徑線以及垂直主徑線的焦線都在視網膜之前 (D)水平主徑線以及垂直主徑線的焦線都在視網膜之後。 (106 專高)

解析 正確答案為(D)。受檢者為複性近視性逆散光，眼內焦線為垂直在前，水平在後，且皆在視網膜之前，距離網膜分別為 1D 與 2D。注視 30 公分視標時，焦線皆往後退 3D，因此在視網膜之後。

( ) 15. 在調節完全放鬆的情況下，平行光進入單純性近視散光的眼睛，主焦線會聚焦在何處？ (A)視網膜上及視網膜前方 (B)視網膜上及視網膜後方 (C)視網膜前後同側 (D)視網膜前後兩側。 (107 特生)

解析 正確答案為(A)。單純性近視散光的眼睛，主焦線一條在視網膜上，另一條在視網膜前方。

( ) 16. 一平行光通過散光鏡片會形成兩條焦線，若前焦線是垂直線，則此鏡片屈光力之敘述，下列何者正確？ (A)水平方向的屈光力最強 (B)垂直方向的屈光力最強 (C)水平方向是最強屈光力的軸向 (D)垂直方向是最弱屈光力的軸向。 (107 專高)

解析 正確答案為(A)。題目並未說明鏡片正負符號，若假設為正柱鏡，前焦線為屈光力較強方向主徑線所形成，而主徑線又與焦線互相垂直，因此較強屈光力方向應為水平方向。

( ) 17. 平行光進入眼球，一主經線聚焦於視網膜前方，一主經線聚焦於視網膜後方，此眼是屬於何種類型的屈光狀態？ (A)複合性近視散光 (B)複合性遠視散光 (C)混合性散光 (D)單純性近視散光。 (108 特生)

解析 正確答案為(C)。混合性散光：一條焦線在視網膜之前，一條焦線在視網膜之後。

( ) 18. 有關複合性遠視散光(compound hyperopic astigmatism)的敘述，下列何者正確？ (A)一個子午線（主徑線）成像位於視網膜上，另一個子午線（主徑線）成像位於視網膜前 (B)一個子午線（主徑線）成像位於視網膜前，另一個子午線（主徑線）成像位於視網膜後 (C)兩個子午線（主徑線）成像都位於視網膜前 (D)兩個子午線（主徑線）成像都位於視網膜後。 (108 專普)

解析 正確答案為(D)。複合性遠視性散光：兩條焦線都在視網膜之後。

( ) 19. 若患者的驗光檢查結果為：OD：−3.25DS/−1.25DC × 180；OS：−4.75DS/+1.75DC × 090，則該名患者在未經矯正下的視網膜成像應為何？ (A)兩眼皆於視網膜前形成兩條焦線 (B)兩眼皆於視網膜後形成兩條焦線 (C)兩眼皆於視網膜前及視網膜後各形成一條焦線 (D)右眼於視網膜前形成兩條焦線，左眼於視網膜前及視網膜後各形成一條焦線。 （113 專普）

解析 正確答案為(A)。OD 與 OS 皆為複性近視性散光，兩焦線皆位於視網膜前。

( ) 20. 鏡片處方為 +1.00DS / +0.50DC × 090，則其屈光狀態是下列何者？ (A)單純性近視散光 (B)單純性遠視散光 (C)複合性近視散光 (D)複合性遠視散光。 （109 特生二）

解析 正確答案為(D)。當球面與散光皆為正，為複合性遠視性散光。

( ) 21. 下列有關散光的敘述，何者錯誤？ (A)散光患者為求看清楚，不斷使用視力調節，容易產生調節性眼力疲勞(accommodative asthenopia)、神經性眼力疲勞(nervous asthenopia)、肌性眼力疲勞(muscular asthenopia)等 (B)角膜鏡(keratoscope)、散光盤(astigmatic dial)、傑克森交叉圓柱鏡(Jackson cross cylinder lens, JCC)都是檢測散光的工具 (C)普通眼鏡之圓柱鏡即可完全矯正不規則散光 (D)學齡前的兒童若有高度散光，會有歪頭、瞇眼等習慣，也有可能產生弱視。 （107 專高）

解析 正確答案為(C)。不規則散光無法用一般眼鏡片矯正。

( ) 22. 散光分順向散光與逆向散光，則小孩與老人的散光敘述，下列何者正確？ (A)前者多為順向，後者多為逆向 (B)皆多為順向 (C)前者多為逆向，後者多為順向 (D)皆多為逆向。 （108 特師）

解析 正確答案為(A)。散光於年紀增長之後，會略為趨向逆散光。

( ) 23. 有關散光的敘述，下列何者錯誤？ (A)在孩童身上，順散光(with-the-rule)較常見 (B)在逆散光(against-the-rule)，角膜在水平方向最陡，矯正時應把負圓柱鏡(minus cylinder)鏡軸放在 180 度左右 (C)在順散光，角膜在垂直方向最陡，矯正時應把正圓柱鏡(plus cylinder)鏡軸放在 90 度左右 (D)斜散光(oblique astigmatism)代表意義為角膜上最陡的方向不在也不接近 90 度或 180 度。 （108 專高）

解析 正確答案為(B)。逆散光形態類似站立橄欖球，角膜在水平方向較陡，矯正時水平方向需有較多的負度數，軸度在 90 度附近。

( ) 24. 受測者矯正鏡片度數為右眼：+1.00DS / –2.00DC×180；左眼：–2.50DS / –1.00DC×090，下列敘述何者正確？ (A)正散光表示法，右眼：–1.00DS / +2.00DC×090；左眼：–1.50DS / +1.00DC×180 (B)等價球面度：右眼：plano／左眼：–3.00D (C)此患者左右眼散光皆為順散(with-the-rule astigmatism) (D)兩眼水平度數差 2.50D，垂直度數差 1.00D。 (108 特師)

解析 正確答案為(B)。正散光表示法，右眼：–1.00DS / +2.00DC×090；左眼：–3.50DS / +1.00DC×180。右眼順散光，左眼逆散光。水平方向屈光度右眼 +1.00D，左眼 –3.50D，相差 4.50D，垂直方向屈光度右眼 –1.00D，左眼 –2.50D，相差 1.50D。

( ) 25. 有關不規則散光的敘述，下列何者錯誤？ (A)若病患有明顯的不規則散光，可能造成電腦驗光結果及自覺式驗光結果不一致 (B)不規則散光可能造成臨床驗光的結果不固定 (C)有明顯不規則散光的病人，其眼鏡的最佳矯正視力通常優於隱形眼鏡式的最佳矯正視力 (D)不規則散光可見於角膜移植手術後或圓錐角膜的病人。 (107 特生)

解析 正確答案為(C)。明顯不規則散光的病人，若病因在角膜上，通常硬式隱形眼鏡能得到較佳視力。

( ) 26. 有關圓錐角膜引起的不規則散光，下列何者光學矯正效果最佳？ (A)硬式隱形眼鏡 (B)軟式隱形眼鏡 (C)框架眼鏡 (D)近視雷射手。 (111 專高)

解析 正確答案為(A)。明顯不規則散光的病人，若病因在角膜上，通常硬式隱形眼鏡能得到較佳視力。

( ) 27. 下列何者不是造成散光問題常見的原因？ (A)翼狀贅肉 (B)黃斑部病變 (C)圓錐角膜 (D)水晶體半脫位。 (108 專高)

解析 正確答案為(B)。黃斑部病變較容易造成視力與視野的改變，不易造成散光問題。

( ) 28. 鏡片度數為+4.00DS/–2.00DC×180，則其等效球鏡度(spherical equivalent, SE)度數為何？ (A)+4.00D (B)–2.00D (C)+3.00D (D)–3.00D。 (106 專普)

解析 正確答案為(C)。+4.00+(–2.00/2)=+3.00D。

( ) 29. 遠視+6.00DS 合併散光–3.00DC 軸度 180 度的等效球鏡度(spherical equivalent)度數為多少？ (A)+3.00D (B)+4.50D (C)–7.50D (D)+9.00D。 (106 特生)

解析 正確答案為(B)。等效球鏡度為+6.00+(–3.00/2)=+4.50D。

( ) 30. –1.00DS/+2.00DC×045° 的等效球鏡度(spherical equivalent)為何？ (A)0.00D (B)+1.00D (C)–1.00D (D)+2.00D。 (106 特生)

解析 正確答案為(A)。–1.00+(2.00/2)=0.00D。

( ) 31. 某一患者的屈光度數為-1.00DS/–1.00DC×180°，請問這患者的最小模糊圈(the circle of least confusion)所在位置的屈光度數為？ (A)–1.00DS (B)–1.50DS (C)–2.00DS (D)–2.50DS。 (106 特師)

解析 正確答案為(B)。–1.00+–1.00/2=–1.50DS。

( ) 32. 有一眼鏡處方如下：–5.00DS/–5.00DC×180°，若想降低散光度數配鏡，則下列處方何者最不適合？ (A)–5.50DS/–4.00DC×180° (B)–5.75DS/–3.50DC×180° (C)–6.00DS/–3.00DC×180° (D)–7.00DS/–2.50DC×180°。

(106 特師)

解析 正確答案為(D)。減少–2.50DC，須維持等值球面度，增加–1.25DS。

( ) 33. 某患者驗光處方為 –3.00DS / –5.00DC × 090 ，但配戴後不適，應選擇下列那種處方最為合理？ (A) –3.50DS / –4.50DC × 090 (B) –4.00DS / –3.50DC × 090 (C) –4.00DS / –3.00DC × 090 (D) –4.50DS / –2.50DC × 180 。 (108 專普)

解析 正確答案為(C)。散光較易造成戴鏡時的不適，可選擇減少散光，但增加球面度數維持等值球面度，只有選項 C 維持等值球面度。

( ) 34. 患者戴用眼鏡度數 –2.50DS / –0.50DC × 180 ，經過驗光後得新度數 –2.50DS / –1.50DC × 180 ，視力有顯著提升，但是患者覺得新度數散光過高有不適應的情形，則將降低散光度數變換為等效球鏡度數，應給予下列何者度數試戴？ (A) –2.25DS / –1.00DC × 180 (B) –2.50DS / –1.00DC × 180 (C) –3.00DS / –1.00DC × 180 (D) –2.75DS / –1.00DC × 180 。 (109 專普)

解析 正確答案為(D)。將 −1.50DC 降到 −1.00DC，減少 −0.50DC，須維持等值球面度，增加 −0.25DS。

( ) 35. 有一鏡片，它的度數為 −3.00DS / −1.50DC×180，其等效球鏡度(spherical equivalent)為下列何者？ (A) −3.00DS (B) −3.50DS (C) −3.75DS (D) −4.50DS。 （109 特生二）

解析 正確答案為(C)。等效球鏡度等於 $-3.00+(-1.50/2)=-3.75$。

( ) 36. 遠視+4.00D 合併軸度在 180 的散光−2.00D，其等價球面(spherical equivalent)度數，下列何者正確？ (A)+2.00 D (B)+6.00 D (C)+4.00 D (D)+3.00 D。 （111 專普）

解析 正確答案為(D)。等效球鏡度等於 $+4.00+(-2.00/2) = +3.00$。

( ) 37. 患者屈光不正度數為 −3.50DS/+2.00DC × 180，換算成等價球面度(spherical equivalent, SE)之度數為何？ (A)−4.50D (B)−2.50D (C)+4.50D (D)+2.50D。 （113 專普）

解析 正確答案為(B)。等價球面度為 $-3.50+(+2.00\div 2)=-2.50$

( ) 38. 有關散光(astigmatism)的敘述，下列何者錯誤？ (A)矯正順散光(with-the-rule astigmatism)可以用正的圓柱鏡(plus cylinder lens)，而且該圓柱鏡的軸(axis)要放在 180 度或 180 度附近 (B)在兒童較常見的散光為順散光 (C)幾乎所有的眼睛都會有一些少量的不規則散光(irregular astigmatism) (D)順散光與逆散光(against-the-rule astigmatism)都是規則散光(regular astigmatism)的一種。 （109 專高）

解析 正確答案為(A)。當矯正順散光時使用負圓柱鏡，軸度位於 180 附近。

( ) 39. 有關逆散光的敘述，下列何者正確？ (A)屬於一種不規則散光 (B)老年人的散光多屬於此類 (C)角膜垂直方向較為陡峭 (D)如果用正度數圓柱鏡片(plus cylinder lens)矯正，其軸度接近 90 度。 （109 專普）

解析 正確答案為(B)。逆散光分類屬於規則散光的一種，垂直方向屈光力較低（較平），若以負柱鏡矯正時，散光軸在 90 度附近。

( ) 40. 下列何者為年輕東方人種較常見的散光種類？ (A)逆散光 (B)順散光 (C)不規則散光 (D)斜散光。 （109 專普）

解析 正確答案為(B)。年輕東方人種較常見順散光，負柱鏡軸度在 180 附近。

( ) 41. –0.75DS/–1.25DC×180°屬於下列那類型的散光？ (A)複合性近視散光(compound myopic astigmatism) (B)單純性近視散光(simple myopic astigmatism) (C)混合性散光(mixed astigmatism) (D)複合性遠視散光(compound hyperopic astigmatism)。 （106 特生）

解析 正確答案為(A)。球面與散光皆為負度數，複合性近視散光。

( ) 42. 下列何種散光其遠方平行光線聚焦形成的兩條主焦線(focal lines)跨在視網膜一前一後之兩側？ (A)單純性近視散光 (B)單純性遠視散光 (C)複合性遠視散光 (D)混合性散光。 （110 專普）

解析 正確答案為(D)。混合性散光的焦線分別位在視網膜一前一後。

( ) 43. 下列處方中，何者為混合性散光(mixed astigmatism)？ (A)+1.00DS/–1.00DC×090 (B)–1.00DS/–1.00DC×090 (C)+2.00DS/–1.00DC×090 (D)+1.50DS/–2.50DC×090。 （110 專普）

解析 正確答案為(D)。球面與散光為一正一負，且球面度小於散光度時，為混合性散光。

( ) 44. 看遠方時需要配戴+2.00DS/–2.00DC×090 的眼鏡矯正，可以得到最佳視力，稱為 (A)混合型散光(mixed astigmatism) (B)複合型近視散光(compound myopic astigmatism) (C)單純型遠視散光(simple hyperopic astigmatism) (D)複合型遠視散光(compound hyperopic astigmatism)。 （110 專高）

解析 正確答案為(C)。當球面為正，散光為負，且球面度等於散光度時，為單純性遠視性散光。

( ) 45. 下列何者是混合型順散光(mixed with the rule astigmatism)？ (A)+3.00DS/–2.00DC×180 (B)+2.00DS/–3.00DC×090 (C)–3.00DS/+2.00DC×180 (D)–2.00DS/+3.00DC×090。 （111 專普）

解析 正確答案為(D)。球面與散光為一正一負，且球面度小於散光度時，為混合性散光，負散光軸在 180 與正散光軸在 090 皆為順散光。

( ) 46. 臨床上各種不同型態的散光中，下列何者可以透過驅動調節力將最小模糊圓(circle of least confusion)移至視網膜，使視力獲得改善？ (A)

混合性散光 (B)單純性近視散光 (C)複合性近視散光 (D)複合性遠視散光。 (113 專普)

解析 正確答案為(D)。單性或複性遠視性散光，則可藉由調節方式將最小彌散圓移往視網膜，使視力變好。

三、角膜散光、角膜弧度儀與角膜地圖儀

角膜上的散光程度稱為角膜散光，可以用**角膜弧度儀**側量，但只有測量角膜中央一小區域的弧度，若要得到更大範圍與更精細的結果，可以用**角膜地圖儀**測量。角膜散光在驗光時為重要測量過程，若患者無法回應或反應不可靠時，角膜散光將是散光重要參考數據。

(一) 角膜弧度儀(keratometry)

評估角膜表面中央 3mm 範圍的曲度、屈光度及散光程度，也可作為角膜及淚液表面完整度的評估。原理是將角膜視為凸面鏡，測量反射的影像。讀數可為 r（曲率半徑 mm）或 F（屈光度 D），通常假設角膜折射率 1.3375 但不同製造商的角膜弧度儀所使用的角膜折射率有時不同，有些採用 1.332，所以相同的弧度會有不同的屈光度。屈光度與區率半徑的關係為 $F = 337.5/r$，F 單位為屈光度，r 單位為 mm，快速換算時角膜弧度屈光度每相差 0.25D 曲率半徑大約相差 0.05mm，例如 43.00D 換算為曲率半徑約為 7.85mm，而 43.25D 換算為曲率半徑約為 7.80mm，可用此方式做簡易換算。一般角膜弧度儀測量範圍為 36D ~ 52D，當角膜弧度超出儀器測量範圍時，可於患者眼前加上 +1.25DS（修正係數 1.166）、+2.25DS（修正係數 1.3126）或 −1.00DS（修正係數 0.8576）延伸測量範圍。

記錄時會將屈光度後面加上@角度，表示該方向的屈光度，與軸度的 x 不同，請勿混淆。例如：角膜 K 值：43.00@180，45.00@90，表示在角膜 180 度方向的屈光力為 43.00D，90 度方向為 45.00D，因為 90 度方向的屈光力較大，因此此角膜為順散光，大小為 $45 - 43 = 2.00$DC 。

（二）角膜地圖儀（corneal topography，又稱角膜地形圖）

實際上角膜的表面並非球面，角膜弧度儀也只測量出角膜中央一小部分區域的參數，因此若要更進一步地了解角膜表面的變化需要更為精確的工具。19 世紀初期，用黑白相間的圓環，稱為 Placido's Disk，置於眼前觀察角膜表面的反射影像。之後應用此原理加上攝影機及電腦分析影像成為角膜地圖儀。能夠比角膜弧度儀測量的範圍更大，直徑約 10mm，且精細測量出角膜上各個小區域的變化，也可模擬角膜弧度的各項數據，在驗配隱形眼鏡方面更是一個強力的工具。

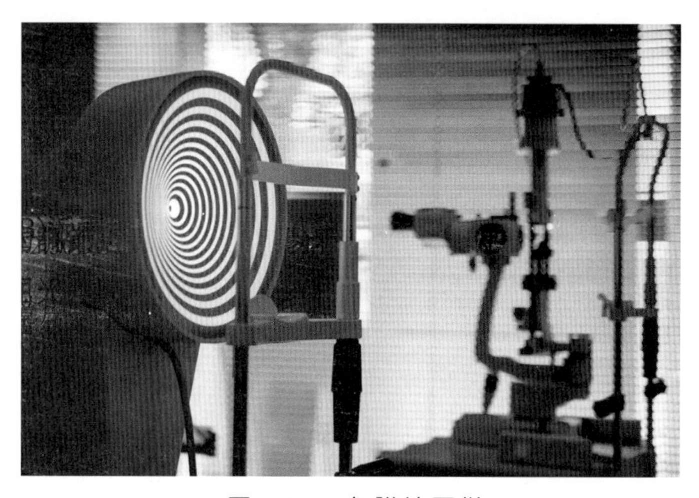

圖 1-26　角膜地圖儀

（三）角膜散光、內部散光與總散光

通常角膜是散光最明顯的來源，角膜散光可以用角膜弧度儀測量出來（K 值），大部分角膜都屬於順散光，垂直主徑線屈光度大於水平主徑線，逆散光與斜散光的數量較少，少數的角膜沒有散光。

除了角膜之外，眼球內部也有散光存在，主要形成的原因為角膜後表面的異圓性與水晶體的傾斜。與角膜散光相比數值相當小，個體之間的差異不大，幾乎都屬於逆散光的形態，稱為**內部散光**，或有時稱為**晶體散光**。大部分的人內部散光平均為 0.50D 的逆散光，範圍從 0～1.50D，順散光的內部散光相當稀少，臨床上並沒有直接測量內部散光的方法。驗光過程中發現的散光為總散光，又稱為屈折性散光，包括了角膜散光與內部散光，因此若總散光與角膜散光已經得知，內部散光就等於總散光減去內部散光。

所以若在自覺式驗光過程中，因為患者表達不佳或其他原因無法獲得或確認散光情況，可以用角膜散光來估計總散光，1890 年 Javal 根據臨床經驗提出了以角膜散光預估總散光近似值的公式 Javal's Rule，總散光 At =（角膜散光 Ac）×1.25 + 0.50DC 逆散光，例如：若角膜 K 值：43.00@180，45.00@90，由之前觀念得知此角膜為順散光 2.00DC，2×1.25 = 2.50DC 順散光，再加上 0.50DC 逆散光，即可估計總散光為順散光 2.00DC。

歷屆試題

( ) 1. 一般正常人的角膜曲率變化從中央往輪部方向是下列何者？ (A)逐漸變平 (B)逐漸變陡 (C)不變 (D)沒有一定規律。 （109 特生二）

解析 正確答案為(A)。角膜弧度儀只測量中央小範圍，越往周圍弧度逐漸變平。

( ) 2. 在那種情況下角膜弧度儀(keratometer)測出的水平及垂直軸不會相差 90 度？ (A)斜散光(oblique astigmatism) (B)不規則散光(irregular astigmatism) (C)順散光(with-the-rule astigmatism) (D)逆散光(against-the-rule astigmatism)。 （106 特生）

解析 正確答案為(B)。兩主徑線不互相垂直或有兩條以上主徑線，稱為不規則散光。

( ) 3. 下列何者不是造成散光常見的原因？ (A)眼翳(pterygium) (B)水晶體脫位 (C)糖尿病視網膜病變 (D)圓錐角膜。 （106 特生）

解析 正確答案為(C)。糖尿病視網膜病變影響視網膜，對散光較無影響。

( ) 4. 下列何種儀器檢查較不易得知眼球散光情形？ (A)視網膜檢影鏡鏡檢法 (retinoscopy) (B)超音波 (ultrasonography) (C)電腦驗光儀 (autorefractor) (D)角膜弧度計(keratometer)。 （106 特師）

解析 正確答案為(B)。眼用超音波用於眼內不同界面之間的位置探查。

( ) 5. 傳統的角膜弧度儀只能測量角膜表面大小約在何種範圍？
(A)3.00mm~3.50mm (B)4.00mm~4.50mm (C)5.00mm~5.50mm
(D)6.00mm~6.50mm。 （109 特生二）

解析 正確答案為(A)。角膜弧度儀只測量中央約 3mm 小範圍。

(　) 6. 某一患眼其電腦驗光值為–5.00DS/–2.25DC×090°，角膜弧度 K 值 7.67mm(44.00D)@90°，7.50 mm(45.00)D@180°，自覺式驗光值同電腦驗光值。請問下列何者錯誤？（DS：球面透鏡屈光度，DC：圓柱透鏡屈光度） (A)此患眼某方位有–5.00D 的近視 (B)此患眼的散光為–2.25D (C)此患眼有–0.50D 的角膜散光 (D)此患眼有水晶體散光。（106 特師）

解析 正確答案為(C)。總散光需矯正逆散光–2.25D；角膜上水平彎度大於垂直，同樣為逆散光，需矯正–1.00D。由此可知內部(晶體)還有–1.25D 逆散光。

(　) 7. 若某人的眼鏡處方為：–5.50DS / –2.00DC × 090，角膜 K 值為：7.85@090、7.50@180，則此人的眼球散光度數大多來自於下列何者？（@即 at，表示曲率半徑所在位置） (A)角膜 (B)水晶體 (C)視網膜 (D)鞏膜。（107 專普）

解析 正確答案為(A)。根據題目，眼鏡處方的散光為–2.00D 的逆散光，角膜散光同樣約為–2.00D 的逆散光（7.85mm 相當於 43D，7.50mm 相當於 45D，較強方向在 180），因此散光幾乎全部在角膜上。

(　) 8. 若使用角膜弧度儀測量到受測者之角膜弧度為 45.00@180/43.00@090，若以爪哇定律(Javal's Rule)預測其總屈光散光應為何？ (A)–2.00DC × 180 (B)–2.00DC × 90 (C)–3.00DC × 180 (D)-3.00DC × 90。（113 專高）

解析 正確答案為(D)。角膜散光為 2.00D 逆散光，乘 1.25 倍為 2.50D 逆散光，加上內部 0.50D 逆散光，總共為 3.00D 逆散光，要以–3.00DC × 90 矯正。

(　) 9. 角膜弧度儀測出 42.50D 在 180 度軸，45.00D 在 90 度軸時，所顯示的角膜散光度數是下列何者？ (A) –2.50DC × 090 (B) –2.50DC × 180 (C) –1.75DC × 090 (D) –1.75DC × 180。（107 專普）

解析 正確答案為(B)。–2.50D 散光，較強方向在 90，為順散光，因此軸度為 180。

(　) 10. 以角膜弧度儀測量，測得患者的角膜弧度 H:7.50 mm(45.00D) @180;V:7.67 mm(44.00D)@090，推估患者的角膜散光約為何？

(A)−1.00DC×180　(B)−1.00DC×090　(C)−0.50DC×180
(D)−0.50DC×090。　（110 專普）

解析 正確答案為(B)。水平方向屈光力大於垂直方向 1.00D，為逆散光。

(　) 11. 以角膜弧度儀測量檢查發現角膜弧度 H：7.95@180；V：7.85@090，此患者的角膜散光屬於下列何者？　(A)順散光　(B)逆散光　(C)斜散光　(D)不規則散光。　（112 專普）

解析 正確答案為(A)。水平方向較平（屈光力較小），為順散光。

(　) 12. 以角膜弧度儀測量眼睛，OD：7.80 mm@180 / 7.60 mm@090，則角膜散光屬於何種類型？　(A)順散光(with-the-rule)　(B)逆散光(against-the-rule)　(C)斜散光(oblique)　(D)不規則散光(irregular)。　（113 專普）

解析 正確答案為(A)。水平方向較平（屈率半徑較大），為順散光。

(　) 13. 角膜弧度計檢查曲率半徑結果顯示，90 度方向為 8.00mm，180 度方向為 7.50mm。則角膜為何種散光？如何矯正此種散光？　(A)順散光(with-the-rule astigmatism)，使用負圓柱透鏡矯正角膜散光時，圓柱透鏡軸度為 9 度　(B)順散光(with-the-rule astigmatism)，使用負圓柱透鏡矯正角膜散光時，圓柱透鏡軸度為 180 度　(C)逆散光(against-the-rule astigmatism)，使用負圓柱透鏡矯正角膜散光時，圓柱透鏡軸度為 90 度　(D)逆散光(against-the-rule astigmatism)，使用負圓柱透鏡矯正角膜散光時，圓柱透鏡軸度為 180 度。　（106 特師）

解析 正確答案為(C)。角膜上水平彎度大於垂直，為逆散光，使用負圓柱透鏡矯正時軸度為 90 度。

(　) 14. 看遠方時需要配戴+2.00DS/−4.00DC×180°的眼鏡矯正，可以得到最佳視力。假設受檢者的散光是完全由角膜引起，角膜弧度測量的結果為　(A)順散光(with-the-rule astigmatism)，角膜水平方向比較平坦　(B)順散光(with-the-rule astigmatism)，角膜垂直方向比較平坦　(C)逆散光(against-the-rule astigmatism)，角膜水平方向比較平坦　(D)逆散光(against-the-rule astigmatism)，角膜垂直方向比較平坦。　（106 特師）

解析 正確答案為(A)。總散光為順散光且完全由角膜引起，順散光角膜水平方向比較平坦。

(　) 15. 若角膜散光軸位於 120~150 度之間，此為何種類型的散光？ (A)斜散光(oblique astigmatism) (B)水晶體散光(lenticular astigmatism) (C)順散光(with-the-rule astigmatism) (D)逆散光(against-the-rule astigmatism)。 （107 專普）

解析 正確答案為(A)。散光軸位於 30~60 及 120~150 度之間為斜散光。

(　) 16. 以角膜弧度儀測量後得檢測值為 OD 43.00D@045/45.00D@135，患者的角膜散光型態為何？ (A)順散光 (B)逆散光 (C)斜散光 (D)不規則散光。 （109 特生一）

解析 正確答案為(C)。散光軸位於 30~60 及 120~150 度之間為斜散光。

(　) 17. 以角膜弧度儀測得受檢者水平與垂直的屈光度不同，此兩者的差值為下列何者？ (A)角膜散光 (B)晶體散光 (C)視網膜散光 (D)眼睛的全散光。 （108 特生）

解析 正確答案為(A)。角膜兩方向的屈光度差值為角膜散光度。

(　) 18. 角膜弧度儀(keratometry)檢查角膜曲率半徑 180 度方向 8.25mm，90 度方向 7.75mm，角膜散光屬於下列何者？ (A)逆散光，負圓柱透鏡矯正軸度為 90 度 (B)逆散光，負圓柱透鏡矯正軸度為 180 度 (C)順散光，負圓柱透鏡矯正軸度為 90 度 (D)順散光，負圓柱透鏡矯正軸度為 180 度。 （108 專普）

解析 正確答案為(D)。180 度方向 8.25 mm 相當於 41.00D，90 度方向 7.75 mm 相當於 43.50D 為較強屈光度，因此散光約為 −2.50D 的順散光，軸度為 180。

(　) 19. 角膜弧度儀測出 43.50D 在 175 度軸，46.25D 在 85 度軸時，若以負圓柱鏡處方表示，其散光的軸度是下列何者？ (A)85 度 (B)90 度 (C)175 度 (D)180 度。 （109 特生一）

解析 正確答案為(C)。175 度方向較平，當以負散光矯正時，為散光軸。

(　) 20. 以角膜弧度儀(keratometer)測量角膜弧度，測得的角膜值(keratometer reading)為 43.83D，若角膜折射係數當成 1.3375，換算成角膜曲率半徑(radius of curvature)，為下列何者？ (A)7.50 mm (B)7.60mm (C)7.70mm (D)7.80mm。 （106 特師）

解析 正確答案為(C)。43.00D 換算為曲率半徑約為 7.85mm，43.83 與 43.00 大約相差 0.75D，因此曲率半徑相差 1.5mm。

( ) 21. 角膜弧度儀測量到角膜曲率半徑是 7.50 mm，如以角膜折射率 1.3375 計算，其相對屈光度為下列何者？ (A)44.50D (B)45.00D (C)45.50D (D)46.00D。 (108 特生)

解析 正確答案為(B)。$(1.3375-1)/\ 0.0075=45.00D$。

( ) 22. 關於角膜弧度儀測量之敘述，下列何者錯誤？ (A)屈光不正的患者，透過角膜弧度儀測量角膜，可有助於了解為軸性或屈光性 (B)驗配隱形眼鏡搭配角膜弧度儀，可得知患者的角膜曲率半徑(corneal radius of curvature) (C)角膜弧度儀實際上測得的為前、後角膜弧度平均值 (D)角膜弧度與屈光度換算公式 F=(n'–n)/r，其中 n 為空氣折射率，n'為角膜折射率。 (112 專普)

解析 正確答案為(C)。角膜弧度儀所測得為角膜前表面弧度。

( ) 23. 有一位受測者電腦驗光儀檢查結果為–4.00DS/+1.50DC×090，下列敘述何者正確？ (A)網膜成像為混合型散光(mixed astigmatism) (B)散光屬於逆散型式 (C)負散光表示法為+4.00DS/–1.50DC×180 (D)散光若都由角膜引起，角膜垂直徑度較陡。 (110 專高)

解析 正確答案為(D)。網膜成像為複性近視性散光。屬於順散光。負散光表示法為–2.50DS/–1.50DC×180。

( ) 24. 大部分的角膜弧度儀(keratometry)測量範圍通常只有在 28~60D 之間，若欲測量一圓錐角膜之弧度，其角膜弧度最高可能會接近在 75D 或更陡，欲使用擴張鏡片(auxillary lens)以擴張測量角膜弧度的範圍，下列擴張鏡片與修正係數的選擇，何者最適當？ (A)+1.25D，修正係數 1.166 (B)+2.25D，修正係數 1.3126 (C)–1.25D，修正係數 0.9123 (D)–1.00D，修正係數 0.8576。 (106 花東)

解析 正確答案為(B)。依題目描述，修正係數必須超過 (75/60)=1.25，只有 B 選項符合。

( ) 25. 在一般手動角膜弧度儀加了 +1.25D 的補助鏡片之後，若角膜弧度儀量到的是 52.00D，其實際弧度大約增加多少屈光度？(修正係數 1.166) (A)6.00D (B)9.00D (C)7.00D (D)8.00D。 (107 特師)

解析 正確答案為(B)。 $52 \times 1.166 = 60.632$，增加了 $60.632 - 52 = 8.632$，約 9.00D。

( ) 26. 當操作角膜弧度儀(keratometry)為患者量測角膜屈光度，假如患者角膜曲率半徑很大，已超出儀器可量測角膜屈光度數範圍(36.00D~52.00D)，則此時可以在角膜弧度儀前，面向患者眼睛處置入何種試鏡片(trail lens)來輔助量測，以測得患者正確角膜屈光度？ (A)置入 +1.25DS，以縮減大約 9.00DS 範圍 (B)置入 +1.00DS，以縮減大約 6.00DS 範圍 (C)置入 −1.25DS，以擴增大約 9.00DS 範圍 (D)置入 −1.00DS，以縮減大約 6.00DS 範圍。 (108 特生)

解析 正確答案為(D)。置入正度數增大範圍，負度數縮小範圍。

( ) 27. 一般角膜弧度儀的屈光度下限是 36.00D，若要測量近視角膜屈光手術後眼球的角膜弧度，必須降低這下限。需要的補助鏡片的度數約為多少？ (A) +1.25D (B) +2.25D (C) −1.00D (D) +1.00D。 (108 專普)

解析 正確答案為(C)。負度數可縮小範圍。

( ) 28. 以角膜弧度儀測量角膜弧度，加上補助鏡片 +1.25D 之後讀到的度數是 50.00D。實際上這角膜弧度最接近下列何者？（修正係數 1.166） (A)48D (B)52D (C)55D (D)58D。 (109 特師一)

解析 正確答案為(D)。 $50.00D \times 1.166 = 58.3D$。

( ) 29. 早期 Bausch & Lomb 的角膜弧度儀(keratometer)，所設定的角膜折射係數(corneal refractive index)為 (A)1.1375 (B)1.2375 (C)1.3375 (D)1.4375。 (106 花東)

解析 正確答案為(C)。通常假設角膜折射率 1.3375。

( ) 30. 有關角膜的敘述，下列何者最不適當？ (A)一般的角膜 K 值平均值是 43.00D 到 45.00D，所以如果 K 值小於 40.00D 或者大於 48.00D 很少見，應該重新量過比較妥當 (B)針對同一個眼睛，以不同的角膜弧度計(keratometer)所測得到的角膜屈折力均相同 (C)針對角膜弧度的度數太高，超過儀器可以測量的範圍者，有的可以加上 +1.25D 或者更高度數的球面鏡片，配合對照表可以計算得到角膜弧度 (D)角膜弧度在隱形眼鏡的驗配，追蹤角膜弧度的變化，或甚至在診斷圓錐角膜都可以提供助益。 (108 特師)

解析 正確答案為(B)。通常假設角膜折射率 1.3375，但不同製造商的角膜弧度儀所使用的角膜折射率有時不同，有些採用 1.332，所以相同的弧度會有不同的屈光度。

(　) 31.有關角膜屈光力，下列何者錯誤？ (A)平均角膜屈光力，約 42 至 44D 左右 (B)若病患有圓錐角膜，可能會出現異常高的角膜屈光力（如 48.0D） (C)若病患做過雷射近視手術，角膜曲度變平，角膜屈光力可能較高（如 48.0D） (D)若病患有圓錐角膜，可能會出現異常高的角膜散光。 （111 專高）

解析 正確答案為(C)。角膜曲度變平，角膜弧度會異常低。

(　) 32. 若角膜弧度儀測出 42.00D 在 180 度，45.25D 在 90 度上，自覺式驗光度數值為球面度 –5.50D，配戴下列何種隱形眼鏡是較為合宜的建議？ (A)硬式隱形眼鏡 (B)硬式後弧散光隱形眼鏡 (C)軟式散光隱形眼鏡 (D)軟式隱形眼鏡。 （108 專普）

解析 正確答案為(D)。角膜散光為 –3.25D 的順散光，自覺式驗光為球面度 –5.50D，沒有散光。因此角膜散光與眼內散光互相抵銷，適合的隱形眼鏡鏡片為軟式球面片或雙散硬式隱形眼鏡。

(　) 33. 從觀察被檢者的角膜弧度儀檢測中所出現的扭曲影像(distorted mires)，可以幫助檢查者了解被檢者是否有下列情形，下列何者錯誤？ (A)翼狀贅肉(pterygium) (B)角膜乾燥(corneal drying) (C)淚膜異常(tear-film anomaly) (D)隱形眼鏡度數不正確(error of contact lens power)。 （108 專普）

解析 正確答案為(D)。隱形眼鏡度數是否正確需執行戴鏡驗光。

(　) 34. 下列那一項檢測，可以得到角膜表面最完整的弧度資料？ (A)角膜弧度儀(keratometer) (B)自動驗光儀(autorefractor) (C)普拉西多圓錐盤(Placido disc) (D)角膜地圖儀(corneal topography)。 （107 專普）

解析 正確答案為(D)。角膜地圖儀(corneal topography)能得到角膜表面最完整的資料。

(　) 35. 有關角膜檢查的敘述，下列何者錯誤？ (A)角膜弧度儀是應用雙像分離原理(the principle of doubling)來測量角膜表面弧度 (B)角膜弧度儀測量的角膜弧度是表示整個角膜表面的弧度 (C)角膜地形圖儀提供角

膜表面的形狀圖　(D)角膜地形圖儀可用來分析角膜的變化，如圓錐角膜或角膜塑型。（112 專普）

解析 正確答案為(B)。膜弧度儀只測量中央約 3mm 小範圍。

(　) 36. 角膜地形圖(corneal topography)是利用對稱影像照射在角膜前端部分如反射表面，再利用凸透鏡子的光學原理來估計角膜在兩個主要垂直經度的曲率半徑，即角膜弧度或屈光度的分布圖像。其可照射的角膜表面最大可達到約多少？　(A)3.00mm　(B)5.00mm　(C)7.00mm　(D)10.00mm。（107 專高）

解析 正確答案為(D)。角膜地形圖(corneal topography)的範圍約達直徑 10mm。

(　) 37. 有關角膜地圖儀(corneal topography)之敘述，下列何者錯誤？　(A)可精確描繪出所有軸度上的角膜表面形狀　(B)所使用的視標為同心圓環組，又稱做普雷希多圓盤(Placido disc)　(C)其測得之散光度(astigmatic power)與自動驗光儀相同　(D)其測得之模擬 K 值(simulate keratometry, Sim K)與角膜弧度儀測量結果相似。（108 特師）

解析 正確答案為(C)。測得之散光度(astigmatic power)為模擬角膜散光，與自動驗光儀所測得總散光不同。

(　) 38. 有關角膜地形圖像分析(corneal topographic analysis)的敘述，下列何者最不適當？　(A)反射式的(reflective)角膜地形圖像分析是利用角膜前表面的淚液層，對儀器弧度偵測目標的反射，藉以分析角膜的表面形狀　(B)掃描式的(slit-scanning)角膜地形圖像分析是利用光學掃描，以取得角膜的前表面與後表面資料　(C)經由角膜弧度儀(keratometer)或者角膜地形圖像分析測得的角膜散光(corneal astigmatism)與經由驗光而得到眼球的散光未必相同　(D)角膜地形圖像分析通常比較凸的區域(steep area)會用藍色表示。（110 專高）

解析 正確答案為(D)。角膜地形圖像分析通常比較凸的區域(steep area)會用紅色表示。

(　) 39. 角膜地圖儀(corneal topography)在臨床上可用於下列何者？　(A)檢查白內障　(B)監測視網膜病變　(C)評估翼狀贅片　(D)測量角膜厚度。（111 專普）

解析 正確答案為(C)。白內障、視網膜疾病及角膜厚度並非採用角膜地圖儀測量。

( ) 40. 有關角膜地形圖儀檢查(topographical keratoscopy)的說明何者錯誤？ (A)目前常用的二種檢查方法是角膜弧度攝像地形檢查(videokeratoscopy)，以及裂隙掃描角膜弧度檢查(scanning slit keratoscopy) (B)可以精確地分析大部分角膜表面的形態和曲率的變化 (C)可以早期診斷圓錐角膜 (D)角膜弧度攝像地形檢查(videokeratoscopy)可以分析眼角膜前表面、後表面的形態及角膜厚度。 (112 專高)

解析 正確答案為(D)。角膜弧度攝像地形檢查(videokeratoscopy)只能分析眼角膜前表面，無法分析後表面的形態及角膜厚度。

( ) 41. 角膜地形圖儀(corneal topography)利用普拉希多盤(Placido's disc)照射在角膜前端部位，所反射的光是下列浦肯頁影像(Purkinje image)的哪一種？ (A)浦肯頁影像(Purkinje image)I (B)浦肯頁影像(Purkinje image)Ⅱ (C)浦肯頁影像(Purkinje image)Ⅲ (D)浦肯頁影像(Purkinje image)Ⅳ。 (112 專普)

解析 正確答案為(A)。角膜表面反射為 Purkinje image I。

( ) 42. 有關角膜圖像分析，下列何者錯誤？ (A)角膜地形圖儀測量範圍大，可達角膜總面積的 95%以上 (B)角膜地形圖儀要有良好的淚膜表面，淚液過多，會形成下方角膜局部變陡的假像 (C)角膜地形圖儀能早期偵測到圓錐角膜變化，常見的是角膜頂點向上偏移 (D)前房 OCT 可以測量角膜真實的矢狀面高度(sagittal height)變化。 (112 專普)

解析 正確答案為(C)。圓錐角膜變化，常見的是角膜頂點向下偏移。

( ) 43. 若角膜弧度儀測出角膜弧度為 43.00D@180/45.00D@090，而自覺式驗光為 −4.50D 球面度，則裝配下列何種隱形眼鏡矯正視力效果最為合適？ (A)硬性隱形眼鏡 (B)軟性隱形眼鏡 (C)硬性後弧散光鏡片 (D)軟性前弧散光鏡片。 (109 特師二)

解析 正確答案為(B)。根據題目，角膜散光為順散光 2.00D，自覺式驗光為單純球面度，這表示眼內部有逆散光 2.00D，此種情形不適合球面硬式隱形眼鏡，因淚鏡效應將使總散光出現逆散光 2.00D；較適合軟式球面隱形眼鏡或前後弧雙散的硬式隱形眼鏡。

( ) 44. 若自覺式驗光值為−3.50DS/−1.50DC×090，所得角膜弧度儀數值在 180 度處為 43.37D，在 90 度處為 43.00D，使用下列何種隱形眼鏡可得到最清晰的視力？ (A)硬式隱形眼鏡 (B)硬式後弧散光隱形眼鏡 (C)軟式散光隱形眼鏡 (D)軟式隱形眼鏡。 (110 專普)

解析 正確答案為(C)。總散光為 1.50D 逆散光，角膜散光為 0.37D 逆散光，若採用硬式隱形眼鏡無法以淚鏡矯正散光，因此軟式散光隱形眼鏡為較適當的選擇。

( ) 45. 角膜弧度儀無法檢測下列何者？ (A)驗配隱形眼鏡時的眼睛角膜弧度 (B)驗配眼鏡時患者需要的屈光度數 (C)估計患者的散光度數 (D)觀察患者眼睛角膜中央的完整情形。 (110 專普)

解析 正確答案為(B)。角膜弧度儀只能得到關於散光的資訊，不足以作為驗光時患者需要的屈光度數。

( ) 46. 讀取角膜弧度 K 值可獲得角膜相關資訊，下列關於 K 值之敘述何者最正確？ (A)42.00/43.00@090; 1.00D WTR MCAR(with the rule, mires clear and regular)。此角膜散光 1.00 D，但無法得知另一個軸度為何 (B)48.75@065/45.37@135，可能為高度散光患者，但在正常值範圍內，無疾病可能性 (C)42.50@175/43.50@085，此角膜散光為 1.00D，為逆散光 (D)43.37@180/41.37@090，圓形標記扭曲(mires distorted)。此患者可能有角膜變形或淚膜不穩定情況。 (110 專普)

解析 正確答案為(D)。42.00/43.00@090，另一個軸度為 180。疾病可能性無法單靠角膜弧度儀的資料判斷。42.50@175/43.50@085，垂直方向較彎曲為順散光。

( ) 47. 經由檢視患者的角膜弧度儀(keratometer)顯示出的扭曲圖像、高屈光度與角膜不規則散光屈光度，可以早期觀察出患者最可能屬於何種問題？ (A)淚液分泌不足 (B)圓錐角膜 (C)眨眼異常 (D)高度遠視。 (110 專普)

解析 正確答案為(B)。題目所描述皆為圓錐角膜的徵兆。

( ) 48. 使用角膜弧度儀所測得的數據為 42.50@165/44.00@075，下列敘述何者錯誤？ (A)其角膜散光為 1.50D (B)可以允許簡化紀錄為 42.50/44.00@075 (C)屬於不規則散光 (D)測量時也可以順便評估淚液表面完整性。 (111 專普)

 正確答案為(C)。兩主徑線互相垂直，並非不規則散光。

(　)49. 若有一份角膜弧度儀之檢查處方，紀錄為 OD：42.50D@180/43.50D@90, MCAR OS：41.75D@180/43.75D@090, MCAR。下列敘述何者錯誤？ (A)由此處方可知患者有角膜散光，右眼−1.00DC×180，左眼−2.00DC×180 (B)患者在進行角膜弧度儀量測時標線(Mires)出現扭曲及不規則 (C)兩眼皆為順散光(with-the-rule astigmatism) (D)使用角膜弧度儀測量時也可以順便評估淚膜完整性。 （113 專普）

 正確答案為(B)。紀錄 MCAR 代表標線清晰且規則。

1-5 屈光不正綜合分析與像差

考題有時會將不同屈光不正概念加以整合與比較，但只要充分了解每一種屈光不正的基本觀念，分別加以分析即可。傳統上以一般鏡片或隱形眼鏡所能矯正的屈光不正可稱為**低階像差**，而**高階像差則無法以普通方式矯正**，造成的視覺症狀較輕微但較複雜，如夜間眩光等。

一、屈光不正綜合分析

屈光不正為眼球屈光度與眼軸長的不配合所造成，依類型可分為球面屈光不正，分為屈光度過強的近視與屈光度不足的遠視，以及另一種無法聚焦為一點的散光。近視屈光力過強，可能為眼軸較長或眼球屈光部分屈光力過多，因此成像焦點在視網膜之前，須用會使光線發散的凹透鏡矯正。遠視則剛好相反，屈光力不足，可能為眼軸較短或眼球屈光部分屈光力較低，因此成像焦點在視網膜之後，須用調節或凸透鏡提高屈光力矯正。視覺表現方面近視為遠距離的模糊，遠視則視調節力與遠視度數而定，遠近都有可能模糊，且因動用調節力使視力清晰，較容易有疲勞現象；散光成像則為兩條焦線之光錐，依照與視網膜的相關位置而在不同主徑線方向清晰度不同，遠近都會有模糊症狀，須用不同主徑線方向有不同屈光度的柱鏡矯正。

歷屆試題

( ) 1. 有關屈光不正的敘述，下列何者錯誤？ (A)正視是指來自無窮遠方物體的平行光線，在眼球調節放鬆的狀態下(accommodation relaxed)，可以聚焦在該眼球的視網膜上 (B)近視可能是源於眼球的屈折力(refracting power)太多或者是眼球前後徑(axial length)太長 (C)遠視的眼球的遠點(far point)是位於眼球前方的實點(real point) (D)散光是指不同軸度方向的光線進入眼球後，無法聚焦在單一焦點上。 (108 特師)

解析 正確答案為(C)。遠視的遠點位於眼後。

( ) 2. 因軸性引起的屈光不正分別有①正視 ②近視 ③遠視，其眼軸長度的排列一般為何？ (A)②>①>③ (B)①>③>② (C)①>②>③ (D)①=②=③。 (108 特生)

解析 正確答案為(A)。根據屈光不正的定義，近視的眼軸通常較長，正視眼軸次之，遠視眼軸最短。

( ) 3. 根據學者 Sorsby 等人的發現，造成患者兩眼不等視(anisometropia)的最顯著原因為何？ (A)兩眼不一致的水晶體屈光度 (B)兩眼不一致的角膜屈光度 (C)兩眼不一致的眼軸長 (D)兩眼不一致的前房深度。 (108 特生)

解析 正確答案為(C)。兩眼不等視(anisometropia)通常為軸性，也就是兩眼不一致的眼軸長。

二、像差(aberration)與波前(wave front)

波前測量是用像差儀器測出眼睛小於光波長的不完美，並能夠繪製出整個瞳孔範圍內光學瑕疵的細節圖形。簡單地說也就是更為精細的驗光儀器，能幫助檢查者做出更可靠的診斷及屈光異常的矯正，並有機會更加提高患者潛在的視力。此技術已普遍使用於屈光雷射手術當中，也有特殊隱形眼鏡、眼內鏡片或鏡框鏡片的應用。

真實的眼球並不完美，視網膜上所成的影像與真實物體有所差距這就是像差，可用澤尼克多項式(Zernike polynomial)來加以描述。傳統上所稱的屈光不正屬於低階像差，如近視、遠視與散光稱為澤尼克第二階像差(aberrations of the second Zernike order)，而眼用稜鏡則稱為澤尼克第一階像差(aberrations of the first Zernike order)，所以**第三階以上的像差因為無法用一般傳統鏡片矯正，就稱為高階像差**，常見的如第三階的彗星像差(coma aberration)、三葉草像差(trefoil aberration)、第四階的球面像差(spherical aberration)等。

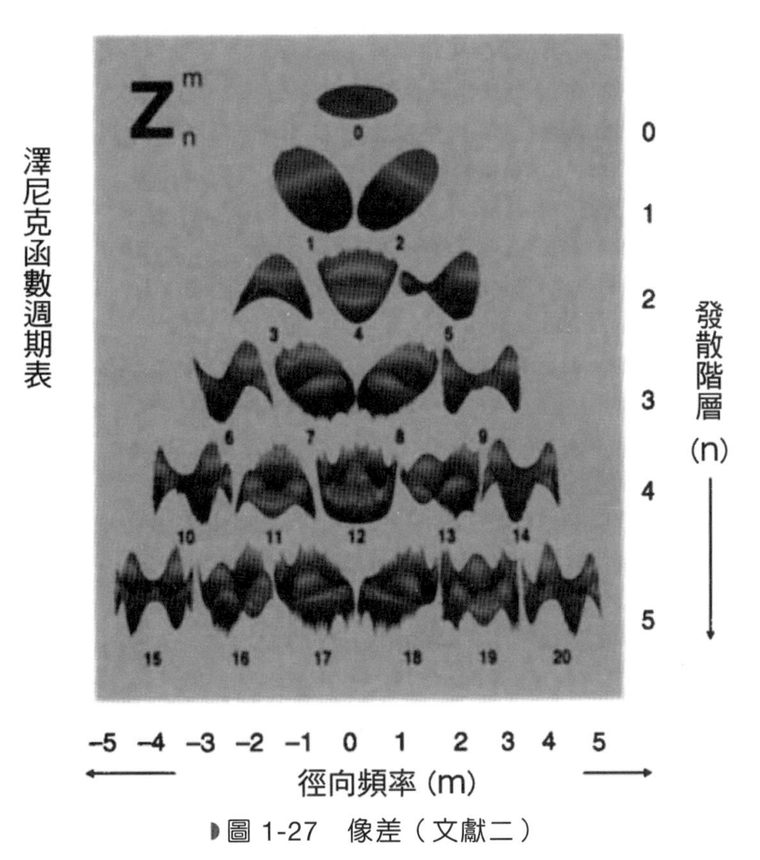

圖 1-27 像差（文獻二）

歷屆試題

( ) 1. 圓錐角膜及非對稱性散光，皆可透過波前技術偵測到高階像差，最常見的高階像差為下列何者？ (A)球面像差(spherical aberration) (B)彗星像差(coma aberration) (C)三葉草像差(trefoil aberration) (D)屈光異常(refractive errors)。 （107 專普）

解析 正確答案為(B)。屈光異常為低階像差，最常見的高階像差為第三階的彗星像差。

(　) 2. 有關波前(wave front)影像分析技術的敘述，下列何者錯誤？ (A)波前技術的概念來自於天文學家為消除天文望遠鏡的影像模糊而來 (B)波前技術目前運用在眼睛的手術方面 (C)波前技術可運用在屈光系統的像差分析 (D)波前技術無法運用在高階像差的分析。 (107 特生)

解析 正確答案為(D)。波前技術即為高階像差的分析原理。

(　) 3. 請問下列何者最不適當？ (A)眼睛的光波像差(wave aberrations)很小，通常以毫米(minimeters)測計 (B)因為眼球的像差，使得病人的瞳孔沒有對應到相同的屈光度 (C)只取瞳孔的一小部分來測量屈光異常，可能造成準確度差(poor precision) (D)眼睛的像差可以用澤氏多項氏(Zernike polynomial)來描述。 (107 特師)

解析 正確答案為(A)。波前測量是用像差儀器測出眼睛小於光波長的不完美，光波長的單位通常以奈米計算，遠小於毫米。

(　) 4. 下列何者不屬於高階像差(high order aberrations)？ (A)球面像差(spherical aberration) (B)彗星像差(coma) (C)三葉草像差(trefoil) (D)色像差(chromatic aberration)。 (108 特師)

解析 正確答案為(D)。高階像差為澤氏多項氏(Zernike polynomial)所描述第二階以上的像差，色像差不包括在內。

(　) 5. 有關像差的敘述，下列何者最不適當？ (A)因為眼睛的像差(ocular aberrations)，所以瞳孔的各個部分，並非都能測量到相同的屈光度數(refractive power) (B)測量高階像差(higher-order aberrations)的儀器，是指測量瞳孔中心 2.0 mm 直徑範圍以內的屈光狀態 (C)我們可以用澤氏多項式(Zernike polynomials)來描述這些像差(aberrations) (D)所謂像差是指實際光學系統(optical system)中的前導波(wavefront)偏離了理想的前導波。 (109 專高)

解析 正確答案為(B)。一般測量高階像差(higher-order aberrations)的儀器，可測量瞳孔中心 3~6 mm 直徑範圍的屈光狀態。

(　) 6. 下列那一項屬於眼部的低階像差(low-order aberration)？ (A)球面像差(spherical aberration) (B)彗星像差(coma aberration) (C)屈光異常 (D)三葉草像差(trefoil aberration)。 (109 專普)

解析 正確答案為(C)。屈光異常在像差分類上屬於低階像差，可以用一般鏡片矯正。

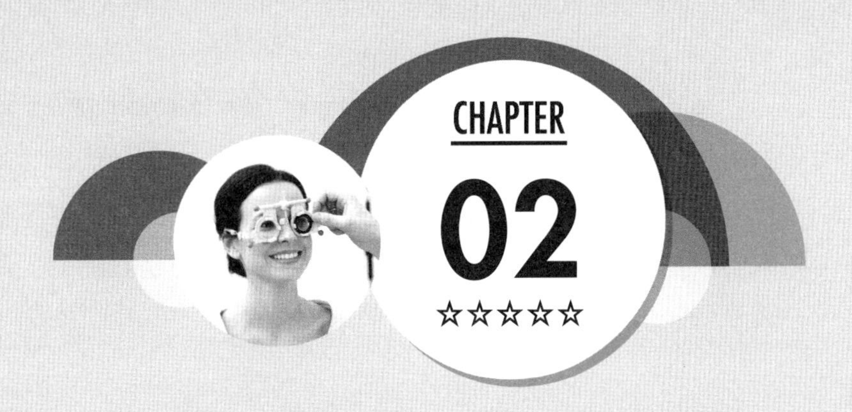

驗光流程

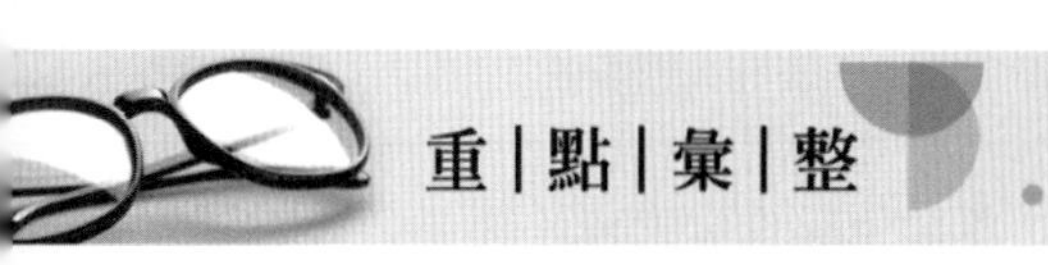

重點彙整

驗光又稱為屈光檢查，是一個動態且多程序的臨床診斷過程。從光學觀點看，驗光目的是讓無窮遠處的物體透過被檢眼之前的矯正鏡片，使原本不在視網膜上的**共軛像移至視網膜上**，或是說將被檢眼的**遠點移至無窮遠處**。但因為驗光的對象是人，而不只是眼球，真正在看東西的是我們的大腦，所以驗光真正的意義是要為患者找到既能看清物體又能感覺舒適的矯正度數。

2-1 驗光概念

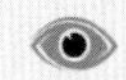

驗光類型可大致分為兩種，第一種是他覺式驗光(Objective)，客觀的檢查方式、較不需與病人溝通，多為特定儀器的測量。第二種是自覺式驗光(Subjective)，患者主觀的檢查方式，在檢查者與病人之間互相溝通的狀況下，實施特定的檢查步驟來獲得屈光狀態的驗光方法。過程中利用交換鏡片或鏡片組合及切換不同的視標類型，來比較何者可以達到最佳度數。最終所得的結果完全依賴病人主觀的反應，需要檢查者與患者之間有良好的溝通及患者充分的了解。

驗光過程也可分為三個階段：

第一階段為**初始階段**，目的是收集驗光相關資料，建立驗光起始點。檢查者收集初步檢查當中關於屈光部分的資訊，並根據這些資訊了解患者情況並做出屈光結果的預測與判斷，相關的檢查包括：

1. 主訴、病史、常規眼部檢查及全身一般情況。
2. 角膜弧度儀檢查。
3. 檢影驗光或電腦驗光。
4. 鏡片測度儀檢測。

第二階段為**修正階段**，對所獲得的屈光資料進行進一步檢驗。檢查者主要使用綜合驗光儀及視力表，改變度數或視標，患者對他所見的每一變化做出反應。

包括大多數常規的自覺式驗光檢查程序。通常先進行右左各單眼自覺式驗光，順序是第一次球面度、散光軸度與度數、第二次球面度，然後是雙眼平衡及雙眼最佳球面度。

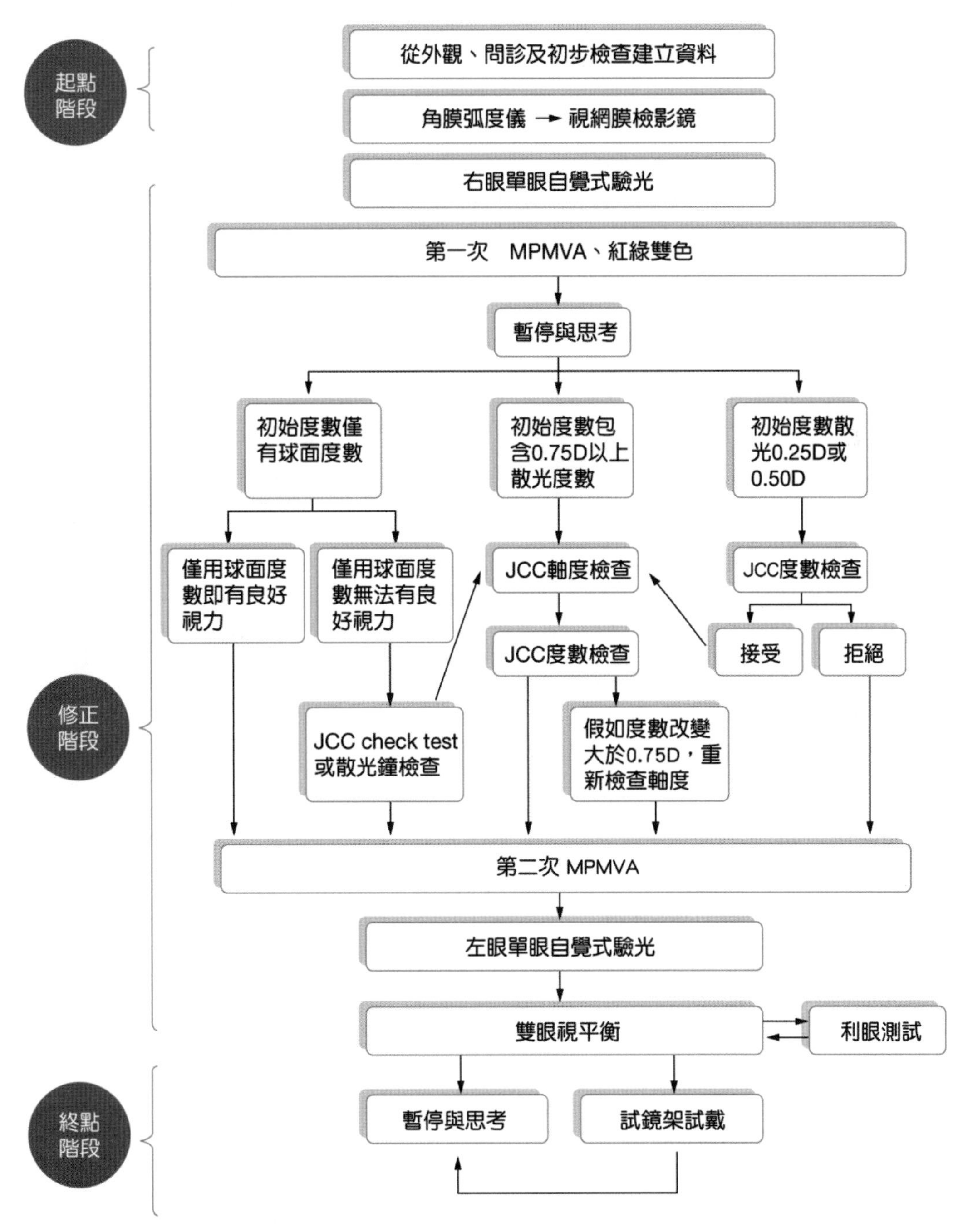

圖 2-1　常規遠距驗光流程圖（文獻四）

第三階段為**驗光的終點**，驗光並不只是一種測量，而是根據患者需求、自身經驗和科學思考的充分整合做出專業的判斷，並解決患者屈光問題，此階段也包括試鏡架試戴及度數最終調整等。

歷屆試題

( ) 1. 關於他覺式驗光法的敘述，下列何者正確？ (A)所得結果由受測者的感覺來確定 (B)需要受測者的主觀應答 (C)運用儀器採用客觀的方法進行定性與定量的檢查 (D)插片驗光法是常見的他覺式驗光法。 (106 專普)

解析 正確答案為(C)。他覺式驗光(Objective)，客觀的檢查方式、較不需與病人溝通，多為特定儀器的測量。

( ) 2. 下列檢查請按照驗光步驟排序：①散光軸確認 ②檢影鏡 ③初始球面度確認 ④散光度數確認 ⑤雙眼平衡 ⑥第二次球面度確認 (A)②③①⑥④⑤ (B)②①③⑥④⑤ (C)②③①④⑥⑤ (D)②①④③⑥⑤。 (107 專普)

解析 正確答案為(C)。常規驗光流程為他覺式（檢影鏡）、自覺式單眼（初始球面度、散光軸、散光度、第二次球面度）、雙眼平衡。

( ) 3. 下列何者不是採用試鏡框驗光(trial frame refraction)的優點？ (A)檢者可調整頂點距離(vertex distance)與前傾角(pantoscopic tilt)以類似實際配戴眼鏡框 (B)有助確定斜頸者(torticollis)的屈光異常度數 (C)提供被檢者戴試鏡框自由的望出窗外和走動以更確定屈光異常度數 (D)被檢者的調節與聚散系統發現值在綜合驗光儀(phoropter)的處方比試鏡框的處方更具真實體驗(realistic experience)。 (112 專普)

解析 正確答案為(D)。試鏡框可於自由空間測試，且較接近於實際配戴鏡框，因此比綜合驗光儀更具真實體驗。

2-2 他覺式驗光

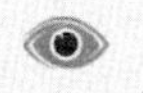

大多為各種儀器的檢查，只要是用客觀方式能獲得患者屈光狀態都屬於他覺式驗光，此處包括常用的電腦自動驗光機(autorefractor)及重要的網膜鏡檢影鏡驗光法，而角膜弧度儀、角膜地圖儀及波前測量儀器等也能得到患者屈光資料，已於第一章介紹過，此處不再重複。

一、電腦自動驗光機(autorefractor)

1930 年代晚期發展，構造包括三個部分：光源、攝影機及電腦分析影像。光源採用波長在 780~950 nm 的近紅外線 near-infrared radiation (NIR)，具備人眼不可見及眼球較不吸收的特性，因此不會刺激眼睛，也不會引起縮瞳。近紅外線的缺點是因眼底不吸收，因此會有散射現象，使反射圖像較不清晰，影響檢查結果。還有因為 longitudinal chromatic aberration 會引起遠視性偏移約 0.75D，但比可見光穿透較深，又會造成部分近視性偏移平衡，最後儀器內會對這些因素校正為可見光的結果。另外為了避免儀器性近視及提供被檢者固視，儀器內會用可見光圖像作為目標，且有霧視功能放鬆調節。

市面上有各種機型，基於以下幾種不同原理設計。

1. The Scheiner principle 夏伊那。
2. The retinoscopic principle 檢影鏡。
3. The best-focus principle 最佳對焦。
4. The knife-edge principle 刀刃邊緣。
5. The ray-deflection principle 光線偏轉。
6. The image-size principle 圖像大小。

歷屆試題

(　) 1. 電腦驗光儀大多使用何種光波測量？ (A)紫外線 (B)黃色光 (C)紅色光 (D)紅外線。 (107 專普)

解析 正確答案為(D)。波長在 780~950 nm 的近紅外線 near-infrared radiation(NIR)，具備人眼不可見及眼球較不吸收的特性。

( ) 2. 電腦自動驗光機使用紅外線掃描眼球的屈光狀態，理論上所測量到的度數比使用可見光測量到的度數 (A)紅外線測量到的近視度數較高，遠視度數較低 (B)紅外線測量到的近視度數較低，遠視度數較高 (C)紅外線測量到的近視度數與遠視度數都較高 (D)紅外線測量到的近視度數與遠視度數都較低。 (106 特師)

解析 正確答案為(B)。因為眼睛的縱向色散差，紅外線會有遠視性偏移。

( ) 3. 電腦驗光儀(autorefractor)使用特定光波測量的最主要理由，下列何者正確？ (A)看不見此種光波 (B)看得見此種光波 (C)放鬆調節力 (D)刺激集中注意力。 (109 特師一)

解析 正確答案為(A)。波長在 780~950 nm 的近紅外線 near-infrared radiation (NIR)，具備人眼不可見及眼球較不吸收的特性。

( ) 4. 下列何者不會影響自動驗光儀(autorefractor)的準確度？ (A)固視(fixation) (B)調節作用 (C)白內障 (D)慢性隅角開放性青光眼。 (107 特生)

解析 正確答案為(D)。固視、調節及光介質清晰度均會影響儀器測量。

( ) 5. 下列何者是自動驗光儀(autorefractor)設計製作所依據的驗光原理？①夏伊納原則(Scheiner's principle) ②視網膜檢影鏡原則(retinoscopic principle) ③普倫提西氏法則(Prentice's rule) (A)僅①② (B)僅①③ (C)僅②③ (D)①②③。 (106 花東)

解析 正確答案為(A)。普倫提西氏法則為計算稜鏡之公式。

( ) 6. 下列那一項不是自動驗光儀常用的設計原理？ (A)夏伊納原理(Scheiner's principle) (B)最佳聚焦原理(best-focus principle) (C)檢影鏡原理(retinoscopy principle) (D)視差原理(parallax principle)。 (107 特生)

解析 正確答案為(D)。視差原理(parallax principle)非自動驗光儀設計的原理。

(　) 7. 電腦驗光儀(autorefractor)使用的驗光原理，與下列何者有關？ (A)普倫提西氏原則(Prentice's principle) (B)夏伊那原則(Scheiner's principle) (C)Flipper lens test (D)Titmus test。 (107 專高)

解析 正確答案為(B)。夏伊那原則(Scheiner's principle)為電腦驗光儀使用的原理之一。

(　) 8. 下列何者與自動驗光儀(automated optometer)使用的原理無關？ (A)retinoscopic principle (B)photorefraction principle (C)ray deflection principle (D)parallax principle。 (108 專高)

解析 正確答案為(D)。視差原理(parallax principle)非自動驗光儀設計的原理。

(　) 9. 大多數自動驗光儀的注視目標採用模擬遠景，主要目的是避免何種情況 (A)調節作用 (B)不等大的瞳孔 (C)造成稜鏡效應 (D)視覺疲勞效應。 (107 專高)

解析 正確答案為(A)。自動驗光儀為屈光不正的量測，目的是在非調節狀況之下的測量，因此需要一些設計使眼睛放鬆調節。

(　) 10. 使用電腦驗光儀測量屈光狀態時，受測者會先看到一個霧視光標，此設計的目的為下列何者？ (A)提醒受測者固視 (B)放鬆受測者的調節 (C)機器故障 (D)紅外線警示用途。 (108 特生)

解析 正確答案為(B)。自動驗光儀為屈光不正的量測，目的是在非調節狀況之下的測量，因此需要一些設計使眼睛放鬆調節。

(　) 11. 造成自動驗光機所測得的數值有明顯誤差之常見原因，不包括下列何者？ (A)注視不良(poor fixation) (B)介質混濁(media difficulties) (C)視標清晰度不佳(poor target clearance) (D)調節波動(accommodative fluctuation)。 (108 特師)

解析 正確答案為(C)。視標清晰度不佳(poor target clearance)較不易造成數值有明顯誤差。

(　) 12. 下列敘述何者最不適當？ (A)自動驗光儀(automated optometers)比自覺式驗光(subjective refraction)測得比較多的近視或比較少的遠視 (B)自動驗光儀比自覺式驗光提供給病人注視的目標物通常比較近 (C)現代的前導波分析儀(modern wavefront analyzers)無法完全去除儀器引起的

近視(instrument myopia)　(D)自動驗光儀用可見光測量，不需要輔助的注視目標(auxiliary fixation target)。　(109 專高)

解析　正確答案為(D)。光源採用波長在 780~950nm 的近紅外線 near-infrared radiation(NIR)，具備人眼不可見及眼球較不吸收的特性。

(　) 13. 自動電腦驗光儀針對未散瞳的兒童檢驗出的結果與需要矯正的度數相比較，最常見會有較多的下列何種度數？　(A)正鏡片的度數　(B)負鏡片的度數　(C)正圓柱鏡片的度數　(D)負圓柱鏡片的度數。　(109 專高)

解析　正確答案為(B)。未散瞳的兒童較易有假性近視現象，會有較多的負度數。

(　) 14. 利用自動電腦驗光儀(autorefractor)測量下列那一年齡層獲得的屈光度數據最容易有誤差？　(A)5~15 歲　(B)20~30 歲　(C)40~50 歲　(D)50~60 歲。　(110 專普)

解析　正確答案為(A)。未散瞳的兒童較易有假性近視現象，屈光度數據容易有誤差。

(　) 15. 下列何者是自動電腦驗光儀最基本的三個組合？　(A)用紅外光測量度數、用白光固視、用雲霧法控制眼球調節　(B)用紅外光測量度數、用藍光固視、用雲霧法控制眼球調節　(C)用紫外光測量度數、用白光固視、用雲霧法控制眼球調節　(D)用紅外光測量度數、用黃光固視、用雲霧法控制眼球調節。　(110 專普)

解析　正確答案為(A)。以不可見近紅外光為光源，可見光為固視目標，控制眼球調節可用模擬遠景與雲霧法。

(　) 16. 有關自動電腦驗光機原理之敘述，下列何者錯誤？　(A)使用自動電腦驗光機測量度數屬於他覺式驗光法　(B)作用原理為利用遠紅外線光源入射眼介質，經折反射後分析計算出屈光不正度數　(C)一般所採用之遠紅外線波長介於 700~800 奈米(nm)　(D)因受到來自脈絡膜及鞏膜反射光之影響，測量結果可能會產生約−0.50D 之誤差。　(110 專高)

解析　正確答案為(B)(C)。光源採用波長在 780~950 nm 的近紅外線 near-infrared radiation(NIR)，具備人眼不可見及眼球較不吸收的特性。

( ) 17. 有關電腦驗光機的敘述，下列何者錯誤？ (A)不合作的幼童或病患，無法配合做檢查，可能會需要使用視網膜鏡檢查 (B)在高度數病患準確性較高，低度數病人準確性較低 (C)有些病患在電腦驗光機前無法讓眼睛放鬆到遠點，導致過度調節而產生很嚴重的假性近視且不自覺 (D)測量時，只能選擇測量視軸的中央區。 (111 專高)

解析 正確答案為(B)。電腦驗光機的誤差來源並非度數高或低。

( ) 18.有關檢查儀器原理的說明，下列何者正確？ (A)角膜地形圖儀檢查(topographial keratosopy)相較角膜弧度測量(keratometry)，其測量的範圍較廣 (B)前導波影像分析對於高階像差(higher-order aberrations)可以精確檢查，但低階像差(lower-order aberrations)較不易測出 (C)角膜弧度攝像地形檢查(videokeratoscopy)重現性高，不易受角膜表面淚液影響 (D)電腦驗光機使用遠紅外線進行測量，其穿透力高，比較不易受到角膜混濁、白內障或是玻璃體出血的影響。 (112 專高)

解析 正確答案為(A)。前導波影像分析對於高低階像差皆可測量。角膜弧度攝像地形檢查會受角膜表面淚液影響。電腦驗光機使用近紅外線進行測量。

( ) 19. 下列何者不屬於自覺式驗光(subjective refraction)步驟？ (A)紅綠雙色測試(duochrome test) (B)綜合驗光儀測試(phoropter)檢查 (C)散光盤表測試(astigmatic dial test) (D)照相驗光(photorefraction)。 (110 專高)

解析 正確答案為(D)。照相驗光(photorefraction)屬於自動電腦驗光儀，為他覺式驗光。

( ) 20. 關於電腦自動驗光儀原理，下列何者錯誤？ (A)使用紅外線測量是因為照射眼底後反射量較高於可見光 (B)使用紅外線測量是因為看不到不會刺激眼睛調節 (C)檢查年輕近視受測者時，自覺式驗光常比電腦自動驗光儀測得度數更偏近視 (D)電腦自動驗光儀的結果不宜作為驗光處方。 (113 專普)

解析 正確答案為(C)。檢查年輕近視受測者時，電腦自動驗光儀常比自覺式驗光測得度數更偏近視。

二、視網膜檢影鏡驗光法（靜態檢影鏡檢查）

檢影驗光法是一種客觀測量眼球屈光狀態的方法，原理是找到眼睛的**遠點**，**當檢影鏡在遠點觀看患者眼睛的反射光時，將看到最亮最大的反射光**。操作上利用檢影鏡所發出光線將眼球內部照亮，光線從視網膜反射回來，這些反射光線經過眼球的屈光成分後發生了變化，透過觀察反射光線的變化可以判斷眼球的屈光狀態。

其結果提供了一個有價值的驗光起始參考依據；如患者無法反應，甚至可作為最後處方。檢影法在驗光過程中不管是臨床上或考試時都是很重要的方式，並且能讓我們對驗光的原理有更進一步的了解與認識，因此需要特別重視。

（一）視網膜檢影鏡的構造

1. **觀察孔(observer aperture)**：檢查者由此處觀察光反射的狀態。
2. **套筒(sleeve)**：上下推動控制光條(streak)的形態－通常往下推為發散光、中間位置為平行光（平面鏡 plane mirror），往上推為收束光（凹面鏡 concave mirror，觀察到的光影動態會與發散及平行光相反）。旋轉時可控制光條角度，用於檢查散光。

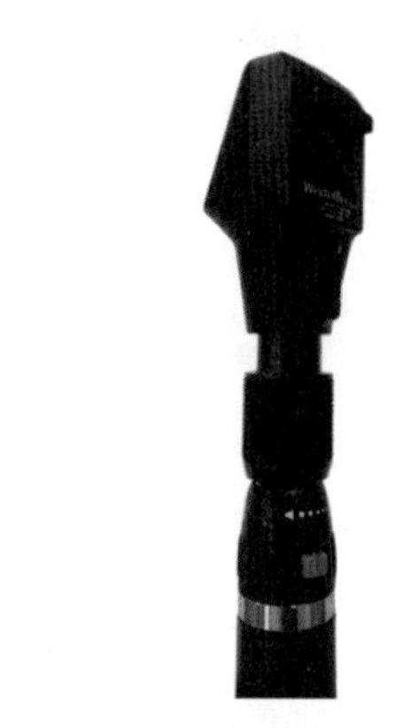

圖 2-2　視網膜檢影鏡的構造

3. **電源開關**：大部分的機種可同時控制光的亮度。
4. **電源供應器**：提供電源。

（二）反射光動態的觀察

將光線射入瞳孔，掃動光線（以與光條垂直之方向掃動）並觀察瞳孔內的反射光動態，有以下三種動態：

1. **中和點**：瞳孔內反射光最亮且充滿瞳孔。
2. **順動**：反射光移動的方向與檢影鏡掃動的方向相同。
3. **逆動**：反射光移動的方向與檢影鏡掃動的方向相反。

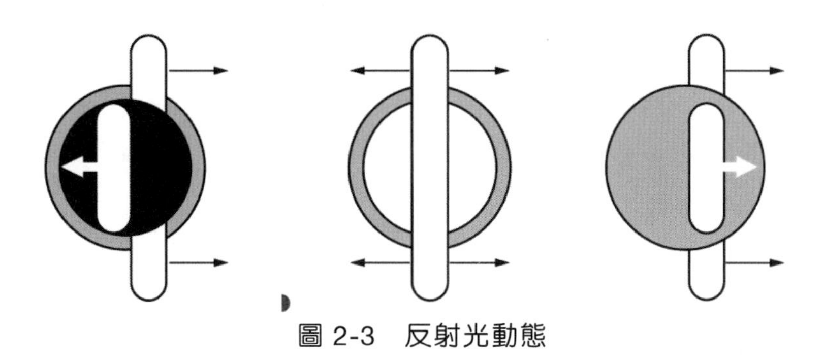

圖 2-3 反射光動態

越接近中和點時，反射光的亮度越亮、速度越快，寬度越寬。

越遠離中和點時，反射光的亮度越暗、速度越慢，寬度越細。

(三) 基本原理

若在被檢眼的遠點處以檢影鏡觀察將看到中和的現象。比中和點更靠近被檢眼會看到**順動**，表示**聚光程度不足**，需將檢影鏡往**後退**或逐漸加入**正度數**至中和。比中和點遠則會觀察到**逆動**，表示**聚光程度超過**，需將檢影鏡往**前進**或逐漸加入**負度數**至中和。

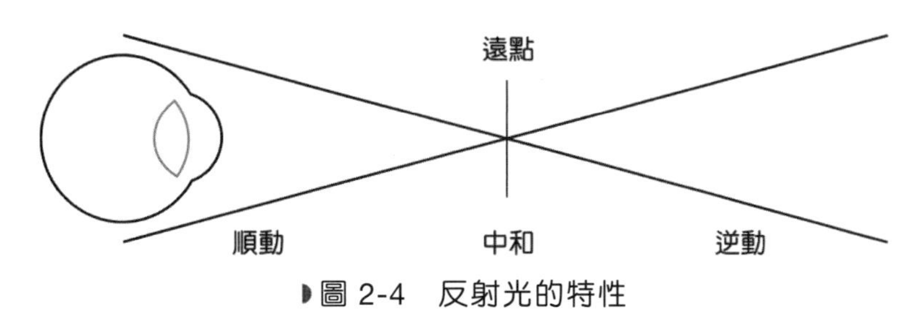

圖 2-4 反射光的特性

歷屆試題

( ) 1. 視網膜檢影鏡檢查時，下列那一項不是觀測的項目？ (A)反射光的明亮度改變的效應 (B)反射光移動速度快慢的效應 (C)反射光軸度旋轉產生的效應 (D)反射光波長改變產生的效應。 (107 特生)

解析 正確答案為(D)。波長不會變化。

( ) 2. 實施靜態視網膜檢影時，當觀察到移動的視網膜反射光呈現下列那些特性時，代表愈接近中和點(neutrality)？①反射光移動速度愈慢 ②反射光移動速度愈快 ③反射光亮度愈暗 ④反射光亮度愈亮 ⑤反射光束

愈寬 ⑥反射光束愈窄 (A)①④⑥ (B)①③⑤ (C)②③⑥ (D)②④⑤。 (106 專普)

解析 正確答案為(D)。越接近中和點時，反射光的亮度越亮、速度越快，寬度越寬。

( ) 3. 除了調節(accommodation)以外，影響視網膜檢影鏡測量結果的因素不包括下列何者？ (A)色彩像差(chromatic aberration) (B)介質混濁(media opacities) (C)傾斜角(obliquity) (D)光條粗細(light width)。 (112 專高)

解析 正確答案為(D)。檢查時所調整之光條粗細不影響測量結果。

( ) 4. 視網膜檢影鏡檢查時，如果一開始觀察到逆動，下列何項作法可以觀察到接近中和的反射？ (A)加上正度數鏡片 (B)靠近病人一些 (C)離病人遠一些 (D)把檢查室燈光調暗。 (108 專普)

解析 正確答案為(B)。觀察到逆動表示聚光程度超過，需將檢影鏡往前進或逐漸加入負度數至中和。

( ) 5. 關於視網膜檢影鏡檢查，下列何者錯誤？ (A)眼底反光光束的移動方向和視網膜鏡光束的移動方向相同的現象叫順動(with motion) (B)檢查者觀察到順動時，欲趨近中和點(neutrality)，應增加凸透鏡度數 (C)眼底反光充滿被檢查者的瞳孔，眼底反光光束不會隨著視網膜鏡的擺動而移動的現象叫逆動(against motion) (D)視網膜檢影鏡檢查是歸屬於他覺式驗光(objective refraction)。 (106 特師)

解析 正確答案為(C)。反光充滿被檢查者的瞳孔，眼底反光光束不會隨著視網膜鏡的擺動而移動的現象叫中和。

( ) 6. 當進行網膜鏡檢驗光時，下列何項敘述是當靠近驗光終點中性網膜反射(neutral reflex)可能會有的特性？ (A)網膜反射變暗 (B)網膜反射與檢影光條(streak)方向產生傾斜 (C)網膜反射寬度變細 (D)網膜反射移動速度由慢變快。 (106 特生)

解析 正確答案為(D)。越接近中和點時，反射光的亮度越亮、速度越快，寬度越寬。

( ) 7. 以視網膜檢影鏡檢查病人屈光狀態時，上下滑動網膜鏡的套筒(sleeve)主要是為了調整？ (A)改變網膜鏡內光源與反射鏡的相對位置 (B)改變網膜鏡內光源的亮度　(C)改變網膜鏡的焦點　(D)改變網膜鏡與病人的工作距離(working distance)。　　　　　　　　　　　　　（106 特生）

解析　正確答案為(A)。改變網膜鏡內光源與反射鏡的相對位置，進而使發出的光線產生聚散的變化。

(　　) 8. 使用靜態視網膜檢影鏡檢查屈光度時，如果反射光很暗，最不可能是下列那個原因？　(A)高度屈光不正　(B)低度屈光不正　(C)白內障　(D)小瞳孔。　　　　　　　　　　　　　（109 特生一）

解析　正確答案為(B)。低度屈光不正接近中和，反射光較亮。

(　　) 9. 進行視網膜檢影鏡檢查時，下列敘述何者正確？　(A)越趨近中和，反射光亮度越暗　(B)觀察球面度時，逆動比順動容易觀察及中和　(C)進行視網膜檢影鏡檢查時需要在全暗室，以利觀察光影　(D)視網膜檢影鏡檢查屬於他覺式驗光。　　　　　　　　　　　　　（109 特生一）

解析　正確答案為(D)。越趨近中和，反射光越亮；順動比逆動容易觀察；視網膜檢影鏡檢查不需要全暗室也能觀察。

(　　) 10. 當以條狀視網膜檢影鏡(streak retinoscopy)檢查一位 7 歲大，已睫狀肌麻痺之男孩時，若發現中央光線為順動，但周邊光線為逆動，何者為最有可能之原因？　(A)圓錐角膜　(B)球面像差　(C)睫狀肌麻痺不全　(D)白內障。　　　　　　　　　　　　　（108 專高）

解析　正確答案為(B)。檢影鏡檢查時，須以瞳孔中央反射光為主要判斷範圍，因過大瞳孔周圍具有像差存在。

(　　) 11. 在 67 公分處使用平行光進行靜態視網膜檢影(static retinoscopy)並中和後，若向前移動至 50 公分工作距離處，患者的視網膜檢影反射光會變成下列何者？　(A)無反射光　(B)順動反射光　(C)逆動反射光　(D)中和反射光。　　　　　　　　　　　　　（106 專普）

解析　正確答案為(B)。中和點之前會看到順動反射光。

(　　) 12. 在靜態視網膜檢影法(static retinoscopy)檢測過程中，當檢查者以平行光看到「逆動(against motion)」之光束，最有可能是下列何種情況？(A)受測者有高度近視　(B)受測者有中度遠視　(C)遠點(far point)在受測者眼睛的後方　(D)遠點在檢查者眼睛的後方。　　　　　　　　　　　　　（109 專普）

解析 正確答案為(A)。觀察到逆動的動態表示受檢者遠點位於檢查者與被檢者之間，為近視，且度數高於工作距離之倒數。

( ) 13. 有關視網膜檢影鏡法之敘述，下列何者正確？①屬於自覺式的驗光法 ②主要觀察被檢查者視網膜的反射光動態 ③靜態視網膜檢影鏡法的目的是找到被檢查眼的遠點 (A)僅①② (B)僅②③ (C)僅①③ (D)①②③。 （109 特師一）

解析 正確答案為(B)。視網膜檢影鏡法為他覺式驗光法，觀察被檢查者視網膜的反射光動態，找到被檢查眼的遠點。

( ) 14. 在用視網膜檢影鏡驗光時，若患者使用眼球的調節力，會產生下列何種結果？ (A)近視矯正過多或遠視矯正過少 (B)近視矯正過少或遠視矯正過少 (C)近視矯正過多或遠視矯正過多 (D)近視矯正過少或遠視矯正過多。 （109 特師一）

解析 正確答案為(A)。使用眼球的調節力會使眼屈光力提高，造成近視增加或遠視減少。

( ) 15. 有關造成視網膜檢影鏡檢查誤差之可能原因的敘述，下列何者錯誤？ (A)年輕的受測者未能完全放鬆調節，可能造成近視患者之度數被低估，遠視患者之度數被高估 (B)視網膜檢影鏡檢查過程中，朝受測者視軸之顳側偏離的角度不應超過 5 度，否則可能造成大於 0.50D 之度數誤差 (C)瞳孔過大之受測者，其中心反光與周邊反光移動速度不一，造成正球面度數者會於瞳孔中心觀察到順動，周邊則會出現逆動反光 (D)對於角膜或水晶體出現混濁狀況者，進行視網膜檢影鏡檢查時可考慮縮短工作距離，增加反光亮度，以得到較可靠之判斷結果。 （109 特師二）

解析 正確答案為(A)。使用眼球的調節力會使眼屈光力提高，造成近視增加或遠視減少。

( ) 16. 有關視網膜檢影鏡法(retinoscopy)何者正確？ (A)眼底反光移動方向與視網膜鏡光束相同移動方向為逆動 (B)眼底反光移動方向與視網膜鏡光束相同移動方向為順動 (C)順動時增加凹透鏡可更接近中和點 (D)逆動時增加凸透鏡可更接近中和點。 （109 特師二）

解析 正確答案為(B)。眼底反光移動方向與視網膜鏡光束相同移動方向為順動；順動時增加凸透鏡可更接近中和點；逆動時增加凹透鏡可更接近中和點。

( ) 17. 在進行靜態視網膜檢影法(static retinoscopy)時，看到了「順動(with motion)」，下列何者為此情形的可能原因？①遠點(far point)在視網膜鏡(retinoscope)的後方 ②遠點在受測者眼睛的後方 ③受測者為正視眼(emmetropia) ④受測者有高度近視(myopia) (A)①② (B)①②③ (C)①③ (D)①③④。 (110 專普)

解析 正確答案為(B)。看到了「順動(with motion)」表示遠點在檢影鏡後方，若為遠視則在比無限遠更遠處，也就是受測者眼睛後方。受測者可能為低度近視、正視眼或遠視眼。

( ) 18. 進行視網膜檢影鏡檢查時，若在患者之眼底反光中觀察到剪刀式反光(scissors's reflex)可能是由於光學像差，如：彗星像差所引起的。則下列那一類型患者眼前進行視網膜檢影鏡檢查時，較不會觀察到剪刀式反光？ (A)圓錐角膜(keratoconus) (B)角膜結疤(corneal scarring) (C)縮瞳(miosis) (D)高度近視(high myopia) 。 (110 專高)

解析 正確答案為(C)。縮瞳(miosis)與觀察到剪刀式反光無關。

( ) 19. 視網膜檢影鏡檢查，當受檢者只有球面度數，如果是順動時，每次應該加入那一種鏡片直到中和為止？ (A)散光+0.25DC (B)散光−0.25DC (C)球面+0.25DS (D)球面−0.25DS。 (113 專普)

解析 正確答案為(C)。順動時，逐漸加入正球面度數直到中和。

( ) 20. 以收斂光束(convergent beam)實施靜態視網膜檢影鏡鏡檢法(retinoscopy)時，加入正確的工作鏡度數，檢查者觀察到被檢眼的瞳孔反射光為逆動，表示被檢眼的遠點位於何處？ (A)檢查者與被檢者之間 (B)檢查者後方 (C)被檢者後方 (D)檢查者位置上。 (113 專普)

解析 正確答案為(B)。收斂光束觀察到被檢眼的瞳孔反射光為逆動，表示平行光會觀察到順動，表示被檢眼的遠點位於檢查者後方。

(四)臨床操作

可在綜合驗光儀或試鏡架上進行，指示患者檢查過程當中雙眼張開，要求患者當檢查者的頭部擋住全部視線時須回報。檢查者同樣保持雙眼張開，於 50 或 66.7cm 處，右手持視網膜鏡，用右眼檢查患者的右眼。左手持視網膜鏡，用左眼檢查患者的左眼(右右右左左左)。檢查室燈光微亮，指示患者注視遠方最大視標加上紅綠濾鏡，檢影右眼時，須先確認左眼為霧視狀態，同樣在檢影左眼時，亦須確保右眼為霧視狀態，以避免調節介入。

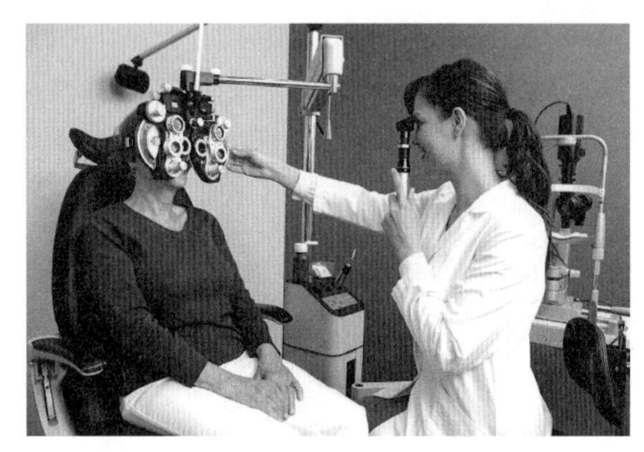

圖 2-5　視網膜檢影鏡的臨床操作

歷屆試題

(　) 1. 進行視網膜鏡檢查時，下列何項作法無助於控制受測者的調節力？(A)檢查者的頭擋住受測眼的視線　(B)視標距離儘量放遠　(C)儘量用大的視標　(D)視標可加上紅／綠濾鏡。(107 專普)

解析 正確答案為(A)。檢查者的頭擋住受測眼的視線會使患者無法注視遠方，因而刺激調節。

(　) 2. 操作視網膜檢影鏡檢查受檢者的遠點時，因為受檢者調節的不穩定而會使瞳孔大小也不穩定，這時你應該懷疑受檢者有下列何種狀況？(A)高度遠視　(B)假性近視　(C)高度近視　(D)高度散光。(107 特生)

解析 正確答案為(B)。假性近視會有調節過度及不穩定現象。

( ) 3. 視網膜檢影鏡測量屈光度數時，為了降低調節作用的影響，下列何種方式錯誤？ (A)使用大視標 (B)使用藍色的視標 (C)未檢測眼加上凸透鏡 (D)被檢者注視視網膜檢影鏡再檢查。 （109 專普）

解析 正確答案為(D)。被檢者須注視遠方視標才能降低調節作用的影響。

( ) 4. 在進行視網膜檢影法時，若被測量者的優勢眼(dominant eye)無法忽略視網膜檢影鏡所發出的光，檢查者應該位於被檢測眼睛視軸(visual axis)的那一側，才能使受檢者穩定注視遠方視標？ (A)上側 (B)下側 (C)鼻側 (D)顳側。 （109 專普）

解析 正確答案為(D)。檢查者應位於被檢測眼睛視軸(visual axis)的顳側，才不會擋住患者視線，能使受檢者能穩定注視遠方視標。

( ) 5. 利用靜態視網膜檢影鏡檢查年紀大的受測者，下列那一個方式較不適合？ (A)遮蓋單眼 (B)縮短工作距離 (C)盡量使用最少數目的中和鏡片 (D)改變檢影鏡視孔(sight hole)的大小。 （109 特生一）

解析 正確答案為(A)。年紀大的受測者瞳孔較小及較暗，可縮短工作距離、改變視孔大小觀察與使用最少數目的中和鏡片來幫助觀察，但不包括遮蓋單眼。

( ) 6. 進行視網膜檢影鏡檢查時，下列何項步驟與控制受檢者眼睛的調節力無關？ (A)將視網膜鏡頸部的套筒(sleeve)位置調整為平行光 (B)盡量用大的注視視標 (C)給尚未檢測眼加正鏡片 (D)請受檢者看遠距離視標。 （109 特生二）

解析 正確答案為(A)。將視網膜鏡頸部的套筒(sleeve)位置調整為平行光只與檢查者所看到的反射光有關，與被檢者的調節無關。

( ) 7. 有關視網膜檢影鏡檢查(retinoscopy)之敘述，下列何者正確？ (A)當受測者為較高近視度數者，反射光之焦點會落在檢查者視網膜檢影鏡之後方，因而造成逆動影像(against movement) (B)針對某些眼底反光較不易判斷的患者（如：白內障患者），些微工作距離的改變可能會造成測得屈光度的大量誤差 (C)測量時檢查者應偏離受測者視軸(visual axis)，以避免殘餘散光度數過高 (D)造成視網膜檢影鏡誤差之主要原因為未確實控制受測者之調節，故可使用非調節性視標（特別是紅綠視標的紅色部分）來避免調節介入而影響檢查結果。 （109 專高）

解析 正確答案為(B)。眼底反光較不易判斷時，需靠近患者減少工作距離，因此些微工作距離的誤差將造成屈光度的大量誤差。

(　) 8. 有關靜態視網膜檢影法(static retinoscopy)的敘述，下列何者正確？(A)建議用 6/6 的視標請受測者注視　(B)檢查室儘量保持光線明亮以幫助受檢者注視視標　(C)檢查時希望受測者調節力為放鬆的狀態　(D)一般檢查時會建議用凹面鏡模式(concave mirror mode)以方便觀察。（110 專普）

解析 正確答案為(C)。視標建議最大視標加上紅綠濾鏡。室內燈光微亮。檢查時一般用平行光（平面鏡 plane mirror）模式。

(　) 9. 關於視網膜檢影鏡法(retinoscopy)檢查，下列何者最不適當？　(A)用您的右眼檢查病人的左眼　(B)距離病人大約 50~67 cm　(C)最好把房間光線調暗些　(D)請病人張開雙眼並注視遠方目標。（110 專高）

解析 正確答案為(A)。用您的右眼檢查病人的右眼。

(　) 10. 關於靜態視網膜檢影鏡法(static retinoscopy)，下列何者錯誤？　(A)透過平光鏡看到逆動(against motion)，代表病人可能有近視　(B)透過平光鏡看到逆動，需要用凹透鏡來達到中和(neutralization)　(C)如果反射光條(streak)出現偏斜現象(skew phenomenon)，表示可能有散光(astigmatism)　(D)通常逆動到中和點比順動(with motion)到中和點較容易觀察。（111 專高）

解析 正確答案為(D)。順動的反射光與照射光同向移動，通常較易觀察。

(　) 11. 視網膜檢影鏡測量度數時，下列何者對檢查的過程影響最小？　(A)調節力大小　(B)視標的亮度　(C)瞳孔的大小　(D)弱視或斜視。（111 專普）

解析 正確答案為(B)。檢查過程中視標提供遠方注視，亮度較不會影響結果。

(　) 12. 使用視網膜檢影鏡測量被檢者的遠方屈光不正時，當開始測量右眼時，應同時使左眼反射光的屈光狀態調整為何種狀態為佳？　(A)順動(B)逆動　(C)中和　(D)不須調整。（112 專普）

解析 正確答案為(B)。須確認為霧視狀態，避免出現明顯順動。

(　) 13. 為老年病人施行視網膜檢影鏡鏡檢法(retinoscopy)時，需要注意一些細節讓測驗更加順利。下列敘述何者正確？　(A)老年人會有介質不透明或白內障的問題，因此亮度應該開到最大才能觀察到檢影　(B)可使用縮短工作距離的方式檢影，有助於減少檢測誤差　(C)減少使用的鏡片數量，以降低因鏡片反光造成的穿透率低落 (D)窺孔(sight hole)越小越好，以減少像差的干擾。 （113 專普）

解析 正確答案為(C)。介質不透明或白內障，亮度開到最大可能光線散射更嚴重。可縮短工作距離，但會增加檢測誤差。窺孔(sight hole)大較好觀察。

（五）工作距離(working distance, WD)與工作度數(working lens, WL)

臨床上為了工作方便，會固定視網膜鏡到患者眼睛的距離，通常約一個手臂長，常用的距離是 50cm 或 66.7cm，但不限此兩個距離，而為維持檢查的穩定與精確，工作距離越遠越好。

因為工作距離而產生的工作度數，定義為工作距離（單位為公尺）的倒數，為正度數。是為了補償於工作距離檢查與無限遠之間的差異。50cm 的工作度數為 +2.00D，66.7cm 的工作度數為 +1.50D。

（六）總度數(Gross)與淨度數(Net)

在工作距離觀察被檢眼，以順正逆負加入鏡片的方式逐漸達到中和，此時被檢眼之前的度數包括工作度數，稱為**總度數**。**將總度數減去工作度數則為淨度數，也就是我們所欲測量此眼真正的屈光不正度數**。另一種方式為若在檢眼時，已經預先加入工作度數的鏡片在眼前，則達到中和時的度數即為淨度數。

歷屆試題

（　）1. 使用視網膜檢影鏡的工作距離之補助鏡片，其目的是相當於在何種距離做視網膜檢影鏡檢查？ (A)67cm (B)100cm (C)50cm (D)無限遠。 （112 專普）

解析 正確答案為(D)。因為工作距離而產生的工作度數，是為了補償於工作距離檢查與無限遠之間的差異。

（　）2. 視網膜檢影鏡的工作補助鏡片，下列何者的檢查結果會產生最大的誤差？ (A) +4.50D (B) +5.00D (C) +3.00D (D) +2.00D。（109 專普）

解析 正確答案為(B)。工作鏡片為工作距離的倒數，工作距離越遠越好，距離越近，可能造成的誤差越大。

( ) 3. 若受測者在無調節狀況下直視遠方視標，且測者在前方 33 公分距離用外散光(divergent light)或套管擺置下方(sleeve down)的設置進行視網膜檢影鏡檢查時看到逆動(against motion)。針對上述情形，下列敘述何者正確？①要中和此眼底反射光，必須縮短與受測者之間的距離 ②此屈光不正為近視 ③受測者的近視低於 3 個屈光度 (A)僅① (B)僅①② (C)僅②③ (D)①②③。 （106 專高）

解析 正確答案為(B)。33 公分看到逆動代表中和點在檢者與被檢者之間，也就是被檢者的遠點小於 33 公分，代表近視高於 3D。要找到中和點必須要縮短兩者間的距離，或是加入負度數。

( ) 4. 一病患的屈光度數為–5.00DS，沒有散光，若使用視網膜檢影鏡檢查此病患，請問下列何者錯誤？ (A)檢查者於檢查距離 30 公分，觀察到的是逆動(against motion)現象 (B)檢查者於檢查距離 10 公分，觀察到的是順動(with motion)現象 (C)檢查者於檢查距離 20 公分，觀察到的是中和現象(neutrality) (D)檢查者於檢查距離 50 公分，在病患眼前放置–2.0D 的凹透鏡，可觀察到中和現象(neutrality)。 （106 特師）

解析 正確答案為(D)。若檢查距離 50 公分，總度數–2.00D，則淨度數為–2.00–(+2.00)=–4.00D，並非–5.00DS，並不會觀察到中和現象。

( ) 5. 網膜鏡檢查時，距離受檢者眼前 50cm 處投射平行光源於受測眼，其網膜反射光呈現逆動。則受檢者當時的屈光狀態為 (A)超過 2.00D 的遠視 (B)低於 2.00D 的遠視 (C)超過 2.00D 的近視 (D)低於 2.00D 的近視。 （106 特師）

解析 正確答案為(C)。逆動表示遠點在受測眼與網膜鏡之間，而網膜鏡位於眼前 50cm，因此受測眼的近視超過 2.00D。

( ) 6. 進行視網膜檢影鏡鏡檢時，在 67cm 的習慣工作距離處看到逆動（即紋的反射方向與網膜鏡檢的運動相反的方向移動），直到靠近 50cm 處觀察到中和，屈光狀態為何？ (A)–1.50 DS (B)–2.00 DS (C)+1.50 DS (D)+2.00 DS。 （106 特師）

解析 正確答案為(B)。50cm 處觀察到中和即為此眼的遠點，屈光異常為–2.00DS。

( ) 7. 使用平面鏡模式(plano-mode)進行靜態網膜鏡檢驗光時，若病人為–1.75屈光度的近視，而檢查工作距離在 50 公分時，綜合驗光儀上未放任何鏡片，此時檢查者應該會觀察到何種網膜反射？ (A)快速的順動 (B)慢速的順動 (C)快速的逆動 (D)慢速的逆動。 (106 特生)

解析 正確答案為(A)。–1.75D 遠點比–2.00D 遠點(50cm)要稍遠一點，因此會觀察到接近中和的順動。

( ) 8. 靜態視網膜檢影鏡檢查時，在距離受檢者眼前 50 cm 處投射平行光源於受測眼，同時兩眼都戴上 +2.00D 的鏡片。其視網膜反射光右眼呈現順動而左眼呈現逆動，則受檢者當時右眼及左眼的屈光狀態為 (A)右眼為遠視，左眼為近視 (B)右眼為近視，左眼為遠視 (C)右眼可能是低於 2D 的近視，左眼為超過 2D 的近視 (D)右眼可能是低於 2D 的遠視，左眼為超過 2D 的遠視。 (106 專高)

解析 正確答案為(A)。工作距離 50cm，總度數 +2.00D 減去工作度數 +2.00D 為零度，遠點在無窮遠。此時若順動代表遠點超過無限遠，為遠視；若逆動代表遠點小於無窮遠，為近視。

( ) 9. 視網膜檢影鏡之工作距離，指的是患者的眼睛到視網膜檢影鏡的距離。當工作距離為 50 公分，且無工作輔助鏡片時，若可用 –4.00D 鏡片達到中和，則實際屈光度數為何？ (A) –4.00D (B) –6.00D (C) –4.50D (D) –5.00D 。 (106 專高)

解析 正確答案為(B)。總度數 –4.00D 減去工作度數 +2.00D 為淨度數（實際屈光度）–6.00D。

( ) 10. 不用綜合驗光儀，只用視網膜檢影鏡，你在工作距離 67 cm 處取得患者遠點（共軛點）時，則此患者有下列何種屈光不正？ (A) –2.00D 近視 (B) +2.00D 遠視 (C) +1.50D 遠視 (D) –1.50D 近視。 (107 專普)

解析 正確答案為(D)。遠點於眼前 67 cm 為近視 –(1/0.67) = –1.50D 近視。

( ) 11. 在操作視網膜檢影鏡時，因綜合驗光儀(phoropter)已有預設的補助鏡片，所以你的工作距離應是 (A)67cm (B)77cm (C)87cm (D)97cm。 (107 特生)

解析 正確答案為(A)。一般預設輔助鏡片為+1.50D，因此工作距離為66.7cm。

( ) 12. 視網膜檢影鏡檢查(retinoscopy)在 80cm 處進行，其必須調整的工作鏡片(working lens)度數為下列何者？ (A) +1.25D (B) +1.00D (C) −1.00D (D) −1.25D。 (107 特生)

解析 此題答案原公告為(D)後改為(A)(D)。80cm 的工作鏡片為 $+1/0.8=+1.25D$，但若為「調整度數」則為減去 +1.25D。

( ) 13. 視網膜檢影鏡檢查在 67 cm 處完成中和之後，檢查者往前進至 40 cm 處，應可見到受檢者的網膜反射光變成下列何者？ (A)中和 (B)順動 (C)逆動 (D)沒有反射。 (107 特生)

解析 正確答案為(B)。中和點在檢影鏡之後會看到順動。

( ) 14. 視網膜檢影鏡檢查，當受檢者只有球面度數，如果是逆動時，每次應該加入那一種鏡片直到中和為止？ (A)球面 +0.25DS (B)球面 −0.25DS (C)散光 +0.25DC (D)散光 −0.25DC。 (107 特生)

解析 正確答案為(B)。逆動加入球面 −0.25DS。

( ) 15. 靜態視網膜檢影鏡(static retinoscopy)檢查時投射平行光，距離病患眼睛 66 cm 時呈現逆動，病患此眼屈光狀態為何？ (A)遠視超過 1.50D (B)近視超過 1.50D (C)遠視低於 1.50D (D)近視低於 1.50D。 (107 特師)

解析 正確答案為(B)。逆動表示中和點（遠點）位於檢影鏡(66 cm)前方，就代表患者屈光不正為近視超過 1.50D。

( ) 16. 有關利用鏡片組(lens rack)做視網膜檢影鏡檢查，下列敘述何者最不適當？ (A)要中和一般的規則性散光，兩個主要的經緯度(meridians)要分別操作 (B)如果達到中和點(neutrality)，此時改變視網膜檢影鏡的套筒(sleeve)的位置，由下而上或者由上而下，會發現依然維持在中和點 (C)達到中和點所使用的鏡片即是病人的度數 (D)可以根據視網膜檢影鏡檢查的結果為病人做矯正視力的檢測。 (108 專高)

解析 正確答案為(C)。達到中和點所使用的鏡片為總度數，需減去工作鏡片的度數才是病人的度數。

( ) 17. 測者在 80 公分處進行視網膜檢影測量時，利用+4.75D 中和眼底之反射光，其受測眼的度數為下列何者？ (A)+1.25D (B)+2.75D (C)+3.50D (D)+5.25D。 (106 專普)

解析 正確答案為(C)。總度數為+4.75，80 公分的工作度數為+1.25D，因此淨度數為+4.75−1.25=+3.50D。

(　) 18. 在 50 公分工作距離處進行靜態視網膜檢影，但並無放入工作距離輔助鏡片。當加入−3.25D 鏡片時反射光為中和，則此患者的實際近視度數為何？ (A)−3.25D (B)−4.25D (C)−5.25D (D)−6.25D。 （106 專普）

解析 正確答案為(C)。總度數−3.25D 減去 50cm 工作鏡片+2.00D 為−5.25D。

(　) 19. 以視網膜檢影鏡法，距離病患眼睛 50 公分投射平行光，以−3.00D鏡片達到中和，此眼屈光度數為多少？ (A) −3.50 (B) −5.00 (C) −5.50 (D) −6.50 。 （109 特生一）

解析 正確答案為(B)。總度數−3.00D減工作鏡片+2.00D 等於−5.00D。

(　) 20. 請患者看著遠處的視標，使用平面鏡模式視網膜檢影鏡在 67 cm 工作距離上觀察患者眼睛內的光影，下列何者正確？ (A)若是逆動，表示患者一定是近視，使用負鏡片中和光影 (B)若是逆動，表示患者一定是遠視，使用正鏡片中和光影 (C)若是順動，表示患者一定是遠視，使用負鏡片中和光影 (D)若是中和，表示患者正視。 （109 特生一）

解析 正確答案為(A)。逆動表示遠點小於眼前 67 cm，為近視，使用負鏡片中和。

(　) 21. 用手動綜合驗光儀和檢影鏡驗光時，使用平行光在 67 公分處驗光發覺反射光是順動，則這患者最不可能患有 (A)低度近視 (B)低度遠視 (C)高度近視 (D)高度遠視。 （109 專高）

解析 正確答案為(C)。67 公分處驗光發覺反射光是順動表示遠點大於 67 公分，也就是可能近視不會超過−1.50D，或是正視眼或遠視眼。

(　) 22. 執行靜態視網膜檢影鏡法時，工作距離為 66.7 公分，加入+2.00D達到中和，則此眼的實際屈光異常為何？ (A) +3.50D (B) +0.50D (C) −0.50D (D) −3.50D 。 （109 特師一）

解析 正確答案為(B)。總度數+2.00D減去工作度數+1.50D 等於+0.50D。

(　) 23. 檢查者於距離患者眼前 67 cm 處實施靜態視網膜檢影法，使用+2.00D的工作輔助鏡片，得到中和度數 為−6.00DS，則患眼的屈光異常為下列何者？ (A)−4.50DS (B)−5.00DS (C)−5.50DS (D)−6.00DS。

（110 專普）

解析 正確答案為(C)。眼前的總度數為−6.00D+2.00D=−4.00D，工作度數為+1.50D，屈光不正為總度數減去工作度數等於−5.50D。

( ) 24. 在進行靜態視網膜檢影時，工作距離為 67 公分，但你誤放入+2.00D 的工作距離輔助鏡片。若患者的實際近視度數為−3.00D，則除了誤放入的+2.00D 工作距離輔助鏡片以外，還需要多少屈光度的鏡片才能中和？ (A)−2.00D (B)−2.50D (C)−3.00D (D)−3.50D。 （106 專普）

解析 正確答案為(D)。淨度數−3.00D，67cm 工作鏡片+1.50D，總度數應為−1.50D，誤放入+2.00D，需再加入−3.50D 才能等於總度數。

( ) 25. 視網膜檢影鏡之工作距離，指的是患者的眼睛到視網膜檢影鏡的距離。當工作距離拉長到為 67 公分時，檢影用屈光度為−5.00DS/−2.00DC×180°，請問實際屈光度數為何？ (A)−5.00DS/−2.00DC×180° (B)−6.50DS/−2.00DC×180° (C)−5.75DS/−2.00DC×180° (D)−6.50DS/−3.50DC×180°。 （106 特生）

解析 正確答案為(B)。工作鏡片為+1.50D，因此淨度數為−6.50DS/−2.00DC × 180° 。

( ) 26. 關於視網膜檢影鏡法(retinoscopy)檢查時，被檢查者眼球在 180 度及 90 度的方向，皆可以+3.00D 達到中和，若檢查距離為 67 cm，被檢查者的屈光度數為下列何者？ (A)+1.50DS (B)+3.00DS (C)+4.50 DS (D)+6.00DS （110 專高）

解析 正確答案為(A)。總度數+3.00D 減去工作度數+1.50D（工作距離 67cm），等於屈光度數+1.50D。

( ) 27.被檢者注視 6m 標準視標，檢查者距離被檢者 50cm 處使用視網膜鏡平行光檢查，並加入鏡片−3.00DS 為中和現象，則被檢者未矯正屈光時本身原來的遠點，距離被檢者幾 cm 處，下列何者為正確？ (A)20cm (B)22.2cm (C)33.3cm (D)40cm。 （112 專普）

解析 正確答案為(A)。總度數−3.00D 減去工作度數+2.00D（工作距離 50cm），等於屈光度數−5.00D，遠點位於眼前 1/5=0.2m=20cm 處。

( ) 28. 視網膜檢影鏡(retinoscope)檢查，距離病患眼睛 66cm 投射平行光，當加入−4.50DS/−1.75DC×090 時呈現中和，則此眼屈光度數為多少？
(A)−6.00DS/−1.75DC×090 (B)−3.00DS/−3.25DC×090 (C)+1.50DS/−1.75DC×180 (D)−3.00DS/−1.75DC×090。 (112 專普)

解析 正確答案為(A)。總度數−4.50DS/1.75DC×09，工作鏡片為+1.50D，因此淨度數為−6.00DS/−1.75DC×090。

( ) 29. 甲、乙兩位驗光師對同一位病人進行視網膜檢影鏡鏡檢法(retinoscopy)，兩位驗光師的工作距離分別是 66.7cm 及 50cm。甲驗光師以鏡片−6.00DS/−1.50DC×90 達到中和點。假設兩位驗光師皆能準確測出病人的度數，乙驗光師用來中和的鏡片度數為何？
(A)−5.50DS/−1.00DC×90 (B)−6.00DS/−1.50DC×90
(C)−5.50DS/−1.50DC×90 (D)−6.00DS/−2.00DC×90。 (113 專高)

解析 正確答案為(C)。甲驗光師總度數−6.00DS/−1.50DC×90，工作鏡片為+1.50D，患者淨度數為−7.50DS/−1.50DC×90，乙驗光師工作鏡片為+2.00D，因此其總度數為−5.50DS/−1.50DC×90。

(七) 散光眼的反射光

散光眼在不同主徑線上有不同屈光度，因此在不同掃動方向，反射光會有順逆動不同情況，寬度也會不同。還有若入射光方向與該眼散光軸度不同時會觀察到類似剪刀狀反射及斷裂的現象，可利用此現象尋找散光軸度及度數。

當有散光存在時先利用剪刀狀現象，尋找可能散光軸度。臨床上有兩種檢影散光眼的方式。

第一種方式：兩主徑線分別以球面鏡片中和，畫出光十字再寫出處方度數。

第二種方式：以常用的負散光形式來說，先找出較正的掃動方向為散光軸度。

若兩主徑線皆為順動，則順動較多的為軸度。若兩主徑線皆為逆動，則逆動較少的為軸度。若一順一逆，則順動的方向為軸度。接著以球面鏡片中和此較正方向，然後再用散光鏡片中和另外一個方向，即可得到完整處方。

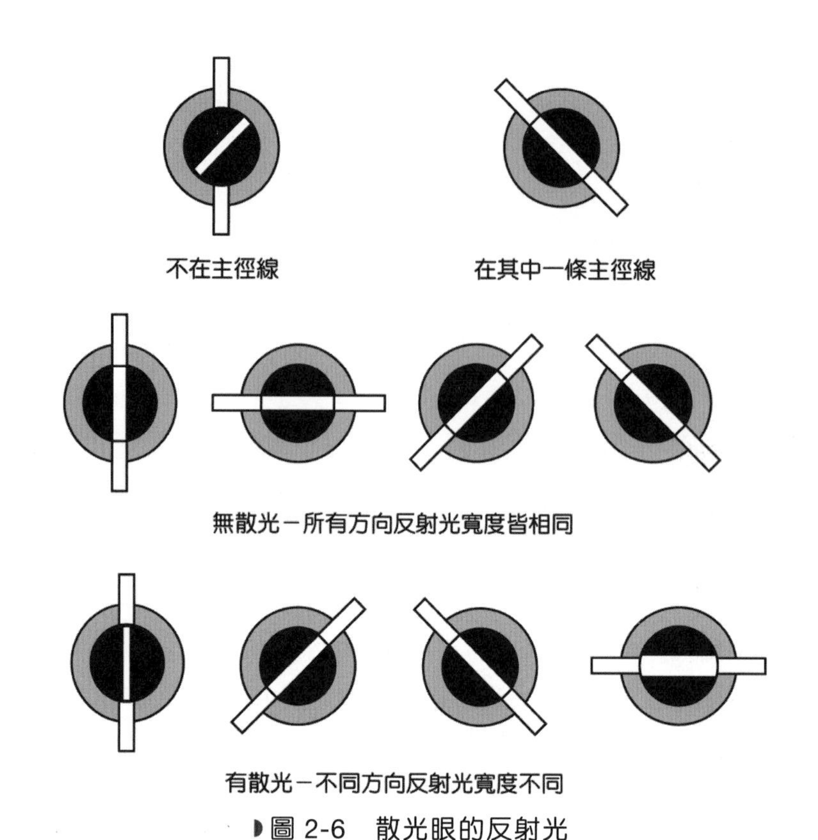

圖 2-6　散光眼的反射光

歷屆試題

(　) 1. 靜態視網膜檢影法中，當平行光束成水平，檢查者將光束向上、下方向移動時，是檢查那個主徑的度數？　(A)90°主徑　(B)180°主徑　(C)整個散光　(D)整個屈光系統。　（106 專普）

解析 正確答案為(A)。上、下方向移動時是檢查 90 度主徑的度數。

(　) 2. 視網膜檢影鏡(retinoscopy)檢查時，發現受測者右眼為兩個主軸在 45 度與 135 度方向的斜向散光，在距離受測者眼前 50cm 處投射平行光源於受測眼，檢查者用右手由檢查者右上方往左下方斜向掃描受測者眼睛，需要使用 +1.00D的鏡片達到中和點，檢查者再用右手由檢查者的左上方往右下方斜向掃描受測者眼睛，需要使用 –0.50D的鏡片達到中和點。則受測者當時的屈光狀態為　(A) –1.00DS / –1.50DC×045

(B) −1.00DS / −1.50DC×135　(C) +1.00DS / −1.50DC×045。

(D) +1.00DS / −1.50DC×135。　（106 專高）

解析 正確答案為(A)。檢查者用右手由檢查者右上方往左下方斜向掃描受測者眼睛，此時為 45 度主徑線（主軸）的屈光度，使用 +1.00D 的鏡片中和，為總度數，減去 50cm 的工作度數 +2.00D 即為淨度數（屈光度）−1.00D。檢查者再用右手由檢查者的左上方往右下方斜向掃描受測者眼睛，需要使用 −0.50D 的鏡片達到中和點，可得 135 度主徑線（主軸）的淨度數（屈光度）為 −2.50D。最後可得處方為 −1.00DS / −1.50DC×045。

(　) 3. 使用視網膜檢影鏡檢查病患，病患眼球在 180 度方向可用−1.00DS 達到中和，在 90 度方向可用−2.00DS 達到中和，若檢查距離為 50 公分，此病患的屈光度數為下列何者？ (A)−1.00DS/−1.00DC×180°

(B)−2.00DS/−1.00DC×090°　(C)−3.00DS/−1.00DC×180°

(D)−4.00DS/−1.00DC×090°。　（106 特師）

解析 正確答案為(C)。工作度數+2.00D，180 度方向淨度數為，−3.00D，90 度方向淨度數為−4.00D，屈光度數為−3.00DS/−1.00DC×180°。

(　) 4. 採用視網膜檢影鏡時，檢影鏡光束線條放在 90 度時測得−3.50DS，檢影鏡光束線條放在 180 度時測得−2.50DS，請問患者的矯正度數為何？ (A)−2.50DS/−1.00DC×090° (B)−2.50DS/−1.00DC×180°

(C)−3.50DS/−1.00DC×090°　(D)−3.50DS/−1.00DC×180°。　（106 特生）

解析 正確答案為(A)。180 度方向屈光度為−3.50DS，90 度方向屈光度為−2.50DS，處方為−2.50DS−1.00DC×090。

(　) 5. 在進行靜態視網膜檢影時，並已放入正確的工作距離輔助鏡片。若最後測出來的患者度數為−2.50DS/−2.25DC×090，則在進行檢影時把檢影鏡光束線條放在 90 度與 180 度時，各測得多少度？ (A)檢影鏡光束線條放在 90 度時測得−4.75 DS，在 180 度時測得−2.50 DS (B)檢影鏡光束線條放在 90 度時測得−4.75DS，在 180 度時測得−2.25DS (C)檢影鏡光束線條放在 90 度時測得−2.25DS，在 180 度時測得−2.50DS (D)檢影鏡光束線條放在 90 度時測得−2.50DS，在 180 度時測得−2.25DS。

（106 專普）

解析 正確答案為(A)。90 度屈光為−2.50DS，此時光束線條在 180；180 度屈光為−4.75DS，此時光束線條在 090。

(　) 6. 視網膜檢影鏡檢查時，投射平行光，使用+1.50D 的鏡片，發現受測眼 90 度方向於 66.7cm 處可以看到中和點。同樣使用+1.50D 的鏡片，180 度方向於 50cm 處可以看到中和點，則受檢者的屈光狀態為 (A)–1.50DS/–1.00DC×090 (B)–2.50DS/–1.50DC×090 (C)PlanoDS/–0.50DC×090 (D)PlanoDS/+2.00DC×180。（106 花東）

解析 正確答案為(C)。90 度方向總度數為+1.50D，減去工作度數+1.50D 為 plano，180 方向總度數為+150D，減去工作度數為+2.00D 為–0.50D。

(　) 7. 視網膜檢影鏡檢查時，發現受檢者右眼為兩個主軸在 45 度與 135 度方向的斜向散光，距離受檢者眼前 50cm 處投射平行光源於受測眼，由受檢者右眼的右上到左下的方向掃描，需要使用+1.50D 的鏡片達到中和點，由受檢者右眼的左上到右下的方向掃描，需要使用–1.00D 的鏡片達到中和點。則受檢者當時的屈光狀態為

(A)–0.50DS/–2.50DC×045 (B)–0.50DS/–2.50DC×135

(C)+1.50DS/–2.50DC×045 (D)+1.50DS/–2.50DC×135。（106 花東）

解析 正確答案為(B)。右眼 45 度方向的總度數為+1.50D，減去工作度數+2.00D 為–0.50D，135 度方向的總屈光度為–1.00D，減去工作度數+2.00D 為–3.00D。

(　) 8. 靜態視網膜檢影鏡檢查時，投射平行光，使用 +1.00D的鏡片，發現受測眼 90 度方向於 50 公分處可以看到中和點。同樣使用 +1.00D的鏡片，180 度方向於 66.7 公分處可以看到中和點。則受檢者的屈光狀態為

(A) –1.00DS / +0.50DC×090 (B) –1.00DS / +0.50DC×180

(C) –1.00DS / –0.50DC×090 (D) –1.00DS / –0.50DC×180。（106 專高）

解析 正確答案為(A)。受測眼 90 度方向 +1.00D 中和為總度數，50 公分的工作度數為 +2.00D，所以淨度數為 +1.00 – 2.00 = –1.00D。180 度方向於 66.7 公分處可以看到中和點，總度數同樣為+1.00D，但此時工作度數為+1.50D，因此淨度數為 +1.00D – 1.50D = –0.50D。將兩主徑線度數寫為處方 –0.50DS / –0.50DC×180 或 –1.00DS / +0.50DC×090。

(　) 9. 視網膜檢影鏡之工作距離，指的是患者的眼睛到視網膜檢影鏡的距離。當工作距離拉長到為 67 公分，且未使用工作輔助鏡片，以鏡片 –3.50DS / –1.50DC×180 達到中和，則實際屈光度數為何？

(A) –3.50DS / –1.50DC×180　(B) –3.50DS / –3.00DC×180
(C) –5.00DS / –1.50DC×180　(D) –5.00DS / –3.00DC×180。　（106 專高）

解析 正確答案為(C)。只影響球面度數，散光不變。總度數 –3.50D 減去工作度數+1.50D 等於 –5.00D，答案為 –5.00DS / –1.50DC×180。

(　) 10. 進行靜態視網膜檢影時，受檢者戴用+1.50DS/–1.00DC×180 鏡片時反射光為完全中和，如工作距離為 67cm，未放入工作距離輔助鏡片。此眼的實際屈光度數為下列何者？　(A)+1.50DS/–1.00DC×180　(B)–2.50DC×180　(C)–1.00DC×180　(D)–0.50DS/–2.50DC×180。　（111 專普）

解析 正確答案為(C)。只影響球面度數，散光不變。總度數+1.50DS 減去工作度數+1.50D 等於 0，答案為單性散光–1.00DC×180。

(　) 11. 如果在 50 cm 的工作距離下，進行視網膜檢影法，並使用鏡片–5.00DS/–1.00DC×180 可達到中和點，則實際處方為何？　(A)–7.00DS/–1.00DC×180　(B)–7.00DS/–3.00DC×180　(C)–5.00DS/–1.00DC×180　(D)–5.00DS/–3.00DC×180。　（111 專高）

解析 正確答案為(A)。只影響球面度數，散光不變。總度數–5.00D 減去工作度數+2.00D 等於–7.00D，答案為–7.00DS/–1.00DC×180。

(　) 12. 採用視網膜檢影鏡且使用工作輔助鏡片時，檢影鏡光束線條放在 90 度時測得 –4.50D，檢影鏡光束線條放在 180 度時測得 –2.50D，則患者的矯正度數為何？　(A) –2.50DS / –2.00DC×180　(B) –3.50DS / –2.00DC×090　(C) –3.50DS / –2.50DC×180　(D) –2.50DS / –2.00DC×090。　（106 專高）

解析 正確答案為(D)。光束線條放在 90 度為主徑線 180 的度數 –4.50D，光束線條放在 180 度為主徑線 90 的度數 –2.50D，處方為 –2.50DS / –2.00DC×090。

(　) 13. 條狀(streak)視網膜檢影鏡測量時，縱向光束角度為 80 度，用 –2.50D 取得中和點。橫向光束角度為 170 度，需 –5.50D 取得中和點。若檢影距離為 67 cm。下列何者為合宜的屈光度數？　(A) –4.00DS / –3.00DC×080　(B) –4.00DS / –300DC×170　(C) –2.50DS / –300DC×080　(D) –2.50DS / –300DC×170。　（107 特生）

解析 正確答案為(B)。檢影距離為 67cm，縱向光束角度為 80 度，用 –2.50D 取得中和點，表示主徑線 170 度的屈光度為 –4.00D；橫向光束角度為 170 度，需 −5.50D 取得中和點，代表主徑線 80 度的屈光度為 −7.00D，處方為 −4.00DS / −300DC×170。

(　) 14. 當一位驗光師在 67 cm 的工作距離為病人做條狀視網膜鏡(streak retinoscopy)檢影法檢查，得到的結果為：當光線條紋 streak 為水平時，需+3.00D 鏡片方可中和；當光線條紋 streak 為垂直時，需+4.00D 鏡片方可中和。則此病人的眼屈光度數可以下列何者表示？

(A) +3.00DS / +1.00DC×090　(B) +3.00DS / −1.00DC×090

(C) +1.50DS / +1.00DC×090　(D) +1.50DS / −1.00DC×090。　（107 專高）

解析 正確答案為(C)。本題為基本題型，只是要注意光線條紋的方向是與移動方向垂直的。67 cm 的工作距離，光線條紋為水平時，需+3.00D 鏡片方可中和，代表主徑線 90 度方向的屈光度為+1.50D；光線條紋 streak 為垂直時，需+4.00D 鏡片方可中和，代表主徑線 180 度方向的屈光度為+2.50D。處方為 +1.50DS / +1.00DC×090。

(　) 15. 有關視網膜檢影鏡(retinoscopy)檢查的敘述，下列何者最不適當？

(A)斷裂現象(break phenomenon)可以幫助我們知道是否有散光

(B)厚度現象(thickness phenomenon)可以幫助我們知道是否有散光

(C)偏移現象(skew phenomenon)可以幫助我們知道是否有散光

(D)在病人調節力放鬆的狀態下，在一般正常的工作距離與視網膜檢影鏡設置下，使用平行光觀察到有逆動(against motion)的現象表示病人可能有遠視。　（107 特師）

解析 正確答案為(D)。平行光觀察到有逆動(against motion)，表示遠點位於檢影鏡之前，為眼前有限距離，是近視眼。

(　) 16. 視網膜檢影鏡測量時，在被檢者在 90 度方向得到的中和度數鏡片為+3.00D，在 180 度方向得到的中和度數鏡片為+5.00D，若檢影鏡測距為 50 cm，下列何者為被檢者的屈光度數？　(A) +3.00DS / −2.00DC×090

(B) +3.00DS / −2.00DC×180　(C) +5.00DS / −2.00DC×090

(D) +5.00DS / −2.00DC×180。　（108 特生）

解析 正確答案為(B)。當球面度為+5.00D 散光為 −2.00D 時軸度為 180 度，將球面總度數減去工作度數+2.00D 後即為 +3.00DS / −2.00DC×180。

(　) 17. 有關視網膜檢影鏡(retinoscopy)檢查的敘述，下列何者最不適當？ (A)斷裂現象(break phenomenon)是指散光的病人在瞳孔內的反光有可能與視網膜鏡的光線(streak)不連續 (B)斷裂現象可以幫助我們去找散光的軸度 (C)偏移現象(skew phenomenon)可以幫助我們去找散光的軸度 (D)偏移現象是指在不同的經緯度(meridian)檢查散光的病人時，其反光的厚度會不一樣。 (108 特師)

解析 正確答案為(D)。偏移現象(skew phenomenon)是指在不同的經緯度(meridian)檢查散光的病人時，其反光的方向會不一樣。

(　) 18. 如果檢影是使用+1.50D 透鏡，在垂直方向中和點為 66.7 cm，水平方向的中和點為 40 cm，估計屈光不正為 (A) −1.50DS / −1.00DC×090 (B) −2.50DS / −1.50DC×090 (C) plano / −1.00DC×090 (D) plano / +2.00DC×180。 (108 特師)

解析 正確答案為(C)。垂直方向總度數為+1.50D 減工作度數+1.50D 為 0，水平方向總度數為+1.50D 減工作度數+2.50D 為 −1.00D，寫為處方為 plano / −1.00DC×090。

(　) 19. 視網膜檢影鏡檢查距離病患眼睛 66 cm 投射平行光，使用鏡片 −3.50D 在垂直方向呈現中和，−2.00D 在 180 度呈現水平方向，病患此眼屈光狀態最可能為何？ (A) −5.50DS / −3.50DC×180 (B) −1.50DS / −1.50DC×090 (C) −3.50DS / −1.50DC×180 (D) −3.50DS / −1.50DC×090。 (108 特師)

解析 正確答案為(C)。垂直方向總度數為 −3.50D 減工作度數 +1.50D 為 −5.00D，水平方向總度數為 −2.00D 減工作度數 +1.50D 為 −3.50D，寫為處方為 −3.50DS / −1.50DC×180。

(　) 20. 靜態視網膜檢影法中，檢測時未加入工作輔助鏡片，檢測距離患者 67 cm，得到患者水平方向屈光度為 −4.00D，垂直方向屈光度為 −2.00D，則患者之屈光異常為何？ (A) −3.50DS / −2.00DC×090 (B) −3.50DS / −5.50DC×090 (C) −5.50DS / −3.50DC×090 (D) −2.00DS / −2.00DC×090。 (108 專普)

解析 正確答案為(A)。水平方向總屈光度為 −4.00D，減工作度數+1.50D 為 −5.50D，垂直方向總度數為 −2.00D 減工作度數+1.50D 為 −3.50D，寫為處方為 −3.50DS / −2.00DC×090。

( ) 21. 操作靜態視網膜檢影鏡檢查(static retinoscopy)，以平行光發現患者瞳孔出現檢影鏡反射光呈剪刀狀移動(scissors motion)現象，最常見於何種狀況？ (A)年輕人的近視眼 (B)老年人的遠視眼 (C)小瞳孔 (D)正視眼。 (108 專普)

解析 正確答案為(A)。剪刀狀移動(scissors motion)現象表示逆動，具有近視性散光。

( ) 22. 視網膜檢影鏡檢查投射平行光，使用+1.50D 鏡片，距離病患眼睛 66 cm 於 180 度方向掃描呈現中和點，同樣投射平行光使用+1.50D 鏡片，距離病患同一眼 50 cm 於 90 度方向掃描，呈現中和點，則此病患眼屈光狀態為何？ (A) plano / −0.50DC×180 (B) +3.00DS / −1.50DC×090 (C) +1.50DS / −1.50DC×180 (D) +1.50DS / −1.50DC×090。 (108 專高)

解析 正確答案為(A)。180 度方向總度數為+1.50D，減工作度數+1.50D 為 0，90 度方向總度數為+1.50D，減工作度數+2.00D 為 −0.50D，因此處方為 plano / −0.50DC×180。

( ) 23. 用視網膜檢影鏡檢查屈光，工作距離為 67 公分。在 180 度方向用+2.25D 找到中性網膜反射，而在 90 度方向用+3.50D 找到中性網膜反射，則受檢者屈光度為下列何者？ (A) +3.50DS / −1.25DC×090 (B) +2.25DS / +1.25DC×180 (C) +2.00DS / −1.25DC×090 (D) +1.50DS / −1.25DC×090。 (109 專普)

解析 正確答案為(C)。題目並未加入工作鏡片+1.50D，因此所得的度數皆為總度數，+3.50D 減去工作度數為+2.00D，+2.25D 減去工作度數為+0.75D，因此所測得度數為 +2.00DS / −1.25DC×090。

( ) 24. 操作視網膜檢影鏡，透過+1.50D 的鏡片，掃描 50 度方向，可以在 67 公分處獲得中和，掃描 140 度方向，可以在 40 公分處獲得中和，則病人的眼屈光不正度數應該是多少？ (A) −1.50DS / −1.00DC×050 (B) +2.50DS / −1.00DC×140 (C) −2.50DS / −1.50DC×050 (D) plano / −1.00DC×050。 (109 專普)

解析 正確答案為(D)。50 度方向工作度數為+1.50D，屈光度為減去工作度數的平光 plano；140 度方向工作度數為+2.50D，屈光度為減去工作度數的 −1.00D；因此處方為 plano / −1.00DC×050。

( ) 25. 靜態網膜檢影法中，檢測時未加入工作輔助鏡片，檢測距離患者 67 公分。患者水平方向中和屈光度為 –5.00D，垂直方向中和屈光度為 –3.00D，則患者之屈光異常為何？ (A) –3.00DS / –2.00DC×090 (B) –4.50DS / –2.00DC×090 (C) –4.50DS / –6.50DC×090 (D) –6.50DS / –4.50DC×090。 （109 特生二）

解析 正確答案為(B)。水平方向中和屈光度為 –5.00D 減去工作度數為 –6.50D，垂直方向中和屈光度為 –3.00D 減去工作度數為 –4.50D，寫成處方為 –4.50DS / –2.00DC×090。

( ) 26. 若在距離受測者眼前 50 公分處進行靜態視網膜檢影法(static retinoscopy)，並輔以+2.00DS 之工作輔助鏡片做檢測，當以垂直光條掃視眼底時，再以+2.00DS 可達到中和眼底，若將+2.00DS 移除，並改用水平光條掃視眼底，結果可用–1.00DS 達到中和眼底，則該眼的實際屈光異常度數為何？ (A)PL/–3.00DC×090 (B)PL/–3.00DC×180 (C)+2.00DS/–3.00DC×090 (D)+2.00DS/–3.00DC×180。 （112 專高）

解析 正確答案為(D)。垂直光條為水平方向屈光度，淨度數為+2.00DS；水平光條為垂直方向屈光度，淨度數為 –1.00DS，因此處方為 +2.00DS/–3.00DC×180。

( ) 27. 以視網膜檢影鏡(retinoscope)驗光，驗光距離為 50cm，利用光學十字標示法得到的結果為+1.75D@120；–2.00D@030，其最後配鏡處方下列何者正確？ (A)+1.75DS/–3.75DC×120 (B)–2.00DS/+3.75DC×120 (C)–2.00DS/+3.75DC×030 (D)–0.25DS/–3.75DC×120。 （112 專高）

解析 正確答案為(D)。主徑線 120 屈光度為+1.75–2.00=–0.25D，主徑線 030 屈光度為–2.00–2.00=–4.00，處方為–0.25DS/–3.75DC×120。

( ) 28. 驗光師執行視網膜檢影鏡進行驗光時，維持工作距離 50cm，同時將光條擺放於 30 度時用–2.00D 觀察到中和；而將光條擺放於 120 度時用 –3.50D 也觀察到中和，下列敘述何者正確？ (A)此患者正確處方為 –2.00DS/–1.50DC×120 (B)此患者正確處方為–2.00DS/–1.50DC×030 (C)此患者正確處方為–4.00DS/–1.50DC×120 (D)此患者之散光度數為 3.50D。 （112 專普）

解析 正確答案為(C)。主徑線 120 屈光度為–2.00–2.00=–4.00D，主徑線 030 屈光度為–3.50–2.00=–5.50D，處方為–4.00DS/–1.50DC×120。

(　) 29. 視網膜檢影鏡的光束(light streak)與 100 度的方向平行時，反射光(light reflex)被−1.25D 鏡片中和，而光束與 10 度的方向平行時，反射光(light reflex)被+0.50D 鏡片中和。檢查者的工作距離為 57cm。此受測者有那種類型的散光？ (A)混合性散光(mixed astigmatism) (B)單純性遠視散光(simple hyperopic astigmatism) (C)複合性近視散光(compound myopic astigmatism) (D)複合性遠視散光(compound hyperopic astigmatism)。（111 專普）

解析 正確答案為(C)。工作距離為 57cm，因此工作鏡片為+1.75D，總度數−1.25D，淨度數為−1.25−(+1.75)=−3.00D，總度數+0.50 D，淨度數為+0.50−(+1.75)=−1.25D，兩主徑線上的度數皆為負度數，此散光為複合性近視散光(compound myopic astigmatism)。

(　) 30. 剛開始利用綜合驗光儀(phoropter)與視網膜檢影鏡鏡檢法(retinoscopy)平行光檢查被檢者時，水平掃動時為順動現象，垂直掃動時為逆動現象，下列敘述何者正確？ (A)應先中和垂直軸，此眼屈光不正為逆散現象 (B)應先中和垂直軸，此眼屈光不正為順散現象 (C)應先中和水平軸，此眼屈光不正為逆散現象 (D)應先中和水平軸，此眼屈光不正為順散現象。（113 專普）

解析 正確答案為(D)。一順一逆，先中和順動方向，此方向即為負散光軸，在水平方向為順散光。

2-3 自覺式驗光

一般來說順序為先各單眼再雙眼。首先是**單眼自覺式驗光 MSR(Monocular Subjective Refraction)**，分為三個階段：**第一次球面度**，找到初步有效的球面矯正度數（第一次 MPMVA），方式包括霧視技巧與紅綠雙色法。接著是散光的測量，依序測量**散光的軸度和度數**，方式包括 JCC、散光鐘狀圖及裂孔板等。最後是**第二次球面度**，再次修正球面度數（第二次 MPMVA），球面終點決定方式包括最佳視力、變小變黑與紅綠雙色法。

雙眼平衡(Binocular Balance)常用稜鏡分離或交替遮蓋，也可以用紅綠平衡或其他雙眼驗光法等。最後為雙眼最佳球面度，與單眼技巧類似，包括最佳視力、變小變黑與紅綠雙色法。

歷屆試題

( ) 1. 下列何者不是一般手動綜合驗光儀的優點？ (A)有旋轉稜鏡(Risley prism)、方便調整稜鏡方向及度數 (B)有傑克森交叉圓柱鏡(Jackson cross cylinder lens, JCC)、方便調整角度及度數 (C)球面鏡及傑克森交叉圓柱鏡轉換快速、鏡片不易弄髒 (D)可同時觀察眼球屈光介質混濁。 (108 特生)

解析 正確答案為(D)。觀察眼球屈光介質混濁並不是綜合驗光儀的功能。

( ) 2. 下列何者不是綜合驗光儀(phoropter)的基本配備？ (A)凸面鏡 (B)圓柱鏡 (C)稜鏡 (D)紅、綠鏡片。 (108 特生)

解析 正確答案為(A)。綜合驗光儀內配備的皆是透鏡而非反射的面鏡。

( ) 3. 下列檢查何者不屬於他覺式驗光(objective refraction)方法？ (A)紅綠測試(duochrome, red-green test) (B)電腦驗光法(autorefraction) (C)視網膜鏡鏡檢法(retinoscopy) (D)角膜弧度儀法(keratometry)。 (106 特生)

解析 正確答案為(A)。紅綠測試為自覺式驗光方法。

( ) 4. 自覺式驗光配鏡過程中，初始 MPMVA 和紅綠雙色檢查後一般下一個步驟為下列何者？ (A)評估散光軸度及度數 (B)評估球面度數 (C)同時評估散光度數和球面度數 (D)電腦驗光。 (107 專普)

解析 正確答案為(A)。第一次球面度測量之後是散光的測量。

( ) 5. 下列何者為正確驗光流程順序？①右眼初始最正球面度最佳視力(MPMVA) ②左眼初始 MPMVA ③右眼初始紅綠檢查 ④左眼初始紅綠檢查 ⑤右眼交叉圓柱鏡檢查 ⑥左眼交叉圓柱鏡檢查 ⑦右眼第二次 MPMVA ⑧左眼第二次 MPMVA ⑨雙眼 MPMVA 檢查 ⑩雙眼平衡檢查 (A)①②③④⑤⑥⑦⑧⑨⑩ (B)①③⑤②④⑥⑦⑧⑩⑨ (C)①③⑤⑦②④⑥⑧⑩⑨ (D)①③⑤②④⑥⑦⑧⑨⑩。 (108 特生)

解析 正確答案為(C)。依序為右眼球面度、散光、球面度，左眼球面度、散光、球面度，雙眼平衡、雙眼 MPMVA。

( ) 6. 一般配鏡檢查之順序為下列何者？①電腦驗光 ②紅綠色標測試(duochrome test) ③霧視(fogging) ④散光圖測試(astigmatic dial test) (A)①③②④ (B)③②①④ (C)①③④② (D)②③④①。（108 專普）

解析 正確答案為(C)。先他覺式驗光：電腦驗光，再自覺式驗光：第一次球面、散光、第二次球面。

( ) 7. 下列那一些屬於自覺式驗光方法？①視網膜檢影鏡 ②最正球面度最佳視力 ③傑克森交叉圓柱鏡 ④角膜弧度儀 ⑤鐘面圖 ⑥自動驗光儀 (A)僅①②④ (B)僅②③⑤ (C)僅①⑤⑥ (D)僅③④⑥。（107 特生）

解析 正確答案為(B)。②最正球面度最佳視力、③傑克森交叉圓柱鏡及⑤鐘面圖三種屬於自覺式驗光方法。

( ) 8. 對於 46 歲的受檢者，經過視網膜檢影鏡檢查之後，下列的檢查順序何者最為適當？ (A)睫狀肌麻痺下驗光 → 傑克森交叉圓柱鏡檢查 → 散光鐘面圖檢查 (B)散光鐘面圖檢查 → 傑克森交叉圓柱鏡檢查 → 雙眼平衡檢查(binocular balance) (C)雙眼平衡檢查 → 睫狀肌麻痺下驗光 → 眼位檢查 (D)睫狀肌麻痺下驗光 → 傑克森交叉圓柱鏡檢查 → 雙眼平衡檢查。（109 特生二）

解析 正確答案為(B)。46 歲的受檢者較不需要接受睫狀肌麻痺下驗光，因此選擇選項 B。

一、球面度數檢查

原則是達到**最佳視力的最高正度數（或最低負度數）MPMVA(Maximum plus to maximum visual acuity)**。亦即在能達到最佳視力（此處須注意 1.0 並非總是最佳視力）的前提下，遠視度數越高越好，近視度數則是越低越好(less-，more+)。有兩種常用方式，**霧視法**及**紅綠雙色法**。

霧視法的操作方式為加入過量正度數，使患者視力模糊。因為過量正度數會使影像焦點落於視網膜之前，若患者眼睛調節將使影像更加模糊，因此能控制調節放鬆。理想霧視度數為+0.50~+2.00D，視力約降到 0.3~0.5 左右，再逐漸增加負度數或減少正度數值達到最佳視力，終點為達到最佳視力的最高正度數或最低負度數。

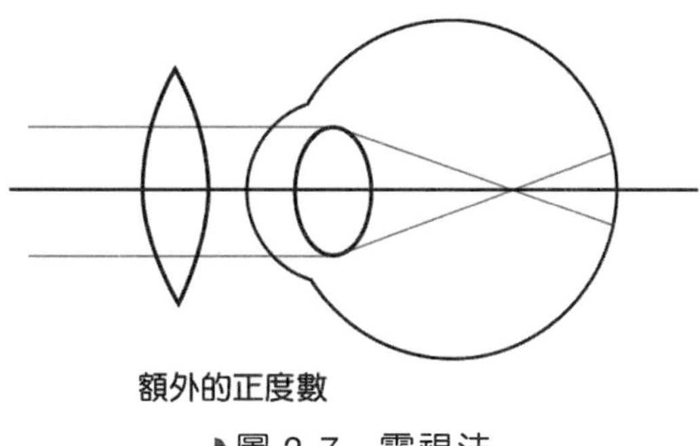

圖 2-7 霧視法

根據 **Egger's chart** 預估最後的度數，記得每增加 –0.25D 視力大約進步一行。以每次 –0.25D 的間隔逐漸增加度數（或減少正度數），並鼓勵患者念出下一行更小的視標。若患者只是覺得「較好」但視力沒有進步，並不足以增加度數。當最佳視力到達之後，若繼續加入負度數（或去除額外的正度數）將使調節介入，可能患者會反應影像變小變黑，此時須退回前一個度數。

根據 Snellen chart，每一行的間隔為球面度 0.25D 或散光度 0.50D，可用來預估患者還有多少屈光不正度數。

表 2-1 Egger's Chart

視力	預估屈光不正球面度
20/200	2.50
20/100	1.50
20/70	1.25
20/50	1.00
20/40	0.75
20/30	0.50
20/25	0.25
20/20	0.00

歷屆試題

( ) 1. 有關霧視，是將最小模糊圈(circle of least confusion)的位置放在下列何處？ (A)視網膜前 (B)視網膜上 (C)視網膜後 (D)任何位置皆可。 （109 特生二）

解析 正確答案為(A)。視法的操作方式為加入過量正度數，使患者視力模糊，過量正度數會使影像焦點落於視網膜之前。

( ) 2. 一般正視眼(emmetropic eye)的人，若在眼前加+1.00 屈光度(D, diopter)時，視力大多會降至下列那一個範圍？ (A)20/20~20/30 (B)20/40 ~ 20/ 50 (C)20/60 ~ 20/80 (D)20/100 ~ 20/200。 （106 特生）

解析 正確答案為(B)。正視眼加+1.00 屈光度相當於近視-1.00D，根據 Egger's chart，約為 20/50。

( ) 3. 若一位單純度數近視者的視力相當於 20/50，則他的遠點(far point)最接近下列那一個距離？ (A)150 cm (B)100 cm (C)50 cm (D)25 cm。 （106 專高）

解析 正確答案為(B)。根據 Egger's chart，20/50 約為近視 −1.00D，遠點在眼前 1 公尺(100 cm)處。

( ) 4. 有關加正度數鏡片來達到霧視的敘述，下列何者錯誤？ (A)在測量遠用視力時能有效放鬆眼睛的調節 (B)能有效確認所測量之度數沒有過於負(over-minus) (C)常用的霧視方式包括加入+1.00DS 的球面透鏡片讓視力降至約 0.5(20/40)左右 (D)霧視時成像在視網膜之後，因此任何調節可以讓影像更清晰。 （106 專普）

解析 正確答案為(D)。霧視時成像在視網膜之前，因此調節會使影像更模糊。

( ) 5. 下列何種技巧有助於在進行驗光時，避免給予過度負度數(overminus)？ (A)遮放技巧(flash technique) (B)霧視技巧(fogging technique) (C)括弧技巧(bracketing technique) (D)改良式托林頓技巧(modified Thorington technique)。 （106 特生）

解析 正確答案為(B)。霧視法的操作方式為加入過量正度數，使患者視力模糊，控制調節放鬆，可避免給予過多的負度數。

( ) 6. 自覺式驗光中測量第一眼（右眼）視力時，進行右眼霧(fogging)步驟時，其方法是依視網膜檢影鏡最後測量度數或電腦驗光度數加入約

(A)+1.00~+1.50DS 的球面度數 (B)−1.00~−1.50DS 的球面度數 (C)+1.00~+1.50DC 的散光度數 (D)−1.00~−1.50DC 的散光度數。
（106 特生）

解析 正確答案為(A)。理想霧視度數為+0.50~+2.00D，視力約降到 0.3~0.5 左右。

( ) 7. 一位 20 歲近視患者檢查視力（除近視眼外，眼睛健康），進行視網膜檢影鏡檢查後，有關最高正度數且最佳視力(maximum plus to maximum visual acuity, MPMVA)測量，下列敘述何者錯誤？ (A)若視網膜檢影的矯正度數非常精確，當在檢影度數加入+1.00DS 的霧視時，視力約會降 4 行 (B)若+1.00DS 霧視視力只降不到一行，應繼續加入正球面度數來達到霧視效果 (C)每減少一個+0.25DS 的霧視時，需確認患者有更佳的視力且讀到更多 (D)慢慢減少霧視度數至患者可以看到 20/20(1.0)的視標即為 MPMVA。
（107 專高）

解析 正確答案為(D)。並不是每個人的最佳視力都是 20/20(1.0)，有的較高有的可能較低，依個體狀況而定。

( ) 8. 有關霧視(fogging)的敘述，下列何者錯誤？ (A)每加入+0.25DS 鏡片約使視力降一排，但並非絕對 (B)此步驟目的為讓受測者的度數不要過負(over-minus) (C)讓成像在視網膜前方，而不刺激調節 (D)單眼驗光時需要，雙眼平衡時不需要。
（108 特生）

解析 正確答案為(D)。雙眼最佳球面度時也可能需要霧視。

( ) 9. 自覺驗光在第一次檢查最佳球面鏡度時的方法，下列敘述何者最正確？ (A)以最少的正球面度數測到遠視患者看得見 1.0 視標 (B)以最多的正球面度數測到遠視患者的最佳視力 (C)以最多的負球面度數測到近視患者的最佳視力 (D)以最少的負球面度數測到近視患者看得見 1.0 視標。
（108 特師）

解析 正確答案為(B)。終點為達到最佳視力的最高正度數或最低負度數。

( ) 10. 下列何者為尋找初始最佳球面度數的方法？ (A)漸進加正鏡片，使患者視力覺得模糊時為止 (B)若患者是遠視，以最少正度數讓患者得到最佳視力 (C)若患者是近視，以最少負度數讓患者得到最佳視力 (D)無論患者是何屈光差，都使用紅綠雙色檢查。
（109 特生一）

解析 正確答案為(C)。MPMVA(Maximum plus to maximum visual acuity)達到最佳視力的最高正度數（或最低負度數）。

( ) 11. 自覺式驗光步驟測量第一眼（右眼）視力要將右眼霧視(fogging)時，將患者視力下降到多少最合適？ (A)0.3~0.5 (B)0.01 以下 (C)0.8~0.9 (D)0.01~0.1。 （109 專高）

解析 正確答案為(A)。視力約降到 0.3~0.5 左右。

( ) 12. 有關自覺式驗光(subjective refraction)的敘述，下列何者正確？ (A)其檢查結果並不需要靠被檢者的反應即可達成 (B)被檢者調節能力(accommodation)不會影響到檢查結果 (C)驗光終點為最多的正屈光度數（或最少的負屈光度數）可達到最佳視力 (D)需要兩眼同時測量。 （109 專普）

解析 正確答案為(C)。自覺式驗光需要靠被檢者的正確反應；調節能力(accommodation)會影響到檢查結果；球面度原則為MPMVA(Maximum plus to maximum visual acuity)達到最佳視力的最高正度數（或最低負度數）；先進行單眼的測量再做雙眼平衡。

( ) 13. 自覺式驗光過程中，有一步驟是檢查者使用較多的凸透鏡度數（當被檢查者是遠視眼時）或較少的凹透鏡度數（被檢查者是近視眼時），讓被檢查者的眼底成像焦線位於視網膜前，此步驟的名稱為下列何者？ (A)雲霧化(fogging) (B)散光度數檢查 (C)散光軸角度檢查 (D)紅綠雙色檢查(duochrome test)。 （109 特師二）

解析 正確答案為(A)。此步驟為球面度數檢查當中的霧視法或雲霧化(fogging)。

( ) 14. 受測者檢影鏡檢查度數為−5.00DS/−1.50DC×180，進行試片檢查後結果如下：−4.25DS/−1.50DC×180 視力 20/30；−4.50DS/−1.50DC×180 視力 20/25；−4.75DS/−1.50DC×180 視力 20/20；−5.00DS/−1.50DC×180 視力 20/20。最正球面度最佳視力(maximum plus to maximum visual acuity, MPMVA)的度數為何？ (A)−4.25DS/−1.50DC×180 (B)−4.50DS/−1.50DC×180 (C)−4.75DS/−1.50DC×180 (D)−5.00DS/−1.50DC×180。 （110 專普）

解析 正確答案為(C)。達到最佳視力 20/20 有兩個度數，其中較正的度數為−4.75DS/−1.50DC×180。

( ) 15. 有關霧視(fogging)何者錯誤？ (A)霧視單側眼睛可以測試雙眼平衡(binocular balance) (B)可以藉此消除調節(accommodation)造成的配鏡誤差 (C)可藉由加上凸透鏡度數來達到霧視的效果 (D)霧視是試圖將成像移至視網膜後方，使眼睛放鬆。 (110 專高)

解析 正確答案為(D)。加入過量正度數讓成像移至視網膜前方，使眼睛放鬆。

( ) 16.自覺式驗光中，進行單眼最高正度數最佳視力(MPMVA)的敘述何者正確？ (A)透過雲霧法(fogging method)，避免取得過多不必要正度數 (B)一般以動態視網膜檢影鏡法(dynamic retinoscopy)檢查結果為起始點，逐步找到最正度數 (C)每調整 0.50D 球面度時，詢問患者是否得到較好視力，以取得明顯的比較值 (D)當患者達到視力值 20/20，不一定為此部分的檢查終點。 (111 專普)

解析 正確答案為(D)。霧視法的操作方式為加入過量正度數。一般以靜態視網膜檢影鏡法檢查結果為起始點。每調整 0.25D 球面度時，詢問患者是否得到較好視力，以取得明顯的比較值。

( ) 17. 自覺式驗光測量視力要使用霧視(fogging)法，把視力下降到多少最合適？ (A)0.9~1.0 (B)0.3~0.5 (C)0.01~0.1 (D)0.01 以下。

(113 專普)

解析 正確答案為(B)。理想霧視度數為+0.50~+2.00D，視力約降到 0.3~0.5 左右。

(一) 紅綠雙色法(duochrome test)

為球面度數終點的一種決定方式，藉由觀看加上紅綠濾片的視標，比較兩邊視標的清晰程度作為判斷方式。視標大小為 20/25 或最佳視力的上一行。

原理是眼睛的色散像差，利用不同光波長入眼後經折射而使焦點落在不同位置。人眼對黃光波長最敏感，**綠色**相對於黃色波長光約在**視網膜前 0.20D**，**紅色**波長約在**視網膜後 0.24D**，兩者差距 0.44D，大約 0.50D。

當**紅色較清楚**表示影像焦點落在**視網膜之前**，代表**近視不足或遠視過矯**，需加入**負度數**使焦點後退。當**綠色較清楚**表示焦點落在**視網膜之後**，代表**近視過矯或遠視不足**，需加入**正度數**將焦點往前拉。

臨床上要注意的是請患者比較紅綠背景的視標哪邊較清楚，而不是比較兩邊的亮度。口訣為**紅加綠減（近視度數）**，紅色清楚為近視欠矯，依次加入 –0.25D。綠色清楚為近視過矯，依次加入+0.25D（減少近視度數）。終點為**紅綠一樣清楚**，若無法一樣清楚，停留在**「加一格綠色清楚」**的位置（最低負度數或最高正度數能看到綠色清楚）。另外因為此檢查為利用光波長，因此室內燈光應盡可能暗，避免影響視標背景的顏色，瞳孔較大也能增加眼的色散現象。

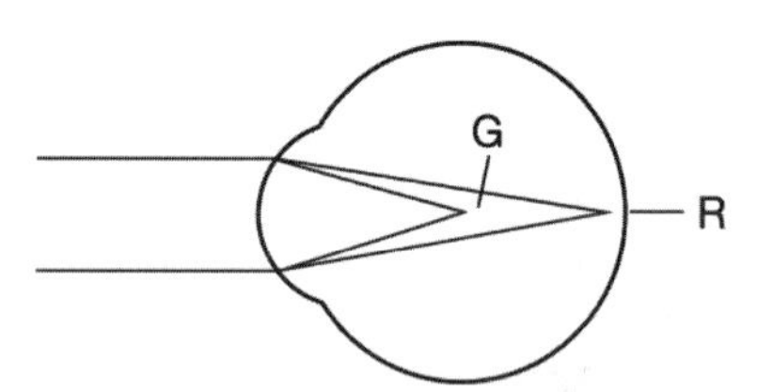

a. 焦點位於視網膜之前，紅色較清楚

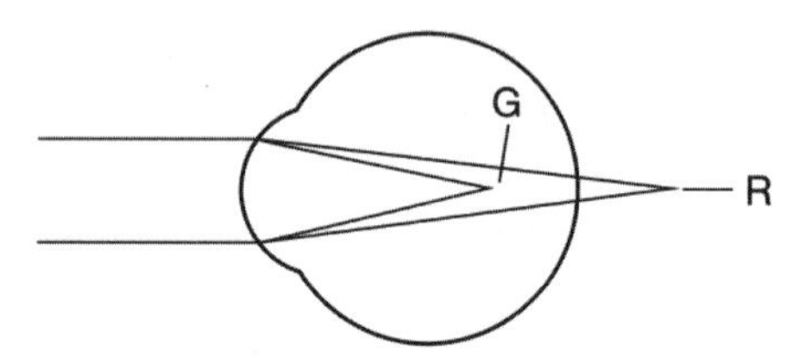

b. 焦點位於視網膜上，紅色與綠色一樣清楚

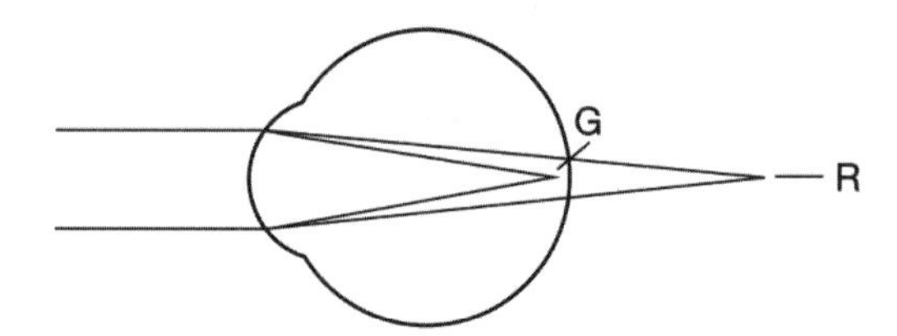

c. 焦點位於視網膜之後，綠色較清楚

圖 2-8　紅綠焦點位置

色彩視力異常者為感光細胞的異常，與屈光系統的色散無關，因此亦可使用此測試方式，但可能會感覺兩邊亮度不同，須用左右區分，而非顏色。另外有些患者對此測試沒有反應，總是認為某一邊較清楚，注意此情況並終止此項檢查，採用別的方式。**隱性遠視**及**假性近視者**在進行紅綠雙色時，經常會過度調節，因此需小心使用或採用別的驗光方式。

歷屆試題

（　）1. 自覺式驗光紅綠測試時，如果紅色比較清楚時，應加入下列那一個鏡片讓紅綠接近一樣清楚？　(A)+0.25D　(B)+0.75D　(C)–0.25D　(D)0.00D。（106 特生）

解析　正確答案為(C)。紅色清楚時，依次加入負度數。

(　) 2. 紅綠雙色試驗中，紅色背景的視標比較清楚，表示 (A)矯正後的聚焦點在視網膜前方，應增加凸透鏡度數或減少凹透鏡度數 (B)矯正後的聚焦點在視網膜前方，應減少凸透鏡度數或增加凹透鏡度數 (C)矯正後的聚焦點在視網膜後方，應增加凸透鏡度數或減少凹透鏡度數 (D)矯正後的聚焦點在視網膜後方，應減少凸透鏡度數或增加凹透鏡度數。 （106 專高）

解析 正確答案為(B)。紅色較清楚表示影像焦點落在視網膜之前，代表近視不足或遠視過矯，需加入負度數使焦點後退。

(　) 3. 有關紅綠雙色檢查時，下列敘述何者最為適當？ (A)執行檢測時請受檢者看 20/30 那一行，或者比他最佳視力差三行的那行（例如最佳視力為 20/20，那麼就是 20/40 那行） (B)問受檢者那一邊比較好，比較黑，或者比較亮 (C)對辨色力異常的受檢者也可以執行 (D)對辨色力異常的受檢者，要戴上紅綠眼鏡才能執行。 （107 專普）

解析 正確答案為(C)。視標比最佳視力大一行，比較視標的清晰程度而不是比較好，比較黑，或者比較亮。辨色力異常的受檢者也可執行，不需戴上紅綠眼鏡，而是請其比較左右的清晰度。

(　) 4. 下列那一種檢查宜減少背景照明以避免影響檢查結果？ (A)最正球面度最佳視力(MPMVA) (B)傑克森交叉圓柱鏡 (C)鐘面圖 (D)紅綠雙色檢查。 （107 專普）

解析 正確答案為(D)。紅綠雙色檢查需室內燈光盡可能暗，避免影響視標背景的顏色。

(　) 5. 有關遠方自覺式驗光的紅綠測試法，下列敘述何者正確？ (A)受測者表示紅色清楚時，代表需在受測者眼前增加正的球面度數 (B)一般而言，矯正不足的近視眼會感覺綠色視標較清楚 (C)此測試的原理是由於單色光的波長不同，在眼底的成像位置亦不同，藉此來判斷受測者的屈光矯正狀態 (D)受測者表示紅綠一樣清楚時，此時代表紅、綠色光同時成像在視網膜上。 （106 專普）

解析 正確答案為(C)。紅色清楚增加負度數。矯正不足的近視眼會感覺紅色視標較清楚。紅綠一樣清楚時代表紅、綠色光成像與視網膜距離相同。

(　　) 6. 紅綠雙色檢查(duochrome)運用相等亮度的紅色濾片（峰值波長 peak wavelength 620nm）與綠色濾片（峰值波長 peak wavelength 535 nm）讓兩種顏色的光聚焦在不同的點，這兩個波長折射聚焦點間的距離約為多少(D)？　(A)0.11D　(B)0.22D　(C)0.44D　(D)0.66D。　（107 專高）

解析 正確答案為(C)。綠色相對於黃色波長光約在視網膜前 0.20D，紅色波長約在視網膜後 0.24D，兩者差距 0.44D，大約 0.50D。

(　　) 7. 關於紅綠雙色檢查的敘述，下列何者錯誤？　(A)是依據縱向色像差(longitudinal chromatic aberration)原理作為基礎　(B)傳統上使用峰值波長 620 nm 的紅色濾光片和峰值波長 535 nm 的綠色濾光片　(C)兩波長焦點之間的屈光度數差距約為 0.88D　(D)輕微近視的患者（如 −0.25DS），看紅色濾光片裡面的視標會比較清楚。　（109 特生一）

解析 正確答案為(C)。兩波長焦點之間的屈光度數差距約為 0.44D。

(　　) 8. 執行紅綠測試(duochrome test)時，若患者回報紅色區塊內視標與綠色區塊內視標等同清楚，則綠色光與紅色光應分別聚焦在視網膜前後大略多少鏡度(Diopter)處？　(A)0.125D　(B)0.25D　(C)0.50D　(D)0.75D。　（110 專普）

解析 正確答案為(B)。人眼對黃光波長最敏感，綠色相對於黃色波長光約在視網膜前 0.20D，紅色波長約在視網膜後 0.24D。

(　　) 9. 有關紅綠雙色測試的敘述，下列何者錯誤？　(A)在檢測中應該要進行 ±0.25DS 來確認患者的反應是可靠且一致的　(B)為最終判定度數的最佳測試，且患者對顏色的偏好不會影響結果　(C)患有紅色覺異常(protan)者會覺得綠色的比較亮　(D)核性白內障(nuclear cataract)患者會覺得紅色的比較亮。　（107 特師）

解析 正確答案為(B)。紅綠雙色測試為最終判定球面度數的測試之一，且對於調節失常的患者不適合，因此並非最佳測試。

(　　) 10. 視力檢查用的投影機內的紅綠雙色檢查視標，主要的檢查目的為何？(A)檢查色弱視標　(B)確認散光度數　(C)確認散光軸度　(D)確認球面度數。　（108 特生）

解析 正確答案為(D)。紅綠雙色測試為判定球面度數的測試方式。

(　) 11. 紅綠(red-green)視標主要是應用於　(A)確認球面度數　(B)確認散光度數　(C)確認散光軸度　(D)確認稜鏡度。　（111 專普）

解析 正確答案為(A)。紅綠雙色測試為判定球面度數的測試方式。

(　) 12. 某一被驗光者，其真正度數為−2.00DS，被驗光時誤驗為−2.50DS，此時做紅綠雙色檢驗(duochrome test)，則被驗光者的反應，應為下列何者？　(A)紅色較清楚　(B)黃色較清楚　(C)綠色較清楚　(D)紫色較清楚。　（106 特師）

解析 正確答案為(C)。綠色較清楚表示焦點落在視網膜之後，代表近視過矯或遠視不足。

(　) 13. 於單眼初始紅綠測試(initial duochrome，bichrome，red-green test)中，若使用+6.50D 正球面鏡片，受檢者表示紅色較清楚，再加上 −0.25D 負球面鏡片時，受檢者表示綠色較清楚，中止點應為何？　(A)+6.75D 正球面鏡片　(B)+6.50D 正球面鏡片　(C)+6.25D 正球面鏡片　(D)+6.00D 正球面鏡片。　（108 特生）

解析 正確答案為(C)。終點為紅綠一樣清楚，若無法一樣清楚，停留在「加一格綠色清楚」的位置（最低負度數或最高正度數能看到綠色清楚），因此為+6.25D 正球面鏡片。

(　) 14. 有關紅綠試驗(duochrome test)，何者錯誤？　(A)若紅色較清楚，應加上凹透鏡度數　(B)若綠色較清楚，應加上凸透鏡度數　(C)有色盲的人不能使用紅綠試驗　(D)因波長的不同，紅光及綠光在眼底聚焦位置不同，大約差 0.50D。　（108 特師）

解析 正確答案為(C)。色彩視力異常者為感光細胞的異常，與屈光系統的色散無關，因此亦可使用此測試方式，但可能會感覺兩邊亮度不同，須用左右區分，而非顏色。

(　) 15. 關於紅綠試驗的敘述，下列何者正確？　(A)如果紅色視標比綠色視標清楚，此表示焦點落在視網膜之前，必須先加 +0.25D 修正　(B)如果綠色視標比紅色視標清楚，此表示焦點落在視網膜之前，必須先加 −0.25D 修正　(C)如果紅色視標比綠色視標清楚，此表示焦點落在視網膜之後，必須先加 +0.25D 修正　(D)如果紅色視標比綠色視標清楚，此表示焦點落在視網膜之前，必須先加 −0.25D 修正。　（108 特師）

解析 正確答案為(D)。紅色較清楚表示影像焦點落在視網膜之前，代表近視不足或遠視過矯，需加入負度數使焦點後退。當綠色較清楚表示焦點落在視網膜之後，代表近視過矯或遠視不足，需加入正度數將焦點往前拉。

( ) 16. 下列何者適合用在遠方球面度數的測量？ (A)紅綠試驗 (B)交替遮蓋雙眼比較 (C)偏光鏡測量 (D)稜鏡測量。 (108 特師)

解析 正確答案為(A)。紅綠雙色測試為判定球面度數的測試方式。

( ) 17. 自覺式驗光中的紅綠色標測試是利用那一種原理？ (A)球面像差 (B)色像差 (C)彗星像差 (D)斜散像差。 (108 專普)

解析 正確答案為(B)。紅綠雙色法(duochrome test)原理是眼睛的色散像差。

( ) 18. 利用紅綠色標測試確認患者矯正情形時，若患者主述綠色背景裡的數字比紅色背景裡的數字較黑、較清楚，下列處置何者正確？ (A)不論是近視或遠視均增加負度數 (B)不論是近視或遠視均增加正度數 (C)遠視往負度數增加、近視往正度數增加 (D)遠視往正度數增加、近視往負度數增加。 (108 專普)

解析 正確答案為(B)。當綠色較清楚表示焦點落在視網膜之後，代表近視過矯或遠視不足，需加入正度數將焦點往前拉。

( ) 19. 利用紅綠雙色檢查(douchrome test)視標確認患者矯正情形時，若患者主述紅色背景裡的數字比綠色背景裡的數字較黑、較清楚，下列處置何者正確？ (A)不論是近視或遠視均增加負度數 (B)不論是近視或遠視均增加正度數 (C)遠視往負度數增加、近視往正度數增加 (D)遠視往正度數增加、近視往負度數增加。 (109 特生一)

解析 正確答案為(A)。當紅色較清楚表示焦點落在視網膜之前，代表近視不足或遠視過矯，需加入負度數將焦點往後退。

( ) 20. 有關紅綠雙色平衡(duochrome balance)檢查視力平衡的原理，下列敘述何者錯誤？ (A)紅色的黑字清楚需加入 –0.25DS (B)綠色的黑字清楚需加入 +0.25DS (C)使黃色 570 nm 波長光的最小模糊圓落焦在視網膜後 (D)檢查終點為紅色和綠色裡的黑字一樣清楚。 (108 專高)

解析 正確答案為(C)。使黃色 570 nm 波長光的最小模糊圓落焦在視網膜上。

(　　) 21. 為近視病人配鏡時，根據紅綠測試(duochrome test)，若病人覺得綠色底的字較清楚，則代表此配鏡鏡片如何？ (A)近視度數過度矯正(overcorrection) (B)近視度數矯正不足(undercorrection) (C)鏡片度數正確 (D)顏色與鏡片度數無關。 (109 專高)

解析 正確答案為(A)。綠色底的字較清楚表示近視過度矯正或遠視矯正不足。

(　　) 22. 關於自覺驗光使用之紅綠雙色檢查法(duochrome test)之原理，下列敘述何者錯誤？ (A)是利用色相差之原理來設計此一檢查項目 (B)紅色波長較長，會落在視網膜後 (C)綠色波長較短，會落在視網膜前 (D)若患者表示紅色之視標較綠色清楚，則表示影像較偏向視網膜前，需增加+0.25D 之度數。 (112 專普)

解析 正確答案為(D)。當紅色較清楚表示焦點落在視網膜之前，代表近視不足或遠視過矯，需加入負度數將焦點往後退。

(　　) 23. 有關自覺驗光利用紅綠雙色檢查法，下列敘述何者錯誤？ (A)紅綠雙色常用以單獨檢查球面鏡度，不需檢影鏡或最佳球面度的協助 (B)檢查終點的目標是讓紅綠兩邊的視標看起來一樣清楚 (C)當兩邊的視標一樣清楚時，加上 −0.25DS 會使綠色邊的視標趨於清楚 (D)若無法達成紅綠兩邊的字一樣清楚，則以第一個鏡片讓綠色邊視標清楚為終點。 (109 專高)

解析 正確答案為(A)。紅綠雙色檢查僅為檢查球面鏡度的其中一種方式，完整驗光還需其他的檢查過程。

(　　) 24. 以雙色測試(bichrome)或紅綠測試(red-green test)驗證，得到自覺式驗光的初步結果，再加上+1.00D 的球面鏡霧化(fogging)之後，病人應表示何色的視標較清楚？ (A)紅色 (B)綠色 (C)一樣清楚 (D)無法判斷。 (109 專普)

解析 正確答案為(A)。霧視之後焦點會落在視網膜之前，紅色視標會較清楚。

(　　) 25. 患者初步驗光值為 −3.00DS / −0.75DC×180，利用紅、綠雙色視標進行驗光終點確認檢查；主述紅色背景的數字較黑、較清楚，則度數應修正為下列何者？ (A) −2.75DS / −0.75DC×180 (B) −3.00DS / −0.50DC×180 (C) −3.00DS / −1.00DC×180 (D) −3.25DS / −0.75DC×180。 (109 專普)

解析 正確答案為(D)。紅色背景的數字較黑、較清楚應加入近視度數，D選項是近視度數增加的選項。

(　) 26. 患者初步驗光值為−5.00DS/−0.75DC×180 利用紅、綠雙色視標進行驗光終點確認檢查；主述紅色背景的數字較黑、較清楚，則度數應修正為下列何者？ (A)−4.75DS/−0.75DC×180 (B)−5.00DS/−0.50DC×180 (C)−5.00DS/−1.00DC×180 (D)−5.25DS/−0.75DC×180。 (112 專普)

解析 正確答案為(D)。紅色背景的數字較黑、較清楚應加入近視度數，D選項是近視度數增加的選項。

(　) 27. 關於紅綠測試的敘述，下列何者錯誤？ (A)運用色像差原理，應在暗室下執行 (B)遠視未矯正患者通常會覺得紅色視標比較清楚 (C)老年白內障的受檢者可能傾向偏好紅色 (D)顏色辨色異常者仍可檢查。 (109 特生二)

解析 正確答案為(B)。遠視未矯正患者，焦點在視網膜之後，會覺得綠色較清楚。

(　) 28. 自覺式驗光中的紅綠測試，受檢者覺得綠色區塊字體較為清晰，一般應該加入那一個鏡片調整度數？ (A)+0.25DS (B)+0.25DC (C) −0.25DS (D) −0.25DC。 (109 特生二)

解析 正確答案為(A)。綠色區塊字體較為清晰表示焦點在視網膜之後，需加入正球面度數調整。

(　) 29. 有關波長和折射關係的敘述，下列何者正確？ (A)在空氣中紅光通過鏡片時折射角度較藍光大 (B)一般測量鏡片折射率是以綠光為標準 (C)近視的人如果配戴的眼鏡度數不夠，看綠色字會比紅色字清楚 (D)遠視的人如果配戴的眼鏡度數太多，看紅色字會比綠色字清楚。 (111 專高)

解析 正確答案為(D)。紅光波長較長，折射角度較小。一般測量鏡片折射率以黃光為標準。近視的人如果配戴的眼鏡度數不夠，看紅色字會比綠色字清楚。

(　) 30. 下列何種狀態下有利於使用紅綠雙色檢查？ (A)在瞳孔較大的狀態下 (B)在霧視的狀態下 (C)在檢查室光亮環境下 (D)有未矯正散光差的情形下。 (111 專高)

解析 正確答案為(A)。瞳孔較大的狀態會有較明顯的色散差。紅綠雙色檢查不必要霧視，室內光線會影響波長，散光未矯正也會影響。

(　) 31. 有關紅綠雙色檢查(bichrome test)，下列敘述何者錯誤？ (A)紅綠雙色檢查是用於檢驗最佳球面度數的一種方法 (B)測驗時需在室內較暗的條件下檢查 (C)指引患者看一行視力 20/20 紅綠背景視標 (D)雖然要辨識紅綠背景下的視標是否一樣清楚，色覺異常患者仍可以使用此種方法檢查。(112 專高)

解析 正確答案為(C)。視標大小為 20/25 或最佳視力的上一行。

(　) 32. 自覺式驗光步驟中，有關第二次球面度確認的敘述，下列何項錯誤？ (A)前步驟可能調整了散光軸或散光度數，故需第二次球面度確認 (B)第二次球面度確認時，常用的霧視鏡片為+0.75DS 至+1.00DS (C)紅綠測試需於半暗室中進行，盡可能避免影響顏色飽和度 (D)若紅綠測試與最正球面度最佳視力(MPMVA)檢查結果有誤差，則以紅綠測試結果為準。(112 專高)

解析 正確答案為(D)。有些患者對此測試沒有反應，總是認為某一邊較清楚，注意此情況並終止此項檢查，採用別的方式。

二、散光檢查

接下來依照順序是散光檢查，但此時依患者情況不同，做以下考量及思考。

1. 所加入的負度數是否反應出患者霧視起點視力的進步，正確的屈光檢查將與所預測的終點度數相當接近。
2. 假如綜合驗光儀起點包含暫時的散光大於 −0.75D，執行 JCC。記得此時的視力也許還無法達到 1.0 或以上，因為散光還未修正。
3. 假如患者右眼以球面度數有 1.0 或以上的視力，執行左眼的屈光檢查，若同樣以球面度數有 1.0 或以上的視力，執行雙眼視平衡。
4. 假如綜合驗光儀上的暫時散光度為 −0.25D 或 −0.50D，執行 JCC 的散光度數檢查。假如患者拒絕（白點清楚），則執行第二次 MPMVA。假患者接受（紅點清楚）則執行 JCC。

5. 假如起點度數沒有任何散光，且患者沒有 1.0 或以上的視力，執行 JCC 少量散光的測試或散光鐘狀圖檢查。若因介質不清澈或患者的不配合使檢影度數不可靠時，亦可執行此測試。
6. 假如起點資料及上面方式皆偵測不出任何散光，且患者的視力以球面度數無法達到 1.0，考慮患者有病理的原因或弱視。

(一) 傑克森交叉圓柱鏡(Jackson Cross cylinder, JCC)檢查

這個檢查為重要的散光檢查技巧，在驗光程序上可用在第一次 MPMVA 後，精確調整散光的軸度與度數，或偵測是否有少量散光的存在。臨床操作不難，記住一些口訣就可以，但原理上較複雜，需理解的部分較多，JCC 在考試時的題目也很多。

使用時須確保最小模糊圓在視網膜之上，為達此目的，在第一次 MPMVA 時，若以霧視法須達最佳視力，甚至輕微過矯。若以紅綠雙色法，無法紅綠相等時，以加一格綠色清楚為終點。

JCC 為檢查時所額外加入鏡片，不屬於矯正處方的一部分，加入前後不改變最小模糊圓位置。JCC 的基本定義很重要，需要牢記。JCC 是一種兩條主徑線的度數相同但符號相反的散光鏡片，在綜合驗光儀上有特殊設計的旋鈕可翻轉鏡片，也有手持式可於綜合驗光儀以外情況使用。

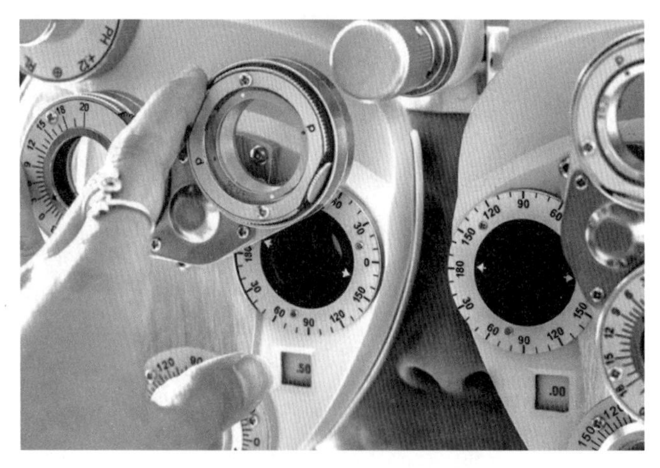

圖 2-9　交叉圓柱鏡的構造

度數可以有 ±0.25D，±0.37D，±0.50D 或 ±1.00D 等不同度數。但大多數常用的度數為 ±0.25D 或 ±0.50D 的鏡片。若為低視力患者可用較高度數的 JCC。這個「度數」是指兩主徑線上的度數。如果用驗度儀測量一個 ±0.25D 的交叉柱鏡，在一條主徑線上讀出 +0.25D，另一條則為 −0.25D，因此球柱處方為 +0.25DS − 0.50DC 或 −0.25DS + 0.50DC，散光度數為 0.50DC。

鏡片上標示**紅點**表示**負軸／正度數**，此方向上的度數為正，且為以負散光形式時的散光軸。**白點**表示**正軸／負度數**，此方向上的度數為負，且為以正散光形式時的散光軸。

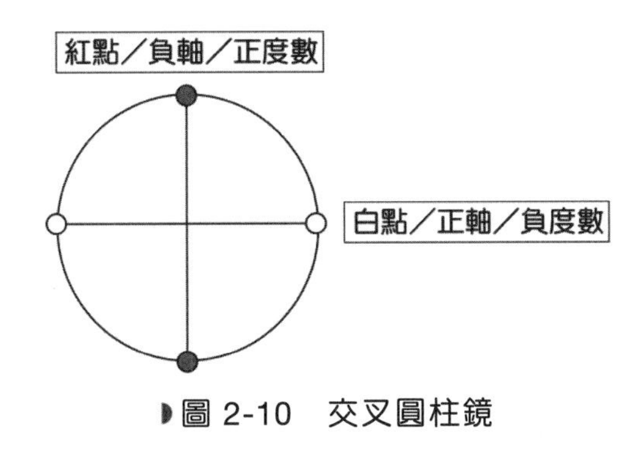

圖 2-10　交叉圓柱鏡

A 點：位於紅白點中間，轉動旋鈕所在位置，將此點對準散光軸度，翻轉時紅白點位置互換，作為尋找散光軸之用，口訣為**追紅點**，正確散光軸度將在清楚那一面的紅點方向，軸度往紅點方向調整，直到兩面一樣清楚或一樣模糊時，表示已經找到正確軸度。或在一範圍內反覆，可以此範圍中點作為軸度。軸度調整幅度與散光度數成反比，度數較低時調整幅度可較大，度數越高調整幅度需越小。

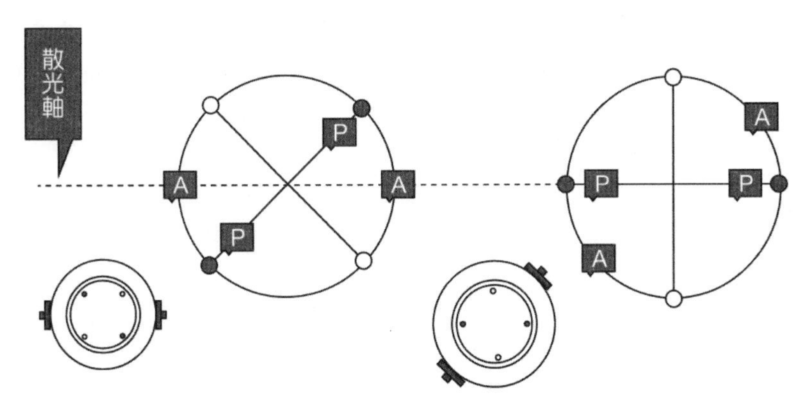

圖 2-11　交叉圓柱鏡的操作

P 點：位於紅點或白點位置，當此點對準散光軸時，翻轉旋鈕，紅白點位置將互換，作為尋找散光度數之用，口訣為**紅加白減**，紅點清楚時表示要繼續加入散光度數（負散光），白點清楚時要減少散光度數，直到兩面一樣清楚或一樣模糊時，表示已經找到正確散光度數。為維持最小模糊圓始終在視網膜之上，須保持**等效球面度數**，當散光增加／減少 –0.50DC 時，球面要減少／增加 –0.25DS。

翻轉鏡片時要注意翻的速度要快，但每一面需停留 2~5 秒鐘使患者看清楚。常規檢查流程為先找軸度再找度數，但若度數調整階段大於等於 1.00DC 時，需回頭再次確認軸度。而在散光度數很低時，可先確認是否有散光度數。如果起始點沒有散光，而且患者以球面度無法達到 20/20 的視力時。可以用為**確認散光是否存在**，步驟如下：

1. **粗略軸度**：先加入低度散光如 –0.25D 或 –0.50D，接著以 P 點位置分別在 180、45、90、135 看紅白點狀況，紅色清楚為接受，白色清楚為拒絕。接受的位置即為粗略軸度。若全部都是拒絕，則表示沒有散光或散光極低。若有接受的位置則繼續以下步驟。
2. **粗略度數**：以粗軸度在 P 點位置作度數檢查。
3. **精細軸度**：以 A 點位置做軸度檢查。
4. **精細度數**：以 P 點位置做度數檢查。

歷屆試題

(　) 1. 操作傑克森交叉圓柱鏡(Jackson cross-cylinder)方法，柱鏡上的紅點代表什麼意思？ (A)稜鏡的方向 (B)稜鏡的度數 (C)負圓柱鏡的柱軸 (D)正圓柱鏡的柱軸。（106 特生）

解析 正確答案為(C)。紅點表示負軸／正度數。

(　) 2. 關於傑克森交叉圓柱鏡的敘述，下列何者錯誤？ (A)在相互垂直的主子午線上有度數相同，但符號相反的屈光力 (B)主子午線用紅白點來表示 (C)紅點表示正圓柱鏡軸位置，白點表示負圓柱鏡軸位置 (D)兩軸之間為平光等同鏡，一般將交叉圓柱鏡的手柄或旋鈕設計於此。（106 專普）

解析 正確答案為(C)。紅點為負散光軸。

( ) 3. 在測量散光時，需按照何種步驟？ (A)直接測量散光度數 (B)先確定球面度數，再測量散光度數 (C)先測量散光度數，再測定散光軸度 (D)先測定散光軸度，再測量散光度數。 (108 專高)

解析 正確答案為(D)。常規檢查流程為先找軸度再找度數。

( ) 4. 在進行自覺式驗光時，通常可經由加正屈光度球面鏡霧化(plus fogging)來放鬆調節力，下列何種檢查通常並不需要先霧化？ (A)進行最高正球面度數以達最佳視力(maximum sphere to best visual acuity)檢查時 (B)紅綠測試時 Jackson cross-cylinder 以微調散光度數時 (C)Jackson cross-cylinder 以微調散光度數時 (D)時鐘刻度表(clock dial test)檢查散光時。 (106 特生)

解析 正確答案為(C)。JCC 使用時須確保最小模糊圓在視網膜之上。

( ) 5. 已知受檢者有中度散光，利用交叉圓柱鏡(cross-cylinder)檢查散光時，先加上何種鏡片，讓眼球的屈光調整成何種狀態，再使用交叉圓柱鏡最準確？ (A)先只用球面鏡片調整成遠視散光 (B)先只用球面鏡片調整成近視散光 (C)先只用球面鏡片調整成混合性散光 (D)同時用球面鏡片及散光鏡片調整成混合性散光。 (106 特師)

解析 正確答案為(D)。使用時須確保最小模糊圓在視網膜之上，這表示若同時存在球面與散光，兩者皆須加入，此時為混合性散光。

( ) 6. 有關操作傑克森氏交叉圓柱鏡(Jackson's cross-cylinder lens test)之敘述，下列何者錯誤？ (A)先決定散光軸度再測量散光度數 (B)決定散光軸度時，可以將交叉圓柱鏡的軸度放置與矯正圓柱鏡的軸度同軸即可 (C)轉動交叉圓柱鏡至受測者兩面影像清晰度相同可得散光軸度 (D)決定散光度數時，每增加−1.00D 的散光度數，需加+0.5D 於球面度數中。 (106 特師)

解析 正確答案為(B)。決定散光軸度時，矯正圓柱鏡的軸度需置於 A 點位置，即交叉圓柱鏡的兩個軸度之間。

( ) 7. 某患者的屈光度數為−3.00DS/−1.50DC × 080°，檢查者欲使用交叉圓柱鏡(cross-cylinder)複驗此患者的負性散光軸角度，請問檢查者應將交叉圓柱鏡的正負散光軸分別放置於下列何角度？ (A)15 度，105 度 (B)25 度，115 度 (C)35 度，125 度 (D)45 度，135 度。 (106 特師)

解析 正確答案為(C)。在散光軸的兩側 45 度處，80–45=35，80+45=125。

( ) 8. 以傑克森交叉圓柱鏡(Jackson cross-cylinder, JCC)微調散光軸度時，將 JCC 鏡片的軸線對準 90 度及 180 度，患者選擇 90 度比較清楚。再將 JCC 鏡片的軸線對準 4 度及 135 度，患者選擇 45 度比較清楚。則患者散光軸度落在那個位置？ (A)90 度及 180 度之間 (B)45 度及 90 度之間 (C)90 度及 135 度之間 (D)45 度及 135 度之間。 （106 特生）

解析 正確答案為(B)。此為 JCC 確認散光是否存在的步驟，45 度及 90 度為接受，軸度在兩者之間。

( ) 9. 下列關於傑克森交叉圓柱鏡(Jackson cross cylinder, JCC)的敘述，何者正確？ (A)在進行傑克森交叉圓柱鏡時，最小模糊圈(circle of least confusion)必須要落在視網膜前 (B)將綜合驗光儀上的傑克森交叉圓柱鏡的「A」對準散光軸度，表示在測量患者的散光度數 (C)將綜合驗光儀上的傑克森交叉圓柱鏡的「P」對準散光軸度，表示在測量患者的散光軸度 (D)傑克森交叉圓柱鏡上面的紅點代表負圓柱鏡的柱軸位置。 （106 專普）

解析 正確答案為(D)。最小模糊圈必須要落在視網膜之上。A 對準散光軸度測量患者的散光軸度。P 對準散光軸度測量患者的散光度數。

( ) 10. 關於使用傑克森交叉圓柱鏡檢測散光的敘述，下列何者正確？ (A)建議採用的視標為十字視標(cross-hatched target) (B)檢測時為求精準，務必要求受測者設法盡力看清楚視標 (C)需在霧視(fogging)狀態下執行 (D)被檢測鏡片的球面要隨散光調整，例如散光度數增加-0.50DC 時，球面度數要同時增加+0.25DS。 （106 專普）

解析 正確答案為(D)。視標可用一般視標或蜂窩狀圖形。受測者遠距驗光時應放鬆。須在最佳矯正下進行。

( ) 11. 檢影鏡檢查後右眼屈光度為–5.00DS/–2.00DC×180，傑克森交叉圓柱鏡散光確認步驟為下列何者？ (A)先確認軸度，再確認度數 (B)先確認度數，再確認軸度 (C)只需確認度數 (D)只需確認軸度。（110 專普）

解析 正確答案為(A)。散光度數超過–0.75DC，執行 JCC，先確認軸度，再確認度數。

(　) 12. 當進行傑克森交叉圓柱鏡散光度檢查時，每次在調整 0.50DC 後，要增加或減少 0.25DS 之原因為何？①為了維持最小模糊圈在視網膜平面上 ②為了維持等效球鏡度 ③為了維持最佳稜鏡效果(prismatic effect) (A)僅① (B)僅①② (C)僅②③ (D)①②③。 （106 專普）

解析 正確答案為(B)。調整的目的為維持等效球鏡度，也就是維持最小模糊圈在視網膜平面上。

(　) 13. 下列何項檢查需要考慮等效球鏡度(spherical equivalent)？ (A)傑克森交叉圓柱鏡(Jackson cross cylinder)檢查 (B)裂孔板驗光(stenopaic slit refraction) (C)紅綠測試(duochrome test) (D)針孔(pinhole)視力檢查。 （109 特生二）

解析 正確答案為(A)。傑克森交叉圓柱鏡使用時須確保最小模糊圓在視網膜之上，也就是維持等效球鏡度。

(　) 14. 有關傑克森交叉圓柱鏡(Jackson cross cylinder)敘述，下列何者錯誤？ (A)JCC 鏡片整體等價球面度數為 0 度（平光） (B)測量精準散光軸度時，將 JCC 鏡片上的「A」對準散光軸度 (C)測量精準散光度數時，將 JCC 鏡片上的「P」對準散光軸度 (D)JCC 鏡片會使最小模糊圈(circle of least confusion)移至視網膜前。 （111 專普）

解析 正確答案為(D)。傑克森交叉圓柱鏡使用時須確保最小模糊圓在視網膜之上。

(　) 15. 下列何者是傑克森交叉圓柱鏡？ (A) +0.25DS / −0.25DC×180 (B) +0.50DS / −0.50DC×090 (C) −0.50DS / +0.50DC×180 (D) +0.50DS / −1.00DC×090 。 （109 特生二）

解析 正確答案為(D)。選項 D 為 +/ −0.50 之交叉圓柱鏡。

(　) 16. 電腦驗光結果是 −1.00DS / −1.50DC×110 ，利用交叉圓柱鏡(cross cylinder)驗證散光時，需加上何種鏡片，讓影像在眼內聚焦形成的兩條焦線，且此兩條焦線應投射在何處再用交叉圓柱鏡檢驗為較佳之選擇？ (A)用球面鏡片，使影像形成的兩條焦線投射在視網膜上及視網膜之前 (B)用球面鏡片，使影像形成的兩條焦線投射在視網膜上及視網膜之後 (C)用球面鏡片，使影像形成的兩條焦線投射在視網膜之前及視網膜之後 (D)同時用球面鏡片及散光鏡片，使影像形成的兩條焦線投射在視網膜之前及視網膜之後。 （106 專高）

解析 正確答案為(D)。使用時須確保最小模糊圓在視網膜之上，影像形成的兩條焦線投射在視網膜之前及視網膜之後。

(　) 17. 正視眼前加上交叉圓柱鏡，白點位於水平方向，則 (A)水平方向的光線，聚焦在視網膜之前，形成一條水平焦線 (B)水平方向的光線，聚焦在視網膜之前，形成一條垂直焦線 (C)水平方向的光線，聚焦在視網膜之後，形成一條水平焦線 (D)水平方向的光線，聚焦在視網膜之後，形成一條垂直焦線。（106 專高）

解析 正確答案為(D)。水平方向白點為負度數，屈光度較弱，垂直方向紅點為正度數，屈光力較強，形成一順散屈光狀態，水平焦線在前，垂直焦線在後。

(　) 18. 交叉圓柱鏡驗證散光角度，如初始驗光度數右眼為 −1.00DS / −1.00DC × 100，當翻轉交叉圓柱鏡，發現旋轉軸上方的白點在被檢驗者的耳邊時，視標比較清楚，則驗光角度修正為 (A)角度向被檢驗者的左邊修正，角度大於 100 度 (B)角度向被檢驗者的左邊修正，角度小於 100 度 (C)角度向被檢驗者的右邊修正，角度大於 100 度 (D)角度向被檢驗者的右邊修正，角度小於 100 度。（106 專高）

解析 正確答案為(B)。右眼初始軸度在 100，較清楚時的紅點在鼻側（患者的左邊），因此調整軸度小於 100 度。

(　) 19. 受檢者 35 歲，透過視網膜檢影鏡得到矯正度數，再進行傑克森交叉圓柱鏡檢查，下列敘述何者錯誤？ (A)如果散光的度數愈高，散光軸度的精準度對清晰程度的影響就愈小 (B)決定散光度數時，會把交叉圓柱鏡的其中一個軸度與目前散光的軸度形成相差 90 度 (C)如果受檢者回應，交叉圓柱鏡的紅點軸與綜合驗光儀的負圓柱鏡軸度一致時，影像比較清楚，那麼表示綜合驗光儀的負圓柱鏡的度數應該再增加 −0.25D (D)負圓柱鏡的度數每增加 −0.50D，就應該增加 +0.25D 的球面鏡（或者減去 −0.25D 的球面鏡），以維持等效球鏡度(spherical equivalent)。（107 專普）

解析 正確答案為(A)。散光的度數越高，散光軸度的精準度對清晰程度的影響就越大。

( ) 20. 有關傑克森交叉圓柱鏡檢測散光的敘述，下列何者正確？ (A)為避免受檢者調節能力影響檢查結果，傑克森交叉圓柱鏡檢查時球面鏡片需加上 +1.00D ~ +2.00D 來霧視 (B)低視力的受檢者需用 ±0.25D 的傑克森交叉圓柱鏡來檢測 (C)一般而言，傑克森交叉圓柱鏡對散光測試的精確度比鐘面圖(clock dial test)來得差 (D)在進行散光度數(cylinder power refinement)的微調時，傑克森交叉圓柱鏡軸度要放在初步檢查時得到的散光軸度。 (107 專普)

解析 正確答案為(D)。交叉圓柱鏡的檢查不能霧視。低視力要加大度數。交叉圓柱鏡的精確度要大於鐘面圖。

( ) 21. 綜合驗光儀上的傑克森交叉圓柱鏡(Jackson cross cylinder)中的紅點為何？ (A)紅點為正圓柱鏡軸的方向，紅點的度數為正 (B)紅點為正圓柱鏡軸的方向，紅點的度數為負 (C)紅點為負圓柱鏡軸的方向，紅點的度數為正 (D)紅點為負圓柱鏡軸的方向，紅點的度數為負。

(107 特生)

解析 正確答案為(C)。紅點為負軸／正度數。

( ) 22. 自覺式驗光中進行傑克森交叉圓柱鏡尋找散光，受測者屈光度為 –3.50DS / –1.75DC × 030，軸度確認步驟為下列何者？ (A)傑克森交叉圓柱鏡上的 A 放在軸位 30 度上 (B)傑克森交叉圓柱鏡上的 A 放在軸位 120 度上 (C)傑克森交叉圓柱鏡的 P 紅點放在軸位 30 度上 (D)傑克森交叉圓柱鏡的 P 白點放在軸位 30 度上。 (107 特生)

解析 正確答案為(A)。軸度檢查為將 A 點放在散光軸上。

( ) 23. 以交叉圓柱鏡調整測量 –2.50DS / –2.50DC × 180 的散光度數值時，連續兩次負圓柱鏡的軸都對應著 180 度時，受檢者都看得較清楚，則應調整為下列那一個屈光度？ (A) –2.50DS / –2.00DC × 180
(B) –2.50DS / –3.00DC × 180 (C) –2.25DS / –2.25DC × 180
(D) –2.25DS / –3.00DC × 180。 (107 專高)

解析 正確答案為(D)。連續兩次為紅點，散光加入 –0.50D，近視減少 –0.25D。

(　) 24. 運用傑克森交叉圓柱鏡幫患者檢測散光時，有關傑克森交叉圓柱鏡的有效軸度移動(effective axis shift)的敘述，下列何者正確？ (A)當矯正的圓柱鏡度數越小時，傑克森交叉圓柱鏡的軸度需要移動的角度越小 (B)當矯正的圓柱鏡度數越小時，傑克森交叉圓柱鏡的軸度需要移動的角度越大 (C)當矯正圓柱鏡度數增加一倍時，傑克森交叉圓柱鏡的軸度移動需要增加三倍 (D)矯正圓柱鏡度數與傑克森交叉圓柱鏡的軸度需要移動的角度沒有關係。 (107 專高)

解析 正確答案為(B)。矯正的圓柱鏡度數越大時，傑克森交叉圓柱鏡的軸度需要移動的角度越小。

(　) 25. 以交叉圓柱鏡測量 +3.75DS / −2.50DC × 045 的正確角度軸，負圓柱鏡軸在 90 度或在 180 度時，看起來都一樣清楚，下列何屈光度較適宜？
(A) +3.75DS / −2.50DC × 180　(B) +3.75DS / −2.50DC × 045
(C) +3.75DS / −2.50DC × 090　(D) +3.75DS / −2.25DC × 090。 (107 專高)

解析 正確答案為(B)。A 點在散光軸上，兩面一樣清楚，表示為正確散光軸。

(　) 26. 對於只有短暫記憶的被檢者，根據 LeVine(1990)等人之研究，下列何種檢測方法較不適用？ (A)紅綠雙色法測試 (B)鐘面輻射狀圖測量(clock dial chart test) (C)傑克森交叉圓柱鏡測量 (D)裂隙片測量(stenopaeic slit test)。 (107 專高)

解析 正確答案為(C)。傑克森交叉圓柱鏡測量需要比較翻轉的兩面鏡片，若只有短暫記憶的被檢者較不適合。

(　) 27. 某患者的屈光度數為 −4.00DS / −1.75DC × 070，檢查者欲使用交叉圓柱鏡(cross-cylinder)複驗此患者的負性散光度數，請問檢查者應將交叉圓柱鏡的正負散光軸分別放置於下列何角度？ (A)60 度，150 度 (B)70 度，160 度 (C)80 度，170 度 (D)90 度，180 度。 (107 特師)

解析 正確答案為(B)。檢查散光度數時，P 點置於散光軸，也就是 70 度，則交叉圓柱鏡的正負散光軸會分別在 70 度與 160 度。

(　) 28. 在進行傑克森交叉圓柱鏡(Jackson cross-cylinder, JCC)前，必須確認患者度數已達最佳球面狀態(best vision sphere)讓最小模糊圈在正確的位置。下列那個測試方式不適合用來測試或確認最佳球面狀態？ (A)最高正度數且最佳視力測試 (B)加減度測試(plus/minus technique test) (C)紅綠雙色測試(duochrome test) (D)改良式托林頓測試(modified Thorington test)。 (107 特師)

解析 正確答案為(D)。改良式托林頓測試(modified Thorington test)為眼位的測量方式。

( ) 29. 運用傑克森交叉圓柱鏡來檢測散光的狀態。如果將傑克森交叉圓柱鏡的紅點分別放在軸度 090 與 180 讓受檢者比較，受檢者覺得在 090 的時候清楚一些，然後將紅點放在軸度 045 與 135 讓受檢者比較時，受檢者覺得在 045 的時候清楚一些。下列何者最有可能是此受檢者用負圓柱鏡矯正的散光軸度？ (A)20 度 (B)70 度 (C)110 度 (D)160 度。 (107 特師)

解析 正確答案為(B)。軸度在 45 與 90 之間，選 70 度。

( ) 30. 以交叉圓柱鏡測量 +3.50DS / −1.75DC × 090 的散光度數時，若受檢者認為連續 2 次都是正圓柱鏡的軸在 90 度時看得比較清楚，則調整後的屈光度應為何？ (A) +3.50DS / −1.75DC × 090 (B) +3.25DS / −1.25DC × 090 (C) +3.25DS / −2.25DC × 090 (D) +3.75DS / −1.25DC × 090。 (107 特師)

解析 正確答案為(B)。2 次白點/正軸在 90，減散光 −0.50D，增加近視 −0.25D，因此處方為 +3.25DS / −1.25DC × 090。

( ) 31. 如果一開始沒有用散光鏡片矯正，使用交叉圓柱鏡檢測時，何者最為正確？ (A)如果交叉圓柱鏡的軸放在 090 與 180，翻轉鏡片，清晰度是相同的，表示沒有散光 (B)如果交叉圓柱鏡的軸放在 045 與 135，翻轉鏡片，清晰度是相同的，表示沒有散光 (C)如果交叉圓柱鏡的軸放在 090 與 180，翻轉鏡片，清晰度是相同的；放在 045 與 135，翻轉鏡片，清晰度又是相同的，表示沒有散光 (D)若不知有沒有散光，就無法使用交叉圓柱鏡。 (107 特師)

解析 正確答案為(C)。交叉圓柱鏡的軸放在 090 與 180，翻轉鏡片，清晰度是相同的；放在 045 與 135，翻轉鏡片，清晰度又是相同的，表示在四個粗略軸度上都沒有明顯散光存在。

( ) 32. 以交叉圓柱鏡檢驗法調整驗光度 −2.50DS / −0.75DC × 180 的散光軸時，被檢者認為正圓柱鏡軸在 135 度時，看得較清楚，則需調整為下列何種屈光度？ (A) −2.50DS / −0.75DC×010 (B) −2.50DS / −0.75DC×170 (C) −2.50DS / −0.75DC×180 (D) −2.50DS / −0.50DC×170。 （107 特師）

解析 正確答案為(A)。白點／正軸在 135 度時，紅點在 45 度，此時較清楚軸度需往 45 度方向調整。

( ) 33. 以交叉圓柱鏡檢驗法驗光修正 −2.00DS / −1.75DC×080 的散光軸時，比較負圓柱鏡的軸在 35 度及 125 度時，軸的調整是以 5 度為一單位。若被檢者的反應在 35 度時的位置較清楚，則散光軸修正為多少度？ (A)40 度 (B)120 度 (C)75 度 (D)85 度。 （107 特師）

解析 正確答案為(C)。紅點／負軸在 35 度時的位置較清楚，軸度應由 080 度往 35 度方向調整 5 度，為 75 度。

( ) 34. 關於傑克森交叉圓柱鏡測試的敘述，下列何者錯誤？ (A)在進行傑克森交叉圓柱鏡測試時，最小模糊圈應保持在視網膜上 (B)傑克森交叉圓柱鏡的度數綜合平均是零度(zero power)，來保持兩個檢查面皆不會移動最小模糊圈的位置 (C)當史特爾姆間隔(interval of Sturm)增加時，患者會表示視力變得清楚 (D)矯正的圓柱鏡度數不正確時，傑克森交叉圓柱鏡的一面會增加史特爾姆間隔，另一面會減少史特爾姆間隔。 （107 特師）

解析 正確答案為(C)。史特爾姆間隔(interval of Sturm)增加時，最小模糊圓會變大，視力模糊。

( ) 35. 運用傑克森交叉圓柱鏡測量散光，低視力者的測量最好使用下列何者？ (A) + / −0.25D (B) + / −0.37D (C) + / −0.50D (D) + / −1.00D。 （107 特師）

解析 正確答案為(D)。低視力者使用交叉圓柱鏡應用較高度數。

( ) 36. 以傑克森交叉圓柱鏡(JCC)微調散光軸度時，將 JCC 鏡片的軸度對準 90 度及 180 度，患者選擇 90 度比較清楚。再將 JCC 鏡片的軸線對準 45 度及 135 度，患者選擇 135 度比較清楚，請問患者負散光軸落在那個位置？ (A)90 度及 180 度之間 (B)45 度及 90 度之間 (C)90 度及 135 度之間 (D)45 度及 135 度之間。 （108 特生）

解析 正確答案為(C)。90 度與 135 度比較清楚，因此軸度在此兩者之間。

( ) 37. 使用交叉圓柱鏡驗證散光度數，以 +/−0.25D 圓柱鏡逐次修正散光。如原驗光度數為 +2.00DS/+1.25DC×080，根據此度數調整，綜合驗光儀的鏡片度數，翻轉交叉圓柱鏡，發現白點位置在 80 度時視標比較清楚。經過修改散光度數後，再次翻轉交叉圓柱鏡，發現白點位置在 80 度時，視標仍然比較清楚，則驗光度數宜修正為下列何者？

(A) +1.75DS/+1.75DC×080　(B) +2.00DS/+1.75DC×080

(C) +2.00DS/+0.75DC×080　(D) +2.25DS/+0.75DC×080。　(108 特師)

解析 正確答案為(A)。處方之負散光軸在 170 度，白點在 80 度時紅點在 170 度，兩次清楚加入散光度 −0.50D，且減少近視 −0.25D，處方為 +1.75DS/+1.75DC×080。

( ) 38. 進行傑克森交叉圓柱鏡(Jackson cross-cylinder, JCC)檢測之前，綜合驗光儀裡的度數為 −2.00DS/−2.00DC×080，而檢查過程中受檢者散光軸度沒有改變，但散光度數降至 −1.00DC。若檢測操作正確，此受檢者在測量完傑克森交叉圓柱鏡時，綜合驗光儀裡的度數應該是下列何者？

(A) −1.00DS/−1.00DC×080　(B) −1.50DS/−1.00DC×080

(C) −2.00DS/−1.00DC×080　(D) −2.50DS/−1.00DC×080。　(108 特師)

解析 正確答案為(D)。散光度數減少 −1.00DC，近視需增加 −0.50D。

( ) 39. 執行傑克森交叉圓柱鏡檢查(Jackson cross-cylinder)時，下列何者最不適當？　(A)執行散光軸度檢查時，如果被檢者表示兩種狀況下清楚的程度一樣，則可以進行下一步　(B)檢查散光軸度時，被檢者在兩個很小的軸度之間反覆，可以選擇這兩個軸度之間的中間軸度，以進行下一步　(C)檢查散光軸度時，被檢者在兩個很小的軸度之間反覆，可以在兩個軸度中選擇比較接近原來常戴的眼鏡的軸度，以進行下一步　(D)除非散光度數很大，通常會先檢查散光度數，之後才是散光軸度。

(108 專普)

解析 正確答案為(D)。通常會先檢查散光軸度，之後才是散光度數。

( ) 40. 受測者暫定度數為 −10.25DS/−1.50DC×075，進行交叉圓柱鏡檢測散光度數時，調整減少負散光鏡片 −0.50D，則受檢者度數應該調整為何？

(A) −10.75DS/−1.00DC×075　(B) −10.50DS/−1.00DC×075

(C) −10.00DS/−1.00DC×075　(D) −9.75DS/−1.50DC×075。　(108 專普)

解析 正確答案為(B)。減少負散光鏡片 −0.50D，需增加近視 −0.25D。

(　) 41. 使用交叉圓柱鏡測量散光度數時，當紅點對應著角度軸時影像較清晰，度數應先如何調整？ (A)加球面度 −0.25 (B)加球面度+0.25 (C)加散光度 −0.25 (D)加散光度+0.25。 (108 專高)

解析 正確答案為(C)。紅點較清楚，加入散光 −0.25D。

(　) 42. 使用 ± 0.25 傑克森交叉圓柱鏡(Jackson cross-cylinder)調整 −1.00DS / −2.50DC×135 散光角度軸時，檢測時每次以移轉多少的角度軸測量會較合適？ (A)5 度 (B)10 度 (C)15 度 (D)20 度。 (108 專高)

解析 正確答案為(A)。散光度 −2.50DC 較高，轉動時以小角度轉動。

(　) 43. 綜合驗光儀上的處方為 +3.50DS / −1.25DC×180，當進行傑克森交叉圓柱鏡測試確認散光度數時，負柱鏡軸對準 090 時較為清晰，調整後再次測量依然是對準 090 時較為清晰，再經調整後正負軸一樣清楚，結束散光度數測量。此時處方應為下列何者？ (A) +3.25DS / −0.75DC×180 (B) +3.50DS / −0.75DC×180 (C) +3.75DS / −0.75DC×180 (D) +3.75DS / −1.75DC×180。 (109 特生一)

解析 正確答案為(A)。負柱鏡軸（紅點）對準 090 時，白點在 180 上，兩次清晰因此散光減少 −0.50D，球面增加 −0.25D，調整後處方為 +3.25DS / −0.75DC×180。

(　) 44. 有關傑克森交叉圓柱鏡(Jackson cross cylinder, JCC)的散光檢查方法，下列敘述何者正確？ (A)視網膜檢影鏡沒有發現的散光，也可能由傑克森交叉圓柱鏡散光檢查時發現 (B)不需要先檢查最佳球面度數 (C)必需要先有視網膜檢影鏡的結果才能檢查傑克森交叉圓柱鏡 (D)通常先檢查散光度數，然後再確認散光軸度。 (109 特師一)

解析 正確答案為(A)。JCC 需在最佳球面度數之下進行；檢影鏡的結果並非必要；通常先檢查散光軸度，然後才是散光度數。

(　) 45. 使用交叉柱鏡(cross-cylinder)修正散光軸度時，下列何者錯誤？ (A)在修正散光軸度時，主要的子午線要與原矯正柱鏡成 45 度 (B)如果交叉柱鏡的軸與原矯正柱鏡成 45 度，翻轉鏡片，清晰度是相同的，表示軸度正確 (C)如果交叉柱鏡翻轉，清晰度是不同的，若原矯正柱鏡是正的，則其軸度要往交叉柱鏡正柱鏡軸度處移動 (D)如果交叉柱鏡翻轉，清晰度是不同的，若原矯正柱鏡是負的，則其軸度要往交叉柱鏡正柱鏡軸度處移動。 (109 特師二)

解析 正確答案為(D)。原矯正柱鏡是負的，此步驟為追紅點，紅點表示負散光軸正度數。

( ) 46 綜合驗光儀上的傑克森交叉圓柱鏡(Jackson cross-cylinder, JCC)的紅色點，代表此鏡片的：①最高正度數軸 ②最高負度數軸 ③鏡片的正散光軸 ④鏡片的負散光軸 (A)①③ (B)①④ (C)②③ (D)②④。(109 特師二)

解析 正確答案為(B)。紅點表示負散光軸正度數。

( ) 47. 有關負散光綜合驗光儀的傑克森交叉圓柱鏡(Jackson cross cylinder, JCC)檢查的敘述，下列何者正確？①當白點與綜合驗光儀散光軸對齊時減掉−0.25DC ②白點是正軸 ③散光軸微調時必須向白點方向調整 (A)① (B)①② (C)②③ (D)①②③。(110 專普)

解析 正確答案為(B)。散光軸微調時為追紅點，必須向紅點方向調整。

( ) 48. 患者以−2.50DS/−2.00DC×180 進行傑克森交叉圓柱鏡檢查法的散光度數檢查，當散光度數修正成−1.50DC 時，其球面度數應該修正為下列何者？ (A)−3.00DS (B)−2.75DS (C)−2.25DS (D)−2.00DS。(110 專普)

解析 正確答案為(B)。散光加入+0.50DC，球面度須增加−0.25DS。

( ) 49. 有關執行最大正度數最佳矯正視力(maximum plus to maximum visual acuity, MPMVA)檢查的方式與內容，下列何者最不適當？ (A)施行睫狀肌麻痺驗光(cycloplegic refraction)，有助檢查調節痙攣或隱藏性遠視者 (B)霧視(fogging)法可以放鬆被檢者的調節力 (C)操作傑克森交叉圓柱鏡必需加入正鏡片霧視被檢者視力以獲得準確屈光度數 (D)單眼視或兩眼單一視的自覺式驗光都需採用霧視法以放鬆被檢者的調節力。(110 專普)

解析 正確答案為(C)。傑克森交叉圓柱鏡須在最佳球面度之下進行。

( ) 50. 以綜合驗光儀進行散光檢查，初始處方為+2.50DS/−1.25DC×065。放置圓柱交叉鏡後開始檢查散光軸度，患者表示鏡片 1 較清楚，檢查者便將散光軸度調整至 055。試問，此時 JCC 上負軸(minus axis)軸度為何？ (A)055 (B)145 (C)010 (D)100。(110 專高)

解析 正確答案為(C)。散光軸在 065，表示紅白點在 020 與 110，鏡片 1 較清楚，檢查者便將散光軸度調整至 055，表示調整方向為順時針 10 度，也就是紅點一開始在 020。順時針旋轉 10 度後，此時紅點位於 010。

( ) 51. 在測量–9.00DS/–3.00DC×135 的角度軸時，交叉圓柱翻轉鏡的位置其負圓柱鏡軸在 90 度時，被檢者認為看得較清楚，當每次角度調整以 5 度角為準時，則其角度軸應調至多少度？ (A)090 (B)130 (C)135 (D)140。 （110 專高）

解析 正確答案為(B)。散光軸在×135，負圓柱鏡軸在 90 度較清楚，表示散光軸要往順時針方向調整，若以 5 度角為準，則 135 減 5 為 130 度角。

( ) 52. 一位 20 歲的患者進行自覺式驗光，以紅綠雙色檢查(duochrome)一直無法調整到紅綠的視標一樣清楚，當加入+0.25 DS 時紅色視標比較清楚（綠變紅），但拿掉它時又變回綠色視標比較清楚（紅變綠）。若要再進行傑克森交叉圓柱鏡(JCC)測量散光，下列敘述何者最正確？ (A)應該留在紅色視標清楚，因為紅色清楚時代表最小模糊圈(circle of least confusion)已經精準的在視網膜上 (B)應該留在紅色視標清楚，因為紅色清楚時年輕患者可以透過調節將最小模糊圈調至視網膜上 (C)應該留在綠色視標清楚，因為綠色清楚時代表最小模糊圈已經精準的在視網膜上 (D)應該留在綠色視標清楚，因為綠色清楚時年輕患者可以透過調節將最小模糊圈調至視網膜上。 （110 專高）

解析 正確答案為(D)。綠色視標清楚為近視輕微過矯，年輕患者可以透過調節將最小模糊圈調至視網膜上。

( ) 53. 驗光初始值為–7.00DS/–3.00DC×090，運用傑克森交叉圓柱鏡(Jackson cross cylinder, JCC)檢測散光度數時，若連續兩次紅點（負圓柱鏡散光軸）都對應著散光軸時，被檢者認為較清楚時，其調整後度數為何？
(A)–7.00DS/–2.50DC×090 (B)–7.00DS/–3.50DC×090
(C)–6.75DS/–3.50DC×090 (D)–7.25DS/–3.00DC×090。 （111 專高）

解析 正確答案為(C)。連續兩次紅點清楚，散光增加–0.50DC，球面減少–0.25DS，答案為–6.75DS/–3.50DC×090。

( ) 54. 以 ±0.25D 之交叉圓柱鏡驗證散光度數，如初始驗光度數為 −1.50DS/−1.50DC×100，當重複翻轉兩次交叉圓柱鏡，修正兩次圓柱鏡度數，發現紅點位置在 10 度時，視標都會比較清楚，則驗光度數宜修正為何？ (A)−1.50DS/−1.00DC×100 (B)−1.50DS/−2.00DC×100 (C)−1.75DS/−1.00DC×100 (D)−1.25DS/−2.00DC×100。 （112 專高）

解析 正確答案為(C)。軸上兩次白點清楚，散光度數減少−0.50DC，球面增加−0.25DS。

( ) 55. 受測者起始度數為+1.00DS/−1.50DC×180，進行傑克森交叉圓柱鏡散光度確認時，連續兩次修正度數都表達為紅點較清楚，此時度數應改變為 (A)+0.75DS/−2.00DC×180 (B)+0.75DS/−1.00DC×180 (C)+1.25DS/−2.00DC×180 (D)+1.25DS/−1.00DC×180。 （112 專普）

解析 正確答案為(C)。連續兩次紅點清楚，散光增加−0.50DC，球面減少−0.25DS，答案為+1.25DS/−2.00DC×180。

( ) 56. 檢影結束後，得知患者右眼的處方為−3.00DS/−2.00DC×180，若此時使用傑克森交叉圓柱鏡(Jackson's cross-cylinder lens test)做散光度數檢查，當散光度數修正為−2.50DC 時，此時球面度數應修正為下列何者？ (A)−2.75DS (B)−3.25DS (C)−2.50DS (D)−3.50DS。 （113 專普）

解析 正確答案為(A)。散光增加−0.50DC，球面減少−0.25DS，球面修正為−2.75。

( ) 57. 右眼實際屈光不正為−6.00DS/−1.50DC×180，在測試傑克森交叉圓柱鏡(Jackson's cross-cylinder lens test)散光確認前的最佳球面度數應為下列何者為正確？ (A)−4.50DS (B)−6.00DS (C)−6.75DS (D)−7.50DS。 （113 專普）

解析 正確答案為(C)。−6.00DS/−1.50DC×180 等值球面為−6.75DS。

( ) 58. 以交叉圓柱鏡檢查法檢查散光的度數，檢測時當白點位置在散光軸 180 度患者反應清楚，則檢查者應如何處置？ (A)散光軸在 90 度，散光度數增加−0.2D (B)散光軸在 180 度，散光度數增加−0.25D (C)散光軸在 180 度，散光度數減少−0.25D (D)不必變動散光度數。 （112 專普）

解析 正確答案為(C)。白點清楚，散光度數減少–0.25DC。

(　) 59. 使用傑克森交叉圓柱鏡檢查散光時，下列敘述何者正確？　(A)應先修正散光度數，才去修正散光角度　(B)即使散光度數不正確，仍可以找到正確的散光角度　(C)即使散光角度不正確，仍可以找到正確的散光度數　(D)要找出正確的散光角度，則交叉圓柱鏡要有一個子午線與矯正的散光角度垂直。 (111 專高)

解析 正確答案為(B)。一般應先修正散光軸數，才去修正散光度數，因為若軸度不正確較難修正散光度數。但若散光度數最後差異較大，仍應再次修正軸度。找軸度時，交叉圓柱鏡的兩個子午線與矯正鏡片的軸度差距 45 度。

(　) 60. 有關進行傑克森交叉圓柱鏡(Jackson cross cylinder, JCC test)測試，下列敘述何者最適當？　(A)標示比受測者單眼自覺式驗光的最佳視力小一行的視標　(B)通常先確認散光軸度再確認散光度數，除非電腦驗光散光不超過 0.50D　(C)先進行 JCC 測試再測單眼最大正球面度最佳視力(maximum plus to maximum visual acuity, MPMVA)的球面度數　(D)如果 JCC 散光結果和初始相差 1D，只要重新確認散光度數即可。 (112 專普)

解析 正確答案為(B)。視標比受測者單眼自覺式驗光的最佳視力大一行的視標。先進行 MPMVA 再進行 JCC。JCC 散光結果和初始相差 1 D，需重新確認軸度。

(　) 61. 運用傑克森交叉圓柱鏡幫患者檢測散光時，有關檢查技巧的敘述下列何者錯誤？　(A)針對逆規(against-the-rule)散光患者，選用 E、F、L、H 等直線明顯的視標，較能精確檢測散光　(B)為維持最小模糊圈(the circle of least confusion)位於視網膜上，選用圓形視標(circular target)檢查　(C)當患者有大於 1.00D 未矯正散光或低視力者，放上±0.25D 交叉圓柱鏡檢查時，較不容易決定那一鏡面比較清晰　(D)有短暫記憶障礙患者較不適合使用此法檢查散光度數與軸度，除非驗光室使用可產生兩圖比較的綜合驗光儀(phoropter)。 (112 專高)

解析 正確答案為(A)。交叉圓柱鏡為散光之檢查，軸度可能為任意方向，因此視標盡量以圓形為主。

(　　) 62. 用傑克森交叉圓柱鏡檢測法(Jackson Cross Cylinder test, JCC)檢測散光度數時，下列敘述何者不適當？　(A)若欲檢測的散光值大於 3.00D，則測量散光的角度軸時，應以小角度移動來修正角度軸，例如以 5 度角慢慢移動檢查，不適合以 15 度大角度移動檢查　(B)散光度數越高時，角度軸越需以小角度表示。若散光度數大於 5.00D，角度軸應以 1 度角表示；若小於 2.00D 散光值，角度軸可以 5 度角表示　(C)確認散光度數值測量過程時，無須考量等效球面概念做散光度的測量調整　(D)測量散光時，應先測量散光角度軸後，再測量散光度數，才會檢測正確。　(112 專高)

解析 正確答案為(C)。為維持最小模糊圓始終在視網膜之上，須保持等效球面度數。

(　　) 63. 受測者完成初始球面度確認後的度數為−2.50DS/−1.50DC×090，接著進行傑克森交叉圓柱鏡(Jackson's cross-cylinder lens test)確認軸度，當 A 對上軸度 90 度後，紅白點軸位在　(A)90 度與 180 度　(B)60 度與 150 度　(C)45 度與 135 度　(D)30 度與 120 度。　(113 專普)

解析 正確答案為(C)。A 對上 90 度，紅白點分別位在 45 度與 135 度。

(　　) 64. 關於傑克森交叉圓柱鏡檢查法(Jackson's cross-cylinder lens test)，下列何者最不適當？　(A)一般而言，我們會先找出柱面鏡軸度(cylinder axis)而非柱面鏡度數(cylinder power)　(B)通常我們會告訴病人交叉圓柱鏡的兩個情況可能都是模糊的，但是請病人告訴我們那個比較清晰或比較不模糊　(C)每一種情況停留 1 秒鐘觀察　(D)若病人覺得兩個情況不一樣清楚，一般而言我們會往能提供給病人比較清楚的情況下，朝負圓柱鏡軸的方向轉，以確定軸度。　(113 專高)

解析 正確答案為(C)。每一面停留 2~5 秒鐘使患者有機會看清楚。

(　　) 65. 使用綜合驗光儀上的傑克森交叉圓柱鏡(Jackson's cross-cylinder lens)測量+2.50DS/−1.25DC×090 的散光軸檢測時　(A)將傑克森交叉圓柱鏡上的「A」對齊在 090 位置　(B)將傑克森交叉圓柱鏡上的紅點「P」對齊在 090 位置　(C)將傑克森交叉圓柱鏡上的「A」與紅點「P」中間點對

齊在 090 位置 (D)將傑克森交叉圓柱鏡上的白點「P」對齊在 090 位置。 (113 專高)

解析 正確答案為(A)。A 點對齊散光軸為軸度檢測。

(二) 散光鐘狀圖(或扇形圖，Clock dial、clock chart、astigmatic dial)檢查

為散光的另一種檢查法。與 JCC 不同，**必須有適當的霧視**，以確保最小模糊圓在視網膜之前，眼內的兩條焦線落在視網膜之前與視網膜之上。方式為適當減少患者的近視度數（或增加遠視度數）並移除先前所加入的散光，再逐漸增加近視度數至某方向的線條最清晰。散光光路中，強主徑線形成前焦線—較模糊的焦線，弱主徑形成後焦線—較清楚的焦線表示軸度方向。

軸度檢查（30 法則）：患者被要求回答哪一條線或哪幾條線較清楚，**清楚的鐘點數 X30 即為負散光軸**。度數檢查：軸度確定後，逐漸加入散光度數直到所有線條都一樣清楚或垂直方向的線段一樣清楚。過程中若另一個垂直方向線條變得比原本線條清楚表示所加入散光過量。若清楚線條有移動，須調整散光軸度。

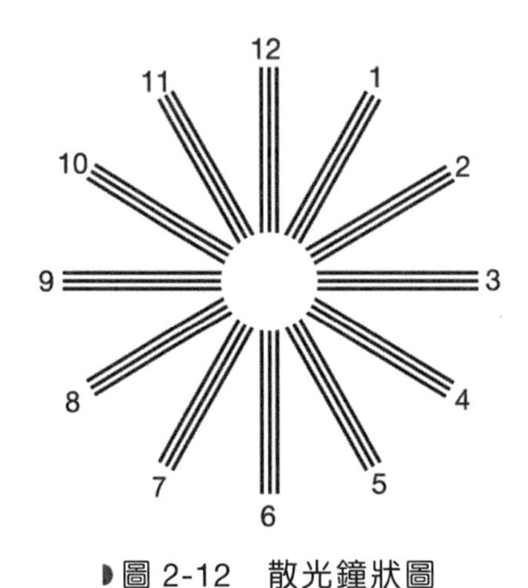

圖 2-12 散光鐘狀圖

(三) JCC 與散光鐘狀圖比較

JCC 為檢查散光最常使用的方式，快速、易於使用、患者指示簡單、採用一般視力表，但沒有單一方式能應對所有患者及所有狀況。Clock dial 有時優於 JCC，例如：球面完成後較快判斷有無散光（藉由加入+0.50DS）。在沒有先前散光資料或無法執行客觀驗光檢查時，較快判斷散光軸度。還有檢查者自我驗光較容易。但 Clock dial 的指示有時對患者有困難，圖上加上箭頭指示會較容易，若用手指示時鏡子反射會較方便。另外 Clock dial 需霧視較有助於調節放鬆與控制（JCC 存在一定量的調節），有些研究指出當視力不佳、散光長期未矯正或有記憶問題如帕金森氏症等患者，JCC 較難以執行。

歷屆試題

(　) 1. 電腦驗光結果是 +2.00DS / −1.00DC×060，利用散光圖形表(astigmatic dial)檢驗散光時，先加上何種鏡片，讓影像在眼內聚焦形成的兩條焦線，投射在何處再看散光圖形較準確？ (A)用球面鏡片，使影像形成的兩條焦線投射在視網膜之前或視網膜上 (B)用球面鏡片，使影像形成的兩條焦線投射在視網膜之後或視網膜上 (C)用球面鏡片，使影像形成的兩條焦線投射在視網膜之前及視網膜之後 (D)同時用球面鏡片及散光鏡片，使影像形成的兩條焦線投射在視網膜之前及視網膜之後。 （106 專高）

解析 正確答案為(A)。必須有適當的霧視，以確保最小模糊圓在視網膜之前，方式為適當減少患者的近視度數（或增加遠視度數）並移除先前所加入的散光，眼內的兩條焦線落在視網膜之前或視網膜之上。

(　) 2. 在使用散光盤(astigmatic dial)做自覺式驗光前，應先做下列何種校正？ (A)紅綠測試使紅綠相同 (B)使用凸透鏡片霧視(fogging) (C)稜鏡分離平衡(prism dissociation balance) (D)散瞳驗光。 （106 花東）

解析 正確答案為(B)。散光盤測試之前必須有適當的霧視。

(　) 3. 使用散光盤(astigmatic dial)矯正散光時，受測者回覆最清晰的線在一點鐘方向，負圓柱透鏡的軸度須放在幾度？ (A)0 度 (B)30 度 (C)60 度 (D)90 度。 （106 特師）

解析 正確答案為(B)。一點鐘清楚，1×30=30 度。

(　) 4. 已知受檢者有中度散光，利用散光圖形表檢驗散光時，先加上何種鏡片，讓眼球的屈光調整成何種狀態，再看散光圖形較準確？ (A)先只用球面鏡片調整成遠視散光 (B)先只用球面鏡片調整成近視散光 (C)先只用球面鏡片調整成混合性散光 (D)同時用球面鏡片及散光鏡片調整成混合性散光。 (106 特師)

解析 正確答案為(B)。必須有適當的霧視，以確保最小模糊圓在視網膜之前，方式為適當減少患者的近視度數（或增加遠視度數）並移除先前所加入的散光，眼內的兩條焦線落在視網膜之前或視網膜之上，此時的散光為近視性散光。

(　) 5. 利用時鐘刻度表示的散光圖形表，如果適當的霧視後，受檢者指出 11 點鐘方向的線條最明顯，顏色最深。以負圓柱透鏡矯正時，矯正軸度應放置於 (A)30 度 (B)60 度 (C)120 度 (D)150 度。 (106 特師)

解析 正確答案為(D)。11 點鐘等同於 5 點鐘，軸度為 5×30=150 度。

(　) 6. 驗光的流程中，操作散光軸度的調整，若經過加正霧化後，投影鐘面圖，病患回報最清晰的線是在 10－4 點鐘方向，病患的散光軸度最可能在那裡？ (A)30° (B)60° (C)120° (D)150°。 (106 特生)

解析 正確答案為(C)。4 點鐘方向清楚，4×30=120。

(　) 7. 下列關於鐘面圖(clock dial test)檢查的敘述，何者正確？ (A)應先將患者霧視，若患者表示 2 點與 8 點的線最清楚，則負圓柱透鏡的軸度應放置於 30 度位置 (B)應先將患者霧視，若患者表示 2 點與 8 點的線最清楚，則負圓柱透鏡的軸度應放置於 60 度位置 (C)無需將患者霧視，若患者表示 2 點與 8 點的線最清楚，則負圓柱透鏡的軸度應放置於 30 度位置 (D)無需將患者霧視，若患者表示 2 點與 8 點的線最清楚，則負圓柱透鏡的軸度應放置於 60 度位置。 (106 專普)

解析 正確答案為(B)。鐘面圖檢查應先將患者霧視。2 點與 8 點的線最清楚，負圓柱透鏡的軸度應放置於 2×30 = 60 度位置。

(　) 8. 利用時鐘刻度表示的散光圖形表，如果適當的霧視後，受檢者指出兩點鐘到三點鐘中間的線條最明顯，顏色最深。以負圓柱透鏡矯正時，矯正軸度應放置於 (A)15 度 (B)75 度 (C)105 度 (D)165 度。

(106 專高)

解析 正確答案為(B)。兩點鐘為 2×30 軸度 60，三點鐘為 3×30 軸度 90，矯正軸度在此兩者之間，為 75 度。

(　) 9. 檢查散光用的圖形表，在散光矯正角度 60 度的方向，相當於普通時鐘刻度的 (A)一點鐘方向 (B)兩點鐘方向 (C)十點鐘方向 (D)十一點鐘方向。(106 花東)

解析 正確答案為(D)。散光軸度 60 度患者看到散光鐘為 2 點鐘方向最清楚。此題答案可能有問題。

(　) 10. 受檢者接受鐘面圖形檢查(clock chart)時，下列敘述何者最不適當？ (A)受檢者表示每一條線都差不多，那麼這個檢查就可以結束 (B)受檢者表示 3 到 9 點鐘方向的線是最清晰的，那麼應該在 90 度的方向增加 –0.25D 的圓柱鏡度數 (C)受檢者表示 1 到 7 點鐘方向與 2 到 8 點鐘方向的線是最清晰的，那麼應該在大 45 度的方向增加 –0.25D 的圓柱鏡度數 (D)受檢者表示 4 到 10 點鐘方向的線是最清晰的，那麼應該在大約 60 度的方向增加 –0.25D 的圓柱鏡度數。(107 專普)

解析 正確答案為(D)。4×30＝120，軸度在 120 度。

(　) 11. 以鐘面圖或輻射散光圖表(radial line test)檢查時，受檢者表示 3 點鐘的線條最清楚，而 4 點鐘的線又較 2 點鐘的線黑一些，其負散光的軸度最可能為下列何者？ (A)180 (B)100 (C)080 (D)110。(107 專普)

解析 正確答案為(B)。3×30＝90，4 點鐘的線又較 2 點鐘的線黑一些，軸度比 90 要多一些。

(　) 12. 散光圖測試(astigmatism dial test)，受檢者報告 7 點鐘方向線條最清楚，若以負散光鏡片來矯正，軸度應放置在下列何處？ (A)30 度 (B)60 度 (C)150 度 (D)180 度。(107 特生)

解析 正確答案為(A)。7 點鐘等同 1 點鐘，1×30＝30。

(　) 13. 當您做散光盤(astigmatism dial test, radial line test)時，受測者報告 7：00 這條線是最清楚，若以負性散光格式(minus-cylinder form)來表示時，軸度應設在 (A)150 度 (B)30 度 (C)60 度 (D)180 度。(108 特生)

解析 正確答案為(B)。7 點鐘等同 1 點鐘，1×30＝30。

(　) 14. 進行視網膜檢影後測出來的度數不盡理想，先將散光度數移除並把眼睛霧視至 20/40 左右，同時選用散光鐘面圖(clock dial chart)檢測。此時患者表示十二點鐘與一點鐘中間的線條顏色最深最明顯，若您以負圓柱透鏡矯正，散光軸度應放在幾度？ (A)15 度 (B)75 度 (C)105 度 (D)165 度。 (108 專高)

解析 正確答案為(A)。十二點為鐘等同六點鐘，6×30＝180（或 0 度），一點鐘為 1×30＝30，故在兩者之間為 15 度。

( ) 15. 運用視網膜檢影鏡法測出 −2.00DS / −0.75DC×075 的度數，若您測出的完全精確，當把 −0.75DC 散光度數移除並將患者霧視至 20/40 左右來進行散光鐘面圖時，幾點鐘的線條顏色患者看得最深最明顯？ (A)一點鐘與二點鐘中間的線 (B)二點鐘與三點鐘中間的線 (C)九點鐘與十點鐘中間的線 (D)十點鐘與十一點鐘中間的線。 (109 特師一)

解析 正確答案為(B)。二點鐘清楚為 60 度，三點鐘清楚為 90 度，075 在兩者之間。

( ) 16. 使用散光鐘面圖(clock dial chart)測量散光軸時，2~8 點鐘的位置線條明顯清楚，預測其負圓柱鏡的散光軸為多少？ (A)30 度 (B)60 度 (C)90 度 (D)120 度。 (109 專高)

解析 正確答案為(B)。2×30＝60，在 60 度附近。

( ) 17. 散光檢查霧視(fogging)後使用負的散光度數，以散光鐘面圖測量散光時，受檢者表示 3 點與 9 點鐘方向的線條比較黑，則此眼的散光軸度應為何？ (A)30° (B)45° (C)90° (D)180°。 (109 特生二)

解析 正確答案為(C)。3 點鐘×30 等於 90 度。

( ) 18. 在霧視的情況下，利用散光鐘面圖為患者進行散光測量。受檢者主述 3 點與 9 點鐘方向的線條比較黑，表示此時患者眼裡的成像何者較接近視網膜？ (A)由水平方向所呈的焦線 (B)由垂直方向所呈的焦線 (C)患者散光所形成的錯亂圖 (D)不一定。 (109 特生二)

解析 正確答案為(B)。3 點與 9 點鐘方向的線條比較黑表示水平焦線較靠近視網膜，而水平焦線是由垂直方向的光所形成的。

( ) 19. 有關自覺式鐘面圖(clock chart)來確認散光軸的敘述，下列何者正確？ (A)保留綜合驗光儀上的散光片讓受試者看鐘面圖 (B)受試者回覆 2 點和 8 點鐘最黑，設定軸位為(2+8)/2 = 5 點鐘相對的 11 點方向，即

120 度 (C)受試者回覆 1 點和 7 點鐘與 2 點和 8 點鐘一樣黑，綜合驗光儀設定軸位為 45 度 (D)受試者回覆 4 點和 10 點鐘最黑，設定軸位為 160 度。 （110 專普）

解析 正確答案為(C)。鐘面圖檢查時要先移除散光。2 點和 8 點鐘清楚的軸度為 2×30 = 60 度。4 點和 10 點鐘最黑，軸度為 4×30 = 120 度。

( ) 20. 有關使用鐘面散光圖形(astigmatic dial)檢查時，患者表示在 2 點鐘的線條最模糊，此時在眼內何種角度的線條最為清楚？ (A)30 度 (B)60 度 (C)120 度 (D)150 度。 （110 專高）

解析 正確答案為(B)。2 點鐘（軸度 60）的線條最模糊，表示軸度為 150。軸度方向與強主徑線（前焦線）相同，而鐘面圖眼內最清楚的線條為後焦線，因此為 60 度。

( ) 21. 以散光鐘檢查散光時，若個案告訴你 11 點與 12 點鐘方向一樣黑時，此時散光軸應該設定多少度？ (A)150 度 (B)165 度 (C)180 度 (D)90 度。 （111 專高）

解析 正確答案為(B)。11-5 點鐘軸度為 150，12-6 點鐘軸度為 180，兩者之間為 165 度。

( ) 22. 進行散光鐘(clock chart)檢測，霧視後當受測者回答 3 點鐘與 4 點鐘方向的線條較為清楚，受測眼的負散光軸度為何？ (A)75 度 (B)105 度 (C)135 度 (D)180 度。 （111 專普）

解析 正確答案為(B)。3 點鐘軸度為 90 度，4 點鐘軸度為 120 度，兩者中間為 105 度。

( ) 23. 以散光鐘測試散光軸度時，若病患指出 2 點鐘方向較清楚，請問加正散光鏡片軸度應放在幾度？ (A)60 度 (B)180 度 (C)120 度 (D)150 度。 （111 專高）

解析 正確答案為(D)。2 點鐘軸度為 60 度，但為負散光軸，正散光軸為 60+90=150 度。

( ) 24. 利用時鐘刻度表示的散光圖形表，在適當的霧視後，受檢者指出三點鐘到四點鐘中間的線條最明顯，顏色最深。以負圓柱透鏡矯正時，矯正軸度應放置於 (A) 45 度 (B) 75 度 (C) 105 度 (D) 165 度。

（112 專普）

解析 正確答案為(C)。3 點鐘 90 度與 4 點鐘 120 度之間。

( ) 25. 利用自覺式鐘面圖(clock dial test)確認散光軸的敘述，下列何者最適當？ (A)受試者回覆 1 點和 7 點鐘最黑，設定軸位為(1+7)÷2=4 點鐘相對的 10 點方向，即 120 度 (B)受試者回覆 3 點和 9 點鐘最黑，設定軸位為 180 度 (C)受試者回覆 1 點和 7 點鐘最黑，設定軸位為 160 度 (D)受試者回覆 1 點和 7 點鐘與 2 點和 8 點鐘一樣黑，綜合驗光儀設定軸為 45 度。 (113 專高)

解析 正確答案為(D)。受試者回覆 1 點和 7 點鐘最黑，軸度為 30 度。受試者回覆 3 點和 9 點鐘最黑，軸度為 90 度。

( ) 26. 散光受檢者在進行鐘面圖前，為了確保較清楚的鐘點線條為正確的散光軸，下列步驟何者最正確？ (A)霧視到視標模糊，再退回到某方向是清晰的狀態 (B)達到最佳視力(best VA)，鐘錶整體是最清晰的狀態 (C)過度負(overminus)到視標模糊，再退回到某方向是清晰的狀態 (D)縮短受檢者與視標之間的距離直到鐘錶整體是最清晰的狀態。

(107 專普)

解析 正確答案為(A)。達到最佳視力(best VA)、過度負(overminus)到視標模糊，再退回到某方向是清晰的狀態、縮短受檢者與視標之間的距離直到鐘錶整體是最清晰的狀態，以上皆不會有適當霧視的效果。

( ) 27. 自覺式驗光檢查時，當測量被檢眼的散光度數與軸度時，如果以精準度由高至低的順序排列，下列何者正確？ (A)傑克森交叉圓柱鏡、裂隙片法、鐘面圖 (B)裂隙片法、鐘面圖、傑克森交叉圓柱鏡 (C)鐘面圖、傑克森交叉圓柱鏡、裂隙片法 (D)傑克森交叉圓柱鏡、鐘面圖、裂隙片法。 (106 專普)

解析 正確答案為(A)。散光檢查精準度最高為傑克森交叉圓柱鏡。

( ) 28. 扇形測試(fan-shaped test)是散光圖形檢查法的其中一種，有關此種測試的敘述，下列何者錯誤？ (A)此測試適合用於在傑克森交叉圓柱鏡無法得到良好且穩定矯正度數的患者 (B)此測試不需考慮調節力(accommodation)的控制 (C)此測試的優點是患者不用去記憶及比較兩個影像的清晰度 (D)此測試需配合運用箭頭視標等（如 V 字或 L 直角）來提高散光軸度檢測的精確度。 (107 專高)

解析 正確答案為(B)。此法必須有適當的霧視，以確保最小模糊圓在視網膜之前。

(　) 29. 鐘面圖(clock dial chart)散光測量法是利用下列何種原理測量散光度數？ (A)最小模糊圈(the circle of least confusion) (B)散光的兩個主要焦線(focal line) (C)球面像差 (D)影像反射。 (107 特師)

解析 正確答案為(B)。此法必須有適當的霧視，以確保最小模糊圓在視網膜之前，眼內的兩條焦線落在視網膜之前或視網膜之上。

(　) 30 受檢者 25 歲，視網膜檢影鏡檢查之後，使用球面鏡片無法達到 20/20 的視力，下列敘述何者錯誤？ (A)可能有散光 (B)可以考慮使用散光圖形檢查法(clock chart, sunburst dial, astigmatic dial) (C)使用散光圖形檢查法時，如果各個方向的線是一樣模糊，那麼表示沒有未矯正的散光 (D)操作散光圖形檢查法時，因為不採用霧視，故需維持等效球鏡度(spherical equivalent) 。 (108 特生)

解析 正確答案為(D)。散光圖形法必須有適當的霧視，以確保最小模糊圓在視網膜之前。

(　) 31. 用散光鐘面圖(clock dial chart)做散光檢查時，下列檢查步驟何者不合適？ (A)在視網膜檢影鏡檢查結束後，將散光的部分去除，再使用散光鐘面圖做散光檢查 (B)一律都霧視 0.50D 以保障最小錯亂圓接近視網膜上 (C)從患者看散光圖形上的清楚線位置來判斷患者的負散光軸 (D)增加負散光軸上的散光度數使散光圖形上的線條都一樣清楚。 (109 特師一)

解析 正確答案為(B)。必須有適當的霧視，以確保最小模糊圓在視網膜之前。方式為適當減少患者的近視度數（或增加遠視度數）並移除先前所加入的散光，再逐漸增加近視度數至某方向的線條最清晰。

(　) 32. 運用散光鐘面圖散光測量法時，下列何者是較合適的測量起始點？ (A)散光形成的最小模糊圈(circle of least confusion)在視網膜上 (B)散光形成的前主焦線(focal line)在視網膜前方，後主焦線在視網膜後方 (C)散光形成的兩個主焦線都在視網膜的前方 (D)散光形成的兩個主焦線都在視網膜的後方。 (109 專高)

解析 正確答案為(C)。必須有適當的霧視，以確保最小模糊圓在視網膜之前，此時後焦線較接近視網膜。

(　) 33. 有關自覺式驗光中的散光檢查方法，下列敘述何者正確？ (A)傑克森交叉圓柱鏡(JCC)不需霧視，散光鐘面圖(clock dial chart)檢查需要霧視 (B)JCC 檢查時最小模糊圈在視網膜前，散光鐘面圖檢查時最小模糊圈在視網膜上 (C)JCC 檢查時視標適合選用鐘面圖，散光鐘面圖檢查時，視標適合選用蜂巢亂點圖 (D)JCC 檢查時不需要輔助鏡，散光鐘面圖檢查時需要輔助鏡。 (109 專普)

解析 正確答案為(A)。JCC 檢查時不需霧視、最小模糊圈在視網膜上、視標適合選用蜂巢亂點圖、需要輔助鏡。散光鐘面圖(clock dial chart)檢查需要霧視、最小模糊圈在視網膜前、視標適合選用鐘面圖、檢查時不需要輔助鏡。

(　) 34. 進行鐘面圖(clock chart, sunburst dial)檢測與傑克森交叉圓柱鏡(Jackson cross cylinder, JCC)檢測的比較，下列敘述何者錯誤？ (A)都是自覺式驗光 (B)都是先確認散光軸度，再確認散光度數 (C)都是在最正球面度最佳視力(MPMVA)下進行 (D)鐘面圖檢測不需要維持等價球面起始度，傑克森交叉圓柱鏡檢測則需要維持等價球面起始度。 (110 專普)

解析 正確答案為(C)。鐘面圖檢測必須霧視。

(　) 35. 關於散光自覺式驗光何者正確？ (A)使用鐘面圖(clock dial test)3 和 9 點鐘方向水平的影像最清楚，受測者的散光軸約為 180 度 (B)使用鐘面圖前，先霧視的目的是使最小模糊圈前移聚焦在視網膜前方 (C)使用傑克森交叉圓柱鏡(Jackson's cross-cylinder lens test)前，需要先霧視目的是使最小模糊圈前移聚焦在視網膜前方 (D)鐘面圖能比傑克森交叉圓柱鏡(Jackson's cross-cylinder lens test)測得散光軸度及精準的散光度數。 (113 專普)

解析 正確答案為(B)。鐘面圖 3 和 9 點鐘方向水平的影像最清楚，受測者的散光軸約為 90 度。使用傑克森交叉圓柱鏡不需霧視。傑克森交叉圓柱鏡能比鐘面圖測得精準的散光軸度及度數。

(　) 36. 使用散光圖形檢查法確認散光的粗略數軸度（粗軸），患者回報 1 點鐘方向最黑，12 點至 1 點間的線條比 1 點到 2 點間的線條較黑。若要用正性散光來矯正，你應該將鏡片的軸度放在那個方向較為適當？ (A)010 度 (B)020 度 (C)100 度 (D)110 度。 (113 專普)

解析 正確答案為(D)。1 點鐘方向最黑，負散光軸為 30 度，12 點至 1 點間的線條比 1 點到 2 點間的線條較黑，調整為 20 度，正散光軸為 20+90=110 度。

( ) 37. 進行鐘面圖(clock dial test)檢測，當受測者回答 12 點鐘到 1 點鐘方向的線條較為清楚，受測者的散光種類為下列何者？ (A)順(with-the-rule)散光 (B)逆(against-the-rule)散光 (C)斜(oblique)散光 (D)雙斜(bioblique)散光。 (113 專普)

解析 正確答案為(A)。12 點鐘到 1 點鐘方向的線條較為清楚，軸度為 15 度，為順散光。

( ) 38. 以負的散光度數為基準，經過適當地霧視後，當患者主述鐘面圖上水平方向的線條比較黑時，表示此時患者眼屈光系統上，那個位置上形成的焦線離患者視網膜最遠？ (A)垂直 (B)水平 (C)斜向 (D)不一定。 (113 專普)

解析 正確答案為(B)。水平方向的線條比較黑表示水平焦線較靠近視網膜，則垂直焦線離視網膜較遠，而垂直焦線是由水平方向主徑線所形成。

(四)裂孔板(Stenopaic slit)

為一中央具有長方形裂孔的試鏡片，用自覺式方式來決定屈光不正當中的散光部分，在某些患者非常有用，如高度散光且視力不好的患者、很難或無法了解一般例行性自覺式驗光程序的指令及反應的患者或不規則散光、圓錐角膜或視力無法提升，在患者檢影鏡的反光很暗或無法辨識時（如介質混濁、角膜扭曲或瞳孔縮小）也很有用。若在常規流程矯正後視力無法提升，但使用針孔板發現有提升的潛力時，可以使用。裂孔板的裂縫長約 2~2.5mm，寬有 0.5~2mm，常用的為 0.5mm 及 1.0mm。大部分的綜合驗光儀中沒有此鏡片。

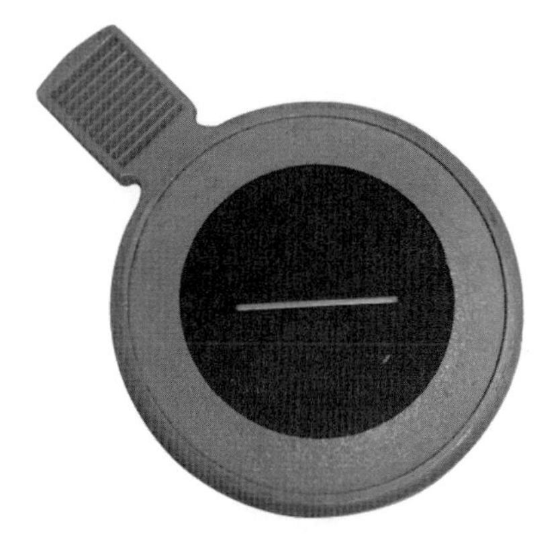

圖 2-13 裂孔板(Stenopaic slit)

檢查方式是以自覺方式轉動裂孔版，分別找出兩個主徑線的 MPMVA，裂隙方向所得的屈光度即為該主徑線方向的屈光度，可以寫成光十字後得到處方。

順序為先執行單眼的 MPMVA，之後加入正度數+1.00 到+1.50，此時會使後焦線較靠近視網膜，然後再加入裂孔板並旋轉到最清楚的方向，此時裂孔方向即為矯正處方的負散光軸，找到此時的 MPMVA 並記錄度數；再次旋轉裂孔至最模糊方向，若與之前方向夾角不是 90 度即為不規則散光，此時再一次的找到 MPMVA，並記錄此時的度數與方向。例如若裂孔在 90 度方向的度數為 +1.00D，180 度方向的度數為 −0.50D，則矯正處方為 +1.00−1.50×90；若 170 度方向為 −3.50D，105 度方向為 −5.75D，則為不規則散光。

規則散光可用光十字得到矯正處方，若為不規則散光可以用兩片散光片重疊之後於驗度儀上測量或用散光斜交公式計算得到接近的矯正處方。

歷屆試題

( ) 1. 有關裂隙片驗光，下列何者錯誤？ (A)決定受檢者的散光狀態 (B)可用於受檢者無法理解其他的自覺式驗光法 (C)可以知道受檢者潛在可能的視力 (D)如果受檢者是不規則的散光就無法適用。 (107 專普)

解析 正確答案為(D)。不規則散光患者也可以使用裂孔板檢查。

( ) 2. 下列何者較適合測量不規則性散光？ (A)裂孔板(stenopaic slit) (B)鐘面圖(clock dial) (C)傑克森交叉圓柱鏡 (D)紅綠雙色檢查。 (107 特生)

解析 正確答案為(A)。裂孔板可用以檢查不規則性散光。

( ) 3. 下列何種情形是裂孔板無法測量的？ (A)檢查整個眼睛的屈光度數 (B)檢查散光軸度 (C)檢查散光度數 (D)測量迴旋斜位。(109 特生二)

解析 正確答案為(D)。裂孔板並非測量迴旋斜位的技巧。

( ) 4. 裂隙片檢查類似於屈光工具中的那一種檢查？ (A)馬竇氏(Maddox rod)鏡片 (B) ±0.50 輔助鏡片 (C)稜鏡(prism)片 (D)針孔(pinhole)片。 (107 特生)

解析 正確答案為(D)。裂孔板類似於針孔。

( ) 5. 對於有不規則散光的受檢者，下列那一種檢查較適合？ (A)傑克森交叉圓柱鏡 (B)鐘面圖(clock chart) (C)裂孔板(stenopaic slit) (D)稜鏡(prism)。 （108 特生）

解析 正確答案為(C)。裂孔板可用以檢查不規則性散光。

( ) 6. 下列何者不是用來檢測散光？ (A)傑克森交叉圓柱鏡檢查法 (B)紅綠雙色檢查法 (C)裂孔板檢查法(stenopaeic slit) (D)扇形圖檢查法(fan chart)。 （109 特師二）

解析 正確答案為(B)。紅綠雙色檢查法為測量球面度的方式。

( ) 7. 下列選項何者不能作為自覺式驗光時使用之裂隙鏡片的裂隙寬度？ (A)0.5mm (B)0.75mm (C)1.0mm (D)2.5mm。 （106 專普）

解析 正確答案為(D)。裂孔板的裂縫寬有 0.5~2mm。

( ) 8. 關於裂孔板檢查的敘述，下列何者最為正確？ (A)屬於他覺式驗光的一種 (B)最常使用的裂孔板孔徑為 2.5 mm (C)以球面度數達到初始MPMVA(maximum plus to maximum visual acuity)後，即可直接以裂孔板尋找散光軸 (D)若患者為不規則散光，可依檢查結果疊加圓柱鏡，並測得最終處方。 （110 專普）

解析 正確答案為(D)。裂孔板檢查為自覺式檢查。常使用的裂孔板孔徑為 0.5mm 及 1.0mm。以球面度數達到初始 MPMVA(maximum plus to maximum visual acuity)後，加入正度數才可以裂孔板尋找散光軸。

( ) 9. 使用裂隙片矯正視力：裂隙放在 180 度方向，需要的矯正鏡片度數為 −1.00D。裂隙放在 90 度方向，需要的矯正鏡片度數為−2.00D。拿開裂隙片時，受檢者需要的矯正鏡片度數是 (A)−1.00DS/−1.00DC×180° (B)−1.00DS/−1.00DC×090° (C)−1.00DS/−2.00DC×180° (D)−1.00DS/−2.00DC×090°。 （106 特師）

解析 正確答案為(A)。180 度方向−1.00D，90 度方向−2.00D，寫成處方為 −1.00DS / −1.00DC×180。

( ) 10. 關於裂孔板驗光(stenopaic slit refraction)的敘述，下列何者錯誤？ (A)和針孔視力一樣，裂孔板也可以當作確認視力潛在能力的測量 (B)對視力不良或不規則散光是有效的再確認測量 (C)設置整面視標，讓最

佳視力剛好在最下排　(D)旋轉裂孔板找到最佳視力，裂孔垂直於處方的負圓柱鏡軸。（112 專普）

解析 正確答案為(D)。霧視後旋轉裂孔板找到最佳視力的裂孔方向為負圓柱鏡軸。

(　) 11. 使用裂孔板驗光的敘述，下列何者最為正確？　(A)裂孔板驗光是用以決定最佳球面度的方法　(B)使用裂孔板驗光前，需先找最佳球面度，然後再霧視，使最小模糊圈落於視網膜前　(C)使用裂孔板驗光，不需先找最佳球面度，直接旋轉裂孔板尋找最佳視力時的裂孔縫線位置 (D)使用裂孔板驗光前，需先找最佳球面度，不可霧視，保持最小模糊圈落於視網膜上。（112 專普）

解析 正確答案為(B)。裂孔板驗光是用以決定散光的方式。需先找到最佳球面度之後霧視。

(　) 12. 運用裂隙片驗光(stenopaic slits)幫受檢者驗出矯正度數為 +1.00DS/ –3.00DC×140。還原當時檢查的過程，裂隙片放置的兩個角度及矯正度數為下列何者？　(A)裂隙片在 50 度時矯正鏡片的度數為+1.00DS，在 140 度時矯正鏡片的度數為 –2.00DS　(B)裂隙片在 50 度時矯正鏡片的度數為+1.00DS，在 140 度時矯正鏡片的度數為 –3.00DS　(C)裂隙片在 50 度時矯正鏡片的度數為 –2.00DS，在 140 度時矯正鏡片的度數為+1.00DS　(D)裂隙片在 50 度時矯正鏡片的度數為 –3.00DS，在 140 度時矯正鏡片的度數為+1.00DS。（107 特師）

解析 正確答案為(C)。+1.00DS/–3.00DC×140 在 140 度方向屈光度為+1.00D，50 度方向屈光度為 +1.00 – 3.00 = –2.00D。

(　) 13. 使用裂隙片矯正視力：裂隙放在 180 度方向，最佳矯正鏡片度數為+1.00D；裂隙放在 90 度方向，最佳矯正鏡片度數為 –1.50D；拿開裂隙片時，受檢者最合適的矯正鏡片度數是　(A) +1.00DS/–2.50DC×090 (B) +1.00DS/–2.50DC×180　(C) +1.00DS/–1.50DC×090 (D) +1.00DS/–1.50DC×180。（107 特師）

解析 正確答案為(B)。180 度方向+1.00D，90 度方向 –1.50D，寫成處方為+1.00DS/–2.50DC×180。

( ) 14. 操作裂孔板驗光(stenopaic slit refraction)檢查時，被檢眼在裂孔 40 度角方向矯正視力為 0.6，度數為 –1.75D；在裂孔 110 度角方向矯正視力為 0.8，度數為 –2.50D，此時裂孔板落焦在眼內與矯正鏡片度數的敘述，下列何者正確？ (A)眼內 20 度角焦線比 130 度角焦線更靠近視網膜 (B)眼內 130 度角焦線比 20 度角焦線更靠近視網膜 (C)矯正鏡片度數為 –1.75DC×040 與 –2.50DC×110 (D)矯正鏡片度數為 –1.75DS / –0.75DC×040。 (108 專高)

解析 正確答案為(A)。裂孔 40 度角方向(–1.75D)眼內焦線為 130 度，裂孔 110 度角方向(–2.50D)眼內焦線為 20 度，按照題目敘述，裂孔在 110 度角方向視力較好，因此焦線 20 度較靠近視網膜。矯正鏡片度數為 –1.75DC×130 與 –2.50DC×20，兩主徑線非垂直為不規則散光。

( ) 15. 利用裂孔板進行度數確認，裂孔在 60 度位置最佳視力球面度 +2.50DS，轉差 90 度後得到最佳視力球面度 –1.75DS，基於以上數據，受測者此眼屈光度為下列何者？ (A) +2.50DS / –1.75DC×060 (B) +2.50DS / –4.25DC×060 (C) +2.50DS / –1.75DC×150 (D) +2.50DS / –4.25DC×150。 (109 特生一)

解析 正確答案為(B)。60 度方向+2.50D，150 度方向 –1.75D，寫成處方為 +2.50DS / –4.25DC×060。

( ) 16. 進行自覺式驗光後患者的視力品質仍然不佳，因此決定運用裂孔板(stenopaeic slit)來幫患者重新確認度數。將裂孔板放在 35 度時，矯正度數的鏡片為+2.50 DS，又將裂孔板轉至 125 度，矯正度數的鏡片為 –1.00 DS。依照上述，此受檢者的矯正度數應為 (A)+2.50DS/–1.00DC×035 (B)+2.50DS/–1.00DC×125 (C)+2.50DS/–3.50DC×035 (D)+2.50DS/–3.50DC×125。 (110 專高)

解析 正確答案為(C)。35 度主徑線為+2.50D，125 主徑線屈光度為 –1.00D，可得矯正度數為+2.50DS/–3.50DC×035。

( ) 17. 在使用裂孔板(stenopaic slit)驗光時，當裂孔在 70 度方向時為–3.00D，160 度方向時為–4.00D，則此處方為何？ (A)–3.00DS/–4.00DC×160 (B)–4.00DS/–3.00DC×160 (C)–3.00DC×070/–4.00DC×160 (D)–3.00DS z/–1.00DC×070。 (111 專高)

解析 正確答案為(D)。70 度主徑線屈光度為–3.00D，160 度主徑線屈光度為–4.00D，可得矯正度數為–3.00DS/–1.00DC×070。

(　) 18. 若患者的角膜弧度儀(Keratometry)量測值為：OD：43.25@005/44.50@115；OS：42.50@180/44.25@085，且雙眼 VA 皆為 0.8，下列何種散光檢查的方式較適合幫助此患者確認其散光度數及最佳矯正視力(MPMVA)？ (A)鐘面圖(clock dial test) (B)傑克森交叉圓柱鏡(Jackson's cross-cylinder lens test) (C)裂孔板(Stenopaic Silt) (D)扇形圖(Fan Chart)。（113 專普）

解析 正確答案為(C)。角膜弧度為不規則散光，且視力不佳，較適合用裂孔板確認散光。

(　) 19. 進行裂孔板(stenopaeic slit)驗光時，若將裂孔放在 160 度時，以+1.00DS 度數矯正可以得到最佳視力，將裂孔轉至 70 度時，以−3.00DS 度數得到最佳視力，則該受測者的矯正度數為何？
(A)+1.00DS/−4.00DC×160 (B)+1.00DS/−3.00DC×160
(C)−3.00DS/+1.00DC×070 (D)−3.00DS/+4.00DC×160。（113 專高）

解析 正確答案為(A)。160 度主徑線屈光度為+1.00D，70 度主徑線屈光度為−3.00D，可得矯正度數為+1.00DS/−4.00DC×160。

(　) 20. 有散光的受檢者，為何在進行裂孔板驗光(stenopaic slit refraction)步驟時，需要在找尋第一主要子午線(first principal meridian)之前霧視(fogging)被檢測的眼睛？①才能讓第一主要子午線對應到負散軸(minus cylinder axis) ②才能讓第一主要子午線對應到正散軸(plus cylinder axis) ③才能讓第一主要子午線對應到最負的矯正度數 ④才能讓第一主要子午線對應到最正的矯正度數 (A)①③ (B)①④ (C)②③ (D)②④。（113 專高）

解析 正確答案為 (B)。霧視後找到的是後焦線，即裂孔方向對應到負散光軸，軸方向的屈光度為較正度數，可參考圖 1-21、1-22。

三、第二次球面度檢查

終點決定方式有三種，第一種是紅綠雙色法，以紅綠狀態來決定終點，紅加綠減，終點是紅綠一樣清楚或加一格綠清楚。第二種是變小變黑，當患者反應字體變小變黑時，即表示度數過矯，須退回前一個度數。第三個是最佳視力

（20/20 終點），如達到 20/20 或以上的視力，且所加入的度數如一開始所預期，正確屈光檢查為實際與預測的度數改變非常接近。

（一）超焦距遠距驗光(Hyperfocal distance refraction)

景深大小與與視力、瞳孔尺寸及視標形式有關，通常在 ±0.20D～±0.40D 之間，可假設為 ±0.25D，也就是在屈光誤差在 ±0.25D 以內都還是會視力清楚。因此若考慮景深與調節的關係，在 MPMVA 時即為使調節放鬆範圍最大之驗光方式。

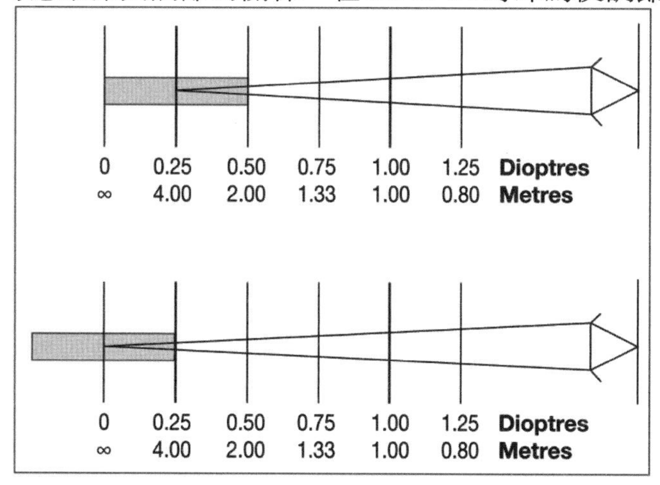

a. 考慮焦深，在近視矯正不足 -0.25D時之MPMVA，清晰範圍為無限遠至2m。

b. 考慮焦深，近視完全矯正時之MPMVA，清晰範圍為無限遠至4m。

圖 2-14　MPMVA 與景深關係

（二）驗光距離修正

驗光室距離為有限距離而非無限遠，因此對於調節會造成一定刺激，刺激值等於驗光距離的倒數。因此在遠距驗光時，對於度數會造成一定的影響，會不正確地加入額外的正度數。造成**近視的度數將被低估，遠視被高估**。要修正此影響，近視患者要增加驗光距離倒數的度數，遠視患者要減少驗光距離倒數的度數。例如：若一近視者於 2m 驗光室中所測得之屈光度為 –5.00D，則實際上的度數將被低估，1/2＝0.50D，–5.00D 要加上 –0.50D＝–5.50D 才是此患者真正的屈光度。

歷屆試題

(　) 1. 下列何者不是自覺式驗光中的第二次單眼最正球面度最佳視力(second monocular maximum plus to maximum visual acuity)終點常用選擇之一？(A)紅綠雙色檢查(duochrome test)　(B)霧視至視力 20/40　(C)字體變黑　(D)視力值達 20/20　（107 特生）

解析 正確答案為(B)。霧視為過程並非最後的終點。

(　) 2. 有關最高正度數且最佳視力(maximum plus to maximum visual acuity, MPMVA)的敘述，下列何者錯誤？　(A)此檢測方式運用患者的焦深(depth of focus)來提供最大範圍的清晰視力　(B)在沒有調節力的老花患者上，比較容易出現不夠正或過於負(under-plussed/over-minused)的矯正度數　(C)若老花患者的近用加入度(ADD)過低而不符合患者年紀時，可能是遠用給予過於正或不夠負的度數(over-plussed/under-minused)　(D)在年輕且調節力正常的患者，看遠方時仍因常有調節力的使用，而比較不會有度數過於正或不夠負的狀況出現。　（109 特師一）

解析 正確答案為(B)。若考慮景深與調節的關係，在 MPMVA 時即為使調節放鬆範圍最大之驗光方式。在沒有調節力的老花患者上，比較不會出現不夠正或過於負(under-plussed/over-minused)的矯正度數。

(　) 3. 超焦距遠距屈光(hyperfocal distance refraction)矯正方式，目的是在無調節力介入下，得到最寬廣的清晰視覺距離的範圍。假設一患者的景深(depth of field)是±0.25D，則該患者在超焦距遠距屈光矯正後，無調節作用下清晰視覺距離的範圍為下列何者？　(A)眼前 4 m 至眼前 2 m　(B)眼前 4 m 至眼前 1 m　(C)無限遠至眼前 2 m　(D)無限遠至眼前 1m。　（110 專普）

解析 正確答案為(C)。±0.25 D 合計 0.50D 的焦深範圍，為眼前 1/0.50=2m，因此清晰範圍為無限遠至眼前 2 m。

(　) 4. 一般而言，6 m 距離被視為光學無限遠(optical infinity)，故自覺式驗光多以此為標準檢查距離，而不正確的檢查距離亦可能造成驗光結果誤差。若在 4 m 距離為患者驗光的結果為+3.50DS/−1.00DC×090，不考慮景深，則最終處方應如何修正，才能給予患者最佳的遠距屈光矯正？

(A)+3.25DS/−1.00DC×090　(B)+3.75DS/−1.00DC×090
(C)+3.50DS/−1.25DC×090　(D)+3.50DS/−0.75DC×090。　（110 專普）

解析 正確答案為(A)。遠視於 4 m 距離將被高估 0.25D。+3.50DS/−1.00DC×090，須修正為+3.25D/−1.00DC×090。

四、雙眼平衡

雙眼平衡的目的是「平衡雙眼的調節狀態」。主要目的是使**雙眼的調節刺激相配合**，並提供次要目的為**調節的放鬆**。當雙眼同時開放時，雙眼的調節反應能得到最大的放鬆及相等。對很多患者而言，雙眼平衡還能提供額外的功能，新處方的雙眼視力匹配。

因為某些雙眼平衡的程序會匹配霧視狀態下雙眼的視力，當左右眼的矯正視力相同或接近時，可利用比較視力的方法來達到平衡的目的。而若 MSR 結果雙眼的最佳矯正視力不相同，且有理由相信雙眼調節不相等，則需使用其他方法來平衡，如稜鏡分離紅綠雙色法等。

(一) 平衡的幾種方式

1. 連續交替遮蓋法(Successive alternate occlusion)

雙眼同時霧視約 0.75D 至視力低於 0.8，視標建議單行 0.5，患者被要求比較左右眼視標清晰度。較清楚的那一眼加入+0.25D，直到雙眼同樣模糊。當雙眼無法同時清楚時，保留主利眼較清楚。

2. 垂直稜鏡分離法(Vertical prism dissociation)

雙眼同時霧視約 0.75D 至視力低於 0.8，視標建議單行 0.5，在右眼加入 3ΔBU，左眼加入 3ΔBD，此時視標會被分離為上下兩排，右眼所見為下排，左眼所見為上排，患者被要求比較左右眼視標清晰度。較清楚的那一眼加入+0.25D，直到雙眼同樣模糊。當雙眼無法同時清楚時，保留主利眼較清楚。

當雙眼平衡完成之後，接著進行雙眼 MPMVA，終點有三種選擇，第一是變小變黑法，當所加入度數使患者感覺視標變小變黑，表示調節介入，需退回前一個度數。第二是紅綠雙色法，終點是紅綠一樣清楚或加一格綠色清楚。第三是 20/20 終點法，假如患者有清晰的 20/20 或更好視力，且所加入度數符合一開始之預測。

以上兩種平衡方式同樣為雙眼分離狀態，沒有雙眼融像，而以下幾種雙眼自覺式驗光方式能提供較佳的雙眼融像，對雙眼視的干擾較低。

1. 漢佛萊斯法(Humphriss method)

雙眼其中一眼霧視+0.75DS 或+1.00DS 時，中心視力將被抑制，但周邊視力則不受影響，因此能夠提供雙眼融像鎖。方式為在未霧視眼之前先加入+0.25DS，再換成 −0.25DS，比較這兩片鏡片清晰程度，若未霧視眼為調節放鬆狀態，則在 −0.25D 鏡片加入時將立即反應變清楚。假如有以下三種反應：(1)正鏡片較清楚、(2)兩片鏡片一樣、(3)負鏡片較清楚但字變小變黑，表示患者正在調節，接著再置入額外正鏡片，並重複以上過程，直到對於負鏡片反應沒有猶豫（以上為文獻六流程，文獻四流程稍微不同，目標在兩片鏡片一樣清楚）。另外此法也可以較容易地以紅綠雙色視標執行。

2. 偏光立體影像法(Polaroid/vectograph)

雙眼都加入偏光方向互相垂直的偏光濾片，觀看特殊設計視標，產生部分分離，部分融像的影像。此種方式具有雙眼融像鎖，對於雙眼視覺提供最小的干擾，但對比會稍微下降。平衡過程類似交替或稜鏡分離法，也可執行偏光紅綠測試。

3. 中隔法(Septum/Turville's infinity balance ,TIB)

用中隔物分離雙眼的視野，同樣能達到視標部分分離，部分融像的結果進而產生融像鎖。平衡方式類似交替或稜鏡分離法，也可執行紅綠測試。

4. 雙眼自覺式驗光(Binocular subjective refraction)

在雙眼視狀況下執行單眼自覺驗光程序，使整個自覺式驗光流程都處於雙眼視狀態。方式可以用類似漢佛萊斯法的非測試眼以霧視取代遮蓋、中隔法或偏光立體影像使雙眼視標同時呈現。除了可減少檢查時間外，因為存在雙眼視，比單眼視更能幫助穩定控制調節，達到更精確的終點及散光軸度。

對於某些特殊患者將有所幫助，如單眼與雙眼狀態調節有差異者、遠視性屈光參差患者(hyperopic anisometropia)，還有眼球震顫(nystagmus)，雙眼視狀態下，震顫較輕微；明顯垂直與迴旋偏斜患者(cyclo-deviation)，單眼與雙眼狀態下散光軸度有所不同，可能偏差達到 5 度。

歷屆試題

( ) 1. 關於進行雙眼平衡檢測(binocular balance procedure)之目的，下列何者正確？ (A)讓雙眼瞳孔大小達到平衡 (B)讓雙眼視力達到平衡 (C)讓雙眼眼外肌達到平衡 (D)讓雙眼調節達到平衡。 (106 專高)

解析 正確答案為(D)。雙眼平衡最主要之目的為雙眼調節平衡。

( ) 2. 驗光步驟的流程中，雙眼平衡(binocular balance)的意義為何？ (A)雙眼的眼位高低一樣高 (B)雙眼的視力一樣好 (C)雙眼的視力調節相等 (D)雙眼視網膜的影像大小相等。 (106 特生)

解析 正確答案為(C)。雙眼平衡的目的是平衡雙眼的調節狀態。

( ) 3. 驗光流程中的雙眼平衡測驗，主要目的在於下列何者？ (A)令雙眼調節刺激保持相同 (B)令雙眼矯正視力保持相同 (C)令雙眼影像大小保持相同 (D)令雙眼屈光度數盡量保持相同。 (109 特生一)

解析 正確答案為(A)。雙眼平衡的主要目的是使雙眼的調節刺激相配合。

( ) 4. 偏光圖平衡法(polaroid/vectographic balance)檢查的目的為下列何者？ (A)確認兩眼的屈光度是否一致 (B)確認兩眼的矯正視力是否一致 (C)確認兩眼都沒有抑制的現象 (D)確認兩眼對刺激的調節反應是否一致。 (111 專普)

解析 正確答案為(D)。雙眼平衡的主要目的是使雙眼的調節刺激相配合。

( ) 5. 關於雙眼平衡(binocular balance)之敘述，下列何者正確? (A)目的是找出優勢眼(dominant eye)視力 (B)一開始是依據受測者在霧視狀態下達到相同視力來判定 (C)一開始是依據受測者在兩眼分別是最佳矯正視力狀態下來判定 (D)放置基底朝上 3 稜鏡度的鏡片在雙眼前。 (109 特生一)

解析 正確答案為(B)。因為某些雙眼平衡的程序會匹配霧視狀態下雙眼的視力，當左右眼的矯正視力相同或接近時，可利用比較視力的方法來達到平衡的目的。

(　) 6. 雙眼平衡的方式不包括下列何者？ (A)清晰度比較法 (B)雙眼屈光法 (C)分離式紅綠測驗 (D)立體測試。 (106 專高)

解析 正確答案為(D)。立體測試非雙眼平衡方式。

(　) 7. 下列何項檢查不屬於雙眼平衡檢查？ (A)交替遮蓋比較法 (B)偏光分離法 (C)稜鏡分離法 (D)負鏡片法。 (109 特生二)

解析 正確答案為(D)。負鏡片法為調節幅度的檢查。

(　) 8. 當進行雙眼平衡(binocular balance)時，若受測者左、右眼視力不相等，下列那一種方式最為適合？ (A)稜鏡分離法(prism dissociated test) (B)稜鏡分離紅綠法(prism-dissociated duochrome test) (C)交替遮蓋法(alternating cover test) (D)雙眼屈光度法(binocular refraction)。 (107 專普)

解析 正確答案為(B)。受測者左、右眼最佳矯正視力不相等時，適合稜鏡分離紅綠法(prism-dissociated duochrome test)。

(　) 9. 受檢者 30 歲，右眼正常，左眼角膜曾經受傷，利用視網膜檢影鏡(retinoscopy)與綜合驗光儀(phoropter)測得左眼的球面鏡度數為 −1.50D，加上矯正鏡片後左眼的視力為 20/30。接下來下列何種檢查最不合適？ (A)紅綠雙色(duochrome test)檢查 (B)針孔視力(pinhole visual acuity)檢查 (C)雙眼平衡(binocular balance)檢查 (D)裂隙片(stenopaic slit refraction)檢查。 (107 專普)

解析 正確答案為(C)。兩眼視力不相等，稜鏡分離比較視力的雙眼平衡(binocular balance)檢查較不合適。

(　) 10. 受檢者因為弱視的原因，兩眼的最佳矯正視力有明顯的差異。若要進行雙眼平衡檢測來平衡調節力(balance accommodation)，下列雙眼平衡方法何者適用？①單眼霧視平衡(monocular fogging, modified Humphriss) ②稜鏡分離模糊平衡(prism-dissociated blur) ③交替遮蓋平衡(alternate occlusion) ④稜鏡分離紅綠雙色平衡(prism-dissociated duochrome) (A)①② (B)③④ (C)①④ (D)②③。 (109 特師一)

解析 正確答案為(C)。比較視力的方式較不適合，如稜鏡分離及交替遮蓋。

(　) 11. 如果經過單眼遠距自覺式驗光後，兩眼最佳視力有明顯差異，但有理由相信是因為兩眼的調節不同，此時建議使用何種平衡方法？ (A)交替遮蓋法 (B)垂直稜鏡分離法 (C)稜鏡分離紅綠法 (D)融像性交叉圓柱鏡法。 (111 專普)

解析 正確答案為(C)。最佳視力有明顯差異，適合採用稜鏡分離紅綠法平衡。

(　) 12. 自覺式驗光中的雙眼平衡，使用垂直稜鏡分離法(vertical prism dissociation)，那一眼看到的影像在下方？ (A)眼前擺放基底朝下稜鏡(BD prism) (B)眼前擺放基底朝上稜鏡(BU prism) (C)眼前擺放基底朝外稜鏡(BO prism) (D)眼前擺放基底朝內稜鏡(BI prism)。 (107 專普)

解析 正確答案為(B)。影像所在方向與基底方向相反，因此基底朝上稜鏡(BU prism)所看到的影像在下方。

(　) 13. 操作稜鏡分離紅綠雙色檢查(prism-dissociated duochrome test)時，下列敘述何者最不適當？ (A)要一個眼睛一個眼睛好好檢測 (B)需要用到紅綠鏡(red-green filter) (C)受檢者會看到兩行視標 (D)檢查的終點是用最少的負度數達到綠色那邊的視標比較清晰或者紅綠兩邊一樣清晰。 (107 專普)

解析 正確答案為(A)。稜鏡分離紅綠雙色檢查(prism-dissociated duochrome test)為雙眼平衡的一種方式，雙眼要同時打開。

(　) 14. 有關雙眼平衡方式，下列敘述何者錯誤？ (A)垂直稜鏡分離法(vertical prism dissociation)需要在兩眼前各放入相反但等量的稜鏡以幫助視標分離 (B)漢佛萊斯法(Humphriss method)提供雙眼融像(binocular lock of fusion) (C)偏光濾片(polaroid)和隔板(septum)法都提供融像刺激(fusible stimuli) (D)偏光濾片加紅綠視標平衡法需要霧視。 (107 專普)

解析 正確答案為(D)。偏光濾片加紅綠視標平衡法不需要霧視。

(　) 15. 當完成左右單眼的個別度數測量後，再測量雙眼平衡時，下列何者不是此測量的主要目的？ (A)看近物時，調節力雙眼能平衡 (B)配戴矯正度數眼鏡時，雙眼能舒適 (C)確保單眼的驗光度數在雙眼同視時，能維持正常的調節力 (D)確認其斜位的矯正量。 (107 專高)

解析 正確答案為(D)。雙眼平衡的目的不包括斜位的測量及矯正。

( ) 16. 有關單眼自覺式驗光(monocular subjective refraction)完成後所進行的雙眼平衡檢測(binocular balance)，下列敘述何者正確？ (A)讓雙眼的調節可以放鬆且平衡(relax and balance accommodation) (B)讓雙眼的最佳矯正視力最少能達到 20/20(1.0)以上 (C)讓有上下斜位(vertical phoria)的受檢者可以平衡眼位 (D)改善單眼視力不佳的受檢者讓他們有雙眼立體視(stereopsis)。 （107 專高）

解析 正確答案為(A)。雙眼平衡的目的不包括最佳矯正視力的保證、斜位的測量及矯正及獲得立體視。

( ) 17. 用稜鏡分離模糊平衡法(prism-dissociated blur balance of accommodation)進行雙眼平衡。在雙眼加入+0.75DS 確認已霧視，並在右眼加上 3Δ 基底朝上，左眼加上 3Δ 基底朝下來分離。若受檢者告訴您上面的影像比下面的清楚，下一步該如何做？ (A)在右眼放入+0.25DS，並再次詢問那一個清楚 (B)在左眼放入+0.25DS，並再次詢問那一個清楚 (C)將右眼+0.75DS 霧視移除，並詢問是否兩個影像一樣清晰 (D)將左眼+0.75DS 霧視移除，並詢問是否兩個影像一樣清晰。 （107 專高）

解析 正確答案為(B)。上面的影像為左眼（基底朝下）的影像，較清楚應減少負球面度數或加入正球面度數。

( ) 18. 稜鏡分離法中右眼放置 3 稜鏡度基底朝上，左眼放置 3 稜鏡度基底朝下，在剛開始測驗時，如果下面的視標較清楚，應該如何處置？
(A)右眼球面鏡片加 −0.25D (B)左眼球面鏡片加 −0.25D
(C)右眼球面鏡片加 +0.25D (D)左眼球面鏡片加 +0.25D。（109 特生一）

解析 正確答案為(C)。右眼放置 3 稜鏡度基底朝上，影像在下，下面的視標較清楚要加+0.25D。

( ) 19. 有關雙眼平衡，下列敘述何者錯誤？ (A)平衡的目的為使雙眼調節相等(B)若兩眼無法平衡，以優眼稍微清晰為原則 (C)霧視後若受檢者反應右眼比較清晰，則在左眼加上負鏡片，以−0.25 為一單位逐步提升至兩眼清晰度相同 (D)受測者若有紅綠色盲，一樣可以使用紅綠平衡法。 （111 專普）

解析 正確答案為(C)。霧視後若受檢者反應右眼比較清晰，則在右眼加上正鏡片。

(　) 20. 下列何種雙眼平衡的檢查方法沒有融像刺激(fusible stimuli)？ (A)偏光立體影像法(polaroid/vectofraph) (B)隔板法／TIB 法(septum/Turville's infinity balance) (C)垂直稜鏡分離法(vertical prism dissociated test) (D)漢佛萊斯法(Humphriss method)。 (107 專高)

解析 正確答案為(C)。垂直稜鏡分離法為雙眼分離狀態，沒有雙眼融像。

(　) 21. 受檢者 35 歲，透過視網膜檢影鏡、綜合驗光儀(phoropter)、交叉圓柱鏡等測得矯正度數，下列敘述何者錯誤？ (A)再次利用紅綠色標測試來檢測，來確定目前的最佳視力是由最大的正球面鏡度數（或者最小的負球面鏡度數）所提供 (B)如果受檢者因為黃斑部病變等導致兩眼之間的最佳矯正視力不同，一般不需要雙眼平衡檢查(binocular balance) (C)一般雙眼平衡檢查應該要一次執行一眼，因此要遮住沒有檢查的另外一眼 (D)一般雙眼平衡檢查可以利用 3Δ 到 4Δ 的稜鏡分別放在病人的右眼（基底朝上）與左眼（基底朝下）。 (108 專普)

解析 正確答案為(C)。一般雙眼平衡檢查為雙眼檢查，不能持續遮住一眼。

(　) 22. 有關雙眼平衡的敘述，下列何者錯誤？ (A)雙眼平衡的目的在使雙眼在觀看任何距離時，調節刺激均保持一致 (B)當單眼各自完成自覺式驗光時，若此時兩眼的矯正度數一致且最佳視力一致，則無需執行雙眼平衡 (C)雙眼平衡是為了達到清晰、舒適的用眼，並避免視覺疲勞 (D)稜鏡分離式紅綠色標測試(prism-dissociated duochrome test)可用來執行雙眼平衡測驗。 (108 專普)

解析 正確答案為(B)。雙眼平衡的主要目的在平衡調節，即使雙眼度數及視力一致仍須執行。

(　) 23. 下列何種雙眼平衡的檢查方法，兩眼的影像是完全分離？ (A)連續交替遮蓋法(successive alternate occlusion) (B)隔板法／TIB 法(septum/Turville's infinity balance) (C)偏光立體影像法(Polaroid/vectograph) (D)漢佛萊斯法(Humphriss method)。

(108 專高)

解析 正確答案為(A)。連續交替遮蓋法為兩眼輪流觀看，不存在雙眼融像。

( ) 24. 關於隔板法／TIB 法(septum/Turville's infinity balance)之敘述，下列何者正確？ (A)檢查者手持遮擋板依序阻隔患者雙眼視野，以供視覺比較 (B)使用此法不可霧視雙眼 (C)進行此法時無雙眼融像 (D)可使用紅綠視標配合檢查。 （109 特生一）

解析 正確答案為(D)。用中隔物分離雙眼的視野，同樣能達到視標部分分離，部分融像的結果進而產生融像鎖。平衡方式類似交替或稜鏡分離法，也可執行紅綠測試。

( ) 25. 下列那些可運用雙眼自覺式驗光(binocular subjective refraction)來測得更精確的矯正度數？①假性近視(pseudomyopia) ②遠視(hyperopia) ③白內障患者(cataract) ④隱性眼球震顫(latent nystagmus) (A)僅①② (B)僅①②④ (C)僅②③ (D)僅③④。 （107 專高）

解析 正確答案為(B)。雙眼自覺式驗光方式能提供較佳的雙眼融像，對雙眼視的干擾較低，對於調節不穩定如假性近視或遠視及眼球震顫患者能提供較佳的驗光結果。

( ) 26. 關於雙眼自覺式驗光(binocular subjective refraction)的敘述，下列何者錯誤？ (A)此種方式適用於兩隻眼睛的調節刺激反應不同的患者 (B)由於固定內聚(the fixed convergence)，能幫助患者穩定雙眼的調節刺激 (C)對於遠視屈光不等視(hyperopic anisometropia)的患者，在雙眼都打開的狀態下驗光，能放鬆較多的調節 (D)雙眼自覺式驗光的檢查不適合眼球震顫(nystagmus)、明顯的垂直和迴旋眼位偏差(cyclo-deviation)的患者。 （109 特生一）

解析 正確答案為(D)。此法對於眼球震顫、明顯的垂直和迴旋眼位偏差的患者預期有所幫助。

( ) 27. 對於具有小幅度眼球震顫(nystagmus)、垂直眼位和迴旋眼位明顯異常的被檢者，採取雙眼視和單眼視的遠距離自覺式驗光檢查內涵與結果，下列敘述何者最不適當？ (A)單眼視檢查會有較低的正球面度數 (B)被檢查者的調節力，在雙眼視檢查時較低 (C)被檢者的調節狀態在單眼或雙眼視檢查時皆相同 (D)雙眼視檢查時，單眼視的散光軸度會改變。 （110 專普）

解析 正確答案為(C)。此類型患者於單眼時屈光及調節狀態較不穩定，較適合採取雙眼自覺式驗光法。

( ) 28. 關於雙眼平衡檢查的敘述，下列何者最為正確？ (A)雙眼平衡檢查的目的是平衡兩眼視力，使左右兩眼視力相等才能獲得舒適雙眼視覺 (B)若兩眼視力不相等，則無法做雙眼平衡檢查 (C)最佳的雙眼平衡檢查條件是在兩眼都有融像的狀態下執行，以平衡左右兩眼的調節狀態 (D)利用稜鏡分離法平衡是在各自單眼最佳矯正視力下，以稜鏡分離視標平衡左右兩眼視力。 (110 專普)

解析 正確答案為(C)。雙眼平衡檢查的目的是平衡兩眼調節狀態。兩眼視力不相等，則可以用紅綠平衡方式。稜鏡分離法平衡一樣是平衡雙眼調節狀態。

( ) 29. 一位左眼弱視患者完成單眼自覺驗光檢查後的最佳矯正視力右眼 1.0，左眼 0.8，若要兩眼平衡，下列何種方法最好？ (A)交替遮眼比較法 (B)垂直稜鏡分離法 (C)降低屈光度數法 (D)紅綠雙色法。 (109 專高)

解析 正確答案為(D)。受測者左、右眼最佳矯正視力不相等時，較適合紅綠雙色法平衡方式。

( ) 30. 稜鏡分離法中右眼放 3^{Δ}BU，左眼放 3^{Δ}BD 在剛開始測驗時，如果上面的視標較清楚，應該如何處置？ (A)右眼球面鏡片加 −0.25D (B)左眼球面鏡片加 −0.25D (C)右眼球面鏡片加 +0.25D (D)左眼球面鏡片加 +0.25D。 (109 專普)

解析 正確答案為(D)。上面的視標較清楚，為左眼所見，因此左眼球面度數+0.25D。

( ) 31. 有關雙眼平衡的方式，下列敘述何者正確？ (A)漢佛萊斯法(Humphriss method)是利用遮眼棒交互遮蓋 (B)垂直稜鏡分離法需要偏光濾片(polaroid)來分離視標 (C)偏光濾片法左右眼各可以看到視標的某部分 (D)交替遮蓋法(alternate occlusion test)左右眼同時看到視標。 (109 專普)

解析 正確答案為(C)。漢佛萊斯法是利用霧視取代遮蓋；垂直稜鏡分離法需要稜鏡來分離視標；交替遮蓋法左右眼無法同時看到視標。

( ) 32. 操作雙眼垂直稜鏡紅綠雙色平衡(dissociated duochrome balance)檢查時，下列敘述何者錯誤？ (A)需在雙眼前加入足夠垂直稜鏡以分離影像 (B)適用於雙眼有不相等焦深的被檢者 (C)適用於不等視被檢者 (D)不適用於不等瞳孔大小(anisocoria)被檢者。 (109 特師二)

解析 正確答案為(D)。不等瞳孔大小(anisocoria)被檢者也可以適用。

( ) 33. 關於雙眼平衡的敘述，下列何者正確？ (A)使用交替遮蓋法時，雙眼需同時霧視＋0.75D 或＋1.00D (B)使用垂直稜鏡分離法時，雙眼同時放置 3Δ基底朝上稜鏡 (C)使用偏光眼鏡執行雙眼平衡，為非融像性檢查法 (D)使用交替遮蓋法執行雙眼平衡，為融像性檢查法。 (111 專普)

解析 正確答案為(A)。垂直稜鏡分離法時，一眼放置 3Δ基底朝上稜鏡，一眼放置 3Δ基底朝下稜鏡。偏光眼鏡執行雙眼平衡，為融像性檢查法。交替遮蓋法執行雙眼平衡，為非融像性檢查法。

( ) 34. 下列何種雙眼平衡法因缺乏雙眼融像，較可能造成平衡結果的誤差？ ①隔板法(septum technique) ②偏光紅綠法(polarized duochrome) ③漢弗萊斯法(Humphriss method) ④交替遮蓋法(successive alternate occlusion) ⑤垂直稜鏡分離法(vertical prism dissociation) (A)④⑤ (B)①③⑤ (C)②④⑤ (D)①②③⑤。 (111 專普)

解析 正確答案為(A)。交替遮蓋與垂直稜鏡分離法為雙眼分離狀態，沒有雙眼融像。

( ) 35. 有關於雙眼平衡步驟，下列何者為正確的操作？ (A)即使是 60 歲以上已然毫無調節力的病人，也應該進行平衡測試 (B)當使用單眼雲霧法(monocular fogging)時，雲霧度數越多越好 (C)執行漢弗萊斯立即對比法(Humphriss immediate contrast)時，正鏡片與負鏡片的測試時間都是各 1 秒鐘為宜 (D)對於雙眼最佳矯正視力不等的患者可使用稜鏡分離紅綠測試(prism-dissociated duochrome test)進行雙眼平衡。 (112 專普)

解析 正確答案為(D)。無調節力也應進行平衡。雲霧適當就好。漢弗萊斯立即對比法負鏡片時間為正鏡片一半。

( ) 36. 關於雙眼自覺式驗光(binocular subjective refraction)的敘述，下列何者錯誤？ (A)雙眼自覺式驗光的檢查不適合優勢眼(dominant eye)與非優勢眼(non-dominant eye)反應相差很大的患者 (B)雙眼自覺式驗光於假性近視(pseudomyopia)及遠視(hyperopia)受測者，有助測得更精確的矯正 數 (C)此種方式較單眼自覺式驗光能控制及放鬆較多的調節 (D)單眼自覺式驗光(monocular subjective refraction)完成後進行雙眼平衡檢測(binocular balance)，與雙眼自覺式驗光(binocular subjective refraction)相同。 (113 專普)

解析 正確答案為(D)。雙眼自覺式驗光(binocular subjective refraction)完成後即為雙眼平衡。

( ) 37. 下列何者不是在自覺式驗光時可以達到雙眼視覺(binocularity)的方法？(A)Humphriss 心理性中隔法(Humphriss Psychological Septum) (B)Turville 鏡像法(Turville mirror technique) (C)Morgan 投射中隔法(Morgan projected septum method) (D)矢量圖卡(Vectographic Cards)。

(113 專高)

解析 正確答案為(D)。矢量圖卡為視力訓練所使用器材，非用於驗光。

(二) 利眼（慣用眼）測試

當雙眼平衡程序無法達到雙眼清晰度配合時，需執行利眼測試。不須特殊設備，亦可於綜合驗光儀上執行。請患者雙手做一個小圓圈對準視標或目標物（可先示範給患者看），指示患者延伸手臂至最遠，雙眼打開，確認患者的利眼。

(三) Trial Frame Refraction 試鏡架驗光

當無法使用綜合驗光儀時，使用試鏡架決定患者的屈光狀態，或者用來確認或修正綜合驗光儀的驗光結果。對於高度屈光不正、低視力、調節不穩定或行動不便的患者特別有用。檢查流程根據綜合驗光儀的程序修正而來，因此應先熟悉整個驗光流程，但可因患者的情況加以修改。

測試時應先調整試鏡架，包括調整鏡腳長度使頂點距離最小、調整鼻墊高度使鏡架高度適合、調整適當前傾角及調整患者瞳距。

(四) 特殊驗光法

有些針對較特殊狀況所發展出的驗光法，在此介紹：

1. 延遲自覺式驗光(Delayed Subjective Refraction)

在未散瞳情況下，**最大量放鬆患者的調節**，進而接受比常規驗光更多的正度數。對於具有隱性遠視或調節麻痺的患者特別有用。

在完整驗光流程之後進行，接續 NRA 測試之後的結果，保留綜合驗光儀上的正度數將視標切換到遠方單行最佳矯正視力的視標（但不小於 20/20），接著移除近點視標，雙眼逐漸減少 0.25DS 直到再次清晰，鼓勵患者盡量讀出更多視標。

2. 內聚控制驗光法(Convergence Controlled Refraction)

對於**高度外斜位**的患者，藉由消除內聚需求，進而控制調節反應，接受比常規驗光更多的正度數，並使用 BI 稜鏡中和外偏斜眼位的影響。此測驗可單獨進行或結合延遲自覺式驗光（稱為 Pierce-Borish test）。此技術對於預期因為高度外斜位而引起的調節機能障礙的患者特別有用。

在完整驗光流程之後進行，接續 NRA 測試之後的結果，保留綜合驗光儀上的正度數，雙眼逐漸減少正度數直到近方視標再次清楚，接著逐漸加入 BI 稜鏡直到再次模糊，切換至遠方視標，再逐漸降低度數至清楚。

3. 莫辛德拉氏檢影法(Mohindra's Near Retinoscopy)

使用檢影鏡的燈光作為患者注視的目標，測定患者的遠方屈光不正。雖然成人也可以用，但對於**嬰幼兒的屈光檢查**特別有用。

檢查者距患者約 50cm，此檢查可用檢查者同一隻眼睛檢查患者雙眼，室內燈光全暗，檢影鏡的燈光調至患者不感到刺激。執行檢影，並於球面結果加入 −1.25D 為患者遠方屈光不正。−1.25D 為一般患者經驗修正值，兒童為 −1.00D，嬰幼兒為 −0.75D 或 −1.00D。

歷屆試題

(　) 1. 下列針對操作近方檢影鏡(Mohindra retinoscopy)的測試對象與敘述，何者錯誤？ (A)主要評估嬰兒與幼兒的遠距離度數 (B)也可用在評估成人 (C)對嬰兒驗光後要額外加入-0.75DS~-1.00DS 當作遠距離度數 (D)主要檢測被檢者近距離度數。（113 專普）

解析 正確答案為(D)。莫辛德拉氏檢影法測定患者的遠方屈光不正。

五、近距離屈光檢查

老花眼(Presbyopia)又稱老視，是一種生理現象，非病理狀態，也不屬於屈光不正，是步入中老年後必然出現的視覺問題。隨著年齡增長，眼調節能力逐漸下降，從而引起患者視近困難。以致在近距離工作中，必須在其屈光矯正之外另外加入正度數補償調節，才能有清晰的近距離視力，這種現象稱為老花眼。

老花眼的主觀感覺因人而異，與個人的屈光狀態、用眼習慣、職業及愛好等因素都有關。最初的表現為一些調節遲滯的現象，如從看遠突然轉為看近時，感覺模糊，一會兒才又清楚。閱讀需更強的照明度、視近物不能持久，可能會出現雙影、模糊、眼酸、燒灼感、刺痛感、頭疼、嗜睡等視疲勞現象，視近困難，不自覺頭後仰或移遠書報等。

遠用屈光所額外加入的正度數稱為閱讀近附加或加入度(ADD)，或者說為遠用屈光及近用屈光兩者之差。例如：若遠用屈光為 −5.00D，加入度+1.00D，則近用屈光為 $-5.00+1.00=-4.00D$。

當常規驗光流程結束，尋找到遠距離屈光不正之後，接著進行近距離屈光檢查。目的在評估調節的狀態及老花加入度。除非有特殊理由引起雙眼調節不等量，否則通常都是雙眼同時進行檢查。主要的自覺式檢查技巧有兩種，融合性交叉圓柱鏡與負相對調節／正相對調節。

(一) 融合性交叉圓柱鏡(Fused Cross Cylinder, FCC)

利用交叉圓柱鏡，在雙眼融像的條件下，檢測一定調節刺激下的調節反應。作為視功能檢測調節遲滯(lag)或超前(lead)，亦可作為老花眼之暫定加入度檢查。

當患者已經完全矯正遠方屈光不正時，散光的兩條焦線應重合於視網膜之上。此時置入紅點在垂直方向的交叉圓柱鏡，將使兩焦線重新分離成為**水平焦線在前垂直焦線在後的狀態**。

若患者調節反應精確等於調節刺激，則將看到兩組線條同樣清楚或同樣模糊。若**調節遲緩**（調節反應落後於調節刺激，表示調節不足現象）或是有**老花**，會看到**水平線條較清楚**，此時逐漸加入**正度數**，直到同樣清楚可得調節遲緩程度。若調節有**超前現象**（調節反應超過調節刺激，表示過度調節），則會看到**垂直線條較清楚**。

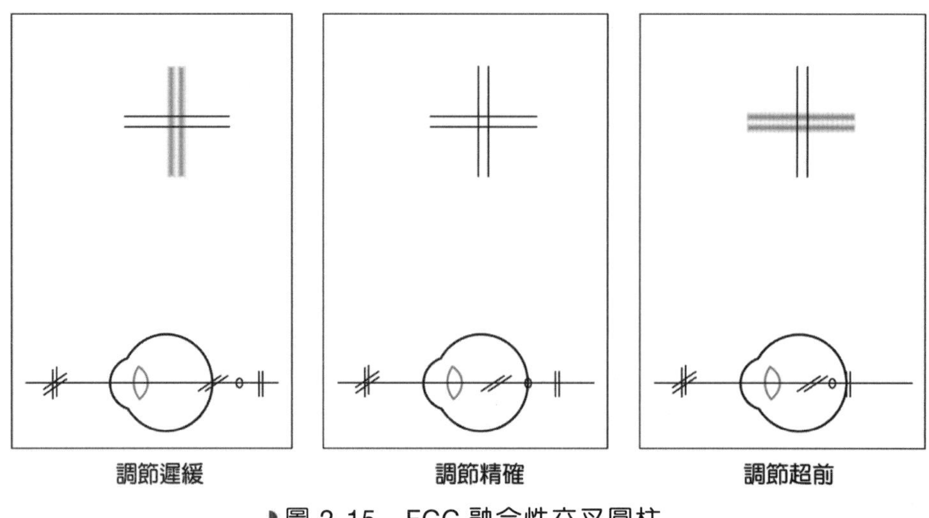

圖 2-15　FCC 融合性交叉圓柱

操作時綜合驗光儀放入遠距矯正度數，調整近用 PD，雙眼放入 FCC 鏡片。綜合驗光儀上有兩處有交叉圓柱鏡，輔助輪上有 ±0.50 交叉圓柱鏡，但軸度無法調整，另外也可以使用原本檢查散光的 ±0.25 的交叉圓柱鏡，但要注意**紅點須在垂直方向**（勿調整原本的散光軸度）。接著於患者眼前加入柵欄視標，**照明微亮**避免焦深效應致使不易分辨。詢問患者垂直線條或水平線條較清楚，若水平清楚則逐次加入+0.25D，至垂直清楚後，再逐漸減少正度數直到兩組線條一樣清晰。若無法達到相同清晰，則停在患者覺得水平線條清晰的最高正加入度。

若一開始即垂直較清楚則先降低燈光，之後若變成水平清楚或一樣清楚，則回到上個步驟。但若仍然垂直清楚，則翻轉 JCC 至紅點在水平方向，並再次詢問。1.若仍垂直清楚，此時停止檢查，記錄「垂直愛好傾向」。2.若水平清楚，記錄「調節超前(lead)」或「指示負加入度」。

假如作為老花眼之暫定加入度檢查，而患者年齡超過 50 歲，可先加入+1.00D 再詢問患者哪一組線條清楚，若患者仍無法分辨，加入更多的正度數直到患者能區分。非老花患者預期值為+0.50D，調節的遲緩(lag)將隨著患者的年齡而逐漸增加。

歷屆試題

( ) 1. 有關老花眼的敘述，下列何者錯誤？ (A)一般於 40 至 45 歲左右開始有徵狀 (B)因調節力減退，因此患者閱讀時常會出現字跡疊影或模糊 (C)測量受檢者的工作距離及範圍可以幫助選擇適合的加入度數(ADD) (D)閱讀時燈光需要調暗一些才可以看更清楚。 (109 特生一)

解析 正確答案為(D)。老花眼需更強的燈光幫助閱讀。

( ) 2. 下列何者的視覺問題不屬於屈光不正所引起的？ (A)老花(presbyopia) (B)近視(myopia) (C)遠視(hyperopia) (D)不等視(anisometropia)。 (111 專普)

解析 正確答案為(A)。老花眼(Presbyopia)又稱老視，是一種生理現象，非病理狀態，也不屬於屈光不正，是步入中老年後必然出現的視覺問題。

( ) 3. 關於調節作用及老花眼(accommodation and presbyopia)的敘述，下列何者錯誤？ (A)調節作用中，遠點向眼睛移近 (B)睫狀肌因副交感神經作用收縮，導致懸韌帶鬆弛產生調節反應 (C)調節反應是水晶體凸度增加及水晶體位置淨前移 (D)老花眼主要是因為睫狀肌收縮量減少導致調節作用減弱。 (113 專普)

解析 正確答案為(D)。老花眼主要是因為水晶體老化導致彈性減弱。

( ) 4. 使用融像交叉圓柱鏡(fused cross cylinder)測量時所使用的視標與燈光應挑選下列何者？ (A)近方視力表；使用室內燈光與近方燈照向視標 (B)柵欄視標；使用室內燈光與近方燈照向視標 (C)柵欄視標；近方燈照向視標 (D)柵欄視標；不使用室內燈光情況下，近方燈打向後方牆壁。 (113 專普)

解析 正確答案為(D)。照明微亮避免焦深效應。

( ) 5. 正視眼前加上交叉圓柱鏡(cross-cylinder)，紅點位於水平方向，則 (A)水平方向的光線，聚焦在網膜前，形成一條水平線 (B)水平方向的光線，聚焦在網膜前，形成一條垂直線 (C)水平方向的光線，聚焦在網膜後，形成一條水平線 (D)水平方向的光線，聚焦在網膜後，形成一條垂直線。 (106 特師)

解析 正確答案為(B)。正視眼前置入紅點在水平方向的交叉圓柱鏡，將使水平方向屈光力較強，形成逆散屈光狀態，兩焦線重新分離成為垂直焦線在前水平焦線在後的狀態。

( ) 6. 若受檢者為正視眼，在其眼前加上交叉圓柱鏡，白點位於鏡片水平方向，於視網膜呈現的狀況為何？ (A)垂直方向的光線聚焦在視網膜之前，形成一條水平焦線 (B)垂直方向的光線聚焦在視網膜之後，形成一條水平焦線 (C)垂直方向的光線聚焦在視網膜之後，形成一條垂直焦線 (D)垂直方向的光線聚焦在視網膜之前，形成一條垂直焦線。 (111 專普)

解析 正確答案為(A)。當患者已經完全矯正遠方屈光不正時。置入紅點在垂直方向的交叉圓柱鏡，將使兩焦線重新分離成為水平焦線在前垂直焦線在後的狀態。

( ) 7. 使用融像性交叉柱鏡(fused cross cylinder, FCC)時，如果受測者回答水平線條比較清楚，表示受測者可能具有下列何者特徵？ (A)調節遲滯(lag of accommodation) (B)調節過度(lead of accommodation) (C)垂直線嗜好傾向 (D)眼位異常。 (106 花東)

解析 正確答案為(A)。調節遲緩會看到水平線條較清楚。

( ) 8. 交叉圓柱視標(cross cylinder target)除了可以用來決定老花眼暫定加入度(presbyopic tentative ADD)以外，它也可以用來評估調節(accommodation)的那一方面？ (A)速度(speed) (B)彈性(elasticity) (C)幅度(amplitude) (D)準確性(accuracy)。 (112 專高)

解析 正確答案為(D)。檢測一定調節刺激下的調節反應是否精確。

( ) 9. 進行融像性交叉柱鏡(fused cross cylinder, FCC)檢查時，受檢者表示水平線條比較黑且清楚，應如何進行下一步？ (A)增加負球面度數 (B)增加正球面度數 (C)增加柱面度數在 180°軸 (D)這是終點度數，不需要修正。 (109 特生二)

解析 正確答案為(B)。水平線條比較黑且清楚表示調節遲緩，需加入正球面度。

(　) 10. 進行融像性交叉柱鏡(fused cross cylinder)的老花測量時，將測試視標放在 40 cm 處並將傑克森交叉圓柱鏡(Jackson cross cylinder, JCC)負軸放置於 90 度（紅點對正 90 度），下列敘述何者正確？ (A)若患者調節正常則最小模糊圈(circle of least confusion)在視網膜上，因此水平線比垂直線來的清楚 (B)若患者調節正常則最小模糊圈在視網膜後，因此水平線跟垂直線一樣清楚 (C)若患者調節力不足則最小模糊圈在視網膜前，因此水平線比垂直線來的清楚 (D)若患者調節力不足則最小模糊圈在視網膜後，因此水平線比垂直線來的清楚。 （107 專普）

解析 正確答案為(D)。調節正常最小模糊圈(circle of least confusion)在視網膜上，水平線與垂直線一樣清楚；調節力不足最小模糊圈在視網膜後，水平線比垂直線來的清楚。

(　) 11. 有關融像性交叉柱鏡測試的描述，下列何者錯誤？ (A)一般而言僅在近距離檢測 (B)檢查結果可用作老花的暫時加入度(tentative add) (C)需明亮的照明環境(bright illumination) (D)若受檢者未有老花眼症狀，以遠距離矯正處方開始檢查。 （107 專普）

解析 正確答案為(C)。照明微亮避免焦深效應致使不易分辨。

(　) 12. 關於融像性交叉圓柱鏡(fused cross cylinder, FCC)測驗，下列說明何者錯誤？ (A)屬於近方試驗，應該給予充分照明 (B)一般設置是將交叉圓柱鏡的負散光軸設置在 90 度處 (C)如在測驗剛開始時，當受測者反應直線條較為清晰，可嘗試翻轉交叉圓柱鏡；如果翻轉後依然表示直線較清楚，記錄為垂直偏好(vertical preference) (D)非老花眼者由於景深效應，可能依然會有些微調節遲滯，約為+0.50D。 （111 專普）

解析 正確答案為(A)。照明微亮避免焦深效應致使不易分辨。

(　) 13. 進行融像性交叉柱鏡檢查時，使用±0.50D傑克森交叉圓柱鏡並將紅點對準 90°進行檢測。若沒有±0.50D的傑克森交叉圓柱鏡，則可在綜合驗光儀裡加入下列何種度數達到一樣的效果？ (A) +0.50DS / −0.50DC × 090 (B) +0.50DS / −1.00DC × 090 (C) −0.50DS / +0.50DC × 090 (D) −0.50DS / +1.00DC × 090 。 （107 專普）

解析 正確答案為(B)。當±0.50D紅點／正度數對準 90 度，此時鏡片處方為+0.50DS / −1.00DC×090。

( ) 14. 在進行融像性交叉圓柱鏡測試(fused cross cylinder, FCC)時，若受測者回報垂直線條與水平線條清晰度一致，則下列有關最小模糊圈、焦線的敘述何者正確？ (A)最小模糊圈落於視網膜前，垂直焦線落於視網膜後 (B)最小模糊圈落於視網膜上，水平焦線落於視網膜前 (C)最小模糊圈落於視網膜上，垂直焦線落於視網膜前 (D)最小模糊圈落於視網膜後，水平焦線落於視網膜後。 (107 特師)

解析 正確答案為(B)。FCC 垂直線條與水平線條清晰度一致時，最小模糊圈落於視網膜上，水平焦線落於視網膜前，垂直焦線在後。

( ) 15. 正視眼前加上交叉圓柱鏡，白點位於垂直方向，則 (A)垂直方向的光線，聚焦在網膜前，形成一條水平焦線 (B)垂直方向的光線，聚焦在網膜前，形成一條垂直焦線 (C)垂直方向的光線，聚焦在網膜後，形成一條水平焦線 (D)垂直方向的光線，聚焦在網膜後，形成一條垂直焦線。 (107 專高)

解析 正確答案為(C)。白點／負度數在垂直方向，與 FCC 方向相反，水平焦線落於視網膜後（由垂直方向光線形成），垂直焦線在前（由水平方向光線形成）。

( ) 16. 有關融像性交叉柱鏡檢查(fused cross cylinder)之敘述，下列何者錯誤？ (A)視標上交叉 90 度的直線與橫線，經交叉柱鏡折射後會在視網膜前形成垂直焦線(vertical focal lines)，在視網膜後形成水平焦線(horizontal focal lines) (B)雙眼每加入+0.25D 鏡片時，垂直及水平焦線會同時向視網膜前方移動 (C)若受測者回答水平線條較清晰，則表示有調節遲滯的現象 (D)此測試的理想終點為最小模糊圈(circle of least confusion)恰好落在視網膜上。 (107 專高)

解析 正確答案為(A)。FCC 之水平焦線在前，垂直焦線在後。

( ) 17. 有關融像性交叉圓柱鏡(fused cross cylinder, FCC)檢測的敘述，下列何者錯誤？ (A)此測試可以用來評估患者的調節精準度(accommodation accuracy) (B)測量時將傑克森交叉圓柱鏡的紅點對準 90 度 (C)若患者的調節力不足，則垂直線比水平線來得清楚 (D)若水平線比垂直線清楚，則需加入正球面(plus)鏡片。 (108 專普)

解析 正確答案為(C)。調節遲緩（調節反應落後於調節刺激，表示調節不足現象）或是有老花，會看到水平線條較清楚。

( ) 18. 以 ±0.50D 鏡片為正視眼患者進行融像性交叉柱鏡測試(fused cross cylinder)，受檢者回報垂直線較為清晰。將 ±0.50D 鏡片移去，並放置正柱鏡軸在 90 度方向之傑克森交叉圓柱鏡後，受檢者回報水平線條變得較為清晰。受檢者可能有下列何種情形？ (A)調節遲滯(lag of accommodation) (B)垂直偏好(vertical preference) (C)調節超前(lead of accommodation) (D)無法確認。（108 特師）

解析 正確答案為(C)。垂直較清晰，翻轉為紅點（負散光軸）在水平後，變成水平較清晰，代表此患者具有調節超前的現象。

( ) 19. 使用綜合驗光儀與 ±0.50D 鏡片，為遠距屈光矯正後患者施測融像性交叉柱鏡(fused cross cylinder, FCC)檢查，患者回報垂直線較為清晰。檢查者接著將 ±0.50D 鏡片移除，並放置負柱鏡軸在 180 度方向之傑克森交叉圓柱鏡後，患者回報垂直線條較為清晰。此患者的檢查結果為下列何者？ (A)調節遲滯(lag of accommodation) (B)垂直偏好(vertical preference) (C)調節過度(lead of accommodation) (D)檢查結果無法記錄。（109 專普）

解析 正確答案為(B)。根據題目描述為垂直偏好者。

( ) 20. 50 歲之受測者進行融像性交叉柱鏡測試(fused cross cylinder, FCC)，雙眼加入+1.25D 暫時加入度，將近點桿視標放下後，受測者認為橫線組比較清楚，再於雙眼同時加+0.25D 鏡片後，認為橫線組仍較清楚，再加入+0.25D 鏡片後，認為直線變得較橫線清楚，則其檢查結果應記錄為 (A) FCC = +0.25D (B) FCC = +0.50D (C) FCC = +0.75D (D) FCC = +1.50D。（109 特師二）

解析 正確答案為(D)。若無法達到相同清晰，則停在患者覺得水平線條清晰的最高正加入度。

( ) 21. 受檢者近視−3.00D，屈光矯正後於 40 cm 進行融像性交叉圓柱鏡測試(fused cross cylinder, FCC)。起初受檢者表示水平線條較為清晰，當球面度調整至−2.00D 時，回報垂直線條與水平線條同樣清晰。此受檢者在矯正遠距屈光後，於 40 cm 工作距離的調節反應(accommodative response)為何？ (A)1.00D (B)1.50D (C)2.00D (D)2.50D。

（110 專普）

解析 正確答案為(B)。–3.00D 至–2.00D 表示調節反應遲緩+1.00D，40cm 的調節刺激為 2.50D，因此調節反應為 2.50–1.00 = 1.50D。

( ) 22. 受檢者於 40cm 進行融像性交叉柱鏡測試(fused cross cylinder)，發現有 0.75D 調節遲滯(lag ofaccommodation)，則該距離的調節反應(accommodative response)為何？ (A)0.75D (B)1.75D (C)2.50D (D)3.25 D。 （112 專普）

解析 正確答案為(B)。40 cm 調節刺激為 2.50D，調節遲緩 0.75D，因此調節反應為 2.50–0.75=1.75D。

( ) 23. 對於老花眼患者，融像性交叉圓柱鏡(fused cross cylinder, FCC)檢查提供下列何種資訊？ (A)準確的近距離度數 (B)暫時近距離的加入度 (C)近距離的調節幅度 (D)眼睛的散光度數。 （113 專高）

解析 正確答案為(B)。FCC 可做為暫用加入度檢查的其中一種方式。

FCC 作為調節反應評估的一種自覺式方法，另外也可以用視網膜檢影鏡來做他覺式的調節反應評估。例如：NOTT 動態視網膜鏡檢影術、MEM 單眼評估方法等。

（二）諾特動態視網膜鏡檢影術(NOTT)

此檢測以綜合驗光儀以外的開放式檢查空間較容易進行，一開始視標放在習慣閱讀距離，檢影鏡距離亦相同。接著觀察順逆動，通常會看到順動，表示調節 lag，此時視標不動，**檢影鏡緩慢往後移動**直至中和；若看到逆動則反之，表示調節 lead，檢影鏡往前移動。測量此時檢影鏡距離，此兩距離的屈光度差異即為調節精準度。

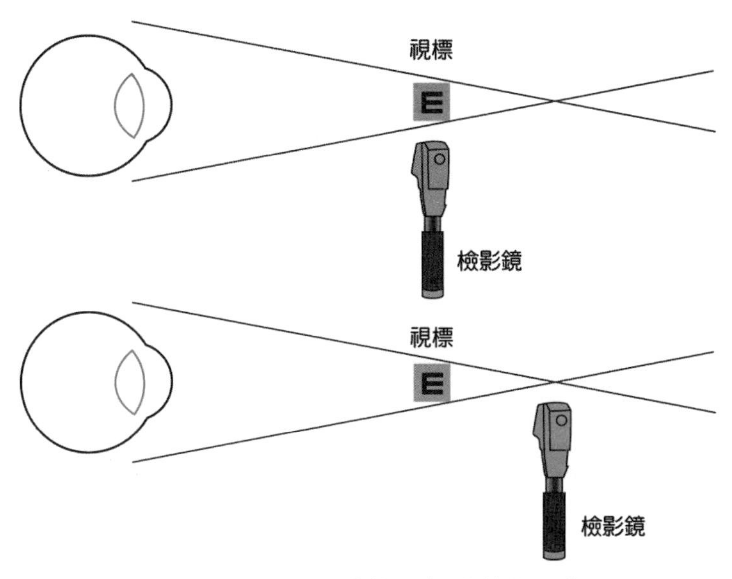

圖 2-16 諾特動態視網膜鏡檢影術

(三)單眼評估法(Monocular Estimation Method, MEM)

所需設備為視網膜鏡、MEM 視網膜鏡卡、板鏡或試鏡片,MEM 卡應正確貼附於視網膜鏡。檢查時患者戴用慣用近用眼鏡於慣用距離,以檢影鏡輪流觀察雙眼的順逆動反應,並估計中和此動態所需的屈光度,觀察到順動表示**調節 lag,需加入正鏡片**;逆動表示**調節 lead,需加入負鏡片**,以鏡片快速確認(<1 秒),若估計正確將看到中和。

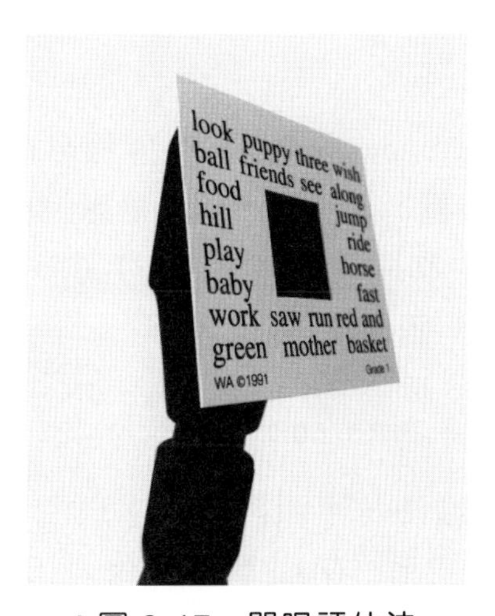

圖 2-17 單眼評估法

歷屆試題

( ) 1. 以平行光進行諾特動態檢影(Nott dynamic retinoscopy)檢測，下列有關的步驟與過程何者錯誤？ (A)視標應為文字、字母或圖片的近用視標 (B)應使用綜合驗光儀(phoropter)，用來提高準確度 (C)檢測光束掃描時間越短越好，降低被檢者的調節作用 (D)若檢影的反射光為逆動時，檢影距離需要縮短。 （107 專普）

解析 正確答案為(B)。諾特動態檢影(Nott dynamic retinoscopy)檢測不適合用綜合驗光儀檢查。

( ) 2. 在進行動態檢影法（諾特方法，Nott method）時，若看到順動(with-motion)，檢查者最應該做什麼？ (A)把檢影光條轉成與原先軸度相差 90 度的方向 (B)把網膜鏡的套筒(retinoscope sleeve)推往上方 (C)把網膜鏡的光轉小 (D)拉遠受測者與檢查者之間的距離。 （107 專高）

解析 正確答案為(D)。順動表示調節遲滯，需要將檢影鏡影後退或加正鏡片來中和。

( ) 3. 距離受檢者 40cm 處進行諾特動態檢影(Nott dynamic retinoscopy)，以平行光觀察到眼睛的檢影反射光為順動(with motion)，下列何者正確？ (A)靠近受檢者，縮短檢影工作距離以找到中和點 (B)遠離受檢者，拉長檢影工作距離以找到中和點 (C)放入正球面(plus)鏡中和反射光 (D)放入負球面(minus)鏡中和反射光。 （111 專普）

解析 正確答案為(B)。順動表示調節遲滯，需要將檢影鏡影後退或加正鏡片來中和。

( ) 4. 使用諾特方法(Nott's method)進行動態檢影時，讓受測者注視眼鏡平面前 40 公分處之視標，若檢查者使用檢影鏡在距離受測者之眼鏡平面前 50 公分處達到中和眼底，則此時的調節狀態為何？ (A)−0.50 D (B)+0.00 D (C)+0.50 D (D)+2.00 D。 （113 專高）

解析 正確答案為(C)。視標在 40cm，為 2.50D；檢影鏡在 50cm，為 2.00D，調節遲滯了 0.50D。

( ) 5. 動態視網膜鏡檢影法（單眼評估法）的目的是找到被檢眼的何種變化？ (A)近點的變化 (B)遠點的變化 (C)近距離用眼時的調節反應情形 (D)聚合近點。 （112 專普）

解析 正確答案為(C)。動態檢影鏡為調節反應的檢查。

(　) 6. 常見的調節反應(accommodative response)檢查項目不包含下列何者？ (A)近距離紅綠雙色測試(near duochrome) (B)動態視網膜鏡：單眼評估方法 (C)融像性交叉柱鏡測試 (D)布魯克納測試(Brückner test)。
（107 特師）

解析 正確答案為(D)。布魯克納測試(Bruckner test)為初步檢查中比較雙眼眼底反光的測試。

(　) 7. 下列關於使用平行光進行動態視網膜檢影：單眼評估方法(dynamic retinoscopy: monocular estimation method, MEM)的敘述，何者錯誤？ (A)動態視網膜檢影 MEM 可評估近距離調節不精準的量 (B)若患者調節遲滯，則會看到順動 (C)若患者調節過度(accommodative lead)，則需加入正鏡片 (D) MEM 視標卡應架設在視網膜檢影鏡上。
（106 專普）

解析 正確答案為(C)。調節遲緩才需加入正鏡片。

(　) 8. 使用動態視網膜檢影鏡執行單眼評估方法(monocular estimation method, MEM)確認調節精準度。使用平行光進行檢影時，受檢者眼睛的反射光為順動(with-movement)，下列敘述何者正確？ (A)受檢者有調節遲滯(lag of accommodation)的現象，需要加正鏡片來中和 (B)受檢者有調節遲滯的現象，需要加負鏡片來中和 (C)受檢者有調節過度或超前(lead of accommodation)的現象，需要加正鏡片來中和 (D)受檢者有調節過度或超前的現象，需要加負鏡片來中和。
（108 專普）

解析 正確答案為(A)。順動表示調節遲滯，需要將檢影鏡影後退或加正鏡片來中和。

(　) 9. 於 33 公分工作距離，以動態檢影鏡單眼評估法(monocular estimation method)為患者檢查調節反應(accommodative response)，雙眼的檢查結果皆為 MEM：+1.00D。則患者在該檢測距離的調節反應為下列何者？ (A)1.50D (B)2.00D (C)2.50D (D)3.00D。
（109 專普）

解析 正確答案為(B)。33 公分的調節需求為 3.00D，但 lag+1.00D，因此 $3.00-1.00=2.00$D。

(　) 10. 關於動態檢影鏡：單眼評估法(dynamic retinoscopy: monocular estimation method, MEM)的敘述，下列何者正確？ (A)MEM 檢查孩童時，常使用的距離無論年齡大小和大人一樣 (B)當受檢者閱讀，慢慢地將檢影光影掃描過受檢眼 (C)必須慢慢的加入鏡片，而非快速地放

置在受檢者視線　(D)MEM 檢查孩童時，常使用手指到手肘的距離。（109 特生二）

解析 正確答案為(D)。MEM 檢查孩童時，常使用手指到手肘的距離；檢影時需快速加入鏡片確認。

(　) 11. 有關動態視網膜檢影鏡單眼評估法(monocular estimation method, MEM)的敘述，下列何者錯誤？　(A)可用於測量調節反應(accommodative response)與診斷雙眼視覺異常　(B)檢查時要求受檢者注視嵌附在檢影鏡上之視標　(C)操作過程中無須遮蓋單眼　(D)若見順動光影，逐漸加多正球面度鏡片，留置於綜合驗光儀或試鏡架上，直至中和。（111 專普）

解析 正確答案為(D)。以鏡片快速確認（<1 秒），若估計正確將看到中和。

(　) 12. 下列何者不是自覺式驗光項目？　(A)紅綠測試(red-green test)　(B)傑克森交叉圓柱鏡(JCC)　(C)動態視網膜檢影鏡法(dynamic retinoscopy)　(D)散光圖（鐘面圖）(fan chart/clock dial test)。（111 專普）

解析 正確答案為(C)。動態視網膜檢影鏡法(dynamic retinoscopy)為他覺式的調節反應評估。

(　) 13. 依據學者 Goss and Uyesugi(1995)的研究，施行動態視網膜檢影鏡鏡檢法(retinoscopy)檢查年輕近視被檢者時，發現有大於標準值的調節滯後度數時（如+1.25DS），則最佳的處置方式為以下何者？　(A)額外處方近距離閱讀的正球面度數眼鏡　(B)額外處方近距離閱讀的負球面度數眼鏡　(C)額外處方近距離閱讀的稜鏡基底朝外(base out)眼鏡　(D)不必特別處置。（113 專普）

解析 正確答案為(A)。調節遲滯處方近距離閱讀的正加入球面度數。

(　) 14. 下列何者為調節遲緩(lag of accommodation)的自覺式測量方法？　(A)傑克森交叉圓柱鏡法(Jackson's cross-cylinder lens test)　(B)融像性交叉圓柱鏡法(fused cross cylinder, FCC)　(C)動態檢影單眼評估法(monocular estimation method, MEM)　(D)諾特動態檢影法(Nott dynamic retinoscopy)。（113 專普）

解析 正確答案為(B)。融像性交叉圓柱鏡法(fused cross cylinder, FCC)為自覺式的調節反應評估。

(　) 15. 在下列幾種調節反應的檢測方法中，何者可能測得較大之調節遲滯？(A)單眼評估方法(monocular estimation method) (B)擺鈴檢影鏡法(bell retinoscopy) (C)諾特方法(Nott's method) (D)雙眼交叉圓柱鏡(binocular crossed-cylinder)。 (113 專高)

解析 正確答案為(B)。擺鈴檢影鏡法為將視標前移靠近患者的檢查方式，通常距離越近，遲滯越大。

(四) 負相對調節／正相對調節(NRA/PRA)或（虛性相對調節／實性相對調節）

測試患者在**雙眼保持融像，內聚需求量為固定**的情況下，**調節的減少或增加的能力**。負相對調節表示患者還能夠**放鬆**的調節量，要加入**正鏡片**測量，正相對調節表示患者還能接受的**調節刺激量**，需加入**負鏡片**測量。可作為雙眼視功能分析的項目之一，此時調節性內聚的改變將由融像性內聚來補償。加入正度數，調節放鬆引起眼位外轉，正融像性聚散（內聚）需求增加。加入負度數，調節刺激引起眼位內轉，負融像性聚散（開散）需求增加。也可作為決定老花眼近用 ADD 程序的一部分。

操作上指示患者注視近點卡字體並確認清楚，若模糊則逐次加入+0.25D 直到清晰，可做為暫用近用加入度。先執行放鬆性檢查，也就是 **NRA（負相對調節）**，雙眼逐漸加入+0.25D，直到患者回報「第一次的持續模糊」，也就是即使患者能讀出字體，但不像測試一開始時的清晰，記錄**所加入正度數的總量**。接著將度數調回測試一開始時的度數，再次確認患者的清晰度。然後執行 **PRA（正相對調節）**，雙眼逐漸加入 –0.25D，直到第一次的持續模糊，並記錄**所加入總共的負度數**。

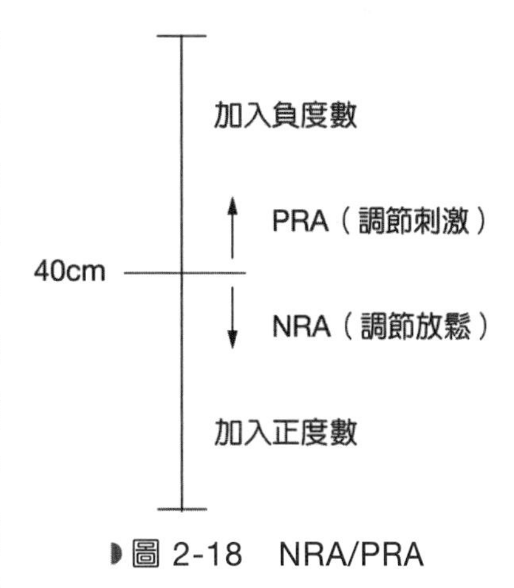

圖 2-18 NRA/PRA

非老花患者預期值為 NRA + 2.00(±0.50) ； PRA − 2.37(±1.00) ，老花眼患者，數據差異很大。然而暫用 ADD 與 NRA 之總和不應大於+2.50D（因為檢查距離為 40cm，若超過+2.50D 表示患者的調節過度介入，或遠方屈光不正矯正有問題）。當 ADD 為適當時，NRA 與 PRA 的絕對值將相等，若不相等時，則可以作為修正暫用 ADD，將 NRA 與 PRA 相加除 2，加到暫用 ADD。

歷屆試題

( ) 1. 受檢者有遠視+1.00D，戴上矯正眼鏡後接受近視力檢查。逐漸以 0.25D 降低凸透鏡度數後改用凹透鏡到 −1.00D 時，受檢者無法再看清楚視標，檢查結果是 (A)實性相關調節力(positive relative accommodation)為 +2.00D (B)虛性相關調節力(negative relative accommodation)為 +2.00D (C)實性相關調節力為 −2.00D (D)虛性相關調節力為 −2.00D。 （106 專高）

解析 正確答案為(C)。+1.00D 到 −1.00D 共加入 −2.00D，為 PRA 實性相關調節。

( ) 2. 受檢者有遠視+2.50DS，接受近視力檢查。逐漸以 0.25D 降低看遠用的凸透鏡度數到平光時，受檢者無法再看清楚視標，檢查結果是 (A)實性相關調節力(positive relative accommodation)為+2.50D (B)虛性相關調節力(negative relative accommodation)為+2.50D (C)實性相關調節力(positive relative accommodation)為 −2.50D (D)虛性相關調節力(negative relative accommodation)為−2.50D。 （106 特師）

解析 正確答案為(C)。從+2.50DS，減少正度數（加入負度數）至平光，共加入−2.50D，為 PRA 實性相關調節力。

( ) 3. 受測者遠方矯正度數為 OD:−4.00DS/OS:−5.00DS，在執行正負相對調節檢查時，當綜合驗光儀上分別轉到 OD:−2.00DS/OS:−3.00DS 及 OD:−7.00DS/OS:−8.00DS 時，受測者皆表示視標會出現持續性模糊，則檢查結果應該如何記錄？(NRA: negative relative accommodation; PRA: positive relative accommodation) (A) NRA/PRA:+2.00/−3.00 (B) NRA/PRA:+3.00/−2.00 (C) NRA/PRA:+5.00/−5.00 (D) NRA/PRA: +2.50/−2.50。 （106 專普）

解析 正確答案為(A)。OD:–4.00 至–2.00 模糊，共加入+2.00D，為 NRA；–4.00 至–7.00 模糊，共加入–3.00D，為 PRA。

( ) 4. 有關虛性相對調節力(NRA)及實性相對調節力(PRA)的敘述，下列何者正確？ (A)此檢測不能使用綜合驗光儀測量 (B)測量虛性相對調節力時要加負度數(minus)鏡片 (C)虛性與實性相對調節力測量在雙眼狀態下(binocular condition)進行 (D)在測量時必須使用患者的遠用瞳距(distance PD)。 （107 專普）

解析 正確答案為(C)。虛性相對調節力(NRA)及實性相對調節力(PRA)使用綜合驗光儀在雙眼狀態下(binocular condition)進行近距離的測量。測量虛性相對調節力時要加正度數鏡片。

( ) 5. 受檢者有近視 –2.50D，接受近視力檢查，逐漸以 0.25D 降低看遠用的凹透鏡度數到平光時，受檢者無法再看清楚視標，檢查結果是 (A)實性相對調節力(positive relative accommodation)為+2.50D (B)虛性相對調節力(negative relative accommodation)為+2.50D (C)實性相對調節力為 –2.50D (D)虛性相對調節力為 –2.50D。 （107 專高）

解析 正確答案為(B)。–2.50D 到平光共加入+2.50D，為 NRA 虛性相對調節。

( ) 6. 實虛相對調節檢查(positive and negative relative accommodation, PRA and NRA)中，若 NRA 數值高於+2.50D，則受檢者可能有下列何種情況？①調節遲滯(lag of accommodation) ②調節超前(lead of accommodation) ③遠視矯正不足 ④遠視矯正過度 ⑤近視矯正不足 ⑥近視矯正過度 (A)僅①④⑤ (B)僅②③⑥ (C)僅④⑤ (D)僅③⑥。 （107 專高）

解析 正確答案為(B)。NRA 數值高於+2.50D 暗示調節過度或遠用屈光存在調節，為近視過度矯正或遠視矯正不足。

( ) 7. 有關虛／實相對性調節測試之敘述，下列何者錯誤？ (A)測試終點皆為首次出現持續性輕微模糊 (B)應給予受測者適當時間將視標重新變清楚，尤其是進行虛性相對調節測試時 (C)虛性相對調節必須在實性相對調節前進行測試，以避免調節介入 (D)可利用虛／實相對性調節測試結果之平均值做為暫時加入度(tentative ADD)。 （107 特師）

解析 正確答案為(B)。執行調節幅度的檢查時須等待受測者將視標重新變清楚。

(　) 8. 受檢者雙眼遠方矯正度數為 OD－4.00DS / OS－5.00DS，在執行正負相對調節(NRA/PRA)的檢查時，綜合驗光儀上分別轉到 OD－3.00DS / OS－4.00DS 及 OD－7.00DS / OS－8.00DS 時，受檢者表示視標會出現持續性模糊，則檢查結果應如何記錄？ (A)NRA/PRA：+1.00 / –3.00 (B)NRA/PRA：+4.00 / –4.00 (C)NRA/PRA：–4.00 / +4.00 (D)NRA/PRA：–3.00 / +2.00。（108 特生）

解析 正確答案為(A)。以 OD 來看，–4.00DS 至 –3.00DS，加入了+1.00D 為 NRA。–4.00DS 至 –7.00D 加入了 –3.00D 為 PRA。

(　) 9. 有關近距離附加度(ADD)，下列敘述何者是最不合宜的考量？ (A)大多數人兩眼的近距離附加度，通常是一樣的 (B)近距離附加度隨年齡增長而增多 (C)正常視力者，經常會給予+4.00D 以上的近距離附加度 (D)近距離附加度的給予儘可能越低度越好，來維持較寬廣的明視區域。（110 專普）

解析 正確答案為(C)。暫用 ADD 與 NRA 之總和不應大於+2.50D。

(　) 10. 有關處方近用加入度(ADD)之敘述，下列何者錯誤？ (A)大多數近用加入度的處方，雙眼應該一致 (B)若兩眼測量出的近用加入度不一樣，應重做測試或確認其遠距離處方之雙眼平衡檢查結果 (C) 健康條件不佳的患者可能會要求高於其年齡或工作距離所需的近用加入度 (D)當檢查出的近用加入度低於患者年齡或工作距離所需時，應考量其遠距離處方是否有正度數不足或負度數過量之情形。（110 專高）

解析 正確答案為(D)。當檢查出的近用加入度高於患者年齡或工作距離所需時，應考量其遠距離處方是否有正度數不足或負度數過量之情形。

(　) 11. 下列關於 NRA/PRA 檢查之敘述何者正確？ (A)NRA 為負相對調節，意即逐漸於患者眼前加入負度數鏡片以刺激調節，直至患者回報持續性模糊為止 (B)PRA 為正相對調節，意即逐漸於患者眼前加入正度數鏡片以放鬆調節，直至患者回報持續性模糊為止 (C)進行 NRA/PRA 檢查時，應於雙眼(binocular)狀態下進行，於綜合驗度儀上以視標桿將近距離視標卡固定於 40cm 處，並設置閱讀燈光 (D)進行

NRA/PRA 檢查時，操作順序應先操作 PRA 再操作 NRA 較為恰當。

（113 專普）

解析 正確答案為(C)。NRA 加入正度數，PRA 加入負度數。先操作 NRA 再操作 PRA。

(五) 近用加入度 ADD 的決定

通常基於遠用處方，ADD 為遠用處方與近用處方之差，流程可分為三個步驟：

步驟 1. 選擇暫用加入度(tentative add)，有四種方式，可選擇其一：

(1) 根據年齡及屈光狀態查表可得。

(2) FCC 的終點。

(3) 保留調節力的一半：根據患者調節幅度的檢測（如 Push-up），保留一半，再與患者需求之工作距離所換算之調節量相比較，不足的部分給予暫用加入度。

(4) 根據舊處方及視力：根據其慣用近用處方及近視力，每低於 20/20 一行，加入+0.25D。假如遠用處方有更動，須計入暫用加入度。

表 2-2 年齡、屈光狀態與預估加入度

年齡	近視及正視	低度遠視	高度遠視
33~37	Pl	Pl	+0.75
38~43	Pl	+0.75	+1.25
44~49	+0.75	+1.25	+1.75
50~56	+1.25	+1.75	+2.25
57~62	+1.75	+2.25	+2.50
63 及以上	+2.25	+2.50	+2.50

步驟 2. 修正暫用加入度：執行 NRA/PRA，並將 **NRA 與 PRA 的總和除 2**，加入到暫用加入度作為修正。

步驟 3. 加入度的最後決定：標準檢查距離 40cm 處的測試已經結束，然而身高較高的傾向閱讀距離較遠，而個子較小的人閱讀距離通常較近。評估患者的身高，較高者降低+0.25D，小個子的增加+0.25D。接著比較患者進來時的近用處方與新的近用處方，所增加的度數應盡量小且能改進其近用視力。試鏡架試戴調整，測試單眼及雙眼的近用視力，最佳矯正視力應與遠方最佳矯正視力相等，假如不同，考慮增加 ADD。測試明視範圍，指示患者將閱讀物靠近至模糊，接著遠離至模糊。記錄此距離範圍。患者的自訂工作距離應為此距離之中點，假如此中點距離患者太遠，增加 ADD。假如此中點距離患者太近，減少 ADD。此 ADD 應能反應患者的視覺需求，最後的考量是患者的舒適與滿意程度。

歷屆試題

( ) 1. 有關老花眼症狀的敘述，下列何者錯誤？ (A)喜歡在昏暗的光線下閱讀 (B)習慣將書報移遠 (C)不自覺地將頭後仰 (D)視近物不能持久。 (108 專普)

解析 正確答案為(A)。光線較強時，閱讀物亮度較高，瞳孔縮小，能看較清楚。

( ) 2. 有關老花眼的敘述，下列何者錯誤？ (A)老花眼一般不會發生遠視力下降 (B)正視眼(emmetropia)的人會發生老花眼 (C)近視眼的人會發生老花眼 (D)遠視眼的人不會發生老花眼。 (106 特師)

解析 正確答案為(D)。老花眼為眼睛自然老化現象，與屈光度無關。

( ) 3. 關於老花眼的敘述，下列何者正確？ (A)年輕人一定不會得老花眼 (B)老花眼是角膜失去彈性所致 (C)老花眼是水晶體失去彈性所致 (D)老花眼是視網膜曲率半徑變大所致。 (106 專普)

解析 正確答案為(C)。老花眼是中老年必然出現的視覺問題，調節力下降，水晶體失去彈性。

( ) 4. 有關老花眼的敘述，下列何者正確？ (A)近視眼不會有老花眼 (B)遠視眼不會有老花眼 (C)正視眼不會有老花眼 (D)各種屈光狀態均可產生老花眼。 (107 特生)

解析 正確答案為(D)。老花眼為眼睛自然老化現象，與屈光度無關。

(　) 5. 下列何種屈光不正會延緩初期老花眼症狀發生的時間？ ①近視 ②遠視 ③散光 (A)僅① (B)僅② (C)僅①③ (D)僅②③。 (108 特生)

解析 正確答案為(A)。近視相較於遠視，老花的發生時間較慢與程度較低。

(　) 6. 老花眼的產生主要是由於下列那一項因素？ (A)水晶體彈性變強 (B)水晶體彈性減弱 (C)眼軸變長 (D)瞳孔變大。 (109 特生二)

解析 正確答案為(B)。老花眼的產生主要是由於水晶體彈性減弱使調節能力下降。

(　) 7. 在老花眼時期形成的散光，較可能屬於下列何種類型？ (A)斜散光 (B)不規則散光 (C)順散光 (D)逆散光。 (106 專普)

解析 正確答案為(D)。臨床上發現老花眼時期才形成的散光多為逆散光。

(　) 8. 有關於老花眼(presbyopia)的敘述，下列何者正確？ (A)未滿 40 歲，不會出現老花眼的症狀 (B)遠視者一般會比近視者較晚出現老花眼症狀 (C)工作距離較遠者或手臂較長者會比較早出現老花眼症狀 (D)調節力不足以提供清楚且舒適的近用視力時即為老花眼。 (110 專普)

解析 正確答案為(D)。未滿 40 歲，也可能出現老花眼的症狀。遠視者一般會比近視者較早出現老花眼症狀。工作距離較遠者或手臂較長者會比較晚出現老花眼症狀。

(　) 9. 有關老花眼的敘述，下列何者正確？ (A)男人老花眼的年紀一般較女人來得早 (B)相同的矯正鏡片度數下，近視眼的人若戴眼鏡，其老花症狀較戴隱形眼鏡來得早 (C)未矯正的遠視眼老花的症狀較未矯正的近視眼來得早 (D)瞳孔較小的人老花症狀較瞳孔大的人來得早。 (111 專普)

解析 正確答案為(C)。男人通常身高較高，手長較長，老花會較晚。相同的矯正鏡片度數下，近視眼的人若戴眼鏡，調節刺激較低，老花會較晚。瞳孔較小的人針孔效應較明顯，老花會較晚。

(　) 10. 矯正老花眼的眼鏡片不包含下列何者？ (A)正鏡片 (B)偏光鏡片 (C)雙焦鏡片 (D)漸進多焦點鏡片。 (106 專普)

解析 正確答案為(B)。偏光鏡片並非矯正老花眼的鏡片。

(　) 11. 老花眼常用漸進多焦點鏡片，其最上方區域通常為　(A)視遠區　(B)視近區　(C)漸進區　(D)散光區。 （106 專普）

解析 正確答案為(A)。漸進多焦點鏡片上方區域為視遠區。

(　) 12. 有關雙焦(bifocal)眼鏡的設計，下列何種方法可以減少影像跳動(image jump)？　(A)將老花鏡片部分的鏡心儘量上移靠近鏡片上緣　(B)將老花鏡片部分縮小　(C)將老花鏡片的上緣儘量靠近遠距離鏡片的鏡心　(D)將老花鏡片部分的鏡心儘量上移靠近鏡片下緣。 （106 特生）

解析 正確答案為(A)。老花鏡片部分的鏡心儘量上移靠近鏡片上緣可減少稜鏡效應，進而減少影像跳動。

(　) 13. 患者的雙眼遠用處方皆為 –1.00DS/–0.75DC×180，近用加入度為 ADD:+2.00D。若患者想要一副單焦老花眼鏡，此單焦老花眼鏡的度數為何？　(A)+2.00DS/–0.75DC×180　(B)+1.00DS/–0.75DC×180　(C)–1.00DS/–0.75DC×180　(D)–2.00DS/–0.75DC×180。 （106 專普）

解析 正確答案為(B)。ADD 為遠用處方與近用處方之差，因此單焦老花眼鏡的度數為+1.00DS/–0.75DC×180。

(　) 14. 關於看近距離用眼鏡的附加度數（即 Add 度數），下列何者不是決定（或接近）Add 度數的方法？　(A)使用病人最大視力調節幅度的一半，即是 Add 度數　(B)在嘗試看近度數時，可使用正相對調節(PRA, positive relative accommodation)與負相對調節(NRA, negative relative accommodation)屈光度的中間點做 Add 度數微調　(C)測量看近距離的清晰範圍的中間點距離，倒數轉成屈光度，即為 Add 度數　(D)戴著試鏡架插片，使用近距離視力表，在病人舒適的工作距離，逐漸增加正度數，直到病人回答舒適清晰使用的度數，與看遠距離度數的差別，即是 Add 度數。 （106 特生）

解析 正確答案為(A)、(C)。選項 A 最大視力調節幅度的一半還要與調節需求做比較。選項 C 還要考慮調節力的情況。

(　) 15. 下列那一項檢查，不是常用的老花閱讀附加度的測量方法？　(A)閱讀物的大小　(B)年齡與工作距離　(C)近點調節幅度測量　(D)融像性交叉圓柱鏡測量。 （112 專高）

解析 正確答案為(A)。僅靠閱讀物的大小無法檢測老花閱讀附加度。

(　) 16. 老花度數會隨年齡增長而增加，請問具備良好矯正（或裸視）視力之老花眼患者，其所需最高之近用加入度約為多少？且至幾歲後其加入度將達到最大值趨於穩定？　(A)+3.25D；55 歲　(B)+3.00D；60 歲　(C)+3.50D；65 歲　(D)+2.50D；70 歲。　（112 專高）

解析 正確答案為(B)。根據表 2-2，63 歲以上趨於穩定，加入度最大值與使用距離有關。

(　) 17. 有關老花眼近用加入度(near ADD)的敘述，下列何者錯誤？　(A)加入度選擇後，須讓患者試戴並量測視覺表現　(B)理想的加入度，在令患者的偏好工作距離落於清晰視區範圍中央　(C)減少加入度，將令清晰視區與患者距離變遠　(D)增加加入度，將使清晰視區範圍變大。　（112 專高）

解析 正確答案為(D)。增加加入度，將使清晰視區與患者距離變近。

(　) 18. 有關正視眼者的老花調節幅度(amplitude of accommodation)與測量的敘述，下列何者錯誤？　(A)患者調節力在 60 歲時降至約 3D 左右　(B)若近點(near point)為 25 cm，則患者的調節力為 4D　(C)對 65 歲的受檢者檢查調節力，所測量的結果可能是焦深(depth of focus)而非調節幅度　(D)受檢者超過 60 歲，可直接由工作距離預估暫定加入度，如 40 cm 則放+2.50DS。　（110 專普）

解析 正確答案為(A)。根據 Hofstetter 年齡公式估計平均調節幅度，患者調節力在 60 歲時降至約 0.50D 左右。

(　) 19. 下列檢查中，何者的結果數值因老花眼的發生而降低？①融像性交叉圓柱鏡測試　②調節靈敏度(accommodative facility)　③動態視網膜檢影鏡單眼評估法(monocular estimation method, MEM)　④調節幅度　(A)僅④　(B)僅②④　(C)僅②③④　(D)僅①②③。　（107 特生）

解析 正確答案為(B)。①與③為加入度測定，隨老花發生而提高。

(　) 20. 下列何種檢測與近距離加入度(near ADD)最有關係？　(A)調節幅度(accommodative amplitude)　(B)調節準確度(accommodative accuracy)　(C)調節靈敏度(accommodative facility)　(D)調節持久度(accommodative sustainability)。　（107 特師）

解析 正確答案為(A)。調節幅度(accommodative amplitude)不足即需要近距離加入度。

(　) 21. 下列何項不適用於成年人近距離加入度之決定？ (A)虛／實相對性調節(negative relative accommodation/positive relative accommodation, NRA/PRA) (B)動態視網膜鏡：單眼評估方法(dynamic retinoscopy：monocular estimation method, MEM) (C)莫辛德拉氏(Mohindra retinoscopy)檢查 (D)部分調節幅度原則(proportion of amplitude)。(107 特師)

解析 正確答案為(C)。莫辛德拉氏(Mohindra retinoscopy)檢查較適用於兒童，其結果為遠用屈光狀態。

(　) 22. 下列那些測驗可用來決定老花近用加入度數？①負鏡片模糊法(minus lens to blur) ②虛性相對調節／實性相對調節法(NRA/PRA) ③融像性交叉圓柱鏡測試(fused cross cylinder, FCC) (A)僅① (B)僅①② (C)僅②③ (D)①②③。(107 特生)

解析 正確答案為(C)。①為調節幅度的檢查法。

(　) 23. 下列何者不屬於決定初步的近距離附加度(near ADD)方法之一？ (A)正負相對調節(NRA/PRA)檢查 (B)調節靈巧性(accommodative facility)檢查 (C)融像性交叉圓柱鏡(FCC)檢查 (D)依年齡預測。(108 特生)

解析 正確答案為(B)。調節靈巧性(accommodative facility)檢查為調節靈敏程度檢查。

(　) 24. 因年齡與屈光度的不同，老花暫時加入度的選擇將有所差異。50 歲遠視 +1.00D 的患者，建議使用的老花暫時加入度應為下列何者？ (A)+0.75D (B)+1.25D (C)+1.75D (D)+2.25D。(107 特師)

解析 正確答案為(C)。查表 2-2 為+1.75D。

(　) 25. 依患者年齡與眼球屈光狀態，如一位 50~56 歲有老花眼患者，而且是高度遠視，則測試的加入度數(ADD)大約為？ (A)+2.75D (B)+2.25D (C)+1.75D (D)+1.25D。(108 專普)

解析 正確答案為(B)。查表 2-2 為+2.25D。

( ) 26. 對 44~49 歲雙眼皆近視 –0.50DS 者進行老花眼驗光，下列何者是較適合標準檢測距離的暫時加入度(tentative add)？ (A)plano (B)+0.75D (C)+1.50D (D)+2.00D。 （109 專普）

解析 正確答案為(B)。查表 2-2 為+0.75D。

( ) 27. 根據年齡估測法，45 歲的患者於工作距離 40 cm，所需要的近用加入度為下列何者？ (A)+1.00D (B)+1.50D (C)+2.00D (D)+2.50D。 （107 特生）

解析 正確答案為(A)。45 歲的最小調節幅度為 $15-0.25\times45=3.75$D，使用一半為 1.88D，工作距離 40 cm 需要 2.50D 調節，$2.50-1.88=+062$D，A 選項最接近。

( ) 28. 眼睛要能持久近距離工作，一般應保留多少的調節幅度？ (A)保留 1/5 的調節幅度 (B)保留 1/4 的調節幅度 (C)保留 1/3 的調節幅度 (D)保留 1/2 的調節幅度。 （112 專普）

解析 正確答案為(D)。一般保留一半的調節幅度。

( ) 29. 某一老花患者，其遠用眼鏡度數為+3.00DS，其調節量(amplitude of accommodation)為 2.00D，習慣近閱讀距離為 33.3 公分，請問此老花患者的近閱讀眼鏡度數為下列何者最適當？ (A)+1.00DS (B)+3.00DS (C)+5.00DS (D)+7.00DS。 （106 特師）

解析 正確答案為(C)。調節幅度為 2.00D 使用一半為 1.00D，閱讀距離為 33.3cm 需要 3.00D，加入度為 3.00–1.00=2.00D。遠用眼鏡度數為 +3.00 DS，因此近用閱讀眼鏡度數為+3.00+2.00=+5.00DS。

( ) 30. 測量老花眼鏡度數時，何者錯誤？ (A)一正視眼，調節幅度為 2.0D，希望看清楚眼前 30 公分的字，可配戴+2.00D 的老花眼鏡 (B)一近視 –2.00D 眼睛，調節幅度為 2.0D，希望看清楚眼前 30 公分的字，可不須配戴老花眼鏡 (C)一遠視 2.00D 眼睛，調節幅度為 2.0D，希望看清楚眼前 30 公分的字，須配戴+2.00D 老花眼鏡 (D)雙眼的調節幅度會比單眼調節幅度多 0.5 D~1.00 D。 （106 特師）

解析 正確答案為(C)。調節幅度為 2.0 D，使用一半為 1.00D；遠視 2.00D，看近 30 公分，約需要 2+3=5.00D 調節，須配戴 5–1=+4.00D 老花眼鏡。

(　) 31. 你的患者為模型製作員，工作距離位於 33 公分，但患者調節力剩下 1.00D。依據調節近點加入法（調節幅度的一半原則，tentative add based on half the amplitude in reserve），會給他的暫定加入度(ADD)為何？ (A)+1.50D (B)+2.00D (C)+2.50D (D)+3.00D。 （106 專普）

解析 正確答案為(C)。調節幅度為 1.00D，使用一半為 0.50D；看近 33 公分，需要 3.00D 調節，暫定加入度為 3.00−0.50=+2.50D。

(　) 32. 受檢者 50 歲正視眼，調節幅度為 2.50D。其手機閱讀距離為 33 cm，書籍閱讀距離為 40 cm。根據二分之一調節預留原則(half the amplitude in reserve)計算，此兩距離需要的加入度各為多少？ (A)+1.25D；+0.75D (B)+1.75D；+1.25D (C)+2.25D；+1.75D (D)+2.50D；+2.00D。 （107 特生）

解析 正確答案為(B)。調節幅度為 2.50D 使用一半為 1.25D，手機閱讀距離為 33 cm 需要 3D，加入度為 3−1.25=1.75D。書籍閱讀距離為 40 cm 需要 2.50D，加入度為 2.50−1.25=1.25D。

(　) 33. 依據調節幅度一半原則(tentative add based on half the amplitude in reserve)，給予受檢者+2.00D 的暫定加入度(tentative ADD)，而其工作距離為 33 cm。此受檢者有多少調節幅度？ (A)1.00D (B)2.00D (C)3.00D (D)5.00D。 （107 特生）

解析 正確答案為(B)。工作距離為 33 cm 需要 3D 調節，加入度為+2.00D，差距為 1D，使用一半為 1D 代表調節幅度有 2D。

(　) 34. 受測者測量得出調節幅度為 8D，習慣長時間使用智慧型手機，手機擺放距離為 20 cm，其需要之近用加入度為多少？（需利用調節幅度 1/2 法則計算） (A)+0.50D (B)+0.75D (C)+1.00D (D)+1.50D。 （107 專高）

解析 正確答案為(C)。8D 使用一半為 4D，20cm 需 5D，5−4=+1D。

(　) 35. 一位老花眼者驗光後的度數為 −2.00DS / −1.50DC×175OU。在 40 cm 測試距離測出的正相對調節值(PRA)為 −0.25D。若他習慣的工作距離(customary working distance)為 25 cm，要達到舒適的調節力(comfortable accommodation)，他大約還需要多少近距離附加度(near ADD)？ (A)+4.00D (B)+3.25D (C)+2.75D (D)+1.25D。 （108 特生）

解析 正確答案為(C)。40 cm 需 2.50D，測得約 2.75D，使用一半為 1.37D，25 cm 需 4.00D，4.00−1.37=2.63D 約+2.75D。

( ) 36. 以 Hofstetter 年齡公式估計最小調節幅度值，使用一半調節力計算。當 50 歲正視眼被檢者注視 40 cm 距離的目標，試驗性閱讀近距離附加鏡度數為多少最合適？ (A)+1.25D (B)+1.50D (C)+1.75D (D)+2.00D。 （108 特師）

解析 正確答案為(A)。最小為 $15-0.25\times50=+2.50D$，使用一半為+1.25D，看 40 cm 需 2.50D，$2.50-1.25=+1.25D$。

( ) 37. 依據調節幅度百分比與調節需求計算加入度的方法，除了調節幅度一半原則(half the amp in reserve)，另有一派學者認為人類能持續維持的調節，占總調節幅度的三分之二。若有一患者屈光不正為遠視 +1.50D，調節幅度為 3.00D，工作距離為 40 cm，則依據調節幅度三分之二原則，建議的近用處方為何？ (A)+1.50D (B)+1.75D (C)+2.00D (D)+2.50D。 （108 專普）

解析 正確答案為(C)。3.00D 的三分之二為 2.00D，工作距離為 40 cm 需要 2.50D，$2.50-2.00=+0.50D$ 為加入度，因此近用處方為 $+1.50+0.50=+2.00D$。

( ) 38. 為維持近距離舒適閱讀範圍，則眼球調節幅度最好能保留它的一半。受驗者要在 40 cm 閱讀而其調節幅度只有 3.00D。則加入度數應為多少？ (A)+2.00D (B)+1.50D (C)+1.00D (D)+0.75D。 （108 專高）

解析 正確答案為(C)。3.00D 保留一半為 1.50D，40cm 需要 2.50D 調節，$2.50-1.50=+1.00D$。

( ) 39. 選擇測試的加入度 ADD，若用「保留一半調節幅度」法則時，調節幅度是用下列何種方法取得？ (A)Hofstetter 平均公式法 (B)加負鏡片法 (C)加正鏡片法 (D)推近法。 （108 特生）

解析 正確答案為(D)。調節幅度為推近法取得之數據。

( ) 40. 對品質管制作業員檢測近用視力，其工作距離為 40 公分。若被檢者調節力剩下 1.50D。依據調節幅度一半原則(tentative add based on half the amplitude in reserve)，給予暫定加入度(tentative ADD)為下列何者？ (A)+1.00D (B)+1.50D (C)+1.75D (D)+2.50D。 （109 專普）

解析 正確答案為(C)。調節力剩下 1.50D，使用一半 0.75D，工作距離 40 公分需要調節 2.50D，$2.50-0.75=+1.75D$ 為暫用加入度。

( ) 41. 確認老花處方初始步驟時，依照「保留一半調節幅度」準則，受測者的工作距離 40 公分，透過推進法測得的調節幅度為 3D，暫時加入度數最適合為多少？ (A)+1.00D (B)+4.00D (C)+6.00D (D)+5.00D。 （109 特生一）

解析 正確答案為(A)。調節幅度為 3D 保留一半為 1.50D，工作距離 40 公分需要調節 2.50D，2.50－1.50＝+1.00D 為暫用加入度。

( ) 42. 受檢者有遠視+2.00DS，習慣近用閱讀距離為 40cm，用推進法或上推法(push-up method)測出調節力為 1.00D。若運用調節幅度一半原則(tentative add based on half the accommodation)配製單焦老花眼鏡，此眼鏡的鏡片度數為下列何者？ (A)+1.00DS (B)+2.00DS (C)+3.00DS (D)+4.00DS。 （110 專普）

解析 正確答案為(D)。調節力為 1.00D，使用一半 0.50D，工作距離 40 公分需要調節 2.50D，2.50D–0.50D=2.00D 為暫用加入度，再加入到遠視+2.00DS 為近距離單焦老花眼鏡度數+4.00D。

( ) 43. 依據 Hofstetter's 的最小調節幅度公式，並採取保留一半調節幅度之原則，52 歲的受檢者要閱讀近距離 33cm 的文件，需要多少加入度？ (A)+1.50D (B)+2.00D (C)+2.50D (D)+3.00D。 （110 專普）

解析 正確答案為(B)。依據公式 52 歲的受檢者調節力剩下 15–(52/4) = 2.00D，使用一半 1.00D，工作距離 33 公分需要調節 3.00D，3.00D–1.00D=2.00D 為暫用加入度。

( ) 44. 某患者調節近點為 33cm，若其工作距離是 40cm，假使以調節幅度一半原則，則此患者的暫時加入度為何？ (A)＋1.00 D (B)＋2.00 D (C)＋3.00 D (D)＋4.00 D。 （111 專高）

解析 正確答案為(A)。調節幅度為 3D 保留一半為 1.50D，工作距離 40 公分需要調節 2.50D，2.50－1.50＝+1.00D 為暫用加入度。

( ) 45. 研究指出，人類能持續使用的調節力約為調節幅度(amplitude of accommodation)的 50%。根據此理論，遠視+0.50D、調節幅度為 2D 的患者，為了長時間使用電腦（工作距離 50 公分），宜配戴下列何處方？ (A)+1.00D (B)+1.50D (C)+2.00D (D)+2.50D。 （112 專高）

解析 正確答案為(B)。調節幅度為 2D，使用一半為 1D；看近 50 公分，需要 2D 調節，暫定加入度為 2–1=1D，遠視+0.50 D 因此近用處方為 1+0.50=+1.50D。

(　) 46. 受檢眼有近視 −1.00D，在未戴眼鏡的情況下，接受近距離視力檢查。先以 0.25D 為一級逐漸增加凹透鏡度數達到 −1.50D時，受檢者無法再看清楚視標。再以 0.25D 為一級逐漸增加凸透鏡度數達到+4.00D 時，受檢者也無法看清楚視標。根據以上的結果，在受檢者的雙光眼鏡上，最合適的近距離加入度為 (A)+1.25D (B)+1.75D (C)+2.25D (D)+2.50D。 （106 專高）

解析 正確答案為(C)。 −1.00D 至 −1.50D 共加入 −0.50D 為 PRA，−1.00D 至 +4.00D 共加入+5.00D 為 NRA，$(+5.00-0.50)\div 2=+2.25$D 。

(　) 47. 受檢者是 −2.75D 近視眼，戴上 −2.00D的鏡片接受近視力檢查。檢驗者從 −2.00D開始逐漸以 0.25D 降低凹透鏡度數到平光時，受檢者無法再看清楚視標，檢查結果的紀錄是 (A)先給近距離附加度+0.75D，則實性相關調節力為 2.00D (B)先給近距離附加度+0.75D，則虛性相關調節力為 2.00D (C)先給近距離附加度+0.75D，則實性相關調節力為 2.75D (D)先給近距離附加度+0.75D，則虛性相關調節力為 2.75D。 （106 專高）

解析 正確答案為(B)。 −2.75D 戴 −2.00D 等於加入+0.75D，−2.00 至平光共加入+2.00 為 NRA（虛性相對調節）。

(　) 48. 測量遠用視力並矯正後，加入+1.50D 的暫定加入度並運用虛性相對調節力及實性相對調節力來微調暫定加入度。若 NRA 為+0.75D，PRA 為 −1.25D，則此受檢者微調後的加入度(ADD)為多少？ (A)+0.75D (B)+1.25D (C)+1.50D (D)+2.25D。 （107 專普）

解析 正確答案為(B)。 $(+0.75-1.25)\div 2=-0.25$， $+1.50-0.25=+1.25$D 。

(　) 49. 在測量近用加入度(ADD)時，以虛性相對調節力(NRA: negative relative accommodation) 及實性相對調節力 (PRA: positive relative accommodation)對加入度進行微調。若 NRA 為+1.50D，PRA 為 −1.00D，而暫定加入度為+1.25D。則最終加入度為何？ (A)+1.00D (B)+1.25D (C)+1.50D (D)+1.75D。 （107 特生）

解析 正確答案為(C)。 $(+1.50-1.00)\div 2=0.25$D， $+1.25+0.25$D $=+1.50$D 。

(　) 50. 受檢者有遠視+2.25D，接受近距離視力檢查，先以 0.25D 為一級逐漸增加凸透鏡度數達到+4.25D 時，受檢者無法再看清楚視標，再逐漸以 0.25D 為一級減少凸透鏡度數達到+1.75D 時，受檢者也無法看清楚視標，根據以上的結果，最合適的近距離加入度(near ADD)為 (A)+0.50D (B)+0.75D (C)+1.25D (D)+1.75D。（107 特師）

解析 正確答案為(B)。+4.25 − 2.25 = +2.00 為 NRA，+1.75 − 2.25 = −0.50 為 PRA，2.00 − 0.50 = 1.50，1.50 ÷ 2 = 0.75D，為最適合的近距加入度。

(　) 51. 某人雙眼看遠皆為+1.00D，依循一般驗光流程決定初始加入度為+1.00D，且 NRA/PRA 檢測結果分別為 +1.50D / −1.00D。依以上檢測數據，配戴單焦點閱讀眼鏡之度數應該為下列何者？ (A)+1.25D (B)+1.75D (C)+2.25D (D)+2.75D。（109 特生一）

解析 正確答案為(C)。NRA/PRA 為 +1.50D / −1.00D，(+1.50 − 1.00) ÷ 2 = +0.25D，加入到初始加入度+1.00 等於修正後加入度+1.25D，近用閱讀眼鏡之度數為遠用度數+1.00D 加上加入度等於+2.25D。

(　) 52. 利用動態視網膜檢影鏡法取得了患者預估的近加入度。可以再用 NRA（負相對調節）／PRA（正相對調節）的平衡，得更理想的加入度。如一位正視眼預先的 ADD 是+1.00D。經用 NRA 是+2.00D 的 ADD (NRA = +1.00D) 及 PRA+0.50D 的 ADD (PRA = −0.50D)。則最後決定的 ADD 應為何？ (A)+0.75D (B)+1.00D (C)+1.25D (D)+1.50D。（109 特師一）

解析 正確答案為(C)。NRA/PRA 為 +1.00D / −0.50D，(+1.00 − 0.50) ÷ 2 = +0.25D，加入到預先加入度+1.00 等於修正後加入度+1.25D。

(　) 53. 配戴遠距離最佳矯正處方 −2.50D，於 40 公分進行融像性交叉柱鏡測試(fused cross cylinder, FCC)，檢查結果為 FCC : +0.50D。將 FCC 結果作為暫時加入度(tentative ADD)置入遠距處方後，測量負相對調節與正相對調節，結果為 NRA / PRA : +1.50 / −1.00。依據上述檢查結果，建議患者於 40 公分工作距離的近用處方為何？ (A) −2.00D (B) −1.75D (C) −1.50D (D) −1.25D。（109 特師二）

解析 正確答案為(B)。NRA/PRA 為 +1.50D / −1.00D，(+1.50 − 1.00) ÷ 2 = +0.25D，加入到 FCC+0.50 等於修正後加入度+0.75D，加入到遠距處方 −2.50D 成為近用處方 −1.75D。

( ) 54. 一般老花患者，測試 NRA（負相對調節）／PRA（正相對調節）的變化很大。但總合的加入度 ADD 通常不超過多少？ (A)+1.00D (B)+1.50D (C)+2.00D (D)+2.50D。 （109 特師一）

解析 正確答案為(D)。工作距離 40 公分處的 ADD 不應超過+2.50D。

( ) 55. 有關正和負相對調節力檢測法(positive and negative relative accommodation, PRA/NRA)之敘述，下列何者最不適當？ (A)改變調節時，會改變調節聚散能力 (B)檢查終點為被檢者回報視標首次輕微且持續模糊 (C)需雙眼同時測量 (D)測量時移動視標距離以觀察調節力變化。 （109 特生一）

解析 正確答案為(D)。正和負相對調節力檢測法視標是在固定距離測量。

( ) 56. 受測者雙眼屈光度為−5.00DS/−1.50DC×175，融像性交叉圓柱鏡(FCC)檢查結果為+1.50D，以負相對調節力(negative relative accommodation, NRA)及正相對調節力(positive relative accommodation, PRA)對暫時加入度進行調整。若 NRA 為+2.00D，PRA 為−1.50D，最終近距離單焦鏡片處方為下列何者？ (A)−3.25DS/−1.50DC×175 (B)−3.00DS/−1.50DC×175 (C)−6.75DS/−1.50DC×175 (D)−7.00DS/−1.50DC×175。 （110 專普）

解析 正確答案為(A)。(+2.00−1.50)÷2=+0.25D，加到暫時加入度+1.50D，等於加入度+1.75D，再加入到−5.00DS/−1.50DC×175 為近距離處方−3.25DS/−1.50DC×175。

( ) 57. 對於 46 歲有近視-0.50D 的患者，置入遠用處方與暫時加入度(+0.75D)於綜合驗光儀後，於 40cm 標準距離執行正相對調節(positive relative accommodation, PRA)與負相對調節(negative relative accommodation, NRA)檢查，結果如下：NRA/PRA：+1.75/−1.25。調節平衡後，此患者在 40cm 的近用處方為何？ (A)+0.50 DS (B)+1.00 DS (C)+1.50 DS (D)+1.75 DS。 （111 專普）

解析 正確答案為(A)。加入度（+0.75 D）+(+1.75/−1.25)/2 = +1.00D，遠用處方為−0.50D，近用處方為−0.50D + 1.00D = +0.50D。

(　) 58. 在測量近用加入度(near ADD)時，以負相對調節力(negative relative accommodation, NRA)及正相對調節力(positive relative accommodation, PRA)對初始暫定加入度(initial tentative ADD)進行微調。若受檢者首次持續看不清楚(first sustained blur)視標時，加入度為+2.00D 以及+0.50D，而初始暫定加入度(initial tentative ADD)為+1.00D。下列何者正確？ (A)NRA 為+1.00D，PRA 為−1.00D (B)NRA 為+1.50D，PRA 為−0.50D (C)最終暫定加入度(final tentative ADD)+1.50D (D)最終暫定加入度(final tentative ADD)+1.25D。（112 專普）

解析 正確答案為(D)。初始暫定加入度(initial tentative ADD)為+1.00 D，+2.00D 模糊為 NRA+1.00，+0.50D 模糊為 PRA−0.50D。最終暫定加入度為+1.00+(+1.00−0.50)÷2=+1.25D。

(　) 59. 被檢者 45 歲，以暫時性閱讀附加鏡片+1.50D 檢查，NRA/PRA：+1.00D/−0.50D，其最終近距離附加度數應為 (A)+1.25D (B)+1.50D (C)+1.75D (D)+2.00D。（112 專高）

解析 正確答案為(C)。+1.50D+(+1.00−0.50)÷2=+1.75D。

(　) 60. 受檢者為 49 歲正視眼，經過測量後具有 2.50D 的調節力，若戴上一副+1.50D 的單焦老花眼鏡，在不考慮焦深(depth of focus)的狀態下，其清晰的調節範圍(range)為下列何者？ (A)無限遠至 40 cm (B)67 cm 至 40 cm (C)67 cm 至 25 cm (D)40 cm 至 25 cm。（107 專普）

解析 正確答案為(C)。遠點從無限遠移至 1/1.50 處，也就是 0.667m；近點從 1/2.50 移至 1/(2.50+1.50)處，也就是 0.25m 處。

(　) 61. 受檢者有 −1.25DS 近視，職業為近距離的雕刻工作。戴上原有的單焦老花眼鏡最近可以看到的距離為 25 cm。則此老花眼鏡度數為何？若想要配一副有矯正遠用視力(−1.25DS)、並提供同樣可以看到 25 cm 近用距離的雙焦眼鏡(bifocal)，此雙焦眼鏡的近用加入度(ADD)又為何？ (A)單焦老花眼鏡度數為+2.75D，雙焦眼鏡近用加入度為+2.75D (B)單焦老花眼鏡度數為+2.75D，雙焦眼鏡近用加入度為+4.00D (C)單焦老花眼鏡度數為+4.00D，雙焦眼鏡近用加入度為+4.00D (D)單焦老花眼鏡度數為+4.00D，雙焦眼鏡近用加入度為+5.25D。（107 專普）

解析 正確答案為(B)。若假設此患者無調節能力，則 25 cm 需 4D 調節，−1.25DS 近視未矯正時可減少 1.25D 調節，4 − 1.25 = 2.75D，因此單焦老花眼鏡度數為+2.75D。而雙焦眼鏡遠用度數需為 –1.25D，近用需為 +2.75D，因此加入度為 2.75+1.25 = +4.00D。

( ) 62. 老花眼檢查後發現，患者在 40cm 配戴+3.00DS 近用度數能得到最佳視覺。若患者的實際工作距離為 33cm，則適合該距離的近用處方為何？ (A)+2.50DS (B)+2.75DS (C)+3.25DS (D)+3.50DS。 (108 特生)

解析 正確答案為(D)。40cm 的調節需求為 2.50D，33cm 的調節需求為 3.00D，增加 0.50D，因此須調整為+3.50DS。

( ) 63. 受檢者為正視眼，檢查結果調節力為 4.0D。戴上單焦老花眼鏡時的清晰視力範圍(range)約為 19 公分至 80 公分，在不考慮焦深(depth of focus)的狀態下，該副眼鏡的度數為下列何者？ (A)+1.25DS (B)+2.50DS (C)+4.00DS (D)+5.25DS。 (109 特生二)

解析 正確答案為(A)。正視眼的遠點在戴上眼鏡之後變成眼前 80 公分，換算為屈光度約 1.25D。

( ) 64. 一位正視眼患者，其近點(near point of accommodation)在眼前 50 公分，若工作距離是眼前 20 公分，老花眼眼鏡的度數應約為多少？ (A)+3.00D (B)+5.00D (C)+2.00D (D)+1.00D。 (113 專高)

解析 正確答案為(A)。近點眼前 50 公分，調節有 1/0.5=2.00D，工作距離是眼前 20 公分，需求為 1÷0.2=5.00D，完全使用調節後，還需要加入 5–2=3.00D。

( ) 65. 有關老花近距離視力檢測的敘述，下列何者正確？ (A)正視眼在老花眼初期，若從來沒戴過眼鏡，則不需要測量裸眼近用視力 (B)對於植入多焦點人工水晶體或需精準的評估遠用及近用視力者，應避免使用 logMAR 視標 (C)對於患有老年性黃斑部病變者，使用文字句子與單一字母的近用視標檢查結果會有相當差異 (D)若近用視力不佳時，應不要使用檯燈，避免造成眩光問題。 (107 專普)

解析 正確答案為(C)。屈光檢查一定要測視力，logMAR 視標並沒有限制使用對象。患有老年性黃斑部病變者，如影響到視野中心的視力，使用文字句子會有部分看不到，與單一字母的近用視標檢查結果會有相當差異。若近用視力不佳時，適當調整燈光可以得到較佳視力。

( ) 66. 在 25 cm 處閱讀時，下列何者錯誤？ (A)正視眼者需約 4.0D 的調節力 (B)配戴隱形眼鏡者亦需約 4.0D 的調節力 (C)若加強照明，在較強的光線下，瞳孔變小，有助於閱讀 (D)在驗配老花眼鏡時，近視患者相較於遠視患者需要較高的附加鏡片度數。 (107 專高)

解析 正確答案為(D)。同年齡的近視者通常較遠視者的近附加度還要少。

( ) 67. 選擇測量老花閱讀度數時，驗光參考的重要依據如下：①閱讀字的大小 ②被檢者要求指定的度數 ③工作距離 ④配多焦點或單光鏡片。其重要性由高至低依序為何？ (A)①③④② (B)②①③④ (C)③①④② (D)④③①②。 (108 專高)

解析 正確答案為(C)。工作距離直接決定近加入度的大小，因此最重要，其次為所閱讀字體的大小，再來根據使用情形決定多焦或單焦鏡片。若是被檢者要求的度數則需要確認是否適合使用。

( ) 68. 普通患者驗配近方閱讀附加度數時，若測得兩眼的附加度不一樣時，下列何種處置不合宜？ (A)重新測量雙眼的近方度數 (B)重新測量雙眼的遠方度數 (C)維持兩眼不同的附加度數 (D)重新平衡雙眼的遠方度數。 (108 專高)

解析 正確答案為(C)。兩眼的調節狀態會盡可能接近，除了少數情形如高度不等視或病理狀況外，通常兩眼的近附加度會很接近。若不一樣時，須先確認是否屈光不正檢查過程有問題。

( ) 69. 下列何者不是決定近距離附加度(near-vision addition)的評估方式？ (A)融像性動態交叉圓柱鏡法(dynamic cross-cylinder/FCC) (B)近點內聚能力測試(near point of convergence, NPC) (C)二分之一調節幅度原則(proportion of amplitude) (D)負相對調節力／正相對調節力(NRA/PRA balance)。 (109 特生一)

解析 正確答案為(B)。近點內聚能力測試(near point of convergence, NPC)為內聚能力之測試。

( ) 70. 近方閱讀附加度測量時，下列那一項為非主要的檢測依據參考？ (A)調節力 (B)焦深 (C)工作距離 (D)遠方度數。 (109 特師一)

解析 正確答案為(D)。近方閱讀附加度測量過程中，調節力、焦深、工作距離均為需考慮的因素，遠方度數為近方測量之前所完成的檢查。

( ) 71. 有關老花眼的敘述，下列何者錯誤？ (A)老花眼的發生病因和眼軸長(axial length)變長或變短無關 (B)老花眼的人，其眼球內的水晶體調節力(accommodation)增加 (C)老花眼鏡的驗配是以遠用屈光度數為基礎 (D)老花眼的症狀是看近物模糊。 （109 特生二）

解析 正確答案為(B)。老花眼的人，其眼球內的水晶體調節力(accommodation)減少。

( ) 72. 正視眼者，在 33 公分閱讀所需的老花眼鏡，其老花加入度(reading add)大約為多少？ (A)40 歲+1.00D；50 歲+2.00D；60 歲+3.00D (B)40 歲+2.00D；50 歲+3.00D；60 歲+4.00D (C)40 歲+2.50D；50 歲+3.50D；60 歲+4.50D (D)40 歲+3.00D；50 歲+4.00D；60 歲+5.00D。 （109 專高）

解析 正確答案為(A)。60 歲剩餘的調節已經很少，且 33 公分處最高的 ADD 為+3.00D，因此選 A 選項。

( ) 73. 預估及矯正老花眼的加入度，除依患者的年齡、調節幅度的部分、動態檢影法、NRA/PRA（虛性相對調節／實性相對調節）的平衡和近距離紅綠平衡法之外，尚有下列何者？ (A)動態交叉圓柱鏡法檢影、加負鏡片 (B)動態交叉圓柱鏡法檢影、加正鏡片 (C)靜態交叉圓柱鏡法檢影、加負鏡片 (D)靜態交叉圓柱鏡法檢影、加正鏡片。（109 專高）

解析 正確答案為(B)。選擇暫用加入度的方式包括 FCC 的終點與根據舊處方及視力，每低於 20/20 一行，加入+0.25D。

( ) 74. 下列有關老花眼驗光、處方決定步驟，依先後排列順序為：①相對調節檢查(relative accommodation)平衡 ②決定暫時加入度(tentative ADD) ③調整加入度 ④試鏡架試戴與處方調整 ⑤遠距離屈光矯正 (A)⑤②③①④ (B)⑤②①③④ (C)⑤①②③④ (D)②⑤①③④。 （109 特師二）

解析 正確答案為(B)。應從遠距離屈光矯正開始，接著決定暫時加入度(tentative ADD)，然後以相對調節檢查(relative accommodation)修正加入度，再根據個人需求調整加入度，最後試鏡架試戴與處方調整。

( ) 75. 患者抱怨戴新眼鏡不舒服，懷疑因加入度 ADD 的不正確而引起。下列何種檢查最適合找到適當的明視範圍？ (A)用試框和試片微調檢查 (B)靜態檢影鏡驗光檢查 (C)動態檢影鏡驗光檢查 (D)全自動電腦驗光檢查。 （113 專普）

解析 正確答案為(A)。此狀況用試框和試片直接測試明視範圍是最適合的方式。

(　)76. 測量老花閱讀度時，下列何者不是常用的附加度驗光方法？　(A)年齡估算法　(B)負向相對調節力(NRA)／正向相對調節力(PRA)的平衡　(C)使用交叉圓柱鏡測量　(D)閱讀物的大小。　(113 專高)

解析 正確答案為(D)。只以閱讀物的大小無法作為附加度驗光方法。

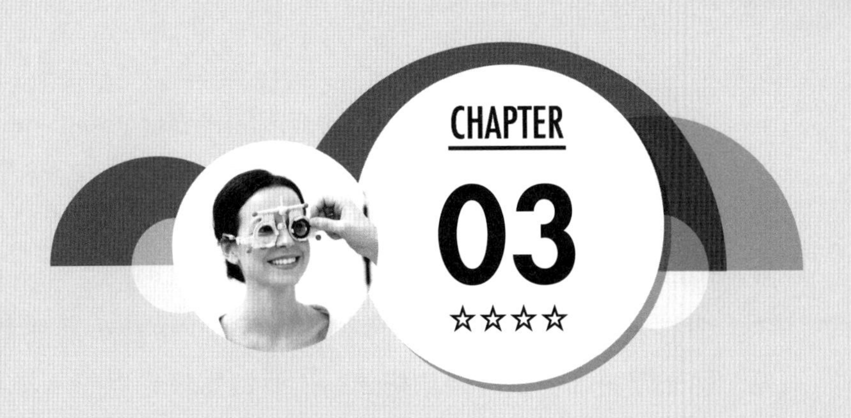

初步檢查

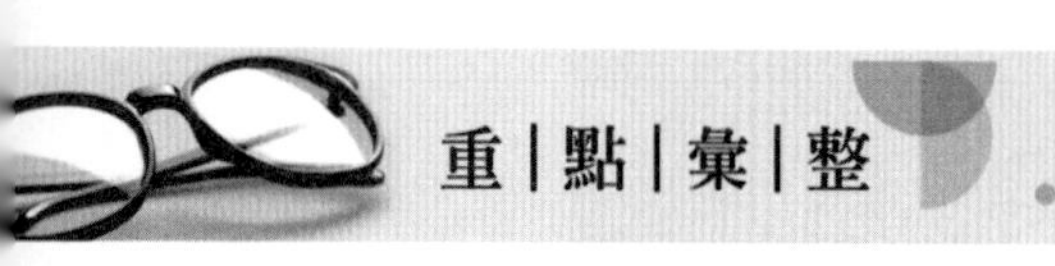

重|點|彙|整

初步檢查(preliminary exam)或稱入門檢查(entrance test)，為接於病歷問診之後，以簡短的時間與相對固定的表達方式，且無特殊設施需求的條件之下，檢測眼部調節、聚散、眼動、瞳孔、雙眼視覺、色覺等基本功能是否有明顯異常，及獲得眼部生理、健康狀況及功能的一個初步訊息。

所得資料可以幫助了解並確認患者的狀況發生於哪個主要問題區？**健康問題**、**屈光問題**或**雙眼視覺功能問題**，並做為驗光之前的參考。檢查項目有很多，但沒有標準的順序及檢查項目，可依據診間的硬體配置、病例問診時的主訴或患者的年齡等安排檢查順序。檢查動作必須快速，每個檢查之間不能停留，檢查者必須建立自身的檢查技巧，才能縮短檢查時間。

在應考方面，本章內容較為瑣碎，較注重大範圍的理解與認識，健康問題基本觀念理解即可，屈光問題在屈光檢查章節較為詳細，雙眼視覺功能的問題同樣在雙眼視覺章節會有較完整說明，此處重點會放在各項檢查時需要注意的檢查目的、檢查時的設定、步驟過程、結果紀錄、預期值及相關測量等各項重點。

表 3-1　初步檢查項目

	診斷區域		
項目	屈光	視功能	健康
外觀		次要	主要
視力	主要	次要	主要
針孔視力	主要	次要	主要
調節幅度	次要	主要	次要
色彩視力			主要
遮蓋測試	次要	主要	次要
立體視	次要	主要	
魏氏四點		主要	次要
聚合近點		主要	
赫斯伯格測試		主要	次要

表 3-1 初步檢查項目（續）

	診斷區域		
項目	屈光	視功能	健康
布魯克諾測試		主要	次要
眼外肌測試		次要	主要
瞳孔反應			主要
視野測試			主要
瞳孔間距			主要

本章內容除了調節幅度整合於第四章的調節功能評估外，其他初步檢查的項目依次簡介如下。

3-1 視力檢查

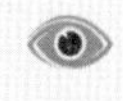

視力檢查是在病例問診之後的**第一個檢查項目**，為患者視覺能力的重要參考，對於屈光檢查、處方決定與眼球健康方面都很重要，因此需要多花時間深入了解，另外在法律或社福上也是重要的指標。小數視力 1.0 並非最佳視力，須依個體而個別建立，並且會隨年齡變化，6 歲之前及 70 歲之後視力較低。

視力(Visual Acuity)，又稱視敏度、視力靈敏度。代表眼睛的**解析能力**（resolving power，對細節的分析能力），或定義成能分辨兩分開物體（分辨間隔）的一種能力。早期的科學家發現，一般人能夠分辨夜空中兩顆星星的最小間隔為一分角。若小於一分角，則大部分的人會看成一顆星星，因此「正常」的眼睛解析度（視力）被定義下來，也就是具有分辨一分角間隔的能力。

「感覺上的大小」與「實際大小」是不同的概念。我們所看物體，會因為距離眼睛不同而大小不同，例如：飛機在天上時看起來很小，而近距離看時卻很巨大。因此眼睛能夠分辨兩物點間最小距離的能力，以視角來衡量較為方便。能分辨的視角越小，代表視力越好。所以通常以**視角的倒數來表示視力好壞**。

一、視力檢查的類型

常見的視力表示方式有幾種，第一種是「分數視力」，第二種是「小數視力」，兩者皆為視角的倒數。第三種為「直接用視角表示」或第四種「以視角的對數表示」，這兩者則較常見於研究用途。分數視力或史耐倫分數(Snellen fraction)用兩個數字中間一個斜槓表示視力，類似於分數的表達方式，通常使用史耐倫視力表(Snellen chart)。前面的數字（分子）表示檢查距離，後面的數字（分母）也是一個距離表示視標大小。分子／分母＝測試距離／設計距離，以英呎為單位如 20/20，20/40，以公尺為單位如 6/6、6/12。

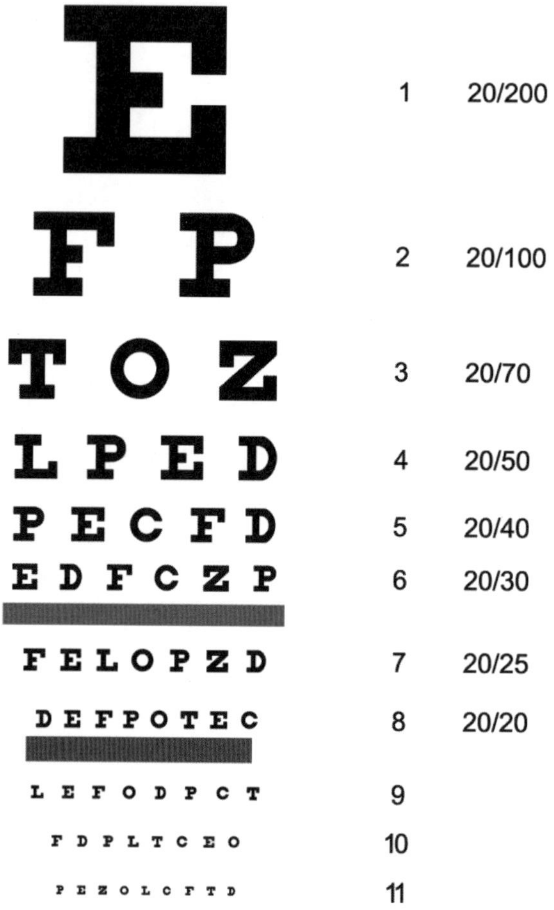

E	1	20/200
F P	2	20/100
T O Z	3	20/70
L P E D	4	20/50
P E C F D	5	20/40
E D F C Z P	6	20/30
F E L O P Z D	7	20/25
D E F P O T E C	8	20/20
L E F O D P C T	9	
F D P L T C E O	10	
P E Z O L C F T D	11	

圖 3-1　史耐倫視力表(Snellen chart)

分母的設計距離表示當視角固定為 5 分角時，在該設計距離處的視標高度。例如：一個 20 的字，就是在設計距離 20 英呎處相對眼睛視角 5 分角的字母，而 200 的字，就是在設計距離 200 英呎處相對視角 5 分角的字母，數字越大代表字體越大。因此在測試距離為固定的情況下，分母的數字越小，代表能分辨越小的字，也就是視力越好，如 20/20 視力比 20/25 更好。

第二種小數視力在臺灣較常使用，只用一個包含小數的數字表示視角，並沒有涉及測試距離。小數為視角的倒數，視角越小時小數越大，表示視力越佳。如視力 1.0 比 0.8 更好。分數視力與小數視力這兩種方式可直接換算，例如：20/25 就等於 0.8。而兩者的倒數皆等於視角。

因為眼睛的辨識能力為細節的辨識，所以實際上視力測量時所用的視標必須大於眼睛的辨識能力，因此定義**視標高度的視角為視力的 5 倍**。例如：若辨識視角為 2 分角，視標高度則為 10 分角，以辨識視角換算小數視力 0.5，也等於分數視力 20/40。解題時須注意題目所問是視力或視標大小。

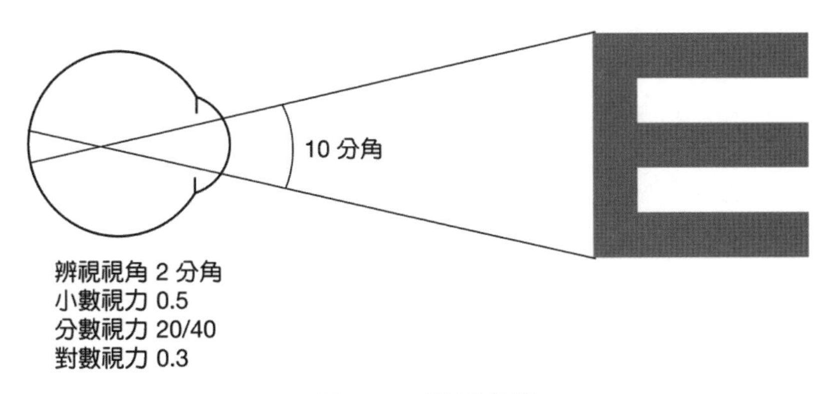

圖 3-2　視標高度

第三種為直接以能辨識的最小視角 MAR(minimum angle of resolution)作為視力的表示。第四種是以最小視角的對數(logMAR)來表示視力，通常會是一個小數，與小數視力很類似但意義完全不同。因為是與視角成正比所以**數字越小代表視力越好**，例如：對數視力 0.1 比 0.2 更好，在小數視力 1.0 時，對數視力恰好為(log 1=0)，而在小數視力高於 1.0 時，對數視力會成為負值。

對數視力的發展是 Bailey 與 Lovie 為改良史耐倫視力表(Snellen chart)的缺點而來，史耐倫視力表的缺點包括每行的字數不同、字體大小變化不固定、字距不固定、行距不固定等。為了使字體尺寸大小成為唯一變數，因此對數視力表設計的原則為：1.尺寸大小為對數的變化、2.每個尺寸階段的數量都相同、3.字距及行距正比於視標尺寸、4.每個尺寸階段的每個視標都有相等或接近的平均可靠度。根據這樣的原則所建立的視力表能夠達到視力測量標準化的要求，並已經普遍用於許多的研究，如 ETDRS（一種為了糖尿病視網膜病變患者測量視力所製作的視力表）。

20/125	K Z S C R	0.8
20/100	S C N N H	0.7
20/80	Z V R N S	0.6
20/63	H K N Z D	0.5
20/50	R K D D C	0.4
20/40	N Z O N Z	0.3
20/32	H K K H O	0.2
20/25	D O Z O Z	0.1

圖 3-3　對數視力表

臨床使用上每行紀錄差距為 0.1，表示實際上每行 0.1log 單位的尺寸變化，也就是以1.2589:1的比例縮小（或是**每兩行大約 5：4，每三行的改變大約 2：1 的變化**）。每行 5 個視標，因此檢查視力時每一個視標（字）分配 0.02log 單位，因為對數視力是視力越好數字越小，因此每答對一個字 –0.02，答錯一個字 +0.02。

另外還會因應不同檢查情況而有一些不同視力表示方式，如測量還不會認字的幼兒視力的 LEA 符號，可以用比對的方式測量視力。另外，嬰幼兒檢查視力時可以暗亮條紋來檢測視力，每一度視角能分辨之條紋組數（一暗一亮為一組 cycle）越多（線條越密）代表視力越好，以 cpd, cycle per degree 表示。例如：30 cpd 表示當一度（60 分）視角內有 30 組 cycle 共 60 條，每一條恰好對應 1 分角，等於小數視力 1.0。又例如：10 cpd 代表每度（60 分）有 10 組條紋共 20 條，因此每條有 3 分角，視力為視角倒數，1/3=0.33小數視力，也可以記為 (cpdx2)/60 等於小數視力。

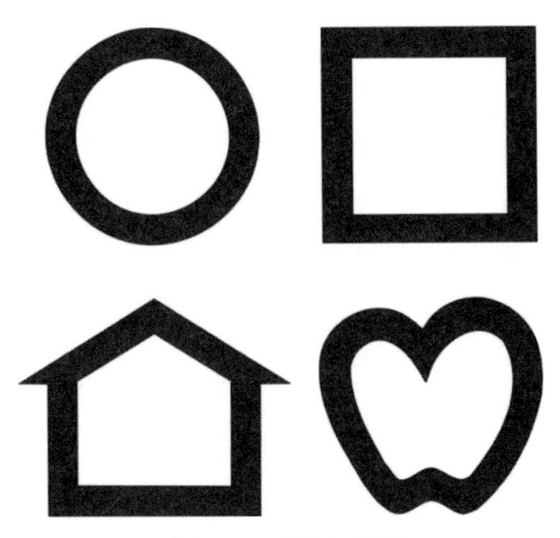

圖 3-4 LEA 符號

表 3-2 不同視力表示對照

小數視力	分數視力	MAR	logMAR	CPD
0.1	20/200	10.0	1.0	3.0
0.125	20/160	8.0	0.9	3.8
0.16	20/125	6.3	0.8	4.8
0.2	20/100	5.0	0.7	6.0
0.25	20/80	4.0	0.6	7.5
0.32	20/63	3.2	0.5	9.5
0.4	20/50	2.5	0.4	12
0.5	20/40	2.0	0.3	15
0.63	20/32	1.6	0.2	19
0.8	20/25	1.25	0.1	24
1.0	**20/20**	**1.0**	**0**	**30**
1.25	20/16	0.8	-0.1	38
1.6	20/12.5	0.63	-0.2	48
2.0	20/10	0.5	-0.3	60

歷屆試題

( ) 1. 下列關於視力測量的敘述，何者錯誤？ (A)一般而言，6/6 視力是指在 6 公尺距離至少能分辨出 5 分角的視標缺口 (B)當測試距離不同時，6/6 的 E 視標大小應該維持不變 (C)以視光學的觀點，6 公尺的測試距離可以當做無限遠 (D)當視力檢查室距離較短時，可以利用鏡子的反射增加光學檢查距離。 （106 特生）

解析 正確答案為(A)、(B)。6/6 視力是指在 6 公尺距離能分辨出 1 分角的視標缺口；當測試距離不同時，6/6 的 E 視標大小應該隨之改變。

( ) 2. 關於視力檢查，下列何者錯誤？ (A)史耐倫視力表(Snellen visual acuity)是僅以 C 為測試字母 (B)史耐倫視力表行與行之間的字母大小，彼此之間沒有呈現一個規則的幾何上的或對數上的關係 (C)測試結果視力為 6/7.5，也可以表示為 0.8 (D)6/6 的視標，在正常的測試距離所形成的視覺夾角(visual angle)為 5 分角(5 arcmin)。 （106 花東）

解析 正確答案為(A)。史耐倫視力表可以用 C 以外的視標類型。

( ) 3. 有關紀錄視力值的史奈倫分數(Snellen fraction)表示法，下列敘述何者錯誤？ (A)分子表示測試距離 (B)分母表示視標張開 5 分弧角的距離 (C) 6/24=20/80 (D)分母越小表示能解析的視標越大。 （107 專普）

解析 正確答案為(D)。分母越小表示能解析的視標越小。

( ) 4. 視標 20/200 代表的最小分辨角度(minimal angle of resolution)為多少？ (A)1 分角 (B)10 分角 (C)20 分角 (D)200 分角。 （107 專普）

解析 正確答案為(B)。最小分辨角為視力倒數，200/20=10 分角。

( ) 5. 遠距離(6 m)視力表上的 1.0 視標，其整個視標大小是幾分視角所對的弧長？ (A)5 分 (B)10 分 (C)15 分 (D)20 分。 （108 專普）

解析 正確答案為(A)。1.0 視標代表辨識能力為 1 分角，而視標標高度為 5 分角。

( ) 6. 視力檢查使用投影式視力檢查表，螢幕距離投影機標準設定為 6 公尺。如果被檢者坐在螢幕前面 5 公尺的地方看螢幕，其中標示為 0.2 的視標，整個視標所占的視角為多少？ (A)5 分角 (B)6 分角 (C)25 分角 (D)30 分角。 （109 特師一）

解析 正確答案為(D)。0.2 視力為1÷0.2＝5 分角，視標為 5×5＝25 分角，於 5 公尺處觀看較大 25×6÷5＝30 分角。

( ) 7. 使用史耐倫視力表(Snellen chart)量測遠距離視力，其標準檢查距離為下列何者？ (A)1 英呎 (B)5 英呎 (C)6 英呎 (D)20 英呎。（108 特生）

解析 正確答案為(D)。標準檢查距離為 20 英呎或 6 公尺。

( ) 8. 下列何者與史耐倫等價(Snellen equivalent)視力 20/125 相當？ (A)小數：0.4 (B)M 單位：2.5M (C)MAR（最小分辨角）：5 (D)logMAR（最小分辨角對數）：1.0。（106 特生）

解析 正確答案為(B)。20/125 相當小數視力 0.16，或 MAR:6.25，或 logMAR:0.8。

( ) 9. 有一受測者的 VA 值，用分數記錄為 6/30，則下列敘述何者錯誤？ (A)此受測者的 VA 值，用最小分辨角(MAR)來表示為 1 分角 (B)此受測者的 VA 值，用小數記錄為 0.2 (C)該視標測試標準距離為 6 公尺 (D)正常人在距離 30 公尺能看清的字，此受測者需在 6 公尺的距離才能看到。（106 專普）

解析 正確答案為(A)。6/30 的視力以最小分辨角（MAR）來表示為 30÷6=5 分角 。

( ) 10. 史耐倫(Snellen)視力表英呎制表示法的視力 20/40，和下列何者視力值相同？ (A)LogMAR：0.2 (B)小數點：0.4 (C)MAR：2.0 (D)公尺制：6/10。（109 特生二）

解析 正確答案為(C)。分數視力 20/40 等於公尺制 6/12、小數視力 0.5、MAR 2.0 或 LogMAR 0.3。

( ) 11. 下列四種形式的視力值，從最差到最好的視力表現順序為何？①20/30 ②0.8 ③LogMAR 0.2 ④15 cpd(cycles per degree) (A)①<②<③<④ (B)①<③<④<② (C)③<①<②<④ (D)④<③<①<②。（107 特師）

解析 正確答案為(D)。20/30＝0.67，LogMAR 0.2 約等於 0.63，15 cpd(cycles per degree)等於 0.5。

( ) 12. 對比敏感度的光柵敏感度上限(grating acuity limit)，或稱截止頻率(cutoff frequency)為 30cycles per degree， 對應的 Snellen 視力為 (A)20/15 (B)20/20 (C) 20/40 (D) 20/60。（113 專高）

解析 正確答案為(B)。30cpd 為 1 度（60 分）角有 30cycles，共 60 條紋，每一條紋為 60/60=1 分角，視力為 20/20。

(　) 13. 下列視力值，何者與其他不同？ (A)0.5 (B)20/40 (C)5M (D)LogMAR=0.3。 （113 專高）

解析 正確答案為(C)。選項 C 只有字體大小，沒有檢查距離，無法得知視力值。

(　) 14. 某一病患的視力為 0.1（小數點計數法，decimal notation），請問此病患的視力換算成 logMAR 計數法(logMAR notation)的視力為 (A)0.5 (B)1.0 (C)1.5 (D)2.0。 （106 特師）

解析 正確答案為(B)。小數視力 0.1 表示眼睛辨識能力為 1/0.1=10 分角，換算為對數視力為 log10=1.0。

(　) 15. 6/60 的視力值相當於多少的 LogMAR 視力？ (A)0.1 (B) 0.0 (C)10.0 (D)1.0。 （106 特生）

解析 正確答案為(D)。6/60 換算為視角 1/0.1=10，log10=1.0

(　) 16. 關於視力的數字表示，以小數點計數法(decimal notation)及 LogMAR 計數法(LogMAR notation)型式記錄時，其數字是相等的，則此視力的數字為下列何者？(Log2=0.3010, Log3=0.4771) (A)1.2 (B)1.0 (C)0.4 (D)0.1。 （106 花東）

解析 正確答案為(C)。小數視力 0.4，MAR 為(1/0.4)=2.5 分角，在 log2 與 log3 之間。

(　) 17. 在 8.logMAR 視力表中，視標增加比率為 0.1log 單位，每一行有 5 個字母視標，其中每一視標採用 logMAR 尺度值為多少？ (A)0.01 (B)0.02 (C)0.03 (D)0.04。 （111 專普）

解析 正確答案為(B)。每一個為 0.1/5 = 0.02。

(　) 18. 進行 LogMAR 視力表測量時，從最上方第一行至 0.50 全部答對，且再小一行可多辨識兩個字母，則其 LogMAR 視力值應記錄為多少？ (A)0.44 (B)0.46 (C)0.54 (D)0.58。 （107 特師）

解析 正確答案為(B)。每答對一個 −0.02，$0.5-0.02\times2=0.46$。

(　) 19. 使用標註有美制視力值的標準 logMAR 視力表檢測視力，若患者能分辨美制視力 20/20 該行的所有視標，並可辨認較小一行視標中的 2 個，則該患者的 logMAR 視力值為何？ (A)0.96 (B)1.04 (C) −0.04 (D)0.04。 (108 特師)

解析 正確答案為(C)。20/20 等於 logMAR 0.00，答對 2 個 -0.02×2，所以是 $0-0.04=-0.04$。

( ) 20. 使用 logMAR 視力表檢測視力，患者可辨認 logMAR 視力值 0.9 該行視標以及所有更大的視標。此外，logMAR 視力值 0.8 該行視標中可辨認 3 個視標，且 logMAR 視力值 0.7 該行視標中可辨認 1 個視標；更小視標則無法辨認。則該患者的 logMAR 視力值為何？ (A)0.78 (B)0.82 (C)0.84 (D)0.86。 (108 專高)

解析 正確答案為(B)。0.8 多答對 3 個，0.7 多答對 1 個，總共多答對 4 個，$-0.02\times4=-0.08$，$0.9-0.08=0.82$。

( ) 21. 請計算下表 logMARVA 值：

LMAR VA	1.0	0.9	0.8	0.7	0.6	0.5	0.4	0.3	0.2	0.1	0
正確字數	5	5	5	5	4	5	4	3	0	0	0

(A)0.38 (B)0.22 (C)0.28 (D)0.3。 (111 專高)

解析 正確答案為(A)。0.3 錯 2 個，0.4 錯 1 個，0.6 錯 1 個，因此視力為 $0.3+0.02\times4=0.38$。

( ) 22. 進行對數視力表檢查時(LogMAR chart)，受檢者 0.6 之前的全數正確，0.5 錯 1 個，0.4 錯 1 個，0.3 對 3 個，0.2 對 1 個。則最終視力應紀錄為何？ (A)0.52 (B)0.44 (C)0.36 (D)0.28。 (112 專普)

解析 正確答案為(C)。0.3 對 3 個，錯 2 個，0.5 錯 1 個，0.4 錯 1 個，共錯 4 個。0.2 對 1 個。視力為 $0.3+(4\times0.02)-0.02=0.36$。

( ) 23. LogMAR 0.3 的視力相當於多少的 Snellen（史耐倫）與 Decimal（小數）？ (A)20/60，0.3 (B)6/18，0.5 (C)20/40，0.3 (D)6/12，0.5。 (107 特師)

解析 正確答案為(D)。LogMAR 0.3 與 LogMAR 0 差距三行等於兩倍，因此視力為 1.0 的一半等於 0.5 或 20/40(6/12)。

( ) 24. 有關各項視力值量測之敘述，下列何者錯誤？ (A)針孔視力(pinhole acuity)於戴鏡視力值低於 20/30 時需進行檢測 (B)LogMAR 視力值健康成人之正常期望值為 1.0 或更佳 (C)LogMAR 視力表上每單一個字母代表 0.02 之視力值 (D)Lea 符號(Lea symbols)視力表可應用於不認識英文字母的受測者。 （107 特師）

解析 正確答案為(B)。LogMAR 0.00 等於小數視力的 1.0。

( ) 25. 有關最小解析角 MAR(minimum angle of resolution)，下列敘述何者正確？ (A)是能解析最大視標的臨界角度 (B)是視力值倒數的 2 倍 (C)視力 6/6 的 MAR 值是 5 分角 (D)視力 20/200 的 logMAR 值是 1.0。 （108 專高）

解析 正確答案為(D)。最小解析角 MAR(minimum angle of resolution)是解析所能分辨的最小視標，為視力值的倒數。6/6 的倒數是 1 分角。200/20 是 10 分角，取對數後為 1。

( ) 26. 視力值有很多不同的表示方式，下列視力值由好至差之排列為何？①LogMAR：0.1 ②史奈倫公尺制(Snellen metric)：6/15 ③小數點(decimal)：0.5 ④史奈倫英呎制(Snellen imperial)：20/30（註：log2＝0.3010，log3＝0.4771） (A)①>④>③>② (B)④>③>②>① (C)③>②>①>④ (D)②>①>④>③。 （109 特生一）

解析 正確答案為(A)。LogMAR：0.1 約等於小數視力 0.8，6/15 等於小數視力 0.4，20/30 等於小數視力 0.67。

( ) 27. 下列不同的視力值表示法，從視力值最好到最差順序為何？①英呎制 20/40 ②小數點制 0.6 ③LogMAR 0.4 ④公尺制 6/20 (A)②①③④ (B)①④②③ (C)③②④① (D)④③①②。 （109 特師二）

解析 正確答案為(A)。英呎制 20/40 等於小數視力 0.5，LogMAR 0.4 等於小數視力 0.4，公尺制 6/20 等於小數視力 0.3，因此依次是小數點制 0.6、英呎制 20/40、LogMAR 0.4、公尺制 6/20。

( ) 28. 文獻上常以最小分辨視角(minimum angle of resolution)的對數值(log MAR)，計算視力的增減差距。標示為 0.2 的視標，與標示為 0.5 的視標，兩個視標分別計算 log MAR，其數值差距最接近的數字為：（註：log2＝0.3010） (A)0.2 (B)0.3 (C)0.4 (D)0.5。 （109 專高）

解析 正確答案為(C)。小數視力 0.2 的對數視力為 0.7，小數視力 0.5 的對數視力為 0.3，相差約為 0.4。另一種方式也可以比較小數視力 0.2 與 0.5，兩者相差 2.5 倍，對數視力相差四行。

( ) 29. 有關遠用視力表的敘述，下列何者錯誤？ (A)在標準距離測量時，史耐倫(Snellen)視力表 6/6 的 E 字母垂直大小的夾角為五分角 (B)常見的藍道爾(Landolt)C 形視力表量測標準距離是 5 m，史耐倫(Snellen)E 形視力表量測標準距離是 6 m (C)視力也可用最小分辨角 MAR(minimum angle of resolution)來表示，視力 0.5 等於 MAR 2 分角 (D)最小分辨角 MAR 的對數值就是 logMAR，logMAR 負數時表示視力不良。 (110 專高)

解析 正確答案為(D)。logMAR 負數時表示小數視力高於 1.0。

( ) 30. 有關 logMAR 視力表之敘述，下列何者錯誤？ (A)logMAR 視力表製作原理與 Bailey-Lovie 視力表相似 (B)logMAR 視力表上每個字母代表著 0.01 視力值 (C)logMAR 視力表上每一行的字母數量是固定的 (D)相較其他視力表，logMAR 視力值具有較高重複性且較能偵測到雙眼間視力的差異。 (110 專高)

解析 正確答案為(B)。logMAR 視力表上每個字母代表著 0.02 視力值。

( ) 31. 下列那一種視力表不適用於幼童、不同語言背景或有口語表達障礙的人？ (A)Lea 視力表 (B) C 型表(Landolt ring chart) (C)不同空間頻率的條紋光柵(gratings of different spatial frequencies) (D)ETDRS 視力表。 (109 專高)

解析 正確答案為(D)。Lea 視力表、C 型表、條紋光柵都不是文字辨識，適用於不懂文字或有口語表達障礙之人。

( ) 32. 視力表依所測視力功能的不同，可分為數種形式。下列何種視力表可用以檢測偵測型視力(detection acuity)？ (A)柵欄視力表(grating chart) (B)C 字視力表(Landolt C chart) (C)圖形視力表(Lea symbols) (D)史奈倫視力表(Snellen chart)。 (109 專高)

解析 正確答案為(A)。BCD 皆屬於文字辨識。

( ) 33. 關於視力量測，下列敘述何者正確？ (A)史耐倫(Snellen)視力檢查表視標的字母或數字大小順序、字型與數量等都有嚴格標準 (B)當使用的視力表最小值為 20/20，而受測者也確實讀出了，代表受測者的「閾值」視力為 1.0 (C)臨床研究上最可靠，最有辨別度的是 logMAR 視力檢查表，而非 Snellen 視力檢查表 (D)對於視力極差的患者，使用 Snellen 視力檢查表與使用 logMAR 視力檢查表的效果相同。（113 專普）

解析 正確答案為(C)。史耐倫(Snellen)視力檢查表視標的字母或數字大小順序、字型與數量並未標準化。當使用的視力表最小值為 20/20，而受測者也確實讀出了，代表受測者檢測的視力為 1.0，但最佳視力可能更好。對於視力極差的患者，Snellen 視力檢查表沒有足夠適當的視標。

二、近距離視力檢查

除了遠距離視力之外，近距離視力的測量也是重要的視力檢查項目，與閱讀有很大關聯性。近距離視力有以下幾種表示方式，而因為近用視標為印刷式視力表，所以同一個近用視力表會因測試距離遠近而有不同視力值，因此要在符合視力表設計的距離檢查才能得到正確視力值，否則就要進行換算。

1. **簡化遠距視力表示法**：表示方式類似遠距，如史耐倫分數視力表、小數視力表、對數視力表、簡化 LEA 符號、書報或樂譜等。
2. **M 單位**：原本為低視力常用的評估單位，但也日漸普遍用於一般檢查。1M 表示在 1m 處所對應 5 分弧視角的大小，相當於小數視力 1.0。實際高度為 1.45mm，是一般英文報紙印刷字體。M 單位是較為方便的檢查方式，可在不同距離檢查。與分數視力相同，分子為檢查距離，分母為視標大小及可計算出視力值。例如：若在 40cm 處看到 2M 字體，那視力為 0.4/2M=0.2 小數視力。
3. **點數**：印刷排版的尺寸單位，報紙印刷體一般是 8 點，相當於 1.0M。
4. **N 標示**：N8 表示近視力檢查採用標準字體(=1.0M)。
5. **Jaeger**：也是印刷字體尺寸，1.0M 約 J3~J6，應避免使用，因為不同尺寸字體差異並不固定。

歷屆試題

(　) 1. 藥品標籤上的文字往往都非常的小，在 40 cm 的距離測量下，若製造商告訴您上面的文字大小是 logMAR 0.00，在 N 標示法(N-notation)等價大小是多少？ (A)N3 (B)N4 (C)N5 (D)N6。 (107 特生)

解析 正確答案為(A)。logMAR 0.00 等於 1.0 視力，也就是 0.4/0.4M，1M 等於 N8，因此 0.4M = 0.4×8 = N3.2。

(　) 2. 下列那一項近距離視標卡最不適合做視力的檢測？ (A)Jaeger 表示法 (B)等價 Snellen 表示法 (C)logMAR 值表示法 (D)M 單位表示法(M notation)。 (108 特生)

解析 正確答案為(A)。Jaeger 表示法較不固定，不適合作為視力檢測。

(　) 3. 近用視標有許多種標示文字大小方式。N 標示法(N-notation)是現代電腦文書編輯及列表機常用的方式。在 40 cm 的近用距離測量下，書籍常用的 N12 若換算成史耐倫等價視力(Snellen equivalent)相當於下列何者？ (A)20/20 (B)20/40 (C)20/60 (D)20/80。 (108 專普)

解析 正確答案為(D)。N8 等於 1M，因此 N12 等於 1.5M，40cm 等於 0.4 公尺，所以視力為 0.4/1.5M 等於 20/75 約為 20/80。

(　) 4. 測試近用視力表(reduced Snellen chart)與患者眼睛通常最適合的距離為多少公分？ (A)20 (B)40 (C)60 (D)80。 (109 特生一)

解析 正確答案為(B)。一般近用檢查距離為 40 公分。

(　) 5. 對於一些無法測量遠視力的患者，對其測量近視力，近視力表一般放置在受測者眼前約多少距離？ (A)1m (B)60cm (C)35cm (D)10cm。 (111 專普)

解析 正確答案為(C)。一般近用檢查距離為 40 公分，選項 C 最接近。

(　) 6. 一位受測者在 20 cm 的閱讀距離可以認出的最小視標為 20/50 縮小史耐倫(reduced Snellen)視標，而在 M 單位視力表最小能讀的字為 1.0 M。最好呈現此近距離視力(near visual acuity)的紀錄為下列何種方式？① 20/50 ②0.2/1.0 M ③20/50@20 cm ④1.0 M (A)僅①② (B)僅②③ (C)僅③④ (D)①②③④。 (109 專普)

解析 正確答案為(B)。20/50 或 1.0M 只表示視標大小沒有檢查距離，不適合做為視力的紀錄。

(　) 7. 使用 M 系統(M units)近用視標量測視力時，患者於 50cm 可見的最小視標為 0.4M，則視力值最接近何者？ (A)40/50 (B)6/6 (C)20/16 (D)logMAR 0.4。 （111 專高）

解析 正確答案為(C)。題目所描述視力為 0.5/0.4M 等於小數視力 1.25，為選項 C。

三、視力檢查程序及記錄

鼓勵患者念出更小的視標，通常分數及小數視力表以行計分，答對超過一半代表達到該行視力，該行答錯字數於右上角以減號表示，若下一行有答對字數則於右上角以加號表示。現行視力表一般每行 5 個字，所以最多只有 +1、+2、−1、−2，預期值為 1.0(20/20)或以上且雙眼差距小於一行。

若無法看到最大視標，則請患者往前或將視標靠近患者（印刷式視力表），此時視力與原本視標設計距離做比例換算，越靠近視力越差。若靠近後仍無法辨識視標則依序在患者眼前以指數 Counting fingers（CF 或 FC，記錄距離）、手揮動 Hand motion（HM，記錄距離）、光定位 Light projection（LProj，記錄能看到光的視野方向）、光感 Light perception(LP)、無光感 No light perception (NLP)，作為視力測量方式。

記錄時以 VA 表示，下標第一個 s 是「沒有」，下標第一個 c 是「有」，下標第二個 c 代表矯正，例如：下標 sc 代表未矯正，cc 代表矯正，PHVA 則代表針孔視力。

歷屆試題

(　) 1. 當視力表放置在 10 英尺處時，患者可以辨識的最低排是 20/20。在 20 英尺遠的地方，他能看到的最低排是？ (A)20/60 (B)20/40 (C)20/20 (D)20/10。 （106 特師）

解析 正確答案為(B)。距離增為 2 倍，視力減少為原本的 1/2。

( ) 2. 受測者在 5 公尺檢查距離，無法看到 0.1 之視標，須往前走至視標前 2 公尺才可看清楚，則此人的視力為何？ (A) 0.04 (B) 0.05 (C) 0.02 (D) 0.01。 (106 專普)

解析 正確答案為(A)。0.1×(2÷5)=0.04。

( ) 3. 患者在 6 m 的標準視力表檢查中，一眼在 3 m 處才能讀出 0.1 視標，則此眼的視力為下列何者？ (A)1.0 (B)0.5 (C)0.05 (D)0.2。 (107 專普)

解析 正確答案為(C)。0.1×3÷6＝0.05。

( ) 4. 6 公尺制視力表，檢查距離為 5 公尺，被檢者需前進到離視力表 2 公尺處才看到 6/24 視標，下列何者為該被檢者的正確視力值？ (A)6/60 (B)6/48 (C)6/72 (D)6/600。 (109 特生一)

解析 正確答案為(A)。(6÷24)×(2÷5)＝6/60。

( ) 5. 操作史耐倫(Snellen)六公尺視力表檢查時，患者須前進到 1.5m 處才可辨認 20/100 視標，此時患者的視力為多少？ (A)20/400 (B)20/200 (C)20/100 (D)10/400。 (111 專普)

解析 正確答案為(A)。(20÷100)×(1.5÷6) = 20/400。

( ) 6. 受檢者提供以前的近距離視力檢查結果，紀錄為 NVAcc. OD：0.4M OS：0.5M (slow) OU：0.4M，此紀錄最大的缺點是下列何者？ (A)沒有記錄到是遠用還是近用的視力 (B)沒有記錄到是矯正還是未矯正視力 (C)沒有記錄到當時測量的距離是多遠 (D)近距離檢測不可以使用 M 單位。 (107 特生)

解析 正確答案為(C)。M視標只表示視標大小，必須有距離才能換算出視力。在 106 年第一次考試曾經有過爭議題，就是題目沒有給予M單位的檢查距離。

( ) 7. 下列符號記載何者代表近用裸視視力？①NVA s Rx. ②NVAcc. ③NVcc. ④NVA c Rx. ⑤NVAsc. (A)僅①④ (B)僅①⑤ (C)僅①②③ (D)僅②③④。 (107 特生)

解析 正確答案為(B)。下標 s 是「沒有」，下標第一個 c 是「有」，①是沒有處方的視力、⑤是沒有矯正的視力。

(　) 8. 受測者視力檢查中得到：VAsc：OD 20/40, OS 20/20, OU 20/20，下列敘述何者錯誤？ (A)以上數據為受測者遠距離矯正視力值 (B)此遠距離視力記錄方式為英呎制 (C)雙眼視力值換算成小數點值為 1.0 (D)右眼需要使用針孔進行檢查。（108 特生）

解析 正確答案為(A)。下標 sc 為未矯正視力。

(　) 9. 有關最佳矯正視力的敘述，下列何者最不適當？ (A)手動(hand motion)視力不需要記錄距離 (B)手指數目(counting fingers)視力需要記錄距離 (C)光感(light perception)視力不需要記錄距離 (D)可辨眼前 2 英呎（2 feet，大約 60 cm）手指數目視力大約等於 0.01 的視力。（108 特生）

解析 正確答案為(A)。手動(hand motion)視力須記錄距離。

(　) 10. 下列四組視力紀錄①20/200 ②CF/30 cm ③LP ④6/12，按照視力從最佳到最差的排序為下列何者？ (A)②①③④ (B)②③④① (C)④①③② (D)④①②③。（108 專普）

解析 正確答案為(D)。6÷12＝0.5 優於 20/200=0.1，CF 指數優於 LP 光感。

(　) 11. 史耐倫視力表檢查每排五個字母，若 0.7 全對，0.8 對 3 個，0.9 對 2 個，則一般視力紀錄為下列何者？ (A)0.7 (B)0.8 (C)0.9 (D)1.0。（108 專普）

解析 正確答案為(B)。0.8 對超過一半，0.9 不到一半。

(　) 12. 有關視力值的量測，下列敘述何者正確？ (A)LogMAR 是最被廣泛使用的視力紀錄法 (B)史耐倫視力表每一行皆有五個字母 (C)遠距離量測時，6 公尺檢查距離可當作無限遠 (D)視力表中一行有五個字母，只要當中有一個字答錯，就應該停止量測。（109 專普）

解析 正確答案為(C)。LogMAR 較常見於研究用途；史耐倫視力表每一行的字數不固定；視力表中一行有五個字母，當中有一個字答錯，仍可繼續測量下一行。

(　) 13. 有關視力測驗的敘述，下列何者最不適當？ (A)利用 M units 來記錄近視力(near visual acuity)，如果是 40 公分測得 20/20 的視力，則記錄為 0.4/0.4 M (B)如果受檢者的視力為 20/40，可是他還可以在 20/30 那行多看到一個視標，視力記錄為 20/40+1 (C)如果受檢者的視力為

20/25，可是其實那行他錯了一個，視力記錄為 $20/25-1$ (D)一般而言正常人兩眼之間的矯正視力差異可以達到兩行。 （109 特生二）

解析 正確答案為(D)。正常人兩眼之間的矯正視力差異應在兩行以內。

四、視標實際高度的計算

6m 處的 1.0(20/20)視標實際高為 8.73mm，（能分辨 1 分角，視標高度為 5 分角，6m 處的實際高度等於 $6\times\tan(5/60)$，約 8.73mm）。在不同視力與不同檢查距離時，可以用此高度當作比例換算較為方便。當視力越差代表視標越大，因此視力若為 A，視標高度為 8.73mm / A。當測試距離越近，視標越小，因此測試距離若為 B，視標高度為 $8.73\text{mm}\times B/6$。

歷屆試題

( ) 1. 下列何者為正視眼(emmetropic eye)在 6 公尺處看〝E〞字體時，可分辨的最小字體高度為何？ (A)8.7mm (B)6.5mm (C)4.4mm (D)2.1mm。 （106 特生）

解析 正確答案為(A)。6m 處的 1.0(20/20)視標實際高為 8.73mm。

( ) 2. 依朗多爾氏環(Landolt's ring)視力表的概念，關於視力 1.0 的視標，在 5 公尺測驗距離時，朗多爾氏環直徑 7.5cm，寬度與缺口為多少？ (A)1.5cm (B)3.75cm (C)1.5mm (D)3.75mm。 （106 特生）

解析 正確答案為(A)、(C)。辨識能力為視標大小的 1/5。

( ) 3. 一個用於 25 公分測試距離的近距離視力卡，其 6/60E 視標的垂直高度為何？ (A)1.23 mm (B)1.47mm (C)2.67mm (D)3.63 mm。 （106 特生）

解析 正確答案為(D)。6/60 高度為 6/6 的 10 倍，又位於 25cm 處，因此高為 $8.73\text{mm}\times10\times0.25\div6=3.6375\text{mm}$。

(　) 4. 下列何者為正視眼(emmetropic eye)在 4 公尺處看「E」字體時，可分辨的最小字體高度？ (A)2.4mm (B)5.8mm (C)6.2mm (D)8.7mm。 (106 專普)

解析 正確答案為(B)。8.73×(4÷6)=5.82mm。

(　) 5. 史耐倫 E 字遠距離視力表(Snellen E chart)中的 20/40 的字體，下列敘述何者錯誤？ (A)在 4m 處，此視標高度應為 29.1mm (B)換算成公尺制為 6/12 (C)換算成小數點制為 0.5 (D)在 3m 處，此視標高度應為 8.72 mm。 (108 專普)

解析 正確答案為(A)。20/40 換算為小數視力 0.5，且在 4m 處，因此 8.73÷0.5×(4÷6)=11.64mm。其餘皆正確。

(　) 6. 有關視標的敘述，依史耐倫視力表的概念（以 5 分角視標為例），在 6m 測驗距離時，高度何者正確？ (A)8.73 cm (B)8.73 m (C)8.73 mm (D)8.73 nm。 (110 專普)

解析 正確答案為(C)。6m 處的 1.0(20/20)視標實際高為 8.73mm。

(　) 7. 一患者視力為 0.4，若此視標為 4 公尺用視標，請問其視標高度為何？ (A)2.328 mm (B)8.73 mm (C)14.55 mm (D)18.61mm。 (112 專高)

解析 正確答案為(C)。(8.73mm÷0.4)×(4÷6)約等於 14.55mm。

(　) 8. 針對史耐倫(Snellen)視力表視標的設計概念，當以 5 分角視標為例，則在 3 公尺測驗距離時，視標高度為多少？ (A)8.73mm (B)6.73 mm (C)4.37 mm (D)5.73 mm。 (113 專普)

解析 正確答案為(C)。5 分角視標在 6m 處為 8.73mm，在 3m 為 8.73×(3÷6)=4.37mm。

五、針孔視力

針孔板可判斷被測者視力低於正常是否由於屈光不正所引起。藉由增加景深和減少視網膜模糊斑大小之後，若視力提升則可能仍有屈光不正，可在矯正後提高視力，且矯正後的視力至少會到使用針孔後的視力。若視力未提升則可能為弱視或眼疾。因為針孔也會使網膜照光量下降，當視力較佳時加入針孔板可能反而會降低視力，所以通常用於 VA 低於 20/30 時。針孔大小多在 1.0~1.5mm 之間。

歷屆試題

( ) 1. 下列關於針孔視力(pinhole visual acuity)的敍述，何者正確？ (A)任何人經由針孔測量視力都會有改善 (B)針孔直徑越小，測出的視力越好 (C)其原理為藉由針孔減少光線繞射(diffraction) (D)可作為病人是否有屈光異常的初步篩檢。 (106 特生)

解析 正確答案為(D)。通常用於 VA 低於 20/30 時。針孔直徑太小會引起繞射。原理是藉由增加景深和減少視網膜模糊斑提升視力。

( ) 2. 要分辨視力品質不佳的原因為矯正度數不正確或與病理有關時，一般採用下列那一種測試？ (A)視野測試 (B)針孔測試 (C)瞳孔反應測試 (D)眼外肌測試。 (106 專普)

解析 正確答案為(B)。針孔板可判斷被測者視力低於正常是否由於屈光不正所引起。

( ) 3. 下列關於針孔視力的敘述，何者正確？①使用針孔，視力一定會提升 ②使用針孔可以區分出弱視或單純屈光異常 ③針孔視力是運用視網膜照度增大的原理來提升視力值 ④使用針孔後，視網膜上的模糊斑會縮小 (A)①③ (B)②③ (C)①④ (D)②④。 (106 專普)

解析 正確答案為(D)。針孔藉由增加景深和減少視網膜模糊斑大小之後，若視力提升則可能仍有屈光不正。

( ) 4. 受檢者未矯正的視力為 0.1，經驗光矯正後可達 0.7，下列那一項測試可以幫助確認所得的視力值是矯正後可得的最佳視力？ (A)紅綠測試 (B)針孔板測試 (C)對比敏感度測試 (D)眩光測試。 (107 特生)

解析 正確答案為(B)。針孔板可幫助確認被測者視力低於正常是否由於屈光不正所引起。

( ) 5. 矯正後視力異常者，再加上 1 mm 針孔板檢查，視力仍未提升，此結果顯示被檢眼最可能為下列何者？ (A)近視 (B)遠視 (C)散光 (D)弱視或眼病問題。 (108 特生)

解析 正確答案為(D)。加入針孔版後若視力未提升，可能有弱視或眼疾。

( ) 6. 視力品質不佳，為區分其原因為矯正度數不正確或與病理有關，應先使用下列何種檢查法？ (A)眼壓測量 (B)眼外肌檢查 (C)視野檢查 (D)針孔測試。 (108 特生)

解析 正確答案為(D)。針孔板可幫助確認被測者視力低於正常是否由於屈光不正所引起。

( ) 7. 針孔板視力(pinhole visual acuity)檢測對象中，下列何者最不可能經由針孔而提升視力？ (A)圓錐角膜(keratoconus) (B)皮質性白內障(cortical cataract) (C)早期核性白內障(nuclear caratact) (D)弱視(amblyopia) 。 (108 特師)

解析 正確答案為(D)。加入針孔版後若視力未提升，可能有弱視或眼疾。

( ) 8. 下列何者與針孔板可以提升視力的因素無關？ (A)減少入眼光線的散射現象(scattering) (B)減少視網膜上的模糊現象(retinal blur) (C)使焦點深度(depth of focus)變長 (D)降低視網膜上的照度(illumination)。 (108 專普)

解析 正確答案為(D)。針孔可藉由增加景深和減少視網膜模糊斑大小提升視力，但降低照度反而會使視力下降。

( ) 9. 遠距離矯正視力接近 20/30，最適合利用下列那一種工具判斷是否為屈光未完全矯正？ (A)偏光鏡片 (B)針孔 (C)融像性交叉圓柱鏡 (D)稜鏡。 (109 特生一)

解析 正確答案為(B)。針孔板可幫助確認被測者視力低於正常是否由於屈光不正所引起。

( ) 10. 病患戴上眼鏡，加入針孔(pinhole)鏡片視力變好了，最常見是下列那種情形？ (A)屈光度數還未完全矯正 (B)弱視 (C)白內障 (D)黃斑部病變。 (109 特師一)

解析 正確答案為(A)。針孔板可幫助確認被測者視力低於正常是否由於屈光不正所引起。

( ) 11. 有關針孔板的敘述，下列何者錯誤？ (A)加上針孔後，驗光的視力清晰度增進，表示矯正度數可再加以調整改善 (B)弱視者，加上針孔後，矯正視力能再改善 (C)黃斑部病變者，加上針孔後，矯正視力不

能再改善 (D)使用針孔測試時，視網膜所見的光量降低，會降低原有的好視力。 (109 專普)

解析 正確答案為(B)。弱視者並非屈光異常的問題，因此加上針孔後無法提升矯正視力。

( ) 12. 進行針孔視力(pinhole visual acuity)檢查時，下列敘述何者錯誤？ (A)測試針孔視力時，受檢者若有慣用眼鏡或最佳視力處方眼鏡須配戴 (B)可了解受檢者的視力是否可用鏡片進一步改善 (C)屈光矯正後的視力值應該與針孔視力值一致 (D)若針孔視力有改善，表示與光學因素無關。 (109 特師二)

解析 正確答案為(D)。若針孔視力有改善，表示可能仍有屈光不正，可在矯正後提高視力。

( ) 13.有關針孔板試片主要用途之敘述，下列何者正確？ (A)減低反射現象 (B)消除抑制 (C)確認利用鏡片能否提升視力 (D)改善眼球震顫。 (111 專普)

解析 正確答案為(C)。若針孔視力有改善，表示可能仍有屈光不正，可在矯正後提高視力。

( ) 14. 有關針孔視力(pinhole visual acuity)的敘述，下面那一項最不適當？ (A)當測量遠距離矯正視力劣於 20/30 時或更差時，就需要考慮使用 (B)使用 2 mm 直徑大小的針孔版，效果較好 (C)利用增加焦深(depth of focus)效應，來減少視網膜模糊(retinal blur) (D)橫切色散像差(transverse chromatic aberration)可能對針孔視力測量影響不大。 (107 專普)

解析 正確答案為(B)。針孔大小多在 1.0~1.5mm 之間。

( ) 15. 關於針孔視力(pinhole visual acuity)，下列何者最不適當？ (A)想知道病人的視力下降是否可以經由鏡片矯正，可以測針孔視力 (B)通常病人的矯正視力比 0.67(20/30)差時會考慮測量針孔視力 (C)檢查用的針孔直徑大小為 0.5 mm (D)通常只用來測遠視力。 (109 特師二)

解析 正確答案為(C)。檢查用的針孔直徑大小多在 1.0~1.5mm 之間。

( ) 16. 關於針孔視力測試，下列敘述何者正確？ (A)一般針孔直徑為 0.5 mm，針孔直徑越小顯示的效果越好 (B)用來辨識患者視力不良是否來自屈光未矯正完全的問題 (C)凡是視網膜健康、沒有光學介質混濁問題者，透過針孔測試皆能提升視力　(D)針孔提升視力的原理是阻斷眼睛的調節訊號，使平行光聚焦於視網膜上。　(110 專普)

解析 正確答案為(B)。檢查用的針孔直徑大小多在 1.0~1.5mm 之間。視網膜健康、沒有光學介質混濁問題者於屈光未矯正時，透過針孔測試能提升視力。針孔提升視力的原理是針孔效應，使視網膜上的模糊影像縮小變清楚。

(　) 17. 理想的針孔直徑為多少？　(A)1.0-1.5 mm　(B)2.0-2.5 mm　(C)2.5-3.0 mm　(D)3.0-3.5 mm。　(111 專普)

解析 正確答案為(A)。檢查用的針孔直徑大小多在 1.0~1.5mm 之間。

(　) 18. 針孔視力的提升，對於下列何者情況不顯著？①視網膜病變②圓錐角膜③白內障④輕度近視散光　(A)僅①④　(B)僅②④　(C)僅①③　(D)①②③。　(112 專高)

解析 正確答案為(C)。針孔藉由增加景深和減少視網膜模糊斑大小，對屈光因素視力不良有提升效果，視網膜病變及白內障並非屈光因素。

(　) 19. 下列關於針孔視力(pinhole acuity)測試的敘述，何者錯誤？　(A)當患者的矯正視力小於 20/30 時，可以用針孔測量視力　(B)針孔測試的原理，在於減少視覺的景深，增加患者的視力　(C)針孔視力比原有的矯正視力改善，表示患者有殘餘的屈光異常　(D)針孔視力比原有的矯正視力一樣或更差，表示患者有屈光以外異常，如視網膜或視覺傳導路徑異常。　(112 專普)

解析 正確答案為(B)。針孔可增加景深和減少視網膜模糊斑大小。

(　) 20. 經針孔板(Pinhole Visual Acuity)測量後 VA 值為 PH：0.6，其 0.6 的意思，下列何者最為恰當？　(A)被檢者屈光矯正後，最佳矯正視力值不能到達 0.6，只有做針孔板才可以到達此視力值　(B)被檢者在屈光矯正前最佳矯正視力值可到 0.6　(C)被檢者屈光矯正後最佳矯正視力值最高只到 0.6　(D)被檢者屈光矯正後至少可矯正視力值到 0.6。　(113 專普)

解析 正確答案為(D)。假設題目為矯正前針孔 VA，則矯正後至少可矯正視力值到 0.6。

(　) 21. 一位 60 歲的男性病人數年前視力檢查都正常，近期眼睛沒有受傷，也沒有接受眼科的手術。今日視力檢查雙眼裸視只有 0.3/0.3，戴上自己的眼鏡測視力，可以進步到 0.6/0.7。最後在眼鏡前加上針孔(pinhole)鏡片，視力可以再進步到 1.0/1.0。此位病人最有可能的疾病為何？ (A)白內障 (B)黃斑部病變 (C)青光眼 (D)屈光不正。 （113 專高）

解析 正確答案為(D)。針孔藉由增加景深和減少視網膜模糊斑大小，對屈光因素視力不良有提升效果，黃斑部病變、青光眼及白內障並非屈光因素。

( ) 22. 有關針孔檢查(pinhole test)，下列何者錯誤？ (A)針孔可增加焦深(depth of focus) (B)針孔可縮小視網膜上的模糊環(retinal blur circle size) (C)常用的針孔大小為 2.5 毫米(mm)或以上 (D)此檢查屬於自覺式驗光。 （113 專高）

解析 正確答案為(C)。檢查用的針孔直徑大小多在 1.0~1.5mm 之間。

六、視力表的測試距離

通常臨床上以 6m 代表無限遠（我國驗光人員法規定至少 5m），若檢查距離過近，會引起眼調節，造成視力測量結果的誤差，在驗光時也會造成度數測量的錯誤，低估近視度數或高估遠視度數。假如在 2m 處驗光，剛好是近視 –0.50D的遠點，所以患者不用矯正也不用調節即可以測得其最佳視力，將被誤判為正視者，而近視度數也錯誤的減少了 –0.50D。例如：檢查距離為 2m，正視者將檢查出遠視+0.50D，近視 –3.00D 檢查出的度數將為 –2.50D，遠視＋4.00D 檢查出的度數將為+4.50D。

歷屆試題

( ) 1. 有關常規性準確測量視力的敘述，下列何者錯誤？ (A)遠距離視力的標準檢查距離可為 6 公尺 (B)遠距離視力只有 3 公尺檢查距離時，可以用鏡子做為反射，以達到標準檢查距離 (C)遠距離視力只有 3 公尺檢查距離時，將視力表視標大小縮小一半，再進行檢查 (D)近距離視力不能代表遠距離視力。 （109 專普）

解析 正確答案為(C)。檢查距離過近，會引起眼調節，造成視力測量結果的誤差。

七、視力的極限及與年齡關係

視力用感光細胞能辨認兩物點對眼的最小夾角，即視角來表示。視角越小，表示視力越高。正常來講人眼分辨力是有一定的限度。一般人為 1.0，有些人 1.2，甚至 2.0 以上（因此視力 1.0 並不是視力的上限）。視力的極限受限於人眼的生理解剖結構及光的性質。當感光細胞的尺寸越小排列越緊密時，可能的視力極限就會越高。在一定光波長及瞳孔尺寸時，可得到最好視力。一般健康眼睛情況下，以上兩種情況的視力理論值皆超過小數視力 1.0。

視力也與年齡有關，18~75 歲的視力分別從−0.13 logMAR（小數視力 1.33）到−0.02 logMAR（小數視力 1.05）。幼兒及兒童視力測試方式根據理解能力不同，類型與標準也不同。以 Teller acuity cards 與 Cardiff Acuity Test 結果，12~18 個月的幼童視力為 0.4~0.8 logMAR（小數視力 0.4~0.16），2~3 歲幼童視力為 0.10~0.50 logMAR（小數視力 0.8~0.32），4~6 歲通常可達成人標準（文獻六）。以 Lea Symbols 測試 3 歲的預期值 20/40，4 歲預期值 20/30。（文獻四）

歷屆試題

(　) 1. 關於 LogMAR(ogarithm of the Minimum Angle of Resolution)力表施測預期結果的表現，下列何者錯誤？ (A)健康的成年人最佳矯正視力可達比 0 logMAR 好一至兩行，標準差(SD)0.1 logMAR (B)兩隻眼睛之間的視力值差異不應大於 0.16 logMAR (C)健康的 3 歲兒童視力可達+0.30logMAR 以上，等同 Snellen 20/60 以上 (D)健康的 4 歲兒童視力可達+0.20 logMAR 以上，等同 Snellen 10/16 以上。（112 專普）

解析 正確答案為(C)。0.3 logMAR 等同 Snellen 20/40。

八、對比敏感度(Contrast Sensitivity)

在實際環境中，只有高對比高空間頻率的視力測量無法完全代表患者真實的視覺狀況，還有其他資訊如低對比及低空間頻率等，可能更適合評估日常生活的視覺，但因為此功能檢查較複雜，因此不屬於常規初步檢查的一部分。

最低可分辨的對比稱為對比臨界值，而其倒數則為對比敏感度(Contrast Sensitivity)。結合不同的空間頻率及對比可建立視覺的對比敏感度功能(Contrast Sensitivity Function, CSF)。

Regan(1991)提出三種敏感度喪失型態，第一型為只有高空間頻率的下降，最常見於屈光異常未矯正時的網膜失焦。第二型為所有頻率的下降，可能來自進入眼內光線的散射，如白內障或其他介質混濁，或弱視。第三型是只有低空間頻率（約 2cpd）的降低，視力 VA 為正常。如視覺路徑疾病中的多發性硬化症(multiple sclerosis)，視力正常但卻喪失較低空間頻率。

常見的對比敏感度的臨床測試方式有佩利－羅布森測試(Pelli-Robson test)，大小為 86×63cm，測試距離 1m，建議照度 85cd/m^2，視標大約 6/200(1m 處的視角 2.8 度)的 Sloan 字母視力表(D, H, N, V, R, Z, S, K, 0, and C)，對比由上至下從 100%到 0.56%，有 8 排視標，每排 6 個相同對比的英文字母。因為視標較大，特別適用於鑑定低空間頻率的對比度降低，及存在中等程度的屈光異常未矯正。若要測試較高空間頻率則可增加測試距離。

墨爾本邊緣測試(Melbourne Edge test)視標為圓形，中間分隔為兩半不同顏色深度，藉此產生不同對比，分隔方向有四個，共 20 個直徑 25mm 圓形，優點是用圖形而非文字因此測試結果與視力無關，且低視力者亦可使用，但無法建立對比敏感度曲線，因為沒有空間頻率的改變。

Vistech chart 包括不同空間頻率(1.5, 3, 6, 12 及 18cpd)，提供完整的對比敏感度功能評估，三種不同方向的對數波圖形的刺激，可於遠距 3m 及近距 1m 實施。照度對於對數波的測量很重要，因此系統提供照度計測量。

Mars test，較新的對比敏感度檢查方式。類似於佩利－羅布森測試(Pelli-Robson test)，優點是相對小(23×35.5cm)，對比度測試範圍 91%到 1.2%，有 8 排視標，每排 6 個相同對比的英文字母。字母以 0.04log 單位 逐漸遞減，檢查距離設計於 0.5m，在此距離每個視標為 2 度角（相當於 Snellen 6/144）。缺點是與佩利－羅布森測試(Pelli-Robson test)比較，相對小的字可能對低視力患者不夠理想，但也有研究指出，此測試有較佳的重現性。

所有的測試方式遵循三種程序，逐漸提高對比的上升極限(ascending limits)、逐漸降低對比的下降極限(descending limits)或階梯平均法(staircase)，上升極限方式傾向過度估計而下降極限傾向低估數值。

歷屆試題

( ) 1. 對比敏感度測試流程(contrast sensitivity test procedure)中，下列何種測試流程會低估受測者的對比敏感度臨界值？ (A)上升極限法(ascending limits) (B)下降極限法(descending limits) (C)階梯平均法(staircase) (D)水平極限法(horizontal limits)。 (107 專高)

解析 正確答案為(B)。下降極限法傾向低估數值。

( ) 2. 在所有空間頻率(spatial frequency)下對比敏感度(contrast sensitivity, CS)都降低的情況，可能是白內障所造成，這是屬於下列何種對比敏感度損失型態(type of CS loss)？ (A)Type I (B)Type II (C)Type III (D)Type IV。 (107 特師)

解析 正確答案為(B)。第二型為所有頻率的下降。

( ) 3. 只在高空間頻率(spatial frequency)下對比敏感度(contrast sensitivity, CS)才會降低的情況，是屬於第一型對比敏感度損失型態(Type I of CS loss)，此情況可能是由何種原因所造成？ (A)過熟型白內障 (B)視神經病變 (C)屈光不正 (D)青光眼。 (108 專高)

解析 正確答案為(C)。第一型為只有高空間頻率的下降，最常見於屈光異常未矯正時的網膜失焦。

( ) 4. 視力對比敏感度的檢查中，將對比敏感度異常分類型，下列敘述何者正確？ (A)第一型對比度缺失(type I CS loss)指所有空間頻率都下降，例如：白內障患者 (B)第二型對比度缺失(type II CS loss)指低空間頻率下降，例如：屈光不正未矯正 (C)第三型對比度缺失(type III CS loss)指低空間頻率下降，通常視力不受影響 (D)第四型對比度缺失(type IV CS loss)指高空間頻率都下降，例如：弱視患者。 (109 專高)

解析 正確答案為(C)。第一型為只有高空間頻率的下降，最常見於屈光異常未矯正時的網膜失焦。第二型為所有頻率的下降，可能來自進入眼內光線的散射，如白內障或其他介質混濁，或弱視。

( ) 5. 下列何種對比敏感度(contrast sensitivity)缺損類型，將保有較正常視力值？ (A)第一型(Type I) (B)第二型(Type II) (C)第三型(Type III) (D)第四型(Type IV) 。 (110 專高)

解析 正確答案為(C)。第三型是只有低空間頻率（約 2cpd）的降低，視力 VA 為正常。

( ) 6. 有關墨爾本邊緣測試(Melbourne Edge test)，下列敘述何者正確？ (A)提供 3 種邊緣方向的選擇判定 (B)視力好壞會影響測試結果 (C)低視力患者無法使用 (D)無法建構對比敏感度曲線。 (108 特師)

解析 正確答案為(D)。有四種方向的選擇，視力不影響結果，低視力患者可使用。

( ) 7. 對於評估輕度視神經損傷，下列那種檢查最為靈敏？ (A)立體視測試 (B)對比敏感度測試 (C)索林頓測試(Thorington test) (D)魏氏四點測試。 (109 特生一)

解析 正確答案為(B)。立體視及魏氏四點測試為雙眼融像能力評估；索靈頓測試(Thorington test)為斜位測試。

( ) 8. 有關相對亮度效率曲線(relative luminous efficacy curve)，下列敘述何者正確？ (A)表示眼睛對不同波長的敏感度，通常以相對值表示 (B)在明亮(photopic)狀況下，曲線最高值出現在 600nm 波長處 (C)在昏暗(scotopic)狀況下，曲線最高值出現在 555nm 波長處 (D)在微亮(mesopic)狀況下，曲線最高值出現在 500 nm 波長處。 (109 特師一)

解析 正確答案為(A)。相對亮度效率曲線(relative luminous efficacy curve)為在不同亮度下，眼睛對不同波長的敏感度，通常以相對值表示。根據文獻六的資料，在明亮(photopic)狀況下，錐細胞為主導感光細胞，曲線最高值出現在 555 nm 波長處，在昏暗(scotopic)狀況下，桿細胞為最有效感光細胞，曲線最高值出現在 509 nm 波長處，在微亮(mesopic)狀況下，錐細胞與桿細胞皆有貢獻，曲線最高值出現在兩者之間。

(　) 9. 下列何者不屬於對比敏感度(contrast sensitivity)測試之一？ (A)墨爾本邊緣測試(Melbourne edge test) (B)VectorVision 之 CSV-1000 視標 (C)史耐倫(Snellen)視標 (D)Vistech 之 VCTS 視標。 (109 特師二)

解析 正確答案為(C)。史耐倫(Snellen)視標為一般視力檢查所使用之視標。

(　) 10. 有關佩里－羅布森(Pelli-Robson)對比敏感度測試，下列敘述何者正確？ (A)測試距離為 3 公尺 (B)測試表總共有 8 行 (C)每一行有 6 個不同對比的英文字母 (D)26 個英文字母都可使用。 (109 特師一)

解析 正確答案為(B)。測試距離 1m，視標大約 6/200 的 Sloan 字母視力表(D, H, N, V, R, Z, S, K, 0, and C)，對比由上至下從 100%到 0.56%，有 8 排視標，每排 6 個相同對比的英文字母。

(　) 11. 下列有關 Pelli-Robson 字母對比敏感度測試之敘述，何者錯誤？ (A)主要用於測驗低空間頻率(low spatial frequency)之對比敏感度 (B)相較正弦波光柵(sine-wave grating)對比度測試，其測試結果可重複性較佳 (C)適合用於低視能、中重度白內障、視神經炎、多重硬化症、視覺傳導路徑缺失及糖尿病視網膜病變患者 (D)檢測過程受測者必須在 10 秒以內辨識靠近對比敏感閾值之視標。 (109 特師二)

解析 正確答案為(D)。測試時要給予受測者足夠時間辨識。

(　) 12. 關於對比敏感度檢查的敘述，下列何者正確？ (A)用史耐倫視力表(Snellen chart)測量視力同時可以顯示患者是否有對比敏感度問題 (B)Pelli-Robson test 用條紋光柵為視標，以測試不同空間頻率下的對比敏感度 (C)Pelli-Robson test 對比敏感度視力表對於具少量屈光差患者亦可有效測試 (D)檢查對比敏感度時的周圍照明條件影響不大。

(110 專普)

解析 正確答案為(C)。史耐倫視力表(Snellen chart)無法進行對比敏感度檢查；Pelli-Robson test 的視標較大，即使少量屈光差患者也能測試；周圍照明會影響視力表的對比。

(　) 13. 關於 Pelli-Robson 對比敏感度檢查，下列敘述何者正確？ (A)檢測時視標必須距離患者 6m (B)檢測時視標照度應大於 300cd/m^2 (C)此檢測不適用於深度白內障或視覺傳導路徑疾病患者 (D)對於僅有低頻率

(low frequency)對比度喪失的患者，Pelli-Robson 檢測數據會下降，但視力(VA)正常。 （111 專高）

解析 正確答案為(D)。測試距離為 1m，建議照度 85cd/m2 特別適用於鑑定低空間頻率的對比度降低，及存在中等程度的屈光異常未矯正。

( ) 14. 有關 Pelli-Robson 對比敏感度測試之敘述，下列何者錯誤？ (A)採用 Sloan 字體作為視標，測試距離為 1m (B)可量測的對比敏感度範圍為 0.00 至−2.25log (C)視標大小由上而下逐漸變小，直到受測者無法辨識為止 (D)適用於偵測低空間頻率(low spatial frequency)對比敏感度之喪失。 （112 專高）

解析 正確答案為(C)。視標大小相同，大約 6/200。

( ) 15. 對比敏感度測試對於偵測視力相對正常但已受損的視覺功能來說相當有效，下列那一種情形於臨床上並未出現明顯之對比敏感度下降問題？ (A)初期糖尿病視網膜病變 (B)視神經炎 (C)輕微晶體囊性混濁 (D)斜視。 （110 專高）

解析 正確答案為(D)。斜視與其他三個選項相比，較不易出現明顯對比敏感度下降。

( ) 16. 有關對比敏感度檢查 Mars test 之敘述，下列何者錯誤？ (A)視標尺寸為 23×35.5cm (B)檢測時，患者與視標間之測試距離為 1m (C)每一個視標大小為 6/144 (D)視標維持每行 6 個字元，共計 8 行，字元間以 0.04log unit 逐漸遞減對比度。 （113 專普）

解析 正確答案為(B)。此檢查之距離設計於 0.5m。

( ) 17. 眩光(glare)的產生與下列何者相關性最低？ (A)角膜或水晶體疾病 (B)視網膜疾病 (C)視神經疾病 (D)配戴的眼鏡品質。 （109 特師二）

解析 正確答案為(C)。角膜、水晶體及眼鏡片為光線到達視網膜時所經過的介質，若有問題較易造成眩光，相對之下視神經疾病較不易造成眩光。

( ) 18. 失能眩光(disability glare)是由於周邊眩光光源，造成散射光線進入患者眼內，因而降低視網膜影像之對比度。下列那種情況較不易受到其影響？ (A)白內障 (B)第六對腦神經麻痺 (C)角膜上皮水腫 (D)色素性視網膜炎。 （112 專高）

解析 正確答案為(B)。第六對腦神經麻痺會造成斜視。

3-2 色彩視力

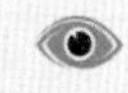

色彩視力是一種個體藉由目標物所發出或反射的光線之波長來辨識物體的能力。神經系統藉由比較眼睛當中的數種錐細胞類型的反應來導出顏色的感覺。這些錐細胞分別對於光譜中的可見光部分的不同波長有不同敏感度。對人眼來說，可見光波長範圍在 380~740 nm，並且有三種錐細胞，範圍與種類在物種之間皆有所不同。

色彩的感受性是通過感光細胞內對不同光波敏感的光色素(photo-pigment)來達到。人眼有三種錐細胞，稱為三色視覺。根據對光敏感的波長可將錐細胞分為三種，短 short(S,440nm)，中 medium(M,540nm)，與長 long(L,570nm)，或分為藍、綠及紅色錐細胞。但並不表示 S、M、L 直接對應藍、綠、紅的顏色，而只是一種方便的分類方式。人眼色彩感光細胞的尖峰反應並不是固定的，並且很容易適應。

色彩視力測試時，結果可區分為「色彩視力正常」與「色彩視力異常」。色彩視力正常的人，色彩知覺包含視網膜上三種錐細胞，分別含有三種光色素：erythrolabe、cholrolabe and cyanolabe。稱為三色視覺(Trichromacy or Trichromaticism)。

色彩視力異常的範圍很廣，從非常輕微到很嚴重。異常三色視覺(Anomalous trichromacy)為三種色彩感受程度之比例異常，含有三種感光色素的錐狀細胞，但其光線吸收高峰因為某些原因已改變包括紅色覺異常(Protanomalous)，綠色覺異常(Deuteranomalous)及藍色覺異常（Tritanomalous，極少見）。雙色視覺(Dichromacy)缺少某一種錐細胞，只有兩種光色素，用兩種色彩感受調配出所有色彩刺激。單色視覺(Monochromacy)只有一種光色素或只有桿細胞，為唯一可用「色盲」來形容的現象。

基於異常發生的時間與原因分類，可分為：

1. **先天性色彩視力異常：**出生就存在，為性聯遺傳。男性約 8%（遺傳自母親，綠色覺異常比例最高），女性約 0.64%（來自父母雙方遺傳），異常存在全眼、雙眼，程度穩定且持續。

2. **後天性色彩視力異常**：疾病、營養、藥物、年齡或外傷所造成，可能單眼或部分區域，程度可能變好或變壞，持續時間可能變化。

色彩視力檢查時需配戴慣用近用眼鏡，單眼輪流於太陽日光或正確色溫燈光下檢查，兒童的測試著重在篩檢先天性的紅綠色彩視力異常，成人的色彩視力檢查則著重在後天的異常，包括紅綠及藍黃異常。

檢查方式有偽色板測試(pseudoisochromatic plate test)，此類測試包括四種字版：**轉換字版(Transformation plates)**色彩視力異常者讀出一個圖形或數字而色彩視力正常者讀出另一個。**消失字版(Vanishing plates)**色彩視力異常者無法讀出上面的圖形或數字，而視力正常者可輕易讀出。**隱藏字版(Hidden-digit plates)**色彩視力正常者無法看出數字，色彩視力異常者可讀出圖形或數字。**診斷字版(Diagnostic plates)**區分色彩視力異常種類。一般最常見方式為石原氏色覺檢查(Ishihara pseudoisochromatic plate test)，有 16、24 和 38 張版本，只能測試紅－綠色彩視力缺失（但無法區分藍黃），使用數字與路徑，第一頁為示範用，無論是否異常都看得見，有 6 個轉換字板，6 個消失字板及兩個隱藏字版。類似的還有德沃林顏色視覺測驗(Dvorine plates color test)，同樣只能測試紅－綠色彩視力缺失。然而美國光學哈代蘭特里特勒顏色視覺板(American Optical Hardy-Rand-Rittler color test)可同時測試紅－綠及黃－藍彩視力缺失，不過不幸的是目前已無法取得。

其他的色彩視力檢查還有 Famsworth D-15 色彩測試，當一般的色彩視力檢查顯示有異常時可提供更深入的色彩視力分析，每眼於 2 分鐘之內排列色彩相近的 15 個小蓋子(caps)，可檢查先天性與後天性的紅綠及藍黃色彩視力異常。Nagel anomaloscope 納格爾色盲檢查鏡，利用紅色光與綠色光混合後與黃色光比較，可測試紅—綠色彩視力異常的程度。

歷屆試題

(　) 1. 紅綠色盲最常見的是何種遺傳方式？ (A)性染色體隱性遺傳 (B)性染色體顯性遺傳 (C)體染色體隱性遺傳 (D)體染色體顯性遺傳。

（107 專高）

解析 正確答案為(A)。先天色彩視力異常為為性聯隱性遺傳。

(　) 2. 有關先天性色覺缺損(congenital color vision defect)的敘述，下列何者正確？ (A)大多數為藍－黃類型 (B)母親通常色覺正常 (C)大多數為體染色體缺陷 (D)不會隔代遺傳。 (107 專普)

解析 正確答案為(B)。紅綠色彩視力異常比例較高，為性染色體異常，且為隱性遺傳所以可能會隔代遺傳，若母親為隱性，則所生下的男性有一半機率會是色彩視力異常。

(　) 3. 有關色覺檢查的敘述，下列何者正確？ (A)對錐細胞(cone cell)的評估勝於桿細胞(rod cell) (B)對桿細胞的評估勝於錐細胞 (C)雙眼應該同時測試 (D)為求準確不可催促受檢者，時間每頁半分鐘或是 10 秒皆可。 (107 特生)

解析 正確答案為(A)。錐細胞負責色彩視覺，測試時應單眼輪流測試，且有時間限制。

(　) 4. 有關先天性色覺(color vision)異常發生率的敍述，下列何者正確？ (A)男性與女性差不多 (B)男性遠多於女性 (C)女性遠多於男性 (D)與性別沒有相關。 (107 特生)

解析 正確答案為(B)。先天性色彩視力異常為性聯隱性遺傳，男性遠多於女性。

(　) 5. 有關色覺(color vision)異常的敍述，下列何者錯誤？ (A)先天性色盲不會隨著年齡而惡化 (B)先天性色覺異常大多為男性 (C)最常見的先天性色覺異常為紅色或綠色色覺缺陷 (D)眼疾造成的色覺異常通常兩眼相同。 (107 專高)

解析 正確答案為(D)。眼疾所造成之後天性色彩視力異常，可能單眼或部分區域，程度可能變好或變壞，持續時間可能變化。

(　) 6. 先天性色覺異常，大多數是以下列何種形式表現出來？ (A)藍黃色覺異常 (B)藍綠色覺異常 (C)紅黃色覺異常 (D)紅綠色覺異常。 (108 專普)

解析 正確答案為(D)。先天性色覺異常，紅綠色彩視力異常比例較高。

(　) 7. 有關色覺異常(color deficiency)之敘述，下列何者錯誤？ (A)針對先天性色覺異常者，進行石原氏測試(Ishihara color test)可採用雙眼同時檢查 (B)紅－綠色覺異常者對於紅色、橘色、黃色及綠色容易產生混淆

(C)罹患先天性紅－綠色覺異常之比例，男性比女性為 8：1 (D)糖尿病、青光眼、晶體變黃及黃斑部病變皆可能導致後天性色覺異常之發生。 (108 專高)

解析 正確答案為(C)。罹患先天性紅－綠色覺異常之比例，男性比女性約為 12：1。

( ) 8. 有關石原氏色覺檢查的敘述，下列何者錯誤？ (A)能分辨患者是否有紅色覺異常(protanomaly)或綠色覺異常(deuteranomaly) (B)為目前最常使用的色覺檢查方式 (C)色覺正常者不能分辨隱藏字板(hidden digit plates)上的數字 (D)色覺異常者在辨認轉型字板(transformation plates)時，可能只看到 2 個數字中的 1 個，或可見 2 個數字，但其中 1 個較不清晰。 (108 專高)

解析 正確答案為(D)。轉換字版(Transformation plates)色彩視力異常者讀出一個圖形或數字而色彩視力正常者讀出另一個。

( ) 9. 關於石原氏(Ishihara test)色彩檢查，下列何者正確？ (A)可以區分辨色力正常者、紅綠色弱與藍黃色弱 (B)辨色力正常者無法看到消失字版(vanishing plates) (C)紅綠色弱者無法看到隱藏字版(hidden digit plates) (D)紅綠色弱者靠診斷字版(diagnosis plates)區分是紅色弱或綠色弱。 (113 專高)

解析 正確答案為(D)。石原氏色彩檢查無法區別藍黃色弱。消失字版色彩視力異常者無法讀出上面的圖形或數字，而視力正常者可輕易讀出。隱藏字版色彩視力正常者無法看出數字，色彩視力異常者可讀出圖形或數字 。

( ) 10. 色覺異常不包括下列何者？ (A)色盲 (B)色散 (C)色弱 (D)全色盲。 (109 特生一)

解析 正確答案為(B)。色散為因為光波長不同，在介質中折射程度不同，與色覺異常無關。

( ) 11. 下列敘述何者可正確描述 D-15 測試與石原氏測試(Ishihara color test)間之差別？ (A)石原氏測試必須戴上慣用近距離矯正度數，而 D-15 必須戴上慣用遠距離矯正度數 (B)石原氏測試可以偵測紅－綠色覺缺損，而 D-15 可以偵測紅－綠及藍－黃色覺缺損 (C)石原氏測試測驗

本的色板不可觸碰，而 D-15 的色塊可以觸碰　(D)石原氏測試是單眼測試，而 D-15 是雙眼測試。（106 花東）

解析 正確答案為(B)。色彩測試須戴上慣用近用矯正度數。測試材料不可觸碰。色彩測試為單眼測試。

(　) 12. 色覺檢查，若使用色覺鏡法，如 Nagel anomaloscope test，它分為上下兩個半圓的圓形視野；上方是檢查者可以通過混色調節鈕調節①光與②光的配比比例，與下方另一單色控制鈕提供③光。直至檢查者感覺上下兩個視野的色調與亮度完全一致。根據這些數值判斷被檢查者的色覺障礙類型以及程度。以上①②③各為何？　(A)①紅②黃③橘　(B)①黃②綠③淡綠　(C)①黃②藍③綠　(D)①紅②綠③黃。（106 花東）

解析 正確答案為(D)。納格爾色盲檢查鏡，利用紅色光與綠色光混合後與黃色光比較。

(　) 13. 下列色覺檢查中，何者可用以檢查藍－黃(blue-yellow)色覺異常？①石原氏檢查(Ishihara test)檢查　②D-15 檢查　③城市大學檢查(City University test)　④Hardy-Rand-Rittler(HRR)檢查　(A)僅②③　(B)僅①②③　(C)僅②③④　(D)①②③④。（109 專高）

解析 正確答案為(C)。除石原氏色覺檢查無法檢查藍黃色覺異常之外，其他三個檢查皆可以。

(　) 14. 在何種光源下最適合進行色彩視覺測驗？　(A)燭光　(B)自然光　(C)霓虹光　(D)LED 光。（106 特生）

解析 正確答案為(B)。於太陽日光或正確色溫燈光下檢查。

(　) 15. 受檢者若有眼鏡矯正處方，在進行下列何種檢測項目時需要配戴？(A)赫斯伯格檢查(Hirschberg test)　(B)色覺檢查(color vision)　(C)視野篩檢(screening visual fields)　(D)眼外肌檢查(extraocular motilities, EOM)。（109 特生二）

解析 正確答案為(B)。赫斯伯格檢查、視野篩檢及眼外肌檢查時鏡框眼鏡會造成限制。

(　) 16. 關於色覺(color vision)異常來自遺傳(inherited)或後天(acquired)的敘述，下列何者錯誤？　(A)後天性色覺缺陷者一般是藍黃色覺的缺陷　(B)後天性色覺缺陷者的男女盛行率大約比例一致　(C)遺傳性色覺缺陷

者大都是藍色覺的缺陷 (D)遺傳性色覺缺陷者的雙眼有同樣的缺陷型式。 (109 特生二)

解析 正確答案為(C)。遺傳性色覺缺陷者大都是紅綠色覺的缺陷。

( ) 17. 下列有關先天色覺異常或後天色覺異常之敘述，何者錯誤？ (A)兒子有先天色覺異常，則父親一定有先天色覺異常 (B)先天色覺異常者以男性居多 (C)後天色覺異常者，兩眼個別的色覺檢查之結果可能不同 (D)先天色覺異常者以紅－綠異常者占多數。 (113 專高)

解析 正確答案為(A)。先天性色彩視力異常為性聯遺傳，男性遺傳自母親。

( ) 18. 使用石原氏圖片(Ishihara pseudoisochromatic plates)檢查色覺，下列敘述何者錯誤？ (A)做先天性色覺問題篩檢，可以兩眼一起檢查 (B)每一頁測驗圖只能看 3 秒左右，就需翻頁 (C)近測驗距離不是 40 cm，應拿遠一點至 50~70 cm 距離 (D)光照明不需要很亮，可按照患者的需要增減亮度。 (110 專普)

解析 正確答案為(D)。色覺檢查須有足夠且正確色溫燈光照明。

( ) 19. 色盲本檢查，亦稱為假同色圖法(pseudoisochromatic plates)，下列那一種檢查可同時篩檢紅綠色與黃藍色色覺異常？ (A)石原氏色盲測驗(Ishihara color test) (B)德沃林顏色視覺測驗(Dvorine plates color test) (C)納格爾色盲檢查鏡(Nagel anomaloscope test) (D)美國光學哈代蘭特里特勒顏色視覺板(American Optical Hardy-Rand-Rittler color test)。 (110 專高)

解析 正確答案為(D)。美國光學哈代蘭特里特勒顏色視覺板(American Optical Hardy-Rand-Rittler color test)可同時測試紅－綠及黃－藍彩視力缺失。

( ) 20. 下列何種眼睛的病變較不會造成後天辨色力的異常？ (A)視神經病變 (B)脈絡膜病變 (C)視網膜病變 (D)眼角膜病變。 (111 專普)

解析 正確答案為(D)。眼角膜病變與視網膜感光細胞無關，較不會造成辨色力的異常。

( ) 21. 有關先天性色彩視覺缺陷(congenital color deficiency)患者所遭遇之困難，下列敘述何者錯誤？ (A)先天性紅綠色盲患者易將紅色、橘色及

綠色混淆看成黃色　(B)三色盲(trichromats)患者因三種視錐細胞皆受影響，造成色彩容易被混淆　(C)先天性紅綠色盲患者在日常生活中，判斷肉類是否煮熟時會有辨識困難　(D)在英國，若先天性色彩視覺缺陷患者無法通過 Ishihara test，則無法擔任交通管制、消防人員及航空引導人員。　（112 專高）

解析 正確答案為(A)。先天性紅綠色盲患者無法區分紅色與綠色。

(　) 22. 下列何者無法檢測患者之色覺辨認能力？　(A)D-15 test　(B)100-Hue test　(C)Ishihara test　(D)NTU RDS test（臺灣大學開發之亂點視覺檢查）。　（113 專普）

解析 正確答案為(D)。NTU RDS test（臺灣大學開發之亂點視覺檢查）為立體視測試。

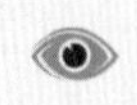

3-3 遮蓋測試

目的為評估患者有無斜視(Hererotropia)或斜位（又稱隱斜視 Heterophoria）、確定偏斜眼別、偏斜方向、偏離的頻率。加上稜鏡之後可以評估斜視量或斜位量。

遮蓋測試是一個初步而簡單、首要的判斷患者眼位狀態的檢查方法，同時也是雙眼視覺機能異常評估的方式之一。患者只須注視一固定視標，不須說明他所看到的情況。檢查者只要觀察患者的雙眼運動的情形就可以明瞭整個眼位狀況，因此遮蓋測試是一個不需要依靠患者回答的眼位他覺式檢查法(objective test)。

程序可分為兩個部分：「遮蓋—不遮蓋測試」及「交替遮蓋測試」。

1. **遮蓋—不遮蓋測試（或單邊遮蓋測試）**：主要用於判斷及區分患者為斜視或斜位，以及若是斜視時判斷患者的斜視是交替性(alternating)或單側性(unilateral)。
   (1) 一眼遮蓋時，觀察另一眼：若未遮蓋眼有移動則為斜視，移動方向為斜視的相反方向。

若遮蓋右眼，左眼向外移動，則患者有內斜視。
若遮蓋右眼，左眼向內移動，則患者有外斜視。
若遮蓋右眼，左眼向上移動，則患者有下斜視。
若遮蓋右眼，左眼向下移動，則患者有上斜視。

(2) 去遮蓋時，觀察未遮蓋眼：當前一個動作存在斜視時，可判斷斜視的性質為單側或交替。若去遮蓋時，未遮蓋眼有移動，則為固定單側性斜視，若未遮蓋眼未移動，則為兩眼交替性斜視。

如前例所述，若遮蓋右眼，左眼向外移動，然後右眼去遮蓋時，左眼向內移動，則左眼為單側固定內斜視；但若右眼去遮蓋時，左眼不動，則為交替性內斜視（不須分左右眼）。

(3) 去遮蓋時，觀察遮蓋眼：當非斜視時，去除遮蓋的瞬間觀察到遮蓋眼有移動則為斜位，移動方向與偏斜方向相反。

右眼去除遮蓋時，觀察到右眼向外移動，則此患者有內斜位（不需分左右眼）。

右眼去除遮蓋時，觀察到右眼向內移動，則此患者有外斜位（不需分左右眼）。

右眼去除遮蓋時，觀察到右眼向上移動，則此患者右眼下斜位或左眼上斜位。

右眼去除遮蓋時，觀察到右眼向下移動，則此患者右眼上斜位或左眼下斜位。

(4) 如果在遮蓋—去遮蓋測試中發現為固定的斜視，需測量主要偏離量與次要偏離量。

主要偏離量：注視眼注視視標，測量稜鏡及遮眼板置於偏離眼。遮眼板移動至注視眼，觀察偏離眼之狀態，逐漸增加稜鏡至偏離眼沒有移動為止。

次要偏離量：偏離眼注視視標，遮眼板和稜鏡棒置於注視眼。遮眼板移動至偏離眼，觀察注視眼之狀態，逐漸增加稜鏡至注視眼沒有移動為止。

如以上兩偏離量相同，則此患者為共動性偏離(comitant deviation)，如相差 5 稜鏡量以上，此患者為非共動性偏離(nonconmitant deviation)。

2. **交替遮蓋測試**：對小的偏移敏感，可判斷偏移的方向及類型，加上稜鏡中和後可以測量出斜位或斜視量的大小，但是無法區分斜視與斜位。測量時所加入稜鏡的基底方向與偏斜方向相反，也就是

   外斜 — 加入 BI；內斜 — 加入 BO

   上斜 — 加入 BD；下斜 — 加入 BU

雖然遮蓋測試是一種他覺式檢查，但有時可藉由詢問患者當遮蓋板移動時視標跳動的方向來協助判斷小的斜位量。當外斜眼位，視標和遮眼板移動方向「一致」；內斜眼位時，視標和遮眼板移動方向「相反」；上下斜眼位時，視標垂直跳動，有時檢查幼童是有用的。

記錄時內斜位與外斜位不需區分左右眼，其餘偏斜狀況均須註明眼別。符號縮寫：遠距及近距分別以 D 與 N 表示，或在後面加 ‘ 代表近距檢查。右左眼或交替分別以 R、L、alt 表示，斜視以 T，斜位以 P 表示，內斜為 E，外斜為 X，上斜為 H。例如：RXT 表示右眼外斜視，alt ET 表示交替性內斜視。

歷屆試題

( ) 1. 下列何者不是單邊遮蓋測試(unilateral cover test 或 cover-uncover test)的目的？ (A)測量眼球偏移是否為斜視(tropia)或隱斜位(phoria) (B)測量斜視是否為單邊(unilateral)或雙邊(bilateral) (C)測量斜視的量有多大(magnitude) (D)測量斜視的頻率(frequency)。 （106 專高）

解析 正確答案為(C)。偏斜量值可於交替遮蓋測試中加入稜鏡測量之。

( ) 2. 隱斜視(heterophoria)的檢測一般需靠下列何項檢查，才易確定？ (A)遮蓋—去遮蓋測試(cover-uncover test) (B)交替遮蓋測試(alternating cover test) (C)稜鏡遮蓋測試(prism cover test) (D)柯林斯基檢查(Krimsky test)。 （107 特生）

解析 正確答案為(A)。遮蓋—不遮蓋測試（或單邊遮蓋測試）主要用於判斷及區分患者為斜視或斜位。

(　) 3. 下列何者可用來形容斜視(heterotropia)，但不適合形容隱斜位(heterophoria)？ (A)頻率(frequency) (B)偏側(laterality) (C)量(magnitude) (D)方向(direction)。 (112 專高)

解析 正確答案為(A)。頻率(frequency)僅用來形容斜視。

(　) 4. RH 代表下列何種斜視？ (A)右眼下斜 (B)右眼上斜 (C)右眼內斜 (D)右眼外斜。 (108 特生)

解析 正確答案為(B)。R 為右眼，H 為上斜。

(　) 5. 下列何者不是有關斜視的眼位檢查？ (A)遮蓋測試(cover test) (B)Parks 三步驟(Parks' 3-step) (C)赫斯伯格測驗(Hirschberg test) (D)阿姆斯勒格線(Amsler grid)檢查。 (108 特生)

解析 正確答案為(D)。阿姆斯勒格線(Amsler grid)檢查為黃斑部視野的檢查，其餘三者皆為斜視相關檢查。

(　) 6. 交替遮蓋測驗(alternating cover test)，首先要病患先看著手上的注視物，若用遮蓋板遮住右眼觀察左眼，發現左眼並不會移動，然後遮蓋板移去遮蓋左眼觀察右眼，發現右眼會移動，再來，遮蓋板移開左眼觀察右眼，發現右眼並不會移動，其最適當的診斷為何？ (A)右眼經常性斜視 (B)左眼經常性斜視 (C)交替性斜視 (D)右眼隱藏性斜視。 (106 特生)

解析 正確答案為(C)、(D)。題目並未完整執行遮蓋測試，根據描述可能為交替性斜視或斜位。

(　) 7. 在進行遮蓋測試時，患者注視著你指定的視標。若患者左眼被遮蓋時，右眼保持不動，而你遮蓋右眼時，左眼移動了，此時你將遮眼棒從右眼拿開時，左眼又移回原先位置，而右眼也回歸對準視標，則此患者最可能患有 (A)有隱斜位但無斜視(phoria only) (B)交替性斜視(alternating tropia) (C)右眼持續性斜視(right constant tropia) (D)左眼持續性斜視(left constant tropia)。 (106 專普)

解析 正確答案為(D)。右眼遮蓋，左眼移動為斜視；右眼去遮蓋，左眼回原位；此為左眼持續性斜視。

(　) 8. 對患者執行遮蓋檢查(cover test)，遮蓋左眼後，兩眼皆向右移，而當遮蓋板移除後，兩眼皆向左移。接著以遮蓋板遮蓋右眼後，兩眼皆未移動，而當遮蓋板移除後，兩眼也未移動。則患者的眼位狀態為何？ (A)左眼外斜視(left eye exotropia) (B)外隱斜位(exophoria) (C)內隱斜位(esophoria) (D)右眼內斜視(right eye esotropia)。 (108 特師)

解析 正確答案為(D)。未遮蓋眼（右眼）右移，去遮蓋後左移，右眼為單側固定內斜視。

(　) 9. 使用遮蓋去遮蓋測驗(cover-uncover test)，患者注視檢查者手上目標，遮右眼觀察左眼，發現左眼移動，移開右眼遮板，左眼移動，此患者為下列何種情況？ (A)沒有斜視 (B)交替型斜視 (C)右眼斜視 (D)左眼斜視。 (108 特師)

解析 正確答案為(D)。未遮蓋眼（左眼）移動，去遮蓋後又移動，左眼為單側固定斜視。

(　) 10. 進行遮蓋－去遮蓋測試(cover-uncover test)時，當遮蓋右眼，左眼不動；遮蓋左眼，右眼由顳側向鼻側移動。遮眼棒從左眼移開，觀察右眼，右眼不動。根據此檢查結果，下列診斷何者正確？ (A)左眼內斜視 (B)交替性外斜視 (C)右眼外斜視 (D)右眼外隱斜位。 (111 專普)

解析 正確答案為(B)。遮蓋左眼，右眼由顳側向鼻側移動表示有外斜視；遮眼棒從左眼移開，觀察右眼，右眼不動，表示為交替性斜視。

(　) 11. 在交替遮蓋測試(alternating cover test)時，一眼解除遮蓋，該眼球向內移動，則其眼位為何？ (A)內斜(eso) (B)外斜(exo) (C)上斜(hyper) (D)下斜(hypo) 。 (108 專高)

解析 正確答案為(B)。移動方向為偏斜方向相反，向內移動為外斜。

(　) 12. 在進行遮蓋測試時，發現患者有內斜視(esotropia)，若要中和患者的內斜視，則稜鏡基底應該朝那個方向？ (A)基底朝內 (B)基底朝外 (C)基底朝上 (D)基底朝下。 (106 專普)

解析 正確答案為(B)。內斜要加入 BO 稜鏡中和。

( ) 13. 利用遮蓋測試檢查固定性外斜視患者，若要以稜鏡中和，應該給予？ (A)基底朝內稜鏡 (B)基底朝外稜鏡 (C)基底朝上稜鏡 (D)基底朝下稜鏡。 (108 專高)

解析 正確答案為(A)。稜鏡方向為偏斜方向相反，外斜要用基底朝內稜鏡中和。

( ) 14. 高度外隱斜位的檢查，其稜鏡基底應朝何方向？ (A)基底朝下 (B)基底朝外 (C)基底朝上 (D)基底朝內。 (111 專普)

解析 正確答案為(D)。稜鏡方向為偏斜方向相反，外斜要用基底朝內稜鏡中和。

( ) 15. 檢查斜視(tropia)或隱斜位(phoria)，遮蓋測試(cover test)的紀錄未包含下列何者？ (A)測試距離 (B)兩眼瞳孔距離 (C)眼球偏離方向 (D)有無配戴眼鏡。 (109 特生一)

解析 正確答案為(B)。兩眼瞳孔距離並非此檢查所必須記錄的項目。

( ) 16. 進行遮蓋測試時，請患者注視著你指定的視標。遮蓋患者左眼時觀察患者右眼，患者右眼轉動到定點後不再移動，則其眼位何者正確？ (A)正位 (B)隱斜位 (C)斜視 (D)眼球震顫。 (109 特生一)

解析 正確答案為(C)。未遮蓋眼有移動則為斜視。

( ) 17. 關於交替遮蓋測試(alternating cover test)的敘述，下列何者錯誤？ (A)主要用來分辨是屬於斜視或者隱斜位 (B)偏斜的大小可以用稜鏡棒或是稜鏡塊來進行測量 (C)檢測的視標須與受測者的眼睛高度一致 (D)記錄偏斜的類型，P 代表隱斜位，T 代表斜視。 (109 特生一)

解析 正確答案為(A)。交替遮蓋測試無法分辨斜視或斜位。

( ) 18. 進行遮蓋測試(cover test)時，遮蓋受檢者右眼，當遮眼棒從右眼移到左眼時，發覺右眼向內下移動，則受檢者有何種斜視或隱斜位？ (A)左眼有外上斜視或隱斜位 (B)右眼有外上斜視或隱斜位 (C)右眼有外下斜視或隱斜位 (D)左眼有外下斜視或隱斜位。 (109 特師一)

解析 正確答案為(B)。未遮蓋眼有移動為斜視，向內移動為外斜視，向下移動為上斜視。

( ) 19. 進行遠距離裸眼單側性遮蓋去遮蓋測試(cover-uncover test)時，當以遮眼棒遮住右眼觀察其左眼，左眼並未移動。接下來換遮蓋左眼，其右眼向外偏移，將遮眼棒從左眼移開時其右眼向內偏移，則其檢查紀錄與矯正稜鏡應為 (A)CTsc: RET atD，需以基底朝外(BO)稜鏡矯正 (B)CTsc: LXT atD，需以基底朝外(BO)稜鏡矯正 (C)CTcc: RX(T)’，需以基底朝內(BI)稜鏡矯正 (D)CTcc: alt X(T)’，需以基底朝內(BI)稜鏡矯正。 （109 特師一）

解析 正確答案為(A)。裸眼為下標 sc，根據題目描述為右眼內斜視，紀錄為 RET。

( ) 20. 對病人做遮蓋測試(cover test)，雙眼直視未見明顯偏位，遮蓋左眼時可見右眼稍微向外移動，打開左眼時可見右眼稍微向內移動，遮蓋右眼時可見左眼無移動，打開右眼時可見左眼無移動，病人有下列何種疾病？ (A)交替性內斜視 (B)右眼內隱斜位 (C)右眼內斜視 (D)左眼外隱斜位。 （112 專普）

解析 正確答案為(C)。遮蓋左眼時可見右眼稍微向外移動，為內斜視；打開左眼時可見右眼稍微向內移動，為右眼單側固定性內斜視。

( ) 21. 患者雙眼視力 20/20，當你遮蓋右眼時，觀察到他的左眼向外移動；右眼去遮蓋時，左眼不動；當你遮蓋左眼時，右眼向外移動，左眼去遮蓋時，右眼不動，這表示患者有那種異常？ (A)交替性外斜視(alternating exotropia) (B)內斜位(esophoria) (C)間歇性內斜視(intermittent esophoria) (D)交替性內斜視(alternating esotropia)。 （112 專普）

解析 正確答案為(D)。遮蓋右眼時，觀察到他的左眼向外移動，為內斜視。右眼去遮蓋時，左眼不動，為交替性內斜視。

( ) 22. 有關遮蓋檢查中的紀錄，CTcc：15ΔRET; 8ΔEP'，下列敘述何者正確？ (A)受測者矯正後，遠距離有 15 個稜鏡度右眼內斜視；近距離有 8 個稜鏡度內隱斜位 (B)受測者矯正後，遠距離有 15 個稜鏡度右眼外斜視；近距離有 8 個稜鏡度外隱斜位 (C)受測者矯正後，遠距離有 15 個稜鏡度右眼內隱斜位；近距離有 8 個稜鏡度內斜視 (D)受測者矯正後，遠距離有 15 個稜鏡度右眼外隱斜位；近距離有 8 個稜鏡度外斜視。 （111 專高）

解析 正確答案為(A)。RET 為右眼內斜視，EP'為近距離內斜位。

(　) 23. 有關交替遮蓋測試(alternating cover test)的敘述，下列何者錯誤？ (A)可以判斷隱斜位或斜視的方向及類型 (B)加上稜鏡可以測量出隱斜位量及斜視量的大小 (C)無法區分斜視或隱斜位 (D)檢測時受檢者一直維持雙眼融像。（109 專普）

解析 正確答案為(D)。交替遮蓋測試時受檢者始終只有單眼視。

(　) 24. 使用遮蓋測驗(cover test)，遮蓋受檢者右眼，在左眼放 3^{Δ} 基底朝外稜鏡，此時受檢者看見的目標向那個方向偏移？ (A)左方 (B)右方 (C)上方 (D)下方。（109 特生二）

解析 正確答案為(B)。稜鏡之前的影像會往頂尖的方向移動，左眼放 3^{Δ} 基底朝外（左）稜鏡，影像會往右移動。

(　) 25. 關於交替遮蓋測試(alternating cover test)，下列敘述何者正確？ (A)移除遮蓋時，眼睛向外移動是外斜視 (B)外斜要用基底向外(base out)稜鏡中和 (C)測量斜位或交替性斜視時，中和稜鏡棒放在那一眼都可以 (D)主要次要偏移量如果一致，屬於非共動性偏移。（110 專普）

解析 正確答案為(C)。移除遮蓋時，眼睛向外移動是內斜視。外斜要用基底向內(base in)稜鏡中和。主要次要偏移量如果一致，屬於共動性偏移。

(　) 26. 有關遮蓋－去遮蓋測試(cover-uncover test)與交替遮蓋測試(alternating cover test)之敘述，下列何者正確？ (A)交替遮蓋測試可分辨斜視(tropia)或斜位(phoria) (B)內斜現象(eso deviation)須以基底朝內(base in)稜鏡矯正 (C)進行交替遮蓋測試中，移除遮蓋時眼睛向外移動為外斜現象(exo deviation)，但無法分辨是斜視(tropia)或斜位(phoria) (D)交替性斜視是在去遮蓋階段判斷。（113 專普）

解析 正確答案為(D)。交替遮蓋測試無法分辨斜視或斜位。內斜須以基底朝外稜鏡矯正。交替遮蓋測試中，移除遮蓋時眼睛向外移動為內斜現象。

3-4 魏氏四點(Worth four-dots, W4D)

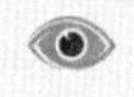

評估患者遠距與近距的**平面融像能力**（比立體視更為基礎的融像能力）。手持式 W4D 手電筒，亦可用來偵測小的單側性中央暗點(small unilateral central scotoma)。在立體視測試異常（不到 40"）或單側性視力低下時的鑑別診斷。

程序為患者戴上紅綠眼鏡於矯正眼鏡之前，通常右眼為紅色鏡片，左眼為綠色鏡片。遠距投射 W4D 視標，近距 W4D 手電筒於 40cm，詢問患者能看見幾個光點？

1. **4 個光點**：右眼紅色鏡片正常能看到 2 個光點，左眼綠色鏡片正常能看到 3 個光點，最底下的光點兩眼皆可見，正常將會融像為一。因此若看見 4 個光點則為正常融像能力。
2. **2 或 3 個光點**：2 個光點表示僅右眼看，左眼抑制；3 個光點表示僅左眼看，右眼抑制。
3. **5 個光點**：表示出現複視，紅色光點於綠色光點右側表示右眼影像偏外，具有內偏斜，為不交叉性複視；於左側則反之，是交叉性複視，為外偏斜；於上側則為右眼下偏斜或左眼上偏斜；於下側則是右眼上偏斜或左眼下偏斜。

測試抑制暗點的方式為當患者於 40cm 處有正常平面融像時，將 W4D 手電筒置於距患者 40cm 處，白色光點在下紅色光點在上。指示患者持續注視光點，並在光點數目變化時回報（2 或 3 個光點）。慢慢將 W4D 手電筒移離患者，當患者回報光點數目改變時停止移動，並估計此段距離。距離越遠表示抑制區越小。如 3m 時患者仍未回報，則記錄「直到 3m 無抑制」。若出現抑制則確定哪一眼為抑制暗點，然後要求患者遮蓋未抑制眼，並回報抑制點是否再次出現。如抑制點再次出現，則患者只在雙眼狀態下有抑制暗點。如抑制點仍未出現，則患者抑制暗點為單側性盲區。

融像可依照難度區分為三個等級，第一級融像為不相似的物件同時投射於兩眼視覺相等的位置上，稱為重疊視 superimposited。第二級融像：單一影像同步反應於視覺知覺上，成為視軸目標，稱為融合視 fusion。第三級融像：融合不同的目標而產生立體視，形成三度空間，稱為立體視，stereopsis。

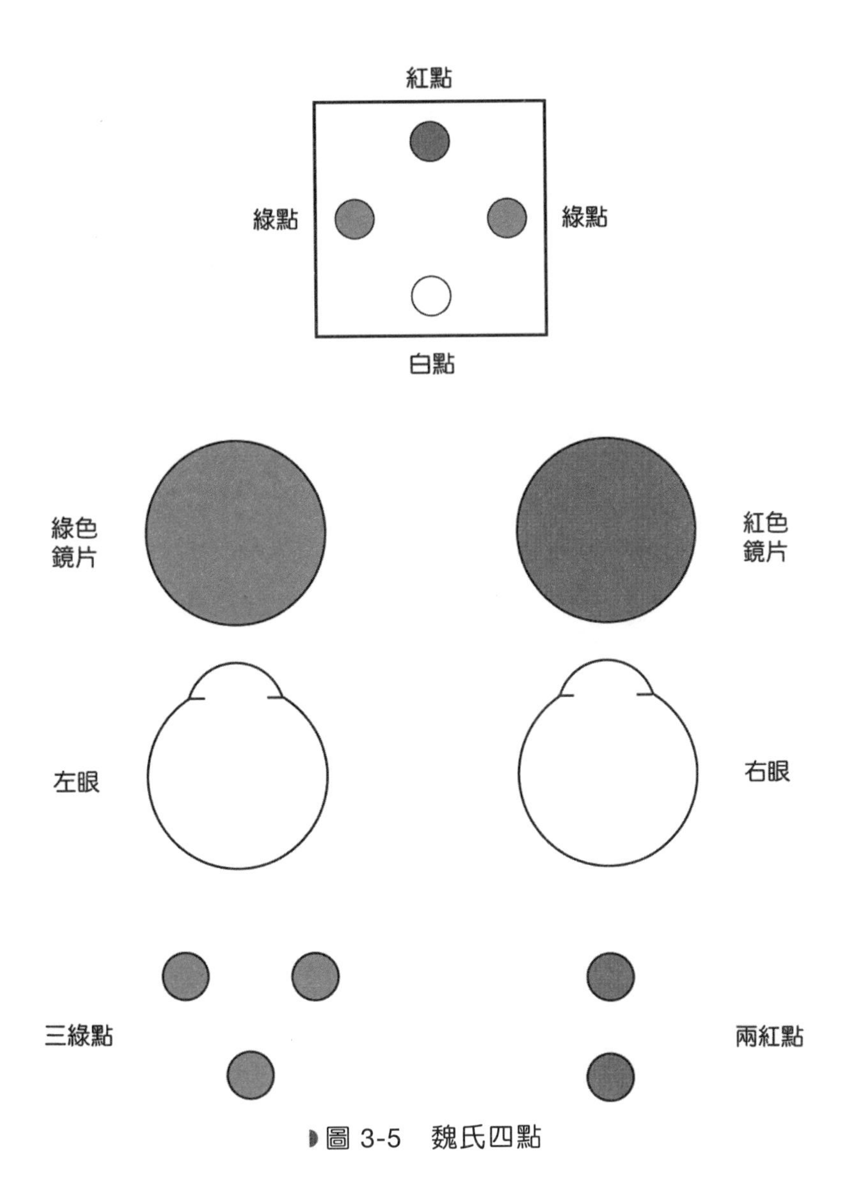

圖 3-5　魏氏四點

歷屆試題

(　) 1. 魏氏四點(Worth four-dot)檢測，主要目的在檢測下列何者？ (A)抑制現象 (B)眼位偏離 (C)平面融像能力 (D)立體視力。 （107 特生）

解析 正確答案為(C)。評估患者遠距與近距的平面融像能力。

(　) 2. 下列何者不屬於魏氏四點(Worth 4dot)檢測的評估作用？ (A)是否有抑制 (B)眼位偏離 (C)平面融像能力 (D)調節幅度。 （109 特師一）

解析 正確答案為(D)。調節幅度非魏氏四點檢查目的。

( ) 3. 在做魏氏四點檢查時，下列何者不可能是病人看到的影像？ (A)二個紅燈和三個綠燈 (B)二個紅燈 (C)四個燈 (D)二個綠燈。 （106 花東）

解析 正確答案為(D)。兩個燈時為紅點。

( ) 4. 下列何者較不可能為魏氏四點檢查結果？ (A)右眼抑制 (B)雙眼複視 (C)雙眼融像(fusion) (D)立體感良好。 （106 花東）

解析 正確答案為(D)。魏氏四點為平面融像檢查。

( ) 5. 在進行魏氏四點檢測(Worth four-dot test)時，下列那一項測量結果可以最正確地表明受測者並無抑制(suppression)現象？①看到 2 個光點 ②看到 3 個光點 ③看到 4 個光點 ④看到 5 個光點 (A)僅①② (B)僅③④ (C)僅①③ (D)僅②④。 （107 專高）

解析 正確答案為(B)。2 個或 3 個表示抑制現象，其餘沒有。

( ) 6. 正常雙眼視覺(normal binocular vision)受測者，在進行魏氏四點檢測(Worth 4-dot test)時，應該會看到下列那種情形？①1 個紅光點，2 個綠光點和 1 個一下變紅或一下變綠的光點 ②1 個紅光點，2 個綠光點和 1 個黃光點 ③2 個紅光點與 3 個綠光點 ④3 個紅光點與 2 個綠光點 (A)僅①② (B)僅①③ (C)僅②③ (D)僅②④。 （107 特師）

解析 正確答案為(A)。正常融像能力將看到 4 個光點。

( ) 7. 用魏氏四點檢查法(Worth 4-dot)評估患者的融像機制，受驗者配戴紅色在右眼，綠色在左眼的紅綠眼鏡，當他告訴你只看到 2 個紅點，這受驗者有下列何種情況？ (A)左眼被壓抑 (B)右眼被壓抑 (C)左眼有非交叉性隱斜位 (D)右眼有交叉性隱斜位。 （108 特生）

解析 正確答案為(A)。2 個光點僅右眼看，表示左眼抑制。

( ) 8. 魏氏四點(Worth 4 dot)檢查時，患者右眼戴紅色濾鏡，左眼戴綠色濾鏡，若患者只看到兩個光點時，表示為何？ (A)右眼抑制 (B)左眼抑制 (C)融像 (D)複視。 （111 專高）

解析 正確答案為(B)。2 個光點僅右眼看，表示左眼抑制。

( ) 9. 進行魏氏四點(Worth 4-dot)檢測，右眼戴紅色鏡片，左眼戴綠色鏡片，患者告知只看到三個光點，則此患者為下列何種現象？ (A)右眼抑制現象 (B)左眼抑制現象 (C)外斜合併複視 (D)內斜合併複視。 （108 特師）

解析 正確答案為(A)。3 個光點僅左眼看，表示右眼抑制。

( ) 10. 使用魏氏四點(Worth four-dot)進行檢查時，請患者右眼戴上紅色濾鏡，左眼戴上綠色濾鏡並觀看燈筒，若患者此時發生左眼抑制，他將看到幾個光點？ (A)2 (B)3 (C)4 (D)5。 (113 專普)

解析 正確答案為(A)。左眼抑制僅右眼看，2 個光點。

( ) 11. 在進行魏氏四點檢測(Worth four-dot test)時，要如何判斷抑制區(suppression zone)的大小？ (A)把視標筒轉半圈，讓上下紅點和白點的位置對調 (B)把視標筒從 40 cm 往後移到 3 m 處 (C)把視標筒開關開啟及關閉數次 (D)把視標筒搖幾下。 (108 特師)

解析 正確答案為(B)。慢慢將 W4D 手電筒移離患者，直到光點數目改變。

( ) 12. 衛氏四點(Worth 4Dot)檢查時，患者右眼戴紅色濾鏡，左眼戴綠色濾鏡，若患者看到紅色光點在上方，綠色光點在下方時，表示為何？ (A)右眼上斜 (B)左眼上斜 (C)左眼外斜 (D)左眼內斜。(108 專高)

解析 正確答案為(B)。右眼影像在上，為右眼下偏斜或左眼上偏斜。

( ) 13. 魏氏四點檢測(Worth 4Dot test)，紅色濾鏡放在右眼前，綠色濾鏡放在左眼前，患者看到下列圖案結果（●代表紅點），其代表意義為何？ (A)融像 (B)左眼抑制 (C)內斜視 (D)外斜視。 (109 特生一)

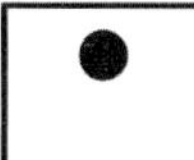

解析 正確答案為(B)。2 個光點表示僅右眼看，左眼抑制。

( ) 14. 在進行魏氏四點(Worth four-dot)平面融像能力檢測(flat fusional test)，右眼戴紅色鏡片，左眼戴綠色鏡片，患者告知他看到五個點，兩個紅點在患者的左側，三個綠點在右側，則此患者最可能患有 (A)左眼抑制現象(suppression) (B)右眼抑制現象 (C)外斜現象，交叉性複視(exo deviation, cross diplopia) (D)內斜現象，非交叉性複視(eso deviation, un-cross diplopia)。 (106 專普)

解析 正確答案為(C)。交叉性複視為外偏斜。

( ) 15. 進行魏氏四點(Worth four-dot)檢測，右眼戴紅色鏡片，左眼戴綠色鏡片。受檢者告知看到五個點，兩個紅點在其右側，三個綠點在其左側，則此受檢者有下列何種現象？ (A)右眼抑制現象(suppression) (B)左眼抑制現象 (C)外斜現象，交叉性複視(exo deviation，crossed diplopia) (D)內斜現象，非交叉性複視(eso deviation，un-crossed diplopia)。 (107 專普)

解析 正確答案為(D)。右眼影像在右，不交叉性複視，為內偏斜。

( ) 16. 施行魏氏四點檢測時，在受測者右眼放置紅色濾片，左眼放置綠色濾片。受測者觀察到 2 個紅燈在左邊，3 個綠燈在右邊，下列敘述何者錯誤？ (A)依受測者不同狀況，有可能看到 2 至 5 個光點 (B)此為非交叉型複視的表現 (C)若是遮蔽右眼，受測者將會看到只剩 3 個燈 D (D)受測者的平面融像能力不好。 (109 特生一)

解析 正確答案為(B)。右眼影像在左，左眼影像在右，為交叉性複視。

( ) 17. 進行魏氏四點檢測時，受測者的右眼和左眼分別透過紅色與綠色濾鏡，看到了兩個紅點在三個綠點的右側。有關上述情形，下列何者正確？ (A)受測者有交叉性複視(crossed diplopia) (B)受測者有非交叉性複視(uncrossed diplopia) (C)受測者的右眼有眼球上偏移(right hyper deviation) (D)受測者的右眼有眼球下偏移(right hypo deviation)。 (109 特師一)

解析 正確答案為(B)。右眼紅點在右側，為不交叉性複視，患者有內偏斜。

( ) 18. 魏氏四點(Worth 4Dot)檢查時，患者右眼戴紅色濾鏡，左眼戴綠色濾鏡，若患者看到紅色光點在右側，綠色光點在左側時，表示為何？ (A)右眼抑制 (B)左眼抑制 (C)內斜 (D)外斜。 (109 專高)

解析 正確答案為(C)。此題與 107 專普題目類似，右眼影像在右，不交叉性複視，為內偏斜。

( ) 19. 魏氏四點試驗(Worth 4 dot test)，紅色濾鏡放在右眼前，綠色濾鏡放在左眼前，患者看到下列圖案結果，代表的意義為何？●代表紅點◎代表綠點 (A)融像 (B)左眼抑制 (C)內斜偏移 (D)外斜偏移。 (111 專普)

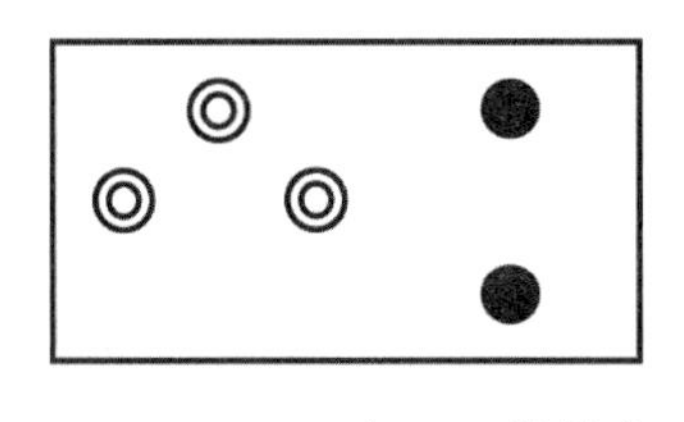

解析 正確答案為(C)。右眼影像在右，不交叉性複視，為內偏斜。

( ) 20. 進行魏氏四點(Worth four-dot)檢測，右眼戴紅色鏡片，左眼戴綠色鏡片，患者告知看到五個光點，如見到三個光點在上，兩個光點在下，則此患者為下列何種現象？ (A)右眼向上偏斜 (B)左眼向上偏斜 (C)外斜合併複視 (D)內斜合併複視。（110 專高）

解析 正確答案為(A)。右眼影像在下，左眼影像在上，可能是右眼上斜或左眼下斜。

( ) 21. 魏氏四點(Worth four-dot)檢查時，患者右眼戴紅色濾鏡，左眼戴綠色濾鏡，若患者看到紅色光點在左側，綠色光點在右側時，表示為何？ (A)右眼抑制 (B)左眼抑制 (C)內斜 (D)外斜。（110 專高）

解析 正確答案為(D)。右眼影像在左，左眼影像在右，交叉性複視為外斜。

( ) 22. 進行魏氏四點(Worth four-dot)檢測時，一個有 20^{Δ}（稜鏡度）外斜的患者，未經矯正而且沒有抑制眼，此人可以見到多少光點？ (A)2 (B)3 (C)4 (D)5。（109 特生二）

解析 正確答案為(D)。大量外斜若出現複視將看到 5 個光點。

( ) 23. 下列何者屬於魏氏四點(Worth 4-dot)檢測的評估作用？ (A)調節幅度 (B)調節靈巧性 (C)平面融像能力 (D)立體視覺。（109 特生二）

解析 正確答案為(C)。評估患者遠距與近距的平面融像能力。

( ) 24. 下列何者可以檢查中心抑制性盲點(central suppression scotoma)？ (A)紅綠測試(duochrome test)檢查法 (B)馬竇氏鏡(Maddox-rod test)檢查法 (C)魏氏四點(Worth four-dot test)檢查法 (D)赫斯伯格(Hirschberg test)檢查法。（110 專普）

解析 正確答案為(C)。慢慢將 W4D 手電筒移離患者，當患者回報光點數目改變時存在中心抑制性盲點(central suppression scotoma)。

( ) 25. 執行魏氏四點檢查時，患者右眼配戴紅色鏡片、左眼配戴綠色鏡片，於 40cm 檢查處表示看到四個亮點；隨後逐漸將視標遠離受試者，於 2m 處患者表示綠色亮點消失，此時若是遮蔽右眼，綠色亮點會再次出現，試問此檢查結果該如何記錄？ (A)左眼抑制，雙眼注視情況下有中央抑制性暗點 (B)右眼抑制，雙眼注視情況下有中央抑制性暗點 (C)在 40cm 處平面融像，左眼於 2m 處抑制，雙眼注視情況下有中央抑制暗點 (D)在 40cm 處平面融像，左眼於 2m 處抑制，左眼有單側性中央抑制暗點。（112 專普）

解析 正確答案為(C)。於 2m 處患者表示綠色亮點消失，為左眼抑制，遮蔽右眼，綠色亮點會再次出現，為雙眼注視時有抑制。

( ) 26. 下列何種檢測法不是用在測量水平及垂直的隱斜位量？ (A)遮蓋測試合併使用稜鏡 (B)馬竇氏鏡)Maddox rod)測量 (C)托林頓(Thorington)測量 (D)魏氏四點(Worth 4-dot)測量。 (112 專高)

解析 正確答案為(D)。魏氏四點檢查為平面融像檢查，5 個光點時表示出現複視，但無法因此測量水平及垂直的隱斜位量。

( ) 27. 有關魏氏四點檢查說明，下列何者錯誤？ (A)用來檢查深度知覺(depth perception) (B)檢查第二級融像 (C)手持式魏氏四點可用於檢查是否有小量的單側性盲區(scotoma) (D)正常融像者應該看到四個點，上面紅色，左右綠色，下方紅綠互換。 (112 專高)

解析 正確答案為(A)。魏氏四點檢查為平面融像檢查。

3-5 立體視

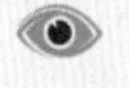

透過融合立體視目標的方式，測量患者精細的**深度感（立體感）**。由於雙眼位於頭部不同位置，間隔一小段距離，因此在觀看同一物體時，雙眼視網膜上影像將有微小的差異，此差異因為在巴諾姆融像區(panum's fusional area)內，故患者不會產生複影。且此雙眼差異影像在融合後產生了深度感或稱立體感。

當雙眼之前的深度差異越小越不容易辨別，因此立體視的測量單位為兩眼相對於物體深度的視角差異，通常以秒角或秒弧表示，能辨識的角度越小代表立體視越好。

使用設備有偏光眼鏡或紅綠眼鏡（依所用測試本而定）、立體視測試本(Randot, Titmus, Bernell, TNO)。還有某些立體視測試不需特殊眼鏡，主要是為了那些無法忍受戴測試眼鏡的幼童（Frisby Stereotest，Lang Stereotest 等）。立體視測試也能在遠距離實施(Randot Stereo Test、American Optical Vectographic Slide)。測試時為雙眼同時視，閱讀燈光及配戴遠或近用矯正眼鏡（依照所做測試而定），預期值因檢查方式及年齡而有所不同，Random Dot 2 為 20 秒弧。

立體視的亂點圖又可分為兩種，第一種是 Contour 輪廓式，又稱為局部式，採類似目標但相隔一段距離重疊，如蒼蠅、四環或動物。缺點是無立體視者，使用單眼暗示可能會猜到正確答案。第二種是 Global 整體式，消除這個問題。沒有單眼暗示，不存在猜測的狀況。另一個重要的區分是偵測固定性斜視的存在，以整體式亂點圖，即使是 660”，斜視者仍不能分辨。但有時斜視者卻能通過輪廓式目標達 70”。因此兩種測試均具有不同臨床上的價值。

The Titmus Stereotest 為常見近距離(40cm)立體視檢查方式，內容包括 3000 秒弧的蒼蠅圖案、三排分別為 400、200、100 秒弧的動物圖案及 800 至 40 秒弧的一系列菱形內有四個圓形的圖案。成人之檢查步驟先指示患者看最小型的視標測量結果，若患者不能辨別最小的視標，則使用中型視標重複檢查，如患者答對所有題目，再回去試小型的視標。患者所有中型視標都不能答對，則給患者看最大的視標，並問他能看到什麼？為了確定他的答案是否正確，可以請他指出視標在空間當中的位置（如用手抓翅膀）。如患者所有大型視標都答對，再回去重測中型與小型視標。

Random Dot E 常用於較年幼兒童，檢查者手持卡片於 50cm（504 秒弧），改變 E 方向測試，假如患者正確回答五次，於 150cm（168 秒弧）再重複測試五次。預期值為五次當中答對四次。立體視正常成人可直到 2m（126 秒弧）處辨認。另外年幼幼童亦可讓其比較空白卡片與 Random Dot E 卡片作為測試。

歷屆試題

(　) 1. 有關立體感的檢查結果，下列那一個立體敏感度最好？ (A)800 秒弧 (seconds of arc) (B)400 秒弧 (C)120 秒弧 (D)40 秒弧。（107 專普）

解析 正確答案為(D)。數值越小代表立體視越好。

(　) 2. Titmus 立體視覺檢查，近方立體視可測得的最佳值為 (A)40 秒角 (B)60 秒角 (C)100 秒角 (D)200 秒角。（107 特生）

解析 正確答案為(A)。Titmus 立體視最低可測得 40 秒角。

(　) 3. 下列何者最少造成立體視覺檢查結果異常？ (A)屈光不正未矯正 (B)斜視 (C)弱視 (D)辨色力異常。（107 特生）

解析 正確答案為(D)。辨色力異常與立體視較無關聯。

(　) 4. 檢測立體視覺時，若遇不能容忍配戴測試眼鏡的幼童，可用下列何種測試工具？ (A)Bernell、TNO (B)Frisby、Lang (C)Randot、Titmus (D)無工具可供檢測。 (108 特生)

解析 正確答案為(B)。Frisby、Lang 為不需配戴特殊眼鏡的立體視檢測法。

(　) 5. 下列何者不會影響立體感測量結果？ (A)單眼抑制 (B)雙眼視網膜圖像品質不等 (C)弱視 (D)先天性紅綠色盲。 (109 專高)

解析 正確答案為(D)。先天性紅綠色盲與立體視較無相關，其他三個皆會明顯影響立體視。

(　) 6. 下列何者的視覺問題較不會造成立體視(stereopsis)異常？ (A)斜視 (B)色弱 (C)屈光異常 (D)弱視。 (109 專普)

解析 正確答案為(B)。色弱與立體視較無相關，其他三個皆會明顯影響立體視。

(　) 7. 有關立體視覺的表示結果，下列何者最佳？ (A)50 度弧 (B)25 度弧 (C)50 秒弧 (D)25 秒弧。 (109 特師二)

解析 正確答案為(D)。角度越小代表立體視越好，25 秒弧是其中最小的。

(　) 8. 下列有關立體視覺的描述，何者錯誤？ (A)斜視的小孩，通常會造成立體視力不良 (B)弱視患者會造成立體視的不良或缺乏立體視力 (C)有老花的長者，因為老花的緣故，無法做立體視檢測 (D)良好的立體視，與精細的眼球運動有關。 (109 特師二)

解析 正確答案為(C)。老花眼仍然可以做立體視檢測，若是近距離立體視測試只需要戴上近用眼鏡即可。

(　) 9. 實行立體視覺檢查，患者表示戴上偏光鏡後，圖形一樣為平面狀，表示為下列何者？ (A)調節作用(accommodation) (B)內聚作用(convergence) (C)抑制現象(suppression) (D)調節靈敏性(accommodative facility)。 (110 專高)

解析 正確答案為(C)。無立體視覺最有可能的原因為存在抑制眼。

(　) 10. 下列那項檢查比較不能知道病人是否有眼位異常？ (A)布魯克納檢測法(Brückner test) (B)赫希伯格檢測法(Hirschberg test) (C)亂點 E 卡(random dot E cards) (D)克氏檢測法(Krimsky test)。 (110 專高)

解析 正確答案為(C)。其餘三選項皆可測試眼位異常。亂點 E 卡為立體視測試。

(　) 11. 關於操作亂點 E 卡(random dot E cards)，下列何者最不適當？ (A)病人需要配戴偏光眼鏡(polaroid glasses) (B)檢查過程病人都不需要配戴看近用眼鏡(near correction) (C)檢查環境的光線要好(in good illumination) (D)具正常立體感之成年人，可以辨別距離他眼前 150 cm 的亂點 E 卡。 (110 專高)

解析 正確答案為(B)。立體視測試須在矯正之下進行。

(　) 12. 立體視檢測方法，常因有單眼線索或患者斜角觀看，而導致不準確的檢測結果，下列何者檢測不會有此影響？ (A)TNO 蝴蝶及圖形立體檢測 (B)Titmus 蒼蠅立體檢測 (C)Frisby 玻璃板立體檢測 (D)Randot Circle 亂點圓立體檢測。 (111 專高)

解析 正確答案為(A)。TNO 蝴蝶及圖形立體檢測為整體式亂點圖，沒有單眼暗示，不存在猜測的狀況。

(　) 13. 下列那些立體視覺測試不需要配戴偏光眼鏡(polarized glasses)，以分隔兩眼所看到的影像？①提瑪斯立體測試(Titmus stereo test) ②蘭氏立體測試(Lang stereo test) ③亂點 E 立體測試(Random dot E stereo test) ④費斯比立體測試(Frisby stereo test) (A)①② (B)②④ (C)③④ (D)②③。 (111 專高)

解析 正確答案為(B)。某些立體視測試不需特殊眼鏡，主要是為了那些無法忍受戴測試眼鏡的幼童（Frisby Stereo test, Lang Stereo test 等）。

(　) 14. 下列那些立體視覺檢查，患者不需配戴額外輔助眼鏡（偏光鏡或紅綠眼鏡），較適合年齡較小的孩童及無法配戴眼鏡的患者？①Bernell 立體視覺檢查 ②Frisby 立體視覺檢查 ③Lang 立體視覺檢查 ④Random Dot E 立體視覺檢查 ⑤Titmus 立體視覺檢查 ⑥TNO 立體視覺檢查 (A)僅②③ (B)僅①⑥ (C)僅④⑤ (D)④⑤⑥。 (112 專普)

解析 正確答案為(A)。Frisby、Lang 為不需配戴特殊眼鏡的立體視檢測法。

(　) 15. 有關立體視覺檢查，下列何者不適當？ (A)通常會需要偏光眼鏡或紅綠眼鏡 (B)一般比較建議使用帝特瑪斯試驗(Titmus test)，因為此檢查較不易測出單眼的線索(monocular cues) (C)藍氏立體測試(Lang stereotest)不需要偏光眼鏡或紅綠眼鏡 (D)也可以測試遠距離立體視覺。 (112 專高)

解析 正確答案為(B)。帝特瑪斯試驗(Titmus test)為 Contour 輪廓式，單眼暗示可能會猜到正確答案。

( ) 16. 關於立體視覺測驗，下列敘述何者正確？ (A)隨機亂點立體視覺具有最少的單眼線索，為測驗首選 (B)TNO 立體視覺不用配戴試驗眼鏡，適合抗拒配戴眼鏡的幼童實施測試 (C)立體視覺的單位是分角(minutes of arc) (D)立體視覺的測驗距離可依據受測者閱讀習慣與手的長度進行調整，不影響測驗結果。 (112 專普)

解析 正確答案為(A)。TNO 立體視覺需配戴試驗眼鏡。立體視覺的單位是秒角。立體視覺的測驗距離需固定，否則視角會改變。

( ) 17. 關於各種立體視測驗的比較，下列何者錯誤？ (A)TNO 測試相比其它類型測試，幾乎可讓單眼線索完全消失 (B)對於 6 個月至 4 歲的兒童，需要配戴測試眼鏡的測驗可能難以配合，可嘗試使用 Titmus 蒼蠅立體本 (C)Frisby 立體視是各種測驗中，少數真的有深度落差的測驗項目 (D)Lang 立體視可檢測是否具有立體視覺，但不適合檢測立體視能力是否足夠。 (113 專普)

解析 正確答案為(B)。Titmus 蒼蠅立體本須配戴偏光眼鏡測試。

3-6 內聚近點(near point of convergence, NPC)

測量雙眼在保持融像時所能作用的**內聚能力（異向運轉）**。患者戴慣用近用眼鏡於正常室內燈光下，檢查者將視標緩慢朝患者鼻子移動，患者被要求在影像出現複視及回復單一影像時回報。當複視出現時為**破裂點(break point)**，檢查者觀察患者眼睛，察覺任何患者未回報的內聚消失（外轉），如有任一眼外轉，而患者未回報複視，則患者該眼有抑制。接下來將視標移離患者，並記錄當患者偏離眼重新固視時的距離。如患者前一步驟有回報複視，則預期患者將於此距離回報視標重合為一，此距離即為**回復點(recovery point)**。

如破裂點與回復點皆小於 2.5cm，則記錄此結果（早期參考文獻預期距離較大，如文獻一為 8cm）。如破裂點大於 2.5cm 則記錄結果並使用筆燈與右眼加紅色濾片重複此測驗，然後再用調節性視標做第三次測驗。如發現患者有內聚不足的症狀，重複五次，並注意是否有任何變化。正常患者當測試重複時將不會顯示疲勞，且正常患者初次的筆燈檢查、筆燈加紅色濾鏡及調節性視標的結果將會接近，若有明顯差距，則此患者可能為**內聚不足**的異常。

雙眼內聚的程度以稜鏡度為單位，大小為瞳距(cm)／（內聚近點+0.027m），詳細的計算過程請參照第四章第二節聚散功能評估與異常。

歷屆試題

( ) 1. 在進行近點內聚(near point of convergence, NPC)測驗時，視標在離受測者前方 15 公分的距離呈現複視(diplopia)，這代表受測者最有可能有下列何種情況？ (A)受測者有內聚力不足(convergence insufficiency) (B)受測者有內聚力過度(convergence excess) (C)受測者有開散力不足(divergence insufficiency) (D)受測者有開散力過度(divergence excess)。 （106 專高）

解析 正確答案為(A)。內聚近點異常（大於 2.5cm）表示患者可能有內聚不足異常。

( ) 2. 患者在近點聚合評估(near point of convergence, NPC)時所得到的結果是 6 公分／8 公分。這 6 公分／8 公分所代表的意思為何？ (A)6 公分為模糊點(blur point)，8 公分為回復點(recovery point) (B)6 公分為模糊點(blur point)，8 公分為清晰點(clear point) (C)6 公分為破裂點(break point)，8 公分為清晰點(clear point) (D)6 公分為破裂點(break point)，8 公分為回復點(recovery point)。 （106 專普）

解析 正確答案為(D)。此兩數字為破裂點／回復點。

( ) 3. 在進行近點聚合(near point of convergence, NPC)測驗時，若一開始受測者的雙眼朝內移動，接著一隻眼睛朝外移(turn outward)，此時可能發生下列何種情況？ (A)受測者有內聚力過度(convergence excess) (B)受測者有抑制(suppression) (C)受測者有弱視(amblyopia) (D)受測者有斜視(tropia)。 （106 花東）

解析 正確答案為(B)。如有任一眼外轉，而患者未回報複視，則患者該眼有抑制。

( ) 4. 進行近點聚合(near point of convergence, NPC)時，視標慢慢往受測者的方向前進。視標在離受測者前方 16 cm 的距離受測者報告呈現複視(diplopia)，視標再慢慢往後移，在離受測者前方 20 cm 的距離報告呈現回復成單一視標，此時受測者可能是下列何種情況？ (A)受測者有弱視 (B)受測者調節不足(accommodation insufficiency) (C)受測者內聚不足(convergence insufficiency) (D)受測者有抑制現象。（107 專普）

解析 正確答案為(C)。內聚近點異常（大於 2.5cm）表示患者可能有內聚不足異常。

( ) 5. 近距離反射(near reflex)，就是視近物時眼睛除了調節作用(accommodation)，還有下列那兩個反射作用？ (A)瞳孔收縮(miosis)、眼睛內聚(convergence) (B)瞳孔收縮、眼睛外散(divergence) (C)瞳孔放大(mydriasis)、眼睛內聚 (D)瞳孔放大、眼睛外散。 （107 特生）

解析 正確答案為(A)。近距離三聯動現象，調節、內聚及縮瞳。

( ) 6. 近點聚合(near point of convergence, NPC)檢查紀錄為 7 cm/11 cm 代表的意義，下列說法何者正確？ (A)破裂點和回復點(break and recovery) (B)模糊點和清晰點(blur and clear) (C)模糊點和破裂點(blur and break) (D)模糊點和回復點(blur and recovery) 。（107 特師）

解析 正確答案為(A)。內聚近點紀錄破裂點和回復點(break and recovery)。

( ) 7. 在進行近點聚合時，受測者對調節性視標、燈筆及燈筆附加紅色濾片之檢測結果不同，此時受測者可能是下列何種情況？ (A)受測者有弱視(amblyopia) (B)受測者調節不足(accommodation insufficiency) (C)受測者內聚不足(convergence insufficiency) (D)受測者有抑制(suppression) 。 （107 特師）

解析 正確答案為(C)。內聚近點異常表示可能有內聚不足現象。

(　) 8. 在近點聚合(near point of convergence, NPC)的檢查，若調節性視標與筆燈或筆燈附加紅色濾鏡片的檢查結果不同時，個案可能有下列何種情況？ (A)調節過度 (B)調節不足 (C)聚合過度 (D)聚合不足。
(111 專高)

解析 正確答案為(D)。內聚近點異常表示可能有內聚（聚合）不足現象。

(　) 9. 有關聚合近點測試(near point of convergence, NPC)之敘述，下列何者正確？ (A)使用調節性視標及使用筆燈的兩種檢測結果若相同，則受檢者可能有調節不足的問題 (B)預期破裂點為 4.2~5.0 cm (C)進行檢測時，受測者若有慣用近用眼鏡，則戴上接受檢查 (D)為單眼進行檢測。
(108 特生)

解析 正確答案為(C)。結果不同可能為內聚不足的患者。預期破裂點為 2.4~2.9cm。雙眼才有內聚。

(　) 10. 有關近點內聚力檢查(near point of convergence)，下列敘述何者錯誤？ (A)近點內聚力是雙眼維持單一影像的最大內聚力之視軸的交匯處 (B)當觀察到受測者有一眼往外移動，此為自覺式近點內聚力破裂點 (C)視標移動過於緩慢，對於較年輕的受測者容易失去耐性 (D)破裂點大於 5 cm，恢復點大於 7 cm，可能有內聚力不足的現象。
(108 特師)

解析 正確答案為(B)。自覺式為患者回報雙重影像時。

(　) 11. 下列那一因素較不影響聚合近點(near point of convergence)測試之表現？ (A)遠及近距離眼位 (B)近點固視偏差(near fixation disparity) (C)調節反應 (D)瞳孔反應。
(109 專高)

解析 正確答案為(D)。瞳孔反應為瞳孔對光反射之檢查，與聚合近點較無關。

(　) 12. 操作內聚近點測驗(near point of convergence, NPC)，假如結果記錄為：sc NPC lite R/G 10/12 cm OS out,suppression，下列何者正確？ (A)lite 代表在亮室 (B)R/G 代表受檢者戴著紅色鏡片或紅綠鏡片 (C)OS out 代表左眼外斜視 (D)sc 代表戴著矯正的眼鏡做檢查。
(109 專普)

解析 正確答案為(B)。lite 代表以燈光檢查，OS out 代表破裂時左眼外移，sc 代表未戴矯正的眼鏡。

(　) 13. 正視眼測試聚合近點(near point of convergence)正常的結果為下列何者？ (A)分裂點(break)在 5.2~5.9 cm，恢復點(recovery)在 10.2~15.0 cm (B)分裂點在 10.4~19.9 cm，恢復點在 4.2~5.0 cm (C)分裂點在 2.4~2.9 cm，恢復點在 4.2~5.0 cm (D)分裂點在 4.2~5.9 cm，恢復點在 4.2~5.0 cm。 (109 專普)

解析 正確答案為(C)。破裂點與回復點的預期值分別為 2.4~2.9 cm 與 4.2~5.0 cm。

(　) 14. 測量內聚的幅度(amplitude of convergence)，假設受檢者的瞳孔間距 PD 是 62 mm，若近點內聚(near point of convergence, NPC)距離為 8 cm（量到眼鏡頂尖距離），考慮眼鏡到眼球旋轉中心的距離為 27 mm，下列何者為最接近真實的內聚幅度？（單位為：稜鏡屈光度，prism diopter，Δ） (A)54 (B)58 (C)62 (D)66。 (110 專普)

解析 正確答案為(B)。6.2cm/(0.08m+0.027m)=57.94。

(　) 15. 下列那一項檢測，並不用於以「屈光配鏡」為主要目標的檢查？ (A)聚合近點(near point of convergence) (B)視力 (C)瞳孔距離 (D)針孔視力。 (111 專普)

解析 正確答案為(A)。聚合近點(near point of convergence)測量雙眼在保持融像時所能作用的內聚能力。

3-7 角膜反光點測試

赫斯伯格測試(Hirschberg test)為檢測**近方是否有斜視**的一種簡便測驗，當其他較精確的檢查方式（如遮蓋測試）無法實施時可以使用。對於幼兒、幼童或無法反應之成人或當對於幼兒的遮蓋測試結果有疑問時，也特別有用。

在測試時移除患者眼鏡，指示患者觀看距離約 50~100 cm 處的筆燈或直接式眼底鏡的燈光，檢查者以主利眼觀察角膜上的反射光點。先遮蓋患者左眼觀察右眼角膜上的反光，反射光點有三個可能的位置，瞳孔中心 κ 角(angle kappa)為 0；偏瞳孔中心之鼻側（內側）κ 角(angle kappa)為正（最常見的情況）；偏瞳孔中心之耳側（顳側、外側）κ 角(angle kappa)為負。接著遮蓋患者的右眼，重複之前的步驟觀察左眼。最後移除遮眼板，同時觀察雙眼反光，分別比較各眼的角膜反光與先前單眼時的位置。

如各眼反射光點與單眼時的位置相同，則此患者沒有斜視。如各眼反射光點與單眼時的位置不同，則此患者有斜視。藉由觀察比較與單眼之間的關係決定斜視方向，以光點偏移與單眼測試時相同的那隻眼作為基準，比較雙眼角膜反射光點對稱性。而如兩單眼反光位置相同，則可以直接比較兩眼反光點差異即可。反光點位置與斜視方向相反。光點偏鼻側（內側）為外斜視，光點偏耳側（外側）為內斜視，光點偏上側為下斜視，光點偏下側為上斜視。

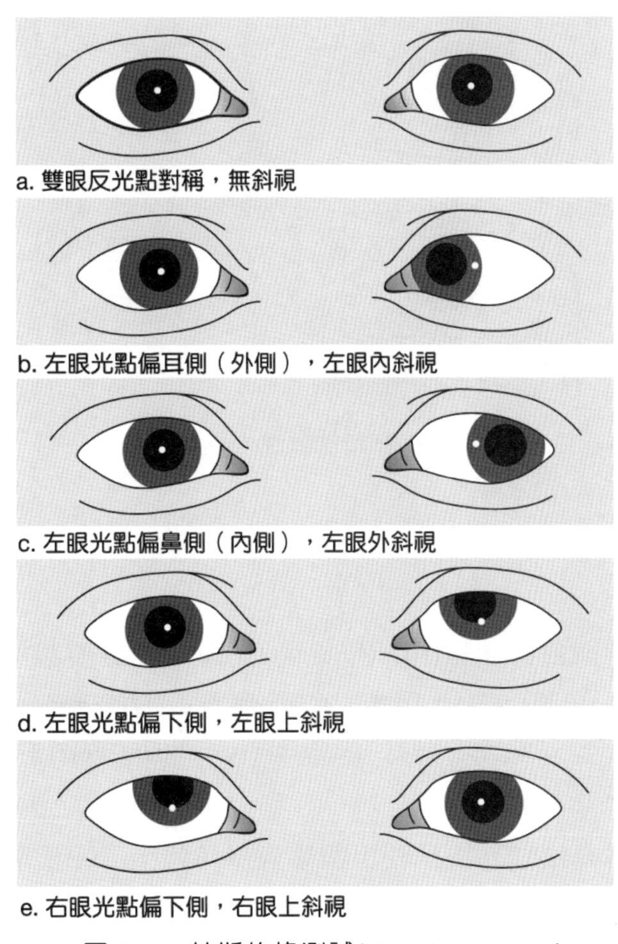

圖 3-6　赫斯伯格測試(Hirschberg test)

斜視量的大小可藉由測量偏斜眼的角膜光點與原單眼的反光點之偏移量比較得知，每偏移 1mm 約等於 22Δ（此處有些資料會有不同數值，但大多數文獻每偏移 1mm 約等於 22Δ，如文獻一、二、三、四、八等皆是）。另外也可以於注視眼之前加入稜鏡測量，稜鏡基底方向與偏斜方向相反，直到雙眼反光相對稱，此方法即為柯林斯基測試(Krimsky test)。

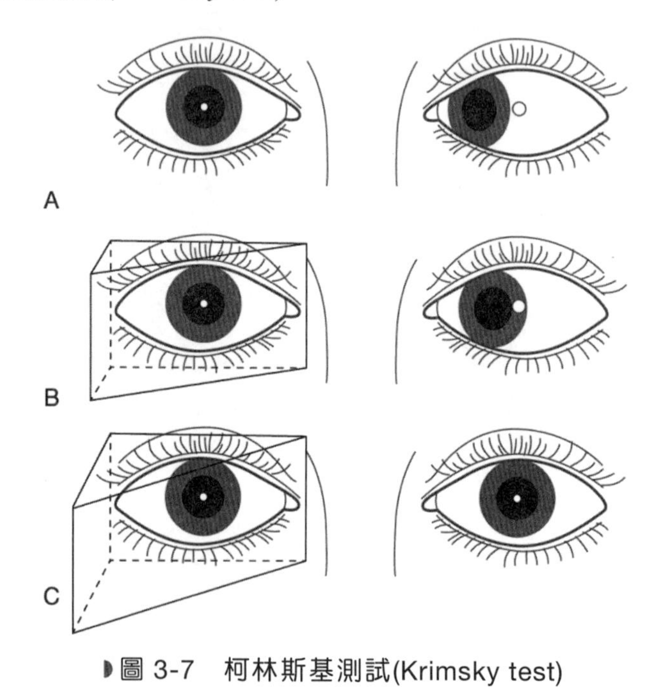

圖 3-7　柯林斯基測試(Krimsky test)

歷屆試題

(　) 1. 在進行赫斯伯格測驗(Hirschberg test)時，應該要觀察的是下列何種反光？ (A)角膜 (B)水晶體 (C)玻璃體 (D)眼底。 (106 專高)

解析 正確答案為(A)。赫斯伯格測驗(Hirschberg test)是觀察角膜上的反射光點。

(　) 2. 有一種斜視檢查方法是利用觀察病患角膜上的光反射位置，來估計此病患斜視量的大小，此項檢查的名稱為下列何者？ (A)馬竇氏鏡檢查(Maddox rod test) (B)赫斯伯格檢查(Hirschberg test) (C)魏氏四點檢查(Worth four-dot test) (D)遮蓋檢查(cover test)。 (109 特師二)

解析 正確答案為(B)。赫斯伯格檢查(Hirschberg test)為觀察角膜上的反射光點位置。

( ) 3. 筆燈距離受測者 80 公分照射向受測者，受測者眼球表面反射光點一眼在瞳孔中心，另一眼反射光點偏向眼球顳側，顯示斜視的類型為下列何者？ (A)內斜 (B)外斜 (C)上斜 (D)下斜。 (106 專高)

解析 正確答案為(A)。光點偏顳側（外側）為內偏斜。

( ) 4. 筆燈距離受測者 80 公分照射向受測者，提醒受測者注視燈光，觀察到眼球表面反射光點一眼位在瞳孔中心，另一眼眼球表面反射光點位置偏向眼球顳側，顯示斜視的類型為下列何者？ (A)內斜 (B)外斜 (C)上斜 (D)下斜。 (106 特生)

解析 正確答案為(A)。光點位置偏向眼球顳側為內斜視。

( ) 5. 進行角膜反射光測試(corneal reflex test)時，受檢者注視筆燈，此時右眼的角膜反射光位於瞳孔正中央，而左眼的角膜反射光在瞳孔的鼻側，受檢者可能有下列何種斜視？ (A)內斜視 (B)外斜視 (C)上斜視 (D)下斜視。 (107 特生)

解析 正確答案為(B)。光點在鼻側（內側）為外偏斜。

( ) 6. 有關評估眼球視軸與偏移量所使用的赫斯伯格測驗(Hirschberg test)，下列敘述何者錯誤？ (A)適合用於年幼受測者之斜視篩檢 (B)其原理是利用 Purkinje 第一影像(the first Purkinje images)所形成之角膜反射光點(corneal reflex)位置來觀察雙眼視軸方位 (C)當觀察單眼之反射光點位置時，由於 κ 角(angle kappa)通常為正的，故相較於瞳孔中心，角膜反射光點會偏向鼻側約 0.5 mm (D)以光點偏移量與單眼測試時相同的那隻眼（假設為右眼）作為基準，比較雙眼角膜反射光點對稱性(symmetry)，若左眼反射光點明顯較右眼更偏向鼻側，則表示受測者之左眼為內斜視。 (108 特師)

解析 正確答案為(D)。左眼更偏鼻側為外斜視。

( ) 7. 在赫希柏格檢測(Hirschberg test)中，必須觀察那種 Purkinje 影像？ (A)第一影像 (B)第二影像 (C)第三影像 (D)第四影像。 (111 專高)

解析 正確答案為(A)。赫希柏格檢測(Hirschberg test)原理是利用角膜反射光點(corneal reflex)，也就是 Purkinje 第一影像(the first Purkinje images)所形成之位置來觀察雙眼視軸方位。

( ) 8. 關於下列檢查結果與解讀之敘述，何者錯誤？ (A)利用赫斯伯格檢查(Hirschberg test)發現一個光點位在右眼瞳孔中心，一個光點位在左眼瞳孔外側緣，表示這個病人可能有內斜視 (B)利用柯林斯基檢查(Krimsky test)發現，利用一個 30 稜鏡度基底朝外的稜鏡，可以讓光點都位在兩眼的瞳孔中心，表示這個病人可能有內斜視 30 個稜鏡度 (C)kappa 角(angle kappa)會影響赫斯伯格或柯林斯基檢查的判讀 (D)一個大的正 kappa 角(a large positive angle kappa)會看起來像內斜視。 (106 花東)

解析 正確答案為(D)。正 kappa 角表示光點在內，為外斜視。

( ) 9. 利用雙眼角膜反射光點位置來評估斜視，由於視軸(visual axis)與瞳孔軸(pupillary axis)並非一致，造成反射光點位置通常會稍微偏向鼻側，而非位在瞳孔中心，此一由視軸與瞳孔軸相交所形成的夾角稱為：(A)κ 角 (B)λ 角 (C)α 角 (D)γ 角。 (108 特師)

解析 正確答案為(A)。根據文獻七說明，視軸與瞳孔軸相交所形成的夾角稱為 κ 角(the angle between the visual axis and the pupillary axis)，實用上等同於 α 角（無法直接測量，the angle formed at the first nodal point by the intersection of the optic axis and the visual axis），λ 角為瞳孔中心的視軸與瞳軸夾角(the angle subtended at the center of the entrance pupil of the eye by the intersection of the pupillary axis and the visual axis)，較符合臨床上測量，許多資料如文獻一、四等的內容描述均為 λ 角。

( ) 10. 進行赫斯伯格測驗檢查，受測者右眼角膜反射光靠近鼻側，而左眼的反射光在瞳孔中心，患者最有可能是下列何者？ (A)右眼單側性內斜視 (B)右眼單側性外斜視 (C)左眼單側性內斜視 (D)左眼單側性外斜視。 (108 特師)

解析 正確答案為(B)。右眼靠鼻側為外偏斜。

( ) 11. 赫希柏格測驗(Hirschberg test)時，發現左眼角膜反光點位於瞳孔的正中央，右眼角膜反光點偏向顳側瞳孔緣，應使用基底朝那個方向的稜鏡，使光反射點移至瞳孔中央？ (A)基底朝外 (B)基底朝內 (C)基底朝上 (D)基底朝下。 (108 專普)

解析 正確答案為(A)。偏顳側為內偏斜，用基底朝外稜鏡可中和。

( ) 12. 在赫希柏格檢測(Hirschberg test)中，右眼角膜反射光靠鼻側(nasal)約 2.0 mm，而左眼約 0.5 mm 靠鼻側，下列何者最為正確？①受測者的右眼有外斜視 ②受測者的右眼有內斜視 ③受測者的眼位偏移了大約 25 個稜鏡度 ④受測者的眼位偏移了大約 40 個稜鏡度 (A)①② (B)③④ (C)①③ (D)②④。 (107 專高)

解析 正確答案為(C)。右眼較偏鼻側為外偏斜，假設右眼於單眼時跟左眼一樣在鼻側 0.5mm，則與後來差距 1.5mm，約 33 稜鏡度，但沒有這個選項，可能是有些資料採用 1mm=15 稜鏡度的計算方式，則大約為 22.5 稜鏡度，與③選項較為接近。

( ) 13. 用 Hirschberg test 角膜反射方法檢查時，觀察到患者左眼角膜反射光從瞳孔中心點向鼻側偏移 1 mm，則患者有下列何種斜視？ (A)左眼大約有 35Δ 外斜視 (B)左眼大約有 30Δ 內斜視 (C)左眼大約有 22Δ 外斜視 (D)左眼大約有 10Δ 內斜視。 (108 專高)

解析 正確答案為(C)。偏鼻側為外偏斜，1mm 約 22 稜鏡度，此題計算稜鏡的方式與一般文獻相同，與 107 專高的考題不同。

( ) 14. 赫斯伯格檢測，受測者的左眼角膜反射光點位於瞳孔中心的下方，該受測者是屬於那一種眼位偏斜？ (A)右上斜 (B)右外斜 (C)左上斜 (D)左內斜。 (109 特生一)

解析 正確答案為(C)。光點位於瞳孔中心的下方為上斜視。

( ) 15. 以赫斯伯格檢查(Hirschberg test)，在輪流遮蓋單眼的狀況下，請患者注視筆燈，分別測得兩眼的 λ 角。接著在雙眼注視筆燈狀況下，發現右眼角膜反射光點與單眼所測位置重合，但左眼角膜反射光點則相較於單眼所測位置偏上 0.5 mm 且偏內 1 mm。已知患者有斜視，其斜視約略為下列何者？ (A)右眼外斜約 20Δ，左眼上斜約 10Δ (B)右眼內斜約 20Δ，左眼上斜約 10Δ (C)左眼外斜約 20Δ，右眼上斜約 10Δ (D)左眼外斜約 20Δ，左眼上斜約 10Δ。 (109 特師一)

解析 正確答案為(C)。左眼反光點位置偏上 0.5 mm，約下斜視 11Δ 或右眼上斜視 11Δ，偏內 1 mm，約外斜視 22Δ。

( ) 16. 在赫希柏格檢查(Hirschberg test)，受檢者注視眼前燈光，右眼角膜反光點位於瞳孔的正中央，左眼角膜反光點在瞳孔中央偏顳側瞳孔緣，則

顯示該受檢者為下列何種斜視？　(A)內斜視　(B)外斜視　(C)上斜視　(D)下斜視。（111 專普）

解析 正確答案為(A)。偏顳側為內偏斜。

(　) 17. 若使用筆燈對患者進行赫斯伯格檢查(Hirschberg Test)，觀察到患者的右眼光點位於瞳孔正中央，而左眼的光點則偏向顳側(Temporal)，若須給予稜鏡中和矯正，應使用何種稜鏡？　(A)基底朝內(base in)　(B)基底朝外(base out)　(C)基底朝上(base up)　(D)基底朝下(base down)。（113 專普）

解析 正確答案為(B)。光點則偏向顳側為內斜，應使用基底朝外(base out)中和。

(　) 18. 在赫斯柏格測驗(Hirschberg test)，患者注視眼前燈光，發現左眼角膜反光點位於瞳孔的正中央，右眼則在瞳孔中央偏鼻側瞳孔緣，則該患者應使用基底朝那個方向的稜鏡，使光反射點移至瞳孔中央？　(A)基底朝外　(B)基底朝內　(C)基底朝上　(D)基底朝下。（113 專高）

解析 正確答案為(B)。瞳孔中央偏鼻側瞳孔緣為外斜，應使用基底內稜鏡，使光反射點移至瞳孔中央。

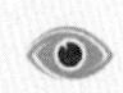

3-8 布魯克諾檢查(Brückner test)

藉由比較雙眼眼底紅色反射光的亮度，來評估雙眼固視的對稱性。此測試可以篩檢嬰兒或還未能言語幼兒之斜視、高度屈光參差、眼介質混濁或眼後極部異常等。也能用於篩檢屈光異常的存在。

檢查時患者不戴眼鏡，檢查者手持直接式眼底鏡，燈光微亮，在非散瞳下進行。將眼底鏡的燈光於大約 100cm 處射入患者雙眼的瞳孔，指示患者看著燈光。

檢查者從眼底鏡觀察孔中看出去，並調整度數轉輪至可清楚觀察患者瞳孔（通常為+1D）。觀察比較雙眼瞳孔的紅色反射光亮度。若兩眼反射光亮度一樣亮，表示有雙眼固視，如雙眼亮度不一致，較暗的紅色反射光表示固視眼，而較亮或較淺反射光表示非固視眼（異常眼）。此差異可能因為斜視、屈光參差、不等瞳孔、介質混濁或眼後極部病變所造成。

此外亦可篩檢屈光異常，遠視眼有較暗的半月形在下（亮半月在上）；近視眼有較暗的半月在上（亮半月在下）。

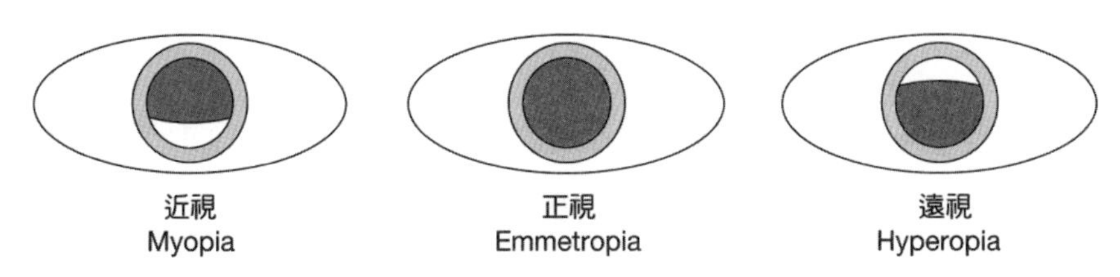

圖 3-8　布魯克諾檢查的屈光異常

歷屆試題

(　　) 1. Brückner test 即用筆燈大約在 75 cm 到 100 cm 患者眼前，觀察雙眼視網膜反射光的亮度差別，不能用來判斷下列那一種眼球的狀況？ (A)正位眼或斜視眼 (B)屈光異常 (C)瞳孔大小 (D)眼內介質混濁(media opacity)有無。 （107 專高）

解析 此題答案經考選會訂正為(B)(D)，但根據參考文獻四，此題選項應全部皆可評估。

(　　) 2. 關於布魯克諾檢查(Brückner test)的敘述，下列何者錯誤？ (A)可以用來篩檢是否有屈光不正 (B)可以用來篩檢嬰兒或是孩童的斜視和眼後部有無異常 (C)使用直接眼底鏡，室內燈源應該要偏暗 (D)此項檢查應該在散瞳的情況下進行。 （109 特生一）

解析 正確答案為(D)。此檢查應在非散瞳下進行。

(　　) 3. 有關布魯克諾檢查(Brückner test)的敘述，下列何者正確？ (A)慣用檢查距離為 40 公分 (B)若患者兩眼未同時注視，則其中眼底反射光較亮者為注視眼 (C)此法可檢查患者是否有斜視與介質混濁，但較無法檢測雙眼不等視(anisometropia) (D)經此法檢查遠視眼，將觀察到較暗新月(darker crescent)在瞳孔下方。 （109 專高）

解析 正確答案為(D)。燈光於大約 100cm 處射入患者雙眼的瞳孔。如雙眼亮度不一致，較暗的紅色反射光表示固視眼，而較亮或較淺反射光表示非固視眼（異常眼）。此測試可以篩檢嬰兒或還未能言語幼兒之斜視、高度屈光參差、眼介質混濁或眼後極部異常等。

( ) 4. 布魯克諾檢查(Brückner test)，發現瞳孔右下方出現暗紅色新月形反光。此結果顯示受檢者為下列何種異常？ (A)近視 (B)遠視 (C)散光 (D)斜視。 (109 專普)

解析 正確答案為(B)。遠視眼有較暗的半月形在下（亮半月在上）。

( ) 5. 執行布魯克諾檢查(Brückner test)時，發現患者右眼眼底反光於瞳孔右下方有暗色新月型反光；左眼同時觀察到於瞳孔左上方有暗色新月型反光，則此患者之屈光狀態為 (A)雙眼正視 (B)右眼近視、左眼遠視 (C)雙眼皆為遠視 (D)右眼遠視、左眼近視 (113 專普)

解析 正確答案為(D)。右眼有較暗的半月形在下（亮半月在上）為遠視，左眼較暗的半月形在上（亮半月在下）為近視。

( ) 6. 布魯克諾檢查與赫斯伯格檢查(Hirschberg test)之間的差異性，下列敘述何者錯誤？ (A)都可檢查是否有斜視 (B)都可檢查是否有兩眼不等視(anisometropia) (C)都需要取掉眼鏡 (D)都是雙眼同時進行檢測。 (109 專普)

解析 正確答案為(B)。赫斯伯格檢查(Hirschberg test)無法檢查兩眼不等視(anisometropia)。

( ) 7. 下列何者檢查項目為雙眼同時進行檢測？ (A)阿姆斯勒方格檢查(Amsler grid test) (B)視野篩檢(screening visual fields) (C)調節幅度檢查(amplitude of accommodation, AA) (D)布魯克諾檢查(Brückner test)。 (109 特生二)

解析 正確答案為(D)。阿姆斯勒方格檢查、視野篩檢、調節幅度檢查都是單眼輪流進行；布魯克諾檢查(Brückner test)為雙眼同時進行。

( ) 8. 關於不等視(anisometropia)、不等像(aniseikonia)的檢查敘述，下列何者最不適當？ (A)Brückner test 可以用來篩檢嬰兒與幼兒的不等視 (B)Brückner test 是利用間接式眼底鏡(indirect ophthalmoscope)操作 (C)透過配戴偏光鏡(polaroid glasses)看美國光學矢量圖卡(American Optical vectographic cards for adults)可檢測出不等像(aniseikonia) (D)

透過 Brückner test 發現兩眼紅反射(red reflex)的亮度不同，表示可能有斜視或不等視。 (113 專高)

解析 正確答案為(B)。Brückner test 是利用直接式眼底鏡操作。

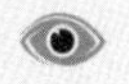

3-9 眼外肌測試

評估**眼睛共軛運轉的能力**，檢查患者概略的**眼外肌控制範圍及細微眼睛運動的控制，眼睛移動是否平順，注視位置是否正確**。

檢查者手持視標距患者約 40cm 處，患者移除眼鏡，於正常室內燈光下指示患者以眼睛追隨視標，頭部不動。要求患者在眼睛移動時若有複影或覺得眼睛痛、酸、不舒服時回報。從患者雙眼正前方開始，此位置又稱主要位置(primary position)移動視標於八個方位，如 H 形，又稱為大 H 測試。觀察眼睛動態，視標勿離患者眼睛太遠，大約 30~40cm，移動範圍離主要位置 30~40cm，轉動大約 40 度，已足夠檢查是否有眼外肌異常。受測者注視範圍的極限邊緣出現低幅度的眼球震顫為正常(endpoint nystagmus)。

兩隻眼睛各有六條眼外肌控制眼球轉動，內直肌與外直肌負責向內及向外轉動，上下直肌主要使眼睛上下轉動，上下斜肌因為透過滑車，會使眼球朝反方向轉動，主要使眼睛往下及上轉動。因此若要檢查上下直肌須使該眼先**往外轉動**，此時可孤立檢查**上下直肌**；若要檢查斜肌，須使該眼**向內轉動**，此時可孤立檢查**上下斜肌**。

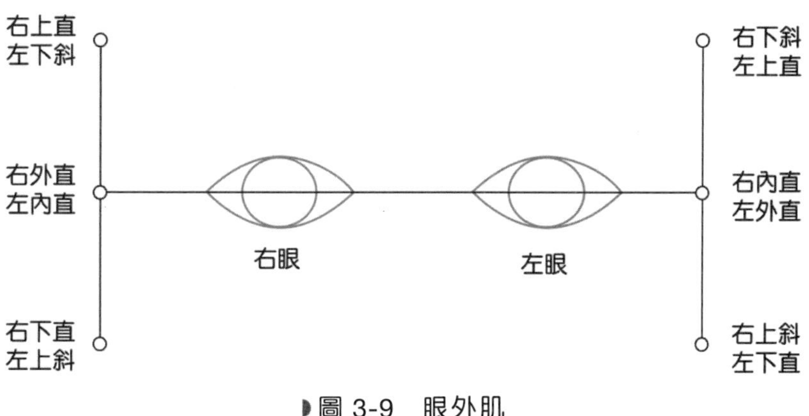

圖 3-9 眼外肌

表 3-3　眼外肌作用

	主要作用	次要作用 1	次要作用 2
外直肌	向外		
內直肌	向內		
上直肌	向上	向內	內旋
上斜肌	向下	向外	內旋
下直肌	向下	向內	外旋
下斜肌	向上	向外	外旋

假如患者於注視的任意位置回報複視，執行紅色鏡片檢查程序(muscle field with red lens, ductions, and saccades procedures)，以確定偏離為共動或非共動，並得到關於眼外肌額外的診斷資訊。(文獻四)

歷屆試題

(　) 1. 若注視右下方時，負責主要作用的眼外肌是下列那兩條？　(A)右上斜肌，左下直肌　(B)右下直肌，左上斜肌　(C)右下斜肌，左下直肌　(D)右上直肌，左上斜肌。 (106 專普)

解析 正確答案為(B)。往右下注視時，右眼往外往下，負責作用肌肉為下直肌，左眼往內往下，負責作用肌肉為上斜肌。

(　) 2. 關於眼球運動的測試檢查，下列何者不適當？　(A)往內上看主要靠下斜肌　(B)往外側看主要靠外直肌　(C)往內下看主要靠下直肌　(D)往內側看主要靠內直肌。 (106 花東)

解析 正確答案為(C)。往內下看主要靠上斜肌。

(　) 3. 眼球要往內下(nasal lower)方向移動之際，需同時動用下列何組眼外肌？　(A)內直肌與上直肌　(B)內直肌與下直肌　(C)內直肌與上斜肌　(D)內直肌與下斜肌。 (107 特師)

解析 正確答案為(C)。內直肌使眼球向內轉動，向內時要往下轉動，使用上斜肌。

( ) 4. 下列何者是眼下斜肌(inferior oblique muscle)的作用？ (A)下轉(depression)，外轉(abduction)，內旋(intorsion) (B)上轉(elevation)，外轉(abduction)，外旋(extorsion) (C)下轉(depression)，內轉(adduction)，內旋(intorsion) (D)上轉(elevation)，內轉(adduction)，外旋(extorsion)。 (108 特生)

解析 正確答案為(B)。下斜肌作用為上轉(elevation)，外轉(abduction)，外旋(extorsion)。

( ) 5. 眼睛正視前方，上直肌作用於眼球的動作為下列何者？ (A)只有上抬動作 (B)有上抬、內旋轉和內移動作 (C)有上抬、外旋轉和外移動作 (D)有上抬、外旋轉和內移動作。 (113 專普)

解析 正確答案為(B)。上直肌作用為向上、向內及內旋。

( ) 6. 下列那一對眼外肌不具有共軛肌(yoke muscles)的關係？ (A)右內直肌與左外直肌 (B)右上直肌與左下斜肌 (C)左下斜肌與右上斜肌 (D)左下直肌與右上斜肌。 (108 特師)

解析 正確答案為(C)。左下斜肌使左眼向上轉動，右上斜肌使右眼球向下轉動，雙眼朝反方向轉動，因此非共軛肌。

( ) 7. 進行眼外肌運動檢查，發現右眼無法往鼻側下方注視視標，則推估受檢者有問題的眼外肌應是下列何者？ (A)右眼外直肌 (B)右眼上直肌 (C)右眼上斜肌 (D)右眼下斜肌。 (108 專普)

解析 正確答案為(C)。右眼往內往下使用的是上斜肌。

( ) 8. 有關眼球運動的測試檢查，下列敘述何者正確？ (A)若左眼看左上方異常，可能為左眼上直肌異常 (B)若左眼看右下方異常，可能左眼下斜肌異常 (C)若右眼看右方異常，可能右眼內直肌異常 (D)若右眼看左上方異常，可能為右眼上直肌異常。 (108 專高)

解析 正確答案為(A)。左眼看左上方為左眼上直肌。

( ) 9. 當個案往他的左上方看的時候，其主要作用的眼外肌為何？ (A)右眼：內直肌，左眼：外直肌 (B)右眼：下斜肌，左眼：上直肌 (C)右眼：上直肌，左眼：下斜肌 (D)右眼：上斜肌，左眼：上斜肌。

(111 專高)

解析 正確答案為(B)。右眼往內往上為下斜肌，左眼往外往上為上直肌。

( ) 10. 測量眼球運動能力的寬廣"H"測試(broad"H"test)不只是眼外肌功能測驗，也是下列何種功能之測驗？ (A)腦神經(cranial nerves) (B)調節(accommodation) (C)聚散(vergence) (D)閱讀能力(reading ability)。 (106 花東)

解析 正確答案為(A)。眼外肌的異常可能反應嚴重的腦神經問題。

( ) 11. 下列何者與眼球運動缺陷(oculomotor deficiencies)的原因無關？ (A)色覺(color vision)辨識缺陷 (B)傳出性(efferent)神經徑路缺陷 (C)傳入性(afferent)神經徑路缺陷 (D)中樞神經系統(central nervous system)缺陷。 (109 特生一)

解析 正確答案為(A)。色覺異常與眼球運動較無相關。

( ) 12. 在九個診斷眼位中，雙眼向右上方看(supra-dextroversion)的共軛眼肌包括下列何種組合？ (A)右上直肌、左下直肌 (B)右上斜肌、左下斜肌 (C)右上直肌、左下斜肌 (D)右上直肌、左上斜肌。 (109 特師一)

解析 正確答案為(C)。右眼向右上方看為右上直肌作用，左眼向右上方看為左下斜肌作用。

( ) 13. 進行眼外肌運動檢查(EOM)，發現患者左眼無法往耳側注視視標，則推估患者有問題的眼外肌應該是下列何者？ (A)左眼內直肌 (B)左眼外直肌 (C)左眼上直肌 (D)左眼下斜肌。 (109 特師二)

解析 正確答案為(B)。控制左眼往外為左眼外直肌。

( ) 14. 眼球運動受到腦神經的控制，但不包括下列那一對腦神經？ (A)第三對腦神經 (B)第四對腦神經 (C)第五對腦神經 (D)第六對腦神經。 (109 特生二)

解析 正確答案為(C)。第五對腦神經為三叉神經，並非控制眼外肌。

( ) 15. 使用筆燈進行眼球運動檢查，以了解眼外肌功能是否正常。下列敘述何者不適當？ (A)配戴紅綠眼鏡，有助於判斷雙眼視線的偏差 (B)檢測時，受測者必須維持頭部不動，雙眼儘可能地跟隨目標(target)移動 (C)進行 H 型動眼檢查，當受測者向其左下方看時，右眼沒跟上，則右眼下直肌可能異常 (D)若以筆燈施測，必須確認受測者是否維持明顯的瞳孔光反射，確保施測範圍保持適當。 (110 專普)

解析 正確答案為(C)。當受測者向其左下方看時，右眼沒跟上，則右眼上斜肌可能異常。

( ) 16. 有關眼外肌運動檢查，下列何者最不適當？ (A)通常會請病人戴著他的眼鏡 (B)可以請病人跟著看筆燈的光，但是頭不要動 (C)正前方我們稱之為注視的基本位置(primary position of gaze) (D)除了正前方，一般還會測試 8 個方位。 (112 專高)

解析 正確答案為(A)。眼外肌運動檢查時為了不遮擋目標，一般需取下眼鏡。

( ) 17. 驗光師採用眼球轉動外部肌肉的測試（配合使用紅色鏡片）主要是檢查以下何種狀況？ (A)判斷是否有視神經病變 (B)判斷是否有固視偏移 (C)判斷是否有斜位 (D)判斷視線偏移是否為共動性或非共動性。 (112 專普)

解析 正確答案為(D)。假如患者於注視的任意位置回報複視，執行紅色鏡片檢查程序(muscle field with red lens, ductions, and saccades procedures)，以確定偏離為共動或非共動，並得到關於眼外肌額外的診斷資訊。

( ) 18. 患者右眼前方放置紅色片(red lens test)，看到紅光點在他的右下方，則患者有 (A)右眼上外隱斜位 (B)右眼下內隱斜位 (C)左眼上內隱斜位 (D)右眼上內隱斜位。 (112 專高)

解析 正確答案為(D)。右眼影像在右，不交叉性複視為內斜，右眼影像在下為右上斜。

( ) 19. 關於眼外肌運動試驗(Extraocular Motilities, EOM)的敘述，下列何者錯誤？ (A)進行測試時不需配戴眼鏡 (B)指示受測者不移動頭，用眼睛跟著燈光 (C)試驗過程觀察眼睛是否平穩的移動、精確地跟隨視標、移動的範圍 (D)正常受測者注視範圍的極限邊緣不該出現低震幅的眼球震顫。 (113 專高)

解析 正確答案為(D)。受測者注視範圍的極限邊緣出現低震幅的眼球震顫為正常。

3-10 瞳孔反應

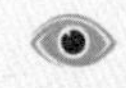

瞳孔主要控制眼進光量，直接影響網膜影像品質。瞳孔位置約在角膜後3mm處，最佳視力的瞳孔約2mm。當瞳孔太小時降低光量且引起繞射，但可增加焦深及減少球面像差，瞳孔放大時則反之。瞳孔大小隨年齡降低，因虹膜組織硬化、肌肉纖維的退化及神經生理的因素。瞳孔大小也會因近點反射、交感／副交感神經而受影響。近點反射時瞳孔縮小，**交感神經**興奮時瞳孔放射肌收縮，**瞳孔放大；副交感神經**興奮時環狀肌收縮，**瞳孔縮小**。

瞳孔光反射神經傳導途徑為當光進入瞳孔刺激感光細胞，經視覺傳導路徑到中腦的支配眼外肌的主要運動神經核EW核(Edinger-Westphal nucleus)，之後再經副交感神經到瞳孔環狀肌，使瞳孔縮小。

檢查時測試患者瞳孔的形狀、尺寸及反應靈活度，評估視神經傳導路徑的傳入和傳出途徑對瞳孔功能的反應。瞳孔功能包括對光的**直接、間接及交替反應還有近點對調節的反應**。直接反應為照射某一眼並觀察該眼的反應；間接反應為照射某一眼並觀察另一眼的反應；交替反應為燈光在兩眼之間搖擺，觀察兩眼在直接與間接反應之間切換的情形是否相同，也稱手電筒搖擺瞳孔檢查(swinging flashlight test)；近見反應為觀察患者看近物時的瞳孔反應。正常眼以上檢查兩眼都應有快速且相等的瞳孔收縮。

當兩眼瞳孔大小不一時，進行瞳孔暗—亮反應(dim bright pupillary test)測試，以眼底鏡於亮及暗狀況中觀察並估計雙眼瞳孔直徑相差值。**當單側或雙側瞳孔對光反應遲緩時，進行瞳孔近見反應測試(near response of the pupil)**，與光反應比較瞳孔收縮之大小與速度。

在交替照射當中若出現異常紀錄，也就是在該眼間接反應切換至直接反應時沒有收縮或甚至放大，紀錄為+RAPD(positive relative afferent pupillary defect)或+MG(positive Marcus Gunn)於異常眼，表示神經傳入途徑的異常。

歷屆試題

( ) 1. 筆燈光源照射右眼，下列瞳孔反應何者為正常？ (A)左眼瞳孔變大 (B)左眼瞳孔變小 (C)右眼瞳孔變大 (D)左眼瞳孔不變。 (107 特生)

解析 正確答案為(B)。正常為右眼瞳孔直接反應縮小，左眼間接反應也是縮小，變大或不變皆為異常。

( ) 2. 進行瞳孔檢查時，發現患者兩側瞳孔大小不等，下列何者為患者下一步的檢測項目？ (A)暗—亮瞳孔檢查(dim bright pupillary test) (B)兩眼瞳孔距離檢查(interpupillary distance) (C)瞳孔的近調節反應(near response of the pupil) (D)手電筒搖擺瞳孔檢查(swinging flashlight test)。 (107 專高)

解析 正確答案為(A)。當兩眼瞳孔大小不一時，進行瞳孔暗－亮反應測試，於亮及暗狀況中觀察並估計雙眼瞳孔直徑相差值。

( ) 3. 有關瞳孔尺寸的變化，下列敘述何者正確？ (A)瞳孔大小對視網膜上模糊圈的大小沒有影響 (B)瞳孔大小對主觀視力沒有影響 (C)瞳孔大小對屈光不正的程度沒有影響 (D)瞳孔大小對光束的聚散度(vergence)會有影響。 (108 特師)

解析 正確答案為(C)。瞳孔大小造成焦深改變，影響視網膜上模糊圈大小及屈光不正情況下的視力。但對於屈光不正程度及光束聚散度沒有影響，屈光不正是因眼球屈光程度的誤差，光束的聚散度則只跟物體與眼睛之間的距離有關。

( ) 4. 瞳孔光反射神經傳導途徑(neural reflex pathway)不涉及下列那一構造？ (A)虹膜 (B)視覺傳導路徑 (C)副交感神經支配系統 (D)大腦視覺皮質。 (108 特師)

解析 正確答案為(D)。光反射為反射，不經過大腦皮質。

( ) 5. 眼初步檢查中的瞳孔檢查，確認兩眼對於光刺激反應是否相等的方法為下列何者？ (A)觀察兩眼瞳孔是否相等大小 (B)直接光反應(direct pupillary response)測試 (C)光游移測試(swinging flashlight test) (D)調節反應(accommodative response)測試。 (108 專普)

解析 正確答案為(C)。交替反應（光游移測試 swinging flashlight test）為燈光在兩眼之間搖擺，觀察兩眼在直接與間接反應之間切換的情形是否相同。

( ) 6. 有關瞳孔檢查，下列敘述何者錯誤？ (A)瞳孔檢查中若發現兩眼瞳孔大小不同，需作暗一亮瞳孔檢查(dim-bright pupillary test) (B)直接瞳孔反應為觀察筆燈照射的眼睛是否出現因光照而產生的縮瞳現象 (C)手電筒搖擺檢查(swinging flashlight test)是用來檢查是否有相對性傳入(relative afferent)異常 (D)直接和間接瞳孔反應異常時，需要布魯克諾檢查(Brückner test)。 （109 專高）

解析 正確答案為(D)。布魯克諾檢查雖然是比較雙眼的眼底反射光但並非瞳孔反應檢查。

( ) 7. 下列何者是手電筒搖擺瞳孔檢查(swinging flashlight test)的主要評估作用？ (A)調節系統(accommodation) (B)聚合系統(convergence) (C)瞳孔直徑大小的測量(pupil size) (D)傳入瞳孔異常檢查(afferent pupillary defect)。 （109 特師二）

解析 正確答案為(D)。交替照射當中若出現異常紀錄，也就是在該眼間接反應切換至直接反應時沒有收縮或甚至放大，表示神經傳入途徑的異常。

( ) 8. 相對性瞳孔傳入障礙（relative afferent pupillary defect, RAPD）應該是在瞳孔光反射檢查的那個步驟發現的？(A)直接反應(direct response) (B)間接反應(consensual response) (C)筆燈搖擺測試(swinging flashlight test) (D)瞳孔調節反應(accommodative response of pupil)。 （111 專高）

解析 正確答案為(C)。筆燈搖擺測試（交替照射）當中若出現異常紀錄，也就是在該眼間接反應切換至直接反應時沒有收縮或甚至放大，表示神經傳入途徑的異常。

( ) 9. 有關瞳孔對光線的神經傳導性檢查，下列何者最不適當？ (A)需要一個近的注視目標 (B)利用筆燈(penlight)輪流照射兩眼，讓光線在每個眼睛停留約 3 到 5 秒鐘，觀察瞳孔的反應，如此反覆 2 到 3 個完整循環，可以檢查是否有傳入性瞳孔反應缺損(afferent pupillary defect) (C)需要記錄其大小、形狀與位置 (D)需要觀察其收縮的速度。

（112 專高）

解析 正確答案為(A)。光照時注視目標在遠方。

3-11 視 野

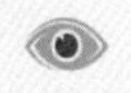

視野檢查應包括在視光檢查流程當中，精細的視野檢查（視野機）很花費時間，並且不是每個人都必須做，除非有理由預期存在視野的缺失。然而視野的篩檢卻很容易且能快速執行，並不需特殊設備。視野缺失的原因可能有青光眼(glaucoma)，脈絡膜或視網膜的病變或損傷等，還有視覺路徑的損傷尤其重要。青光眼的視野缺失是由於視神經纖維束的損傷，初期由盲點逐漸延伸至鼻側直到周邊視野缺失形成隧道狀視野，但中央視力維持不變。視覺路徑的損傷若在視交叉之前為單眼缺失，若在視交叉或之後會形成雙眼同時的視野缺失。

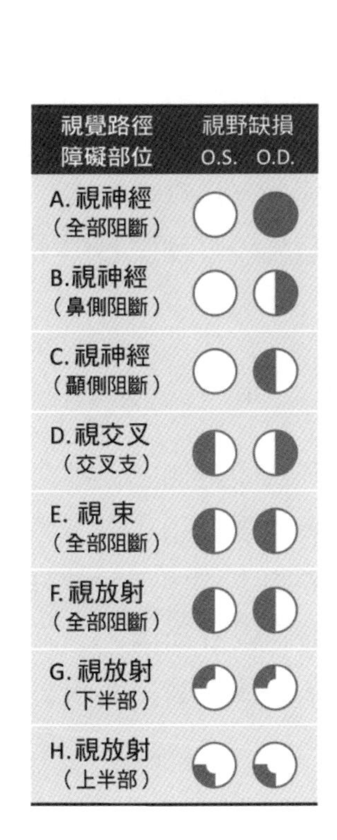

視覺路徑障礙部位	視野缺損 O.S.	視野缺損 O.D.
A. 視神經（全部阻斷）		
B. 視神經（鼻側阻斷）		
C. 視神經（顳側阻斷）		
D. 視交叉（交叉支）		
E. 視 束（全部阻斷）		
F. 視放射（全部阻斷）		
G. 視放射（下半部）		
H. 視放射（上半部）		

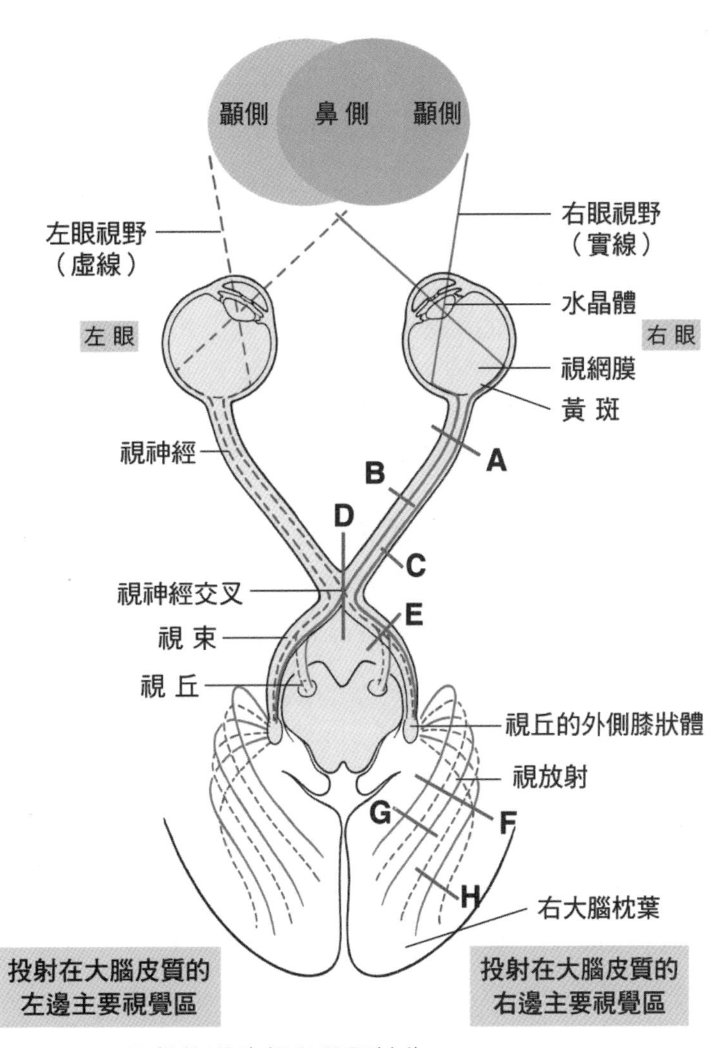

圖 3-10 視覺傳導路徑與視野缺失

雙眼視野共約 180~200 度，但有部分重疊約 120 度，而單眼水平約 150 度（鼻側 60 度，顳側 90~100 度），垂直約 135 度（上面 60 度，下面 75 度），因此視野測試時應各單眼輪流進行，且需永遠保持固視目標物。視野測試有不同層級，分別為視野篩檢、性質診斷測試及量化評估。

一、對照式視野測試（面對面、指數視野測試 Confrontations Visual Fields、Finger Counting Visual Fields）

篩檢嚴重的**周邊視野缺損**，以檢查者的視野檢查患者的視野，因此**檢查者的視野須正常完整**。檢查時指示患者移除眼鏡，檢查者與患者面對面，視線高度相同，距離約 60~80cm。雙方之間的空間要有良好照明，但燈光勿直射患者。測試範圍之外的空間保持微暗。

單眼輪流測試，檢查者也閉上相對眼睛，也就是用檢查者左眼檢查患者右眼，檢查者右眼檢查患者左眼。告訴患者，等一下會伸出手指在周邊讓他數，將會伸出一隻、兩隻或四隻手指。指示患者告訴你他看到幾隻手指？提醒患者過程中需持續注視檢查者張開的眼。（**避免伸出三隻手指**，因為會容易與兩隻或四隻手指混淆）檢查者的手應盡量遠，但能分辨手指數目。對照視視野測試實際上是一種周邊視野視力的檢查，所以手指勿移動或晃動。

二、切平面視野測試(Tangent Screen)

評估**中央 30 度視野的完整性**，較視野計簡便但較對照式視野測試完整，並且流程彈性，對於功能性視野缺失(functional visual-field loss)很有用。患者戴上慣用遠用眼鏡，於檢查距離 1m 處，單眼輪流測試。固定於牆上的切平面螢幕之固視目標周圍有同心圓，間隔為 5 度。先繪出患者顳側半側視野範圍（包括盲點，位於顳側 15.5 度方向），再繪出鼻側半側視野的範圍，繪製患者所有視野缺失的位置及範圍大小。

三、阿姆斯勒格線(Amsler's Grid)

評估對應於**視網膜中央區域黃斑部視野的完整性**，當懷疑有黃斑部上的病變時（如最佳矯正視力下降、後天性色覺功能失常或當黃斑部有任何不尋常外觀等）。如只有一隻眼睛受影響，兩隻眼睛都必須測試，有些作者建議將 Amsler's grid 檢查列為老年人例行性的檢查。由 Marc Amsler 設計，包含 7 片圖表，用來評估中央視野約 10 度範圍（備註：以格線大小計算範圍為 20 度，文獻一亦為 20 度，但其他多數資料為 10 度，應是指中心窩左右各 10 度）。每一片大小為 10cm×10cm，每一個小方格為 5mm×5mm，當於 30cm 距離觀看時，每個小方格視角為 1 度。

四、視野機檢查(perimetry)

以自動化的儀器執行視野測試，較為精準及可靠。於視野範圍內，隨機出現亮點，當患者察覺亮點時，便加以紀錄，最後以所紀錄區域整合為視野圖。因應檢查目的不同，有各種亮點出現方式及數目，也就是有各種檢查策略以提高效率。視野圖的單位為 dB，1dB＝0.1log 單位，dB 值越高代表可察覺亮度越低，也就是越敏感。

五、常見造成視野機檢查誤差原因

一般來說視力模糊（不正確鏡片或未矯正）、眼介質模糊（白內障等）、小瞳孔(<3mm)、疲勞、年齡都會造成一定程度的視野檢查誤差。另外常見的人為引起的上視野缺失來源包括上眼瞼下垂、鏡圈、睫毛、眉毛、頭髮。

歷屆試題

(　) 1. 視野檢查準確時，右眼的盲點從受檢者的眼中看出去是在那一個方向？ (A)偏左邊 (B)偏右邊 (C)不一定 (D)沒有盲點。（107 特生）

解析 正確答案為(B)。盲點為視神經頭的位置，在視網膜鼻側方向，對應到視野為顳側方向。右眼的盲點位於視野方向的右側。

(　) 2. 有關視野檢查(visual field)之敘述，下列何者正確？ (A)由於正常情況下是用兩眼視物，因此進行視野檢查時應打開雙眼 (B)一般駕駛者應接受水平方向雙眼視野範圍(extent of binocular visual field)的評估，且最低應具有 120 度或更大的雙眼視野 (C)視野儀檢查結果若偽陽性分數(false positive score)為 10%，則代表結果不值得信賴，須重新測試

(D)不論是隱形眼鏡或框架式眼鏡配戴者，接受視野檢查時皆應配戴矯正鏡片。（107 專高）

解析 正確答案為(B)。因兩眼視野有重疊部分，因此需單眼做視野測試。根據我國道路交通安全規則規定，除身心障礙者及年滿 60 歲職業駕駛者外，汽車駕駛人視野左右兩眼各達 150 度以上。另查 60 歲以上職業汽車駕駛者之視野應各達 120 度以上，因此選項 B 似乎是有疑問。視野檢查時隱形眼鏡不會影響檢查。

( ) 3. 下列那一因素最不會影響視野檢查的結果？ (A)視標亮度 (B)視標顏色 (C)視標移動速度 (D)視標行進方向。（107 特師）

解析 正確答案為(D)。視標行進方向對於視野檢查沒有影響。

( ) 4. 有關視野面對測試(confrontation test)，下列敘述何者錯誤？ (A)視野面對測試只能檢查出較大範圍的視野缺損 (B)進行檢查時患者需配戴框架眼鏡 (C)受檢者需持續注視一指定位置 (D)進行右眼檢測時需將左眼遮住。（108 特生）

解析 正確答案為(B)。對照式視野測試時應指示患者移除眼鏡。

( ) 5. 關於指數視野(finger counting visual fields)測試，下列敘述何者不適當？ (A)檢查者與受檢者之間的空間需有明亮的照明，檢查室其他地方保持昏暗 (B)受檢者不需戴上眼鏡測試 (C)檢查者的視野需正常 (D)檢查者比出 3 根手指頭，再進行測試為宜。（109 特生二）

解析 正確答案為(D)。避免伸出三隻手指，因為會容易與兩隻或四隻手指混淆。

( ) 6. 關於正切視野圖測驗(tangent screen testing)，下列敘述何者錯誤？ (A)可測量中央視野 30°位置 (B)需戴著矯正度數的單眼測驗 (C)$1m^2$ 大的正切圖會比 $2m^2$ 大的正切圖來的更仔細跟精準 (D)最好的燈光是均勻的 7 foot-candles。（106 花東）

解析 正確答案為(C)。$2m^2$ 大的正切圖較仔細跟精準。

( ) 7. 切面平面式視野器(tangent screen field test)的檢查距離一般為多少 cm？ (A)50 (B)75 (C)100 (D)125。（108 特生）

解析 正確答案為(C)。切面平面式視野器(tangent screen field test)的檢查距離為 1m，也就是 100cm。

(　　) 8. 有關視野檢查的敘述，下列何者錯誤？ (A)阿姆斯勒方格檢查(Amsler grid test)可檢查中心 10 度視野 (B)利用視野機進行視野檢查，須要先確認瞳孔必須小於 3 mm (C)比較性視野(confrontation field testing)利用檢查者與被檢者的視野狀況做比較 (D)視野機的檢查會比篩檢視野檢查更精細。 (108 專高)

解析 正確答案為(B)。瞳孔小於 3 mm 會造成視野檢查的誤差增加。

(　　) 9. 關於視野，下列敘述何者錯誤？ (A)正常人的顳側視野大於鼻側，下側視野大於上側 (B)若檢查者視野不正常，不適合使用指數視野(finger counting visual field)測試 (C)大部分的視野缺陷都會反應在中央 30 度的視野中 (D)視野檢測靈敏度以焦耳(J)為單位，為紀念物理學家詹姆斯．焦耳而命名。 (109 特生一)

解析 正確答案為(D)。視野檢測的單位為 dB。

(　　) 10. 使用 3 公釐以下視標或小白球進行視野篩檢(screening visual fields)時，下列敘述何者正確？ (A)在全亮室檢查 (B)患者頭部不動，眼睛追蹤視標移動直至超過可見範圍為止 (C)視標由眼前中間開始為第一方位，向外沿子午線八方位移動 (D)若受檢者有近用處方，檢查時不需要配戴矯正眼鏡。 (109 專普)

解析 正確答案為(D)。視野篩檢時，周圍燈光較暗；檢查時眼睛注視固定目標不動；視標由外向內移動直到看見為止。

(　　) 11. 患有老花眼的受檢者，在執行下列那項檢測時須戴近用矯正眼鏡？ (A)阿姆斯勒方格檢查 (B)視野篩檢 (C)筆燈搖擺照射測試(swinging flashlight test) (D)直接瞳孔反應(direct pupil response)。 (109 特生二)

解析 正確答案為(A)。阿姆斯勒方格檢查時需戴近用矯正眼鏡，視野篩檢、筆燈照射測試瞳孔反應不應戴鏡框眼鏡。

(　　) 12. 正常眼的視野範圍具有生理性限制，依照範圍由大至小排列，下列何者正確？ (A)顳側＞上方＞下方或鼻側 (B)鼻側＞上方＞顳側或下方 (C)下方或鼻側＞顳側＞上方 (D)顳側＞下方＞鼻側或上方。

(110 專普)

解析 正確答案為(D)。鼻側 60 度，顳側 90~100 度，上面 60 度，下面 75 度。

(　　) 13. 有關阿姆斯勒方格表(Amsler grid)檢查，下列敘述何者錯誤？ (A)可以做為黃斑部病變的篩檢 (B)檢查距離一般為 6m (C)可用於當受檢者有視力下降或視物變形(metamorphopsia)等症狀時的篩檢 (D)檢查方法通常為單眼分別檢查。 （111 專普）

解析 正確答案為(B)。阿姆斯勒方格表(Amsler grid)檢查為近距離的檢查。

3-12 瞳距(interpupillary distance, PD)

為兩眼瞳孔中心之間的距離，看遠時兩眼視線接近平行，此時為遠用瞳距；而看近時兩眼會稍微內聚，此為近用瞳距。所要看的物體距離眼睛越近，雙眼瞳孔內聚就會越多，近用瞳距也會越小。一般人群成年男性遠用瞳距的平均值為 64mm，40cm 工作距離的近用瞳距為 60mm。

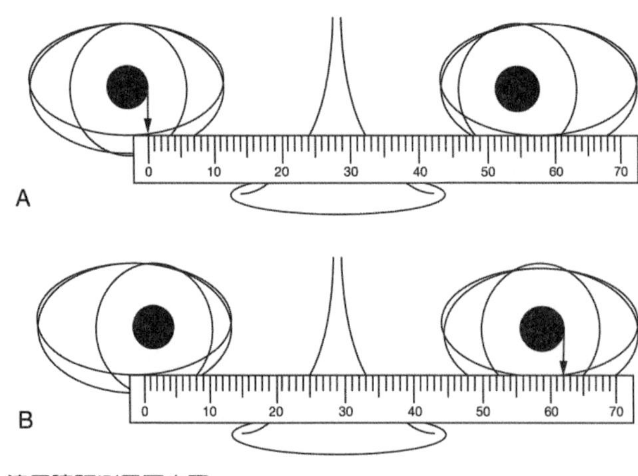

遠用瞳距測量兩步驟

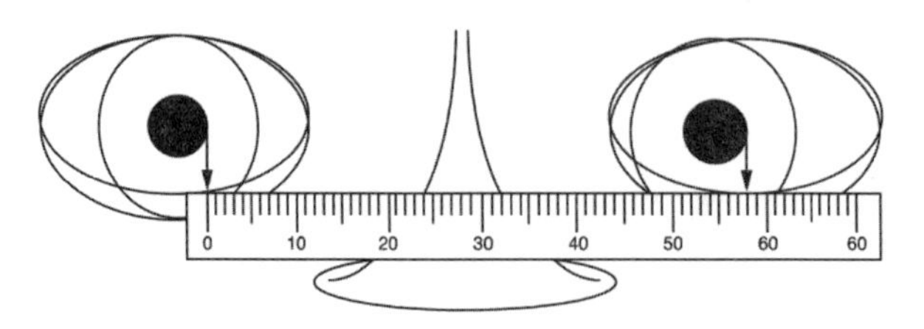

近用瞳距測量一步驟

圖 3-11　遠用及近用瞳距

測量時檢查者與被測者面對面，由於遠用瞳距為患者注視遠方時所測量的數據，但在患者眼前測量時會擋住患者的視線，因此要分為兩個步驟，第一個步驟先請患者注視檢查者的左眼，檢查者自己閉上右眼，將 PD 尺的 0 對準患者右眼的瞳孔中央反射光點（或瞳孔邊緣、虹膜邊緣），第二步驟再請患者注視檢查者右眼，檢查者閉左眼以右眼觀察患者左眼的孔中央反射光點（或同側瞳孔邊緣、虹膜邊緣），即為遠用瞳距。

近方瞳孔測量用一個步驟即可，請患者看檢查者的左眼或右眼，測量兩眼瞳孔中央反射光點（或同側瞳孔邊緣、虹膜邊緣）的間距。或亦可用計算方式，利用等邊三角形比例，遠用瞳距／近用瞳距＝物體至眼球旋轉中心距離／物體至眼鏡平面距離（工作距離），其中眼鏡平面至眼球旋轉中心的距離假設為 2.7cm，如圖所示。

假如以工作距離 40cm 來計算，近用 PD 約為遠用 PD 的 0.94 倍左右。

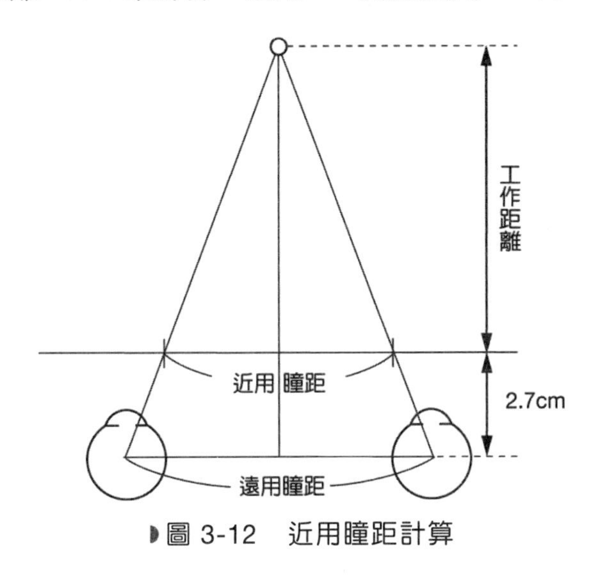

圖 3-12　近用瞳距計算

歷屆試題

(　) 1. 有關瞳孔距離(interpupillary distance, PD)測量的描述，下列何者錯誤？(A)工作距離愈短時，須設置的瞳孔距離愈小　(B)成年男性平均遠用瞳孔距離為 60 mm，近用瞳孔距離為 55 mm　(C)測量瞳孔距離時，可測量兩眼瞳孔中央反射光點距離或同側輪部邊緣（左或右）距離　(D)以瞳距尺(PD ruler)測量近用瞳孔距離時，測量者必須閉上單眼。

（107 專普）

解析 正確答案為(B)。一般人群成年男性遠方瞳距的平均值為 64mm，40cm 工作距離的近方瞳距為 60mm。

(　) 2. 看遠瞳距為 65 mm 的患者，在 40 cm 閱讀距離的瞳距最接近多少？(A)57 mm　(B)59 mm　(C)61 mm　(D)63 mm。（108 專高）

解析 正確答案為(C)。假如以工作距離 40cm 來計算，近用 PD 約為遠用 PD 的 0.94 倍左右。$65 \times 0.94 = 61.1$。

(　) 3. 測量受驗者近距離的瞳距，在 30 公分的瞳距比 40 公分來得小，這是因為眼球增加：　(A)發散　(B)調視　(C)內聚　(D)縮瞳。（109 專普）

解析 正確答案為(C)。看近時兩眼會內聚，距離越近須內聚越多。

(　) 4. 若根據受測者的遠方瞳距與平時的近用閱讀距離進行計算，下列選項何者之近用眼鏡瞳距最大？　(A)遠方瞳距為 60mm，平時近用閱讀距離為 40cm　(B)遠方瞳距為 62mm，平時近用閱讀距離為 30cm　(C)遠方瞳距為 64mm，平時近用閱讀距離為 20cm　(D)遠方瞳距為 66mm，平時近用閱讀距離為 50cm。（112 專高）

解析 正確答案為(D)。近用瞳距正比於遠用瞳距，反比於近用距離，因此為選項 D。

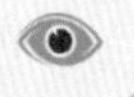

3-13 眼壓測量

人眼平均眼壓在 15.5mmHg，正常眼壓範圍在 8~23mmHg 之間，但眼壓高不代表一定是青光眼，而眼壓正常也不一定就不是青光眼，還需要檢查視神經頭及視野才能幫助診斷。兩眼的差異超過 2mmHg 即為顯著，每日變動在 3~4mmHg 是正常的，患者年齡也須考量，眼壓會隨年齡增加。

GOLDMANN 壓平眼壓計(GOLDMANN APPLANATION TONOMETRY)以直接接觸方式作眼壓測量，檢查時要使用表面麻藥及螢光染色劑，角膜越薄讀數越低，屈光手術後的患者也會影響。非接觸式眼壓計(NONCONTACT

TONOMETRY)以氣壓方式測量眼壓而非直接接觸，可避免感染及適用於眼球前表面受傷的患者。

歷屆試題

(　) 1. 有關眼壓測量的敘述，下列何者正確？ (A)角膜厚度可能影響壓平式眼壓計(applanation tonometer)測量的數值 (B)當眼壓高於 22 mmHg 即可診斷為青光眼 (C)戴著隱形眼鏡並不會影響眼壓測量數值 (D)一般而言，氣壓式眼壓計較 Goldmann 眼壓計更為準確。 （108 專普）

解析 正確答案為(A)。壓平式眼壓計角膜越薄讀數越低。眼壓高不代表一定是青光眼，檢查時不能戴隱形眼鏡，Goldmann 眼壓計為直接接觸式測量，較為準確。

3-14 初步檢查綜合

以上除單項項目理解外，也須對於所有項目做綜合分析，每一項目的檢查目的、設定、流程、紀錄與預期值都需注意。可見表 3-4。

表 3-4 初步檢查相關設定

檢查項目	矯正	燈光	單雙眼	視標
視力	未矯正與矯正	視力表有適當燈光及足夠對比	單眼與雙眼	視力表
調節幅度	遠用矯正	視標有良好照明	通常單眼（雙眼亦可）	比近用視力大一至兩行之單行視標
色彩視力	近用矯正	正確色溫燈光	單眼	測試本
遮蓋測試	遠用矯正	良好照明	雙眼	比較差眼最佳視力大一行之單一調節性視標
立體視	近用矯正	良好照明	雙眼	測試本

▶表 3-4　初步檢查相關設定（續）

檢查項目	矯正	燈光	單雙眼	視標
魏氏四點	遠用矯正	良好照明	雙眼	魏氏四點
聚合近點	近用矯正	良好照明	雙眼	筆燈、調節性視標
赫斯伯格測試	不戴眼鏡	良好照明	雙眼	筆燈
布魯克諾測試	不戴眼鏡	燈光較暗	雙眼	直接式眼底鏡
眼外肌測試	不戴眼鏡	良好照明	雙眼	筆燈
瞳孔反應	不戴眼鏡	燈光較暗	雙眼	遠方最大視標或光點
視野測試（對照式）	不戴眼鏡	檢查者與被檢者之間有足夠照明，周圍暗	單眼	檢者眼睛
瞳孔間距	不戴眼鏡	良好照明	雙眼	檢者眼睛

歷屆試題

(　) 1. 進行下列檢測項目時，那種項目的使用設備不需要準備筆燈？ (A)瞳孔反應檢查(pupillary responses) (B)眼外肌檢查(extraocular motilities, EOM) (C)調節幅度檢查(amplitude of accommodation, AA) (D)赫斯伯格檢查(Hirschberg test)。（109 特生一）

解析 正確答案為(C)。調節幅度檢查須使用調節性視標，不可使用筆燈。

(　) 2. 有關眼初步檢查的步驟與目的說明，下列敘述何者正確？ (A)亂點立體視檢查，需要配戴偏光片後單眼檢查 (B)赫斯伯格檢查，如果兩眼的角膜反射光點相對位置不相同，表示受測者有斜視 (C)石原氏色彩檢查(Ishihara color test)可以區分紅綠和藍黃色弱 (D)內聚近點檢查(near point of convergence, NPC)需要找出視標模糊的距離。（109 特師一）

解析 正確答案為(B)。亂點立體視檢查為雙眼測驗。石原氏色彩檢查無法區分藍黃。內聚近點檢查紀錄破裂點與回復點。

(　) 3. 有關魏氏四點、D-15、遮蓋測試、科林斯基檢查(Krimsky test)、亂點 E 卡等 5 項眼初步檢查，其主要目的對應者依序為何？①斜視和斜位 ②

斜視偏移量 ③立體視 ④平面融像 ⑤色彩辨別力 (A)⑤②①③④ (B)②④③①⑤ (C)③⑤②④① (D)④⑤①②③。 (109 特師一)

解析 正確答案為(D)。魏氏四點-4 平面融像，D-15-5 色彩辨別力，遮蓋測試-1 斜視和斜位，科林斯基檢查(Krimsky test)-2 斜視偏移量，亂點 E 卡-3 立體視。

( ) 4. 下列那些檢測項目可以全程在明亮的環境中進行？ (A)遮蓋測試 (B)紅綠測試(duochrome test) (C)布魯克納測試(Brückner test) (D)瞳孔檢查。 (110 專普)

解析 正確答案為(A)。可參照表 3-4，(B)(C)(D)選項都是在較暗環境之下檢查。

( ) 5. 常見的眼初步檢查(entrance tests)項目不包含下列何者？ (A)馮格瑞費(von Graefe)檢查 (B)遮蓋檢查(cover test) (C)布魯克納(Brückner)檢查 (D)赫希伯格(Hirschberg)檢查。 (110 專高)

解析 正確答案為(A)。馮格瑞費(von Graefe)檢查屬於雙眼視機能檢查之一。

( ) 6. 下列何者為關於近點調節(near point of accommodation, NPA)及近點聚合(near point of convergence, NPC)之正確觀念？ (A)近點調節為雙眼(binocular)測驗，近點聚合為單眼(monocular)測驗 (B)近點調節是以推近法(push-up test)進行測驗，近點聚合則是以加負度數進行測驗 (C)近點調節的終點為模糊點(blur point)，近點聚合可能的終點之一為破裂點(break point) (D)近點調節是近距離融像(fusion)測驗，近點聚合是近距離聚散準確性(vergence accuracy)測驗。 (106 花東)

解析 正確答案為(C)。近點調節為單眼測驗，近點聚合為雙眼測驗。近點聚合則是以視標推近進行。近點調節是近距離調節幅度測驗，近點聚合是近距離聚散幅度測驗。

( ) 7. 關於雙眼視覺機能檢查，下列何者正確？ (A)遮蓋－去遮蓋測試(cover-uncover test)，是檢測有無弱視的重要檢查 (B)可以利用角膜光反射檢查(corneal light reflex test)來估計不合作病人的斜視角度 (C)可以把兩個水平稜鏡(horizontal prisms)堆疊起來以測試水平斜視 (D)kappa 角(angle kappa)不會影響角膜光反射檢查(corneal light reflex test)的檢測。 (106 花東)

.

解析 正確答案為(B)。檢測有無弱視主要參考矯正後的視力。假如以稜鏡分離方式測試眼位偏斜，如 von Graefe ，設定為一眼水平稜鏡一眼垂直稜鏡。kappa 角為角膜光反射檢查(corneal light reflex test)的參考點。

(　) 8. 關於雙眼視覺機能檢查，下列何者錯誤？　(A)魏氏四點檢查(Worth four-dot test)是用來檢測是否有抑制盲區(suppression scotoma)　(B)立體感的檢測，使用輪廓式的立體圖(contour stereopsis test)可以避免單眼的提示線索(monocular cue)，病人比較不容易猜對　(C)紅色鏡片檢測（red-glass test）可以得知病人是否有抑制現象(suppression)　(D)巴戈里尼鏡片(Bagolini lenses)可以測試視網膜的對應(retinal correspondence)與抑制現象。（106 花東）

解析 正確答案為(B)。Contour 輪廓式，又稱為局部式，缺點是無立體視者，使用單眼暗示可能會猜到正確答案。

(　) 9. 有關眼軸眼位相關檢查，下列敘述何者正確？　(A)進行赫希柏格檢查(Hirschberg test)觀察視網膜的反光點　(B)遮蓋－去遮蓋檢查(cover-uncover test)用來確定有無隱斜位或斜視　(C)用直接眼底鏡照射眼睛，觀察眼底反射光的檢查稱為科林斯基檢查(Krimsky test)　(D)布魯克諾檢查(Brückner test)中，較黑較暗的紅反射眼可能有斜視、介質不透明等問題。（111 專高）

解析 正確答案為(B)。赫希柏格檢查(Hirschberg test)觀察角膜表面的反光點。用直接眼底鏡照射眼睛，觀察眼底反射光的檢查稱為布魯克諾檢查(Brückner test)。布魯克諾檢查(Brückner test)中，較白較亮的紅反射眼可能有斜視、介質不透明等問題。

(　) 10. 有關眼初檢之期望值的敘述，下列何者錯誤？　(A)成年人立體視為 20 秒角　(B)近點內聚力破裂點 3~5cm，回復點 5~7cm　(C)眼外肌運動檢查平順、準確、廣泛　(D)近距離遮蓋檢查 3 個稜鏡內隱斜位。（111 專高）

解析 正確答案為(D)。近距離遮蓋檢查 3 個稜鏡外隱斜位。

(　) 11. 下列檢查：馬竇氏鏡檢查(Maddox rod test)、方斯沃斯－孟賽爾(Farnsworth Munsell 100 Hue Test)、手 電筒搖擺檢查(the swinging flashlight test)、阿姆斯勒方格表檢測(Amsler chart)、亂點 E 檢測

(Random Dot E test)等檢查，其檢測目的之對應者依序為何？①瞳孔功能檢查、②立體感檢查、③黃斑部功能檢測、④色覺檢查、⑤斜視偏移量 (A)⑤④①③② (B)⑤①③④② (C)①④⑤③② (D)④③②⑤①。 (113專高)

解析 正確答案為(A)。馬竇氏鏡檢查(Maddox rod test)為眼位檢查，斜視偏移量。方斯沃斯－孟賽爾(Farnsworth Munsell 100 Hue Test)為色覺檢查。手電筒搖擺檢查(the swinging flashlight test)為瞳孔功能檢查。亂點E檢測(Random Dot E test)為立體感檢查。

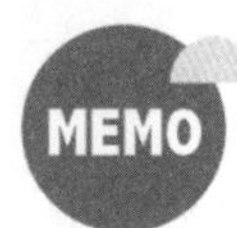
MEMO

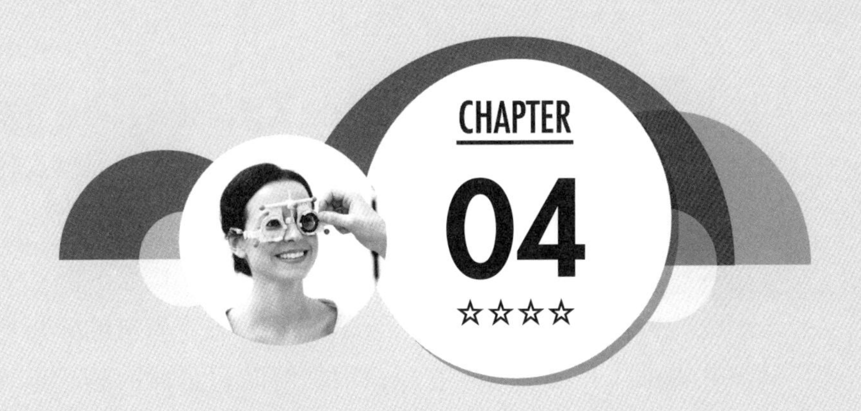

非斜視性雙眼視機能異常

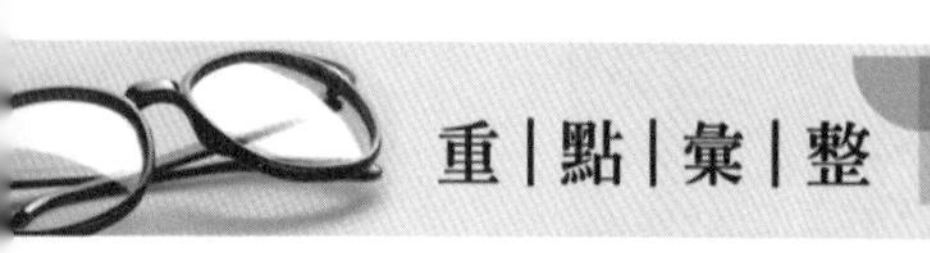

接下來的第四章《非斜視性雙眼視機能異常》與第五章《斜弱視》為驗光師與驗光生於驗光學考試主要的區別。本章內容多且難度高，然而考題卻於近兩年不斷增加，顯示本章於國考中實具有篩選考生的重要意義。

本章內容將分為三個部分：第一是調節的概念、評估方式與異常處置；第二是聚散的概念、評估方式及第三是雙眼視機能異常的分析與處置。調節與聚散之間彼此聯動，互相影響。在分析與理解時可分開討論，但實際上為同時發生與作用。視覺功能的基本目標為眼前所見的視野範圍內都能有清晰且單一的雙眼視覺。

雙眼視覺的優點是一加一大於二的概念，兩個眼睛有基本的備用概念，一隻眼睛受傷還有另一隻眼睛可以看，雙眼的視力及對比敏感度等將比單眼有所提升，雙眼視野也比較寬廣，最重要的是雙眼融像後將有立體感，有了距離的概念，綜合以上這些，能提供人類一個高效率的視覺狀態。

但額外的一隻眼睛並不是沒有缺點，當兩眼無法合作而出現異常時，將帶來疲勞、痠痛、複影等症狀，嚴重時甚至會導致斜視或弱視等。因此首先需要對於雙眼視覺概念有所瞭解，然後作出評估，接著分析異常數據加以分類，最後才能根據異常狀態給與適當的處置。

4-1 調節功能評估與異常

調節為視覺功能當中調整不同距離影像清晰的能力，此處將分為調節基本概念、評估方式及異常處置三個部分說明。

一、調節概念

在先前的屈光不正與初步檢查當中都有相關於調節的觀念，在此再作進一步闡述，調節為當眼睛受到視覺刺激（主要是模糊）時，引起改變水晶體的屈光強度，進而改變整個眼球光學系統的焦距，使物像能保持清晰對焦在視網膜上的反射性過程。而**調節**與**雙眼內聚**、**瞳孔縮小**三者會同時作用稱為近距三聯動現象。

當物體靠近眼睛時，光束呈現發散狀態，眼睛為了保持清晰將提高眼睛屈光力，所以近物對調節將造成刺激，距離越近刺激越強，因此調節刺激為距離（以 m 為單位）倒數，以屈光度為單位。另一種使光束發散的方式為在眼前置入額外的負鏡片，這同樣會對調節造成刺激，此時調節刺激值等於負鏡片度數。因此調節的刺激有兩種方式，近物及額外的負鏡片，兩種可以分開也可以併用。

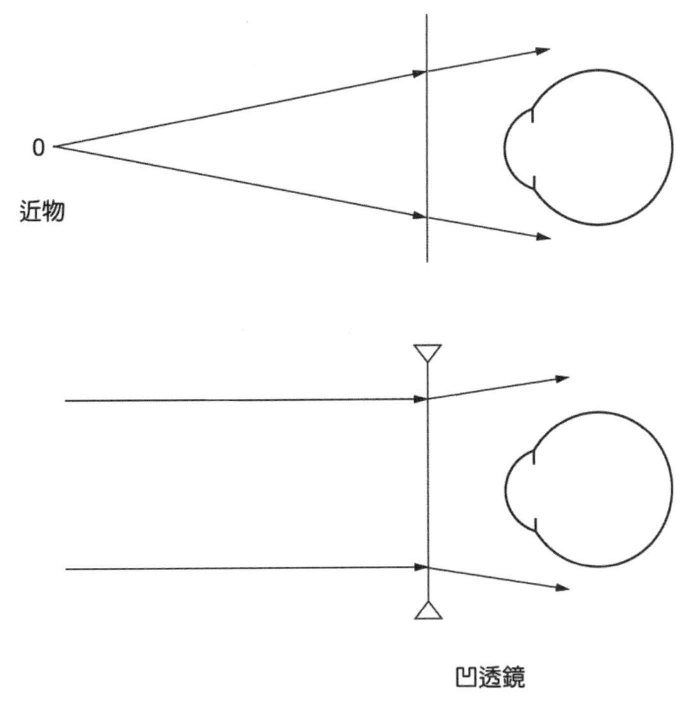

圖 4-1　調節的兩種刺激方式

例如：物體位於無限遠處，對眼睛的刺激為無限大的倒數即為 0。而若物體距離眼睛 40cm，則對眼睛造成的調節刺激為 $1/0.4=2.50\text{D}$，等同於眼前置入額外的 –2.50D 鏡片。若注視眼前 20cm 的物體，且於眼前置入額外的 –1.00D 鏡片，則調節刺激總共 $5+1=6.00\text{D}$。

口語上常以調節力的稱呼來代替調節刺激，而近物離眼睛的距離臨床上是從物體計算至眼鏡平面的距離，也常稱為工作距離或測試距離。

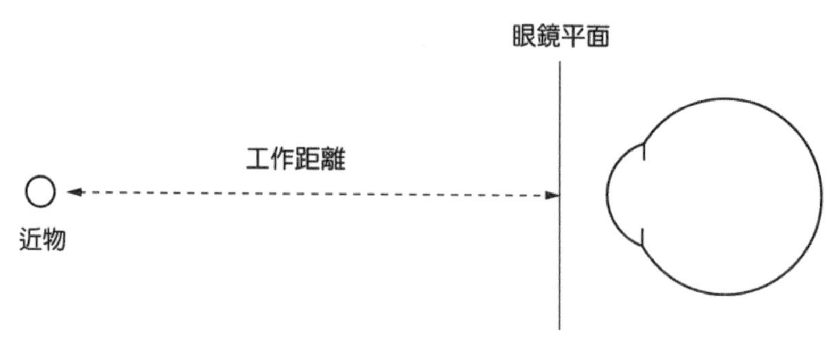

圖 4-2　調節刺激的計算

歷屆試題

(　) 1. 當眼球看近物時，會出現下列那些反應？①眼球內聚(convergence) ②眼球外展(divergence) ③瞳孔縮小(miosis) ④瞳孔放大(mydriasis) ⑤調節作用(accommodation)　(A)①③⑤　(B)①④⑤　(C)②③⑤　(D)②④⑤。　（106 特師）

解析 正確答案為(A)。調節（睫狀肌收縮，水晶體變厚）與雙眼內聚、瞳孔縮小三者會同時作用稱為近距三聯動現象。

(　) 2. 下列何者不是瞳孔近距離反應測試(near response test)的反應？　(A)瞳孔收縮反應(pupillary constriction)　(B)眼球震顫(ocular nystagmus)　(C)眼調節(accommodation)　(D)眼內聚(convergence)。　（106 特生）

解析 正確答案為(B)。眼球震顫(ocular nystagmus)並非近距三聯動現象。

(　) 3. 老花眼者喜歡在較亮光照明下閱讀，主要是因為下列何種原理？　(A)針孔原理　(B)近距離反射(near reflex)　(C)融像內聚(fusional convergence)　(D)生理性調節(physiological accommodation)。　（106 專普）

解析 正確答案為(A)。亮光照明引起瞳孔縮小，造成類似針孔現象。

(　) 4. 有關眼睛近反射(near reflex)的敘述，下列何者正確？　(A)球向外互相分離，瞳孔收縮，睫狀肌收縮，水晶體變厚　(B)眼球向內聚，瞳孔收縮，睫狀肌放鬆，水晶體變薄　(C)眼球向內聚，瞳孔收縮，睫狀肌收縮，水晶體變厚　(D)眼球向外互相分離，瞳孔收縮，睫狀肌放鬆，水晶體變薄。　（109 專普）

解析 正確答案為(C)。調節（睫狀肌收縮，水晶體變厚）與雙眼內聚、瞳孔縮小三者會同時作用稱為近距三聯動現象。

(　) 5. 下列何者不是眼球近反應(near reflex)的變化？ (A)調節力(accommodation)增加 (B)內聚(convergence) (C)縮瞳(pupil constriction) (D)水晶體韌帶(zonular ligament)縮緊。 (111專普)

解析 正確答案為(D)。調節時水晶體懸韌帶(zonular ligament)鬆弛。

(　) 6. 驗光檢查時，為了刺激單眼的調節作用，使用下列何種鏡片最合適？(A)稜鏡 (B)凹透鏡 (C)凸透鏡 (D)偏光鏡。 (110專普)

解析 正確答案為(B)。額外的凹透鏡(負鏡片)為刺激調節作用的其中一種方式。

(　) 7. 下列何者通常不需要正常雙眼視覺作用？ (A)調節作用(accommodation) (B)立體視(stereopsis) (C)圖像—背景分離(figure-ground separation) (D)表面材質感知(surface material perception)。 (109特師一)

解析 正確答案為(A)。調節作用為單眼作用，但可作為雙眼視覺的間接評估。

二、調節功能評估

調節功能的評估可分為第一個調節的極大值（力量）評估，稱為調節幅度檢查（第三章初步檢查中的推進法即為調節幅度檢查的其中一種方式），另外還有一個類似的檢查就是在特定距離的相對調節，包括負相對調節與正相對調節（請參閱第二章當中的近距離屈光檢查），因為是雙眼的測試值，同時也是聚散的相關檢查之一。第二個是代表調節精確程度的調節反應檢查（同樣參閱第二章的近距離屈光檢查），以及第三個代表調節靈敏程度的翻轉鏡檢查。

(一) 調節幅度

調節所能作用最大的程度為調節幅度(amplitude of accommodation)，因為眼睛可以被兩種方式刺激，一種是將物體逐漸移近至無法看清楚的位置測量距離，這種方式稱為「**推近法(push up)**」，通常為初步檢查的一部分。若為已矯正眼睛，則距離倒數即為調節幅度大小，例如：在眼前 10cm 處出現持續模糊，則其調節幅度為$1/0.1=10.00$D。若為未矯正眼睛則調節幅度為遠點與近點屈光度之差，例如：若一未矯正近視眼 –5.00D，其遠點將在眼前 $1/5 = 0.2$m 處，若最近能看到眼前 10cm 處，則近點屈光度為 –10.00D，調節幅度即為兩者之差 5.00D，所以矯正狀態下的檢查會較為方便。某些對此檢查方式無法了解的患者，例如：兒童或不清楚模糊感覺的患者，也可將此方式更改為**移遠式檢查(pull away or push down)**，從距眼睛很近的位置開始然後逐漸移離患者，直到患者恰好看清視標，將此距離記錄下來。此方式會比近點稍微遠一些，有些研究者認為這樣能較精確地決定近點（文獻六）。關於推近法與移遠法兩者的比較在不同研究與文獻中有不同的結果，早期有些研究認為推近法較高，較新的研究發現兩者統計上並無區別（文獻六與文獻八）。或者一種折衷的做法是兩種檢查方式皆執行，再將數據平均，因為推近法容易稍微過度估計，而移遠法容易稍微估計不足。另一個相關的因素是手持視標的對象，若由患者自己手持視標移動，調節幅度會大一些（文獻六）。

另一種方式為視標在固定距離（通常為 40cm），然後在眼前不斷加入負度數鏡片至無法看清，這種方式稱為「**負鏡片法(minus lens to blur)**」。調節幅度為所加入負鏡片總度數，再加上工作距離 40cm 所造成的 2.50D 調節。例如：若額外加入 –8.00D達到持續模糊，則眼睛調節幅度為 8.00D 加上 2.50D 等於 10.50D。

推近法因視角的關係，視標會隨距離靠近逐漸放大，另一方面負鏡片法則會不斷因負度數加入使視標縮小，因此通常同一人用負鏡片法所測得數據會小於推進法 2D。根據（文獻一）有些作者會在負鏡片法中將視標移至 13 英吋(33cm)處，以補償視標縮小的效應，但此時的調節仍計為 2.50D 而非 3.00D，且將視標大小設為 0.62M，而非近距離的 20/20。

調節幅度表示調節最大作用的程度，不管用何種方式測量皆沒有負值，必定大於等於零。調節幅度與年齡直接相關，從 5 歲到大約 52 歲，逐年遞減約 0.30D，可用兩種方式預估，第一個是霍夫斯泰特公式(Hofstetter's formulas)：

- 最小調節幅度 $15 - 0.25 \times$ 年齡
- 平均調節幅度 $18.5 - 0.3 \times$ 年齡
- 最大調節幅度 $25 - 0.4 \times$ 年齡

通常以平均公式預估該患者於該年齡的調節幅度，但若實測時小於最小調節幅度，表示有調節不足現象。兩眼之調節幅度相差應在 1.00D 以內。

第二個是 Donder's table，查詢下表可知調節幅度。

表 4-1 Donder's table

年齡	幅度	年齡	幅度
10	14.00	45	3.50
15	12.00	50	2.50
20	10.00	55	1.75
25	8.50	60	1.00
30	7.00	65	0.50
35	5.50	70	0.25
40	4.50	75	0.00

除各單眼的測量之外，調節幅度也可執行雙眼測量，反應了雙眼內聚近物時最大可能的調節，額外增加了內聚性調節(vergence accommodation)，數值通常較單眼調節幅度增加約 0.50D。

歷屆試題

( ) 1. 正視前方 50 公分物體時的調節力為多少屈光度(D)？ (A)5.00D (B)0.50D (C)1.00D (D)2.00D。 (106 特生)

解析 正確答案為(D)。1÷0.5=2.00D。

( ) 2. 眼球的調節幅度是指調視作用在何處所需之屈光力？ (A)從遠點到無限遠 (B)從近點到無限遠 (C)從遠點到近點 (D)從遠點到眼前。 (108 特師)

解析 正確答案為(C)。遠點至近點屈光力之差。

( ) 3. 一位正視眼老花受測者(emmetropic presbyope)戴上+1.50D 閱讀眼鏡進行推近法測試(push-up test)時，在 16 公分處視力達到模糊。下列何者為他的老花幅度(presbyopic amplitude)或加入度的近用範圍(in-range of ADD)？ (A)+1.50 D (B)+4.75 D (C)+6.25 D (D)+7.75 D。 (106 花東)

解析 正確答案為(B)。(1÷0.16) = 6.25D，6.25−1.50 = 4.75。

(　) 4. 有關調節幅度的敘述，下列何者最不恰當？　(A)可以是單眼，也可以是雙眼的測量　(B)最好在驗光後，以驗光之後的度數實施這項測驗　(C)最好使用史耐倫視力表 0.1 的視標大小當作測試的目標　(D)通常使用推近法(push-up)，若對幼小患童無法了解「模糊點」，可以使用移遠法(pull-away)。　(108 專普)

解析 正確答案為(C)。視標大小建議為 20/30 約 0.67。

(　) 5. 下列有關調節幅度(amplitude of accommodation)檢查的敘述，何者正確？　(A)必須在雙眼狀態下檢查　(B)推近法(push-up method)所測得調節幅度，常較負鏡片法(minus lens method)低　(C)使用小視標，將測得較小調節幅度　(D)調節幅度隨年齡改變，每年約下降 0.5D。　(107 專高)

解析 正確答案為(C)。通常推近法(push-up method)所測得調節幅度較負鏡片法(minus lens method)高 2D。調節幅度隨年齡每年約下降 0.3D。

(　) 6. 測量調節幅度時，使用負鏡片模糊法(minus-lens-to-blur test)與推近法(push-up test)之間的差別，下列何者正確？　(A)近感知刺激調節(proximal stimulation to accommodation)在負鏡片模糊法是固定的，而在推近法會改變　(B)視標的改變在負鏡片模糊法為持續性(continuous)，而在推近法為間斷性(discrete)　(C)在進行測驗時，視標的影像大小之變化在負鏡片模糊法是較大於推近法　(D)負鏡片模糊法的調節力終點(accommodative endpoint)會比推近法還要好。　(108 特生)

解析 正確答案為(A)。視標的改變在負鏡片模糊法操作時因鏡片為 0.25D 改變，為間斷性(discrete)，而在推近法為持續性(continuous)。視標大小變化在推近法較顯著，測得數值亦較高。

(　) 7. 有關調節幅度之測量，下列何者最為正確？①在屈光度未矯正的遠視者(uncorrected hyperope)身上測量幅度較容易被低估　②在屈光度未矯正的近視者(uncorrected myope)身上測量幅度較容易被低估　③老花眼者的幅度偏低　④當焦點深度(depth of focus)範圍大時，幅度會偏低　(A)①②　(B)③④　(C)①③　(D)②④。　(107 特師)

解析 正確答案為(C)。未矯正遠視者因本身有使用調節克服遠視，所以測得數值會較低。而未矯正近視者因其屈光不正造成遠點移近，所測得數值將較高。當瞳孔較小引起之焦深較大時，模糊感覺較不易出現，所測得數值將較大。

( ) 8. 雙眼調節幅度(amplitude of accommodation)一般來說大於單眼調節幅度，下列何種效應最可能造成此現象？ (A)調節內聚(accommodative convergence) (B)焦深(depth of focus) (C)內聚調節(convergence accommodation) (D)融像性聚散(fusional vergence)。 (108 特師)

解析 正確答案為(C)。調節與內聚彼此為互相聯動現象，內聚也會造成調節刺激增強。

( ) 9. 在雙眼狀態下測量的調節幅度，常較單眼測量的數值高 1~2D。下列何者是造成此一現象的主因？ (A)調節性內聚(accommodative convergence) (B)近感知內聚(proximal convergence) (C)內聚性調節(convergence accommodation) (D)近感知調節(proximal accommodation)。 (108 專普)

解析 正確答案為(C)。調節與內聚彼此為互相聯動現象，內聚也會造成調節刺激增強。

( ) 10. 人類眼睛的調節幅度平均值，Donders 氏認為 55 歲的人大約是多少度？ (A)2.50D (B)1.75D (C)1.00D (D)0.50D。 (107 專普)

解析 正確答案為(B)。查表可知 55 歲的調節幅度大約 1.75D。若用 Hofstetter's formulas 計算平均調節幅度為 2D。

( ) 11. 只依據 Hofstetter 最小調節幅度公式，在 48 歲時其最小調節幅度是多少？ (A)5.80D (B)4.00D (C)3.00D (D)2.50D。 (106 專普)

解析 正確答案為(C)。最小為(15－0.25×年齡)=15－0.25×48=3.00D。

( ) 12. 根據 Hofstetter 最小調節幅度公式判斷，下列何者最可能有調節不足(accommodative insufficiency)的情形？ (A)20 歲患者，調節幅度 8.00D (B)30 歲患者，調節幅度 7.00D (C)40 歲患者，調節幅度 6.00D (D)50 歲患者，調節幅度 2.50D。 (107 特生)

解析 正確答案為(A)。最小為（15－0.25×年齡），所以計算出的最小值 A 為 10D，B 為 7.5D，C 為 5D，D 為 2.50D，選項 B 低於計算值 0.5D，A 小於計算值 2D，A 最有可能為調節不足。

( ) 13. 依據 Hofstetter 調節幅度方程式之最低期望值來計算，受檢者的最小調節幅度為 2D，則其年齡為下列何者？ (A)50 歲 (B)52 歲 (C)54 歲 (D)56 歲。 (107 特生)

解析 正確答案為(B)。最小為（15－0.25×年齡）等於 2D，年齡計算出為 52 歲。

( ) 14. 調節幅度隨年齡增加而下降，根據霍夫施泰特最低調節幅度公式 (Hofstetter's formula for minimum amplitude)，下列何年齡調節幅度計算結果的期望值為零？ (A)50 歲 (B)54 歲 (C)57 歲 (D)60 歲。 (108 特生)

解析 正確答案為(D)。最小為（15－0.25×年齡）等於 0，計算出的年齡為 60 歲。

( ) 15. 參考霍夫施泰特公式(Hofstetter's formulas)，一般 40 歲成人的平均調節幅度期望值約為何？ (A)5.0D (B)5.5D (C)6.5D (D)8.0D。 (108 專普)

解析 正確答案為(C)。平均調節幅度為（18.5－0.3×年齡），以 40 歲計算的平均調節幅度為 6.5D。

( ) 16. 按年齡經驗公式計算，60 歲的老年人調節幅度應為 (A)0.00D 到 1.00D (B)1.50D 到 2.00D (C)2.00D 到 2.50D (D)2.50D 到 3.00D。 (108 專高)

解析 正確答案為(A)。平均調節幅度為（18.5－0.3×年齡），以 60 歲計算的平均調節幅度為 0.50D。

( ) 17. 依據 Hofstetter's formula 公式計算，年齡 45 歲者其「平均」調節幅度期望值為多少？ (A)9.5D (B)6.5D (C)5.0D (D)3.5D。 (109 特師一)

解析 正確答案為(C)。平均調節幅度為（18.5－0.3×年齡），以 45 歲計算的平均調節幅度為 5.00D。

( ) 18. 50 歲的受測者利用 Hofstetter 公式計算調節幅度最小期望值，為下列何者？ (A)1.50D (B)2.50D (C)3.50D (D)4.50D。 (109 特生一)

解析 正確答案為(B)。調節幅度最小期望值為 $(15-0.25\times50)=2.50D$。

( ) 19. 患者年齡 50 歲，以霍夫斯泰特(Hofstetter)公式計算，其平均調節幅度為下列何者？ (A)3.5D (B)4.5D (C)5.5D (D)6.5D。 (109 特生二)

解析 正確答案為(A)。平均調節幅度為（$18.5-0.3\times$年齡），以 50 歲計算的平均調節幅度為 3.5D。

( ) 20. 使用霍夫史底特氏(Hofstetter's)幅度公式計算調節幅度(amplitude of accommodation, AA)時，若患者年紀 50 歲，期望的幅度平均值為何？ (A)2.50D (B)3.00D (C)3.50D (D)5.00D。 (113 專普)

解析 正確答案為(C)。平均調節幅度為（$18.5-0.3\times$年齡），以 50 歲計算的平均調節幅度為 3.5D。

( ) 21. 40 歲女性，依照 Hofstetter 公式計算，其正常調節幅度應該至少為：(A)4.0D (B)5.0D (C)6.0D (D)7.0D。 (109 特師二)

解析 正確答案為(B)。問題為至少，因此以最小期望值計算，$(15-0.25\times 40)=5.0\text{D}$。

( ) 22. 一般 40 歲的人，正常眼睛的最小調節幅度大約為多少？ (A)1.0D (B)2.5D (C)5.0D (D)7.5D。 (109 專普)

解析 正確答案為(C)。調節幅度最小期望值為$(15-0.25\times 40)=5.00\text{D}$。

( ) 23. 以 Hofstetter's 公式最小值計算 40 歲的個案，其 NPA(near point of accommodation)最大距離應為何？ (A)10 cm (B)15 cm (C)20 cm (D)25 cm。 (109 專高)

解析 正確答案為(C)。依照公式計算之調節值幅度為 5.0D，換算為距離為 1/5=0.2m=20cm。

( ) 24. 一般而言，四十歲以上的人戴上遠用眼鏡，調節幅度(amplitude of accommodation)下降至那個數值以下時，開始會閱讀困難，發生老花眼症狀？ (A)2.5D (B)3.0D (C)5.0D (D)7.0D。 (109 特師二)

解析 正確答案為(C)。問題為發生困難，因此以最小期望值計算，$(15-0.25\times 40)=5.0\text{D}$。

( ) 25. 參考 Hofstetter's 公式，32 歲患者的最大與最小調節幅度應分別接近下列何組數值？ (A)12.00 D；7.00 D (B)13.00 D；8.00 D (C)10.00 D；8.50 D (D)11.00 D；7.50 D。 (111 專高)

解析 正確答案為(A)。最大 25−0.4×32=12.2，最小 15−0.25×32=7。

(　) 26. 下列何種年齡，其眼球調節幅度(accommodative amplitude)約為 0.5D(diopter)到 1.0D(diopter)？ (A)15 歲 (B)30 歲 (C)45 歲 (D)60 歲。 (113 專普)

解析 正確答案為(D)。平均調節幅度為（18.5−0.3×年齡），以 60 歲計算的平均調節幅度為 0.5D。

(　) 27. 下列何種視力矯正方法可提供較大的視網膜影像，可是卻減少調節效率(accommodative efficiency)？ (A)用一般眼鏡矯正近視 (B)用隱形眼鏡矯正近視 (C)用隱形眼鏡矯正遠視 (D)用一般眼鏡或隱形眼鏡矯正近視或遠視沒有差別。 (108 專普)

解析 正確答案為(B)。近視眼以隱形眼鏡矯正距離瞳孔較近，能得到比一般鏡框眼鏡更大影像，但須付出較多調節力。

(　) 28. 關於調節檢查的敘述，下列何者錯誤？ (A)若屈光檢查程序不佳，可能造成其後的調節檢查結果誤差 (B)一般而言，雙眼的調節幅度差距在 2.00D 內皆為正常 (C)單眼弱視或者低視力，可能造成雙眼調節能力不均等 (D)單眼評估法(monocular estimation method, MEM)結果為 +1.00D，則患者有調節遲緩(lag of accommodation)。 (109 特生一)

解析 正確答案為(B)。兩眼之調節幅度相差應在 1.00D 以內。

(　) 29. 受測者為正視眼，以推進法測量其調節幅度(amplitude of accommodation)為 8D，其調節近點(near point of accommodation)為下列何者？ (A)6.5 cm (B)8.5 cm (C)10.5 cm (D)12.5 cm。 (108 特生)

解析 正確答案為(D)。$1/8 = 0.125\text{m} = 12.5\text{cm}$。

(　) 30. 有關近點調節(near point of accommodation)，何者錯誤？ (A)近點調節是受測者可以看清楚的最近距離 (B)一個正視眼，其調節幅度為 3D，則其近點調節為 33 公分 (C)一個近視−3D 的眼睛，其調節幅度為 3D，戴上近視眼鏡矯正後，其近點調節為 16.7 公分 (D)一個遠視 3D 的眼睛，其調節幅度為 3D，未配戴眼鏡矯正，其近點調節為無限遠。 (106 花東)

解析 正確答案為(C)。近視−3D 的眼睛矯正後，遠點在無限遠，調節幅度 3D，近點在眼前 1/3=0.33m。

( ) 31. 執行調節近點推近法(push-up)檢查時，若受檢者未戴眼鏡測得調節近點為 10 cm，後來又測得受檢者看遠有屈光異常 –2.00D，則受檢者正確調節幅度應為多少？ (A)6.00D (B)8.00D (C)10.00D (D)12.00D。 (109 特生一)

解析 正確答案為(B)。調節近點為 10 cm 換算為調節幅度 10.00D，但有屈光異常 –2.00D 未矯正，相當於戴上 ADD + 2.00D，因此調節幅度為 10.00D – 2.00D = 8.00 。

( ) 32. 一調節正常患者，近視–1.00DS 屈光異常未矯正，調節近點(near point of accommodation)位於眼前 20 cm，則其調節幅度為下列何者？ (A)3.00D (B)4.00D (C)5.00D (D)6.00D。 (110 專普)

解析 正確答案為(B)。調節近點為 20 cm 換算為調節幅度 5.00D，但有屈光異常–1.00D 未矯正，相當於戴上 ADD+1.00D，因此調節幅度為 5.00D–1.00D=4.00D。

( ) 33. 將+3.00DS 凸透鏡放置於正視眼眼前，測得調節近點為眼前 10 cm，此眼之調節幅度(accommodative amplitude)為多少？ (A)3D (B)7D (C)10D (D)13D。 (110 專高)

解析 正確答案為(B)。調節近點眼前 10 cm 換算為屈光度為 1/0.1=10D，但患者戴著+3.00DS 凸透鏡，表示其實際調節幅度須減去 3D，因此為 7D。

( ) 34. 受檢者看遠有+2.00DS 的遠視，戴上全矯正眼鏡後進行測試，使用推進法測得近點為 20cm，調節幅度應為多少？ (A)3.00D (B)5.00D (C)7.00D (D)7.50D。 (111 專普)

解析 正確答案為(B)。患者已全矯正，可視為正視眼。調節近點眼前 20 cm 換算為屈光度為 1/0.2=5.00D。

( ) 35. 下列關於調節力的檢查，何者錯誤？ (A)近點調節(near point of accommodation)可以請病人注視一個近的目標，通常是小號的印刷字例如 5 號字(5-point print)或者是 Jaeger 的 2 號字(Jaeger 2 type print)，然後把那個測試卡慢慢向眼睛靠近，直到病人覺得那個字變模糊 (B)普林斯尺(Prince rule)可以幫我們測試調節幅度(amplitude of accommodation) (C)球面透鏡法(method of spheres)可以先讓病人注視眼前 40cm 的閱讀目標，之後慢慢加上強一點的正度數的球面透鏡

(plus spheres)，直到該目標變模糊，這樣子就可以知道病人的調節幅度 (D)近點調節、普林斯尺、球面透鏡法都是測試病人調節幅度的方法。（106 花東）

解析 正確答案為(C)。球面透鏡為負鏡片法(minus lens to blur)，為逐漸加入負鏡片。

( ) 36. 一名正視眼患者，使用推進法(push-up)檢查，推測其單眼調節幅度(amplitude of accommodation)為 7D，請問他的調節近點(near point of accommodation)為下列何者？ (A)14.29 cm (B)28.57 cm (C)40 cm (D)7.14 cm。（112 專普）

解析 正確答案為(A)。(1/7)=0.1429m=14.29cm。

( ) 37. 調節正常患者，兩眼均遠視+2.00D 在未矯正狀態下看 33cm 距離時，須使用多少的調節力？ (A)2D (B)3D (C)5D (D)7D。（112 專普）

解析 正確答案為(C)。(1/0.33)=3D，遠視+2.00D 未矯正需 2D，3+2=5D。

( ) 38. 檢影鏡跟屈光檢查後顯示：雙眼+4.00DS，慣用眼鏡度數是+3.00DS，調節幅度是 5.75D，透過慣用眼鏡時的近點調節(near point of accommodation)距離最接近多少？ (A)10cm (B)15cm (C)20cm (D)25cm。（112 專普）

解析 正確答案為(C)。戴上慣用眼鏡還有+1.00DS 未矯正，需使用 1.00D 調節，調節幅度為 5.75D，使用 1.00D 之後還剩餘 4.75D，接近 5.00D，因此近點調節(near point of accommodation)距離接近 20cm。

( ) 39. 已知 45 歲正視眼(emmetropia)受檢者的調節幅度為 3.5D，配戴著+0.75D 閱讀眼鏡。若不考慮焦深(depth of focus)，則其最大清晰視覺範圍(range of clear vision)最接近下列何者？ (A)15~80cm (B)40~130cm (C)25~130cm (D)25~80 cm。（112 專普）

解析 正確答案為(C)。正視眼戴+0.75D 遠點為 1/0.75=133cm；調節 3.50D，近點為 1/(0.75+3.50)=23.53cm。

( ) 40. 受檢者的遠點位於眼後 2m，當其注視眼前 50cm 處電腦螢幕時，理論上須使用的調節力為下列何者？ (A)0.50D (B)1.00D (C)2.00D (D)2.50 D。（112 專普）

解析 正確答案為(D)。遠點位於眼後 2m 為遠視(1/2)=0.50D，未矯正時看遠需調節 0.50D，注視眼前 50cm 處電腦螢幕需調節(1/0.5)=2D，共需調節 2.50D。

(　) 41. 受檢者配戴-2.50D 的眼鏡，以推進法(push-up)檢查得知調節近點(near point of accommodation, NPA)位於眼前 8cm。若已知該眼實際的調節幅度為 10D，則其原有的遠距屈光不正為下列何者？ (A)近視−4.50D (B)近視−5.00D (C)近視−5.50D (D)近視−6.00D。 (112 專普)

解析 正確答案為(B)。調節近點位於眼前 8cm，換算為調節量等於(1÷0.08)=12.5D，實際的調節幅度為 10D，表示此時遠點為眼前(12.5−10)=2.50D，也就是還有近視−2.50D，但此時已配戴−2.50D，表示原有遠距屈光不正為−2.50−2.50=-5.00D。

(　) 42. 一名近視−3.50DS 的患者，其調節近點為眼前 10cm，其調節幅度(Amplitude of Accommodation)為 (A)6.50D (B)3.50D (C)1.00D (D)4.50D。 (113 專普)

解析 正確答案為(A)。未矯正時調節近點眼前 10cm 換算屈光度為 10D，近視−3.50 遠點為眼前 3.50D，10−3.50=6.50D。

(　) 43. 測量調節幅度(amplitude of accommodation, AA)檢查時，下列敘述何者錯誤？ (A)使用推進法測得可保持清晰之最短距離後，最後的紀錄結果是以公分為單位而非公尺 (B)測試目的在測量水晶體因近點刺激能改變焦點的能力 (C)為單眼進行測試 (D)可配戴近用老花眼鏡進行測試。 (113 專普)

解析 正確答案為(A)。使用推進法測得可持續模糊之最短距離。

(　) 44. 運用負鏡片檢查法(minus lens to blur)測量調節幅度，近用視標距離眼睛 40cm 處。在不考量負鏡片造成的視標影像縮小(minification of the target)的情況下，若最後紀錄受檢者的調節幅度為 4D，則總共放入多少負球面度鏡片來得出此調節幅度？ (A) −1.50DS (B) −2.50DS (C) −4.00DS (D) −6.50DS 。 (107 專普)

解析 正確答案為(A)。調節幅度為 4−2.5＝1.50D，表示檢查時總共加入−1.50D 鏡片。

( ) 45. 運用負鏡片檢查法(minus lens to blur)測量調節幅度，近用視標距離 33 公分，並以每次 –0.25DS 的間隔緩慢增加直至受檢者首次持續看不清楚(first sustained blur)視標為止，加入度為 –4.00DS。若要將負鏡片所造成的視標影像縮小(minification of the target)也列入考量，此受檢者的調節幅度為多少？ (A)3.50D (B)4.00D (C)6.50D (D)7.00D。 （107 特師）

解析 正確答案為(C)。此題根據文獻一，為了補償負鏡片法所造成的影像縮小，將視標置於 33cm 處，但調節需計算為 2.50D。因此 –4.00D 鏡片所造成的調節為 4.00D，加上 2.50D，總共為 6.50D。

( ) 46. 受檢者有+1.50D 遠視眼，在未配戴矯正眼鏡下，以負鏡片法(minus lens method)進行調節幅度測試。當視標置於 40 公分處，逐漸加入負球面度直到 –10.00D 時，受檢者開始感到視標持續模糊，則該眼的調節幅度為下列何者？ (A)8.50D (B)10.00D (C)11.00D (D)14.00D。 （109 專普）

解析 正確答案為(D)。+1.50D 遠視眼於未配戴矯正眼鏡有 1.50D 調節，–10.00D 為 10.00D 調節，40 公分需 2.50D 調節，共 1.50+10.00+2.50D＝14.00D。

( ) 47. 使用負鏡片法檢測調節幅度(amplitude of accommodation)時，將近用視標擺放於 33 公分處，假設受檢者遠距度數為 OU－2.00DS，逐步加入 –0.25DS，完成檢查後，綜合驗度儀上顯示的度數為 –5.00DS，則此受檢者的調節幅度最接近為何？ (A)3.00D (B)5.50D (C)6.00D (D)8.00D。 （109 專普）

解析 正確答案為(C)。33 公分需 3.00D 調節，–2.00 至 –5.00 共加入 –3.00D，需 3.00D 調節，因此共 3.00＋3.00＝6.00D。

( ) 48. 某患者兩眼均近視–5.50D，使用調節負鏡片法(minus lens to blur)測量調節幅度(amplitude of accommodation)，測試時慢慢的加負鏡片，雙眼均在–12.00D 因持續性的模糊(sustained blur)而停止，其調節幅度為何？ (A)6.50D (B)7.00D (C)8.50D (D)9.00D。 （111 專普）

解析 正確答案為(D)。–5.50D 到–12.00D 共加入–6.50D，需調節 6.50D，一般工作距離 40cm 需調節 2.50D，因此調節幅度總共 6.50D+2.50D=9.00D。

( ) 49. 正視眼用負鏡片測量眼球調節幅度，在 40cm 距離用了−2.00D 時，受檢者表示視標開始模糊，無法持續看清楚。則此眼的調節幅度是多少？ (A)1.50 D (B)2.50 D (C)3.50 D (D)4.50 D。 (111 專普)

解析 正確答案為(D)。−2.00D 需調節 2.00D，工作距離 40cm 需調節 2.50D，因此調節幅度總共 2.00D + 2.50D=4.50D。

( ) 50. 受檢者有+1.00D 遠視眼，在未配戴矯正眼鏡下，以負鏡片法(minus lens to blur)進行調節幅度測試。當視標置於 40cm 處，逐漸加入負球面度直到−8.00D 時，受檢者開始感到視標持續模糊，則該眼的調節幅度為下列何者？ (A)7D (B)8D (C)10.5D (D)11.5D。 (112 專普)

解析 正確答案為(D)。40cm 需 2.50D，加入−8.00D 需 8.00D，遠視+1.00D 未矯正需 1.00D，共計 11.5D。

( ) 51. 下列何者不會影響受測者調節幅度測試的結果？ (A)慣用工作距離 (B)種族特質 (C)屈光不正未矯正 (D)視標大小。 (109 專高)

解析 正確答案為(A)。調節幅度最主要的影響因素為年齡，另外屈光狀態及視標大小也會影響測試過程及最後的結果。

( ) 52. 常用調節幅度測量的兩種方法，包括推近法(push-up method)及拉遠法(pull-away method)。一般情況下，其測出的調節幅度量是否有差異？ (A)推近法結果高於拉遠法 (B)推近法結果低於拉遠法 (C)推近法結果等於拉遠法 (D)兩測量方法，因方式不同，無法比較。 (109 專高)

解析 正確答案為(A)。關於調節幅度的推近法與拉遠法有許多的研究，但並未有一致的結論，例如文獻八當中就指出兩者並無統計上的顯著區別。而文獻六的內容中說明，早期有些研究推近法所測得數值較高，而較近的研究結果兩者並無統計上的區別，此題公布答案為 A，應指較早期的研究。

( ) 53. 有關調節幅度測量的推近法(push-up method)以及移遠法(pull-away method)的敘述，下列何者正確？ (A)推近法是先將近用視標放在患者眼前再慢慢向後移開（遠離患者） (B)推近法測試常會因為患者對於模糊的理解與定義不同而造成結果有所差異 (C)移遠法的方式容易高估了患者的調節幅度 (D)採用推近法與移遠法的數據平均，是最適當的作法。 (109 專普)

解析 正確答案為(B)。推近法是逐漸移近；移遠法較易低估。根據文獻六，D 選項應為正確。

(　) 54. 有關負鏡片法(minus lens method)、推遠法(push-down)與推近法(push-up)，此三種調節幅度測量法的敘述，下列何者錯誤？ (A)推遠法相對較易高估調節幅度 (B)推近法乃由遠至近，測量出第一個開始持續模糊的距離，與近點(near point)實際位置有落差 (C)負鏡片法測得的調節幅度平均少於推近法所測數值 2.00D (D)施測推近法，若由患者自行手持視標，將測出較高調節幅度。 (109 專普)

解析 正確答案為(A)。移遠法較易低估。

(　) 55. 有關調節幅度(amplitude of accommodation)測試之敘述，下列何者錯誤？ (A)使用推進法(push-up test)量得的調節幅度會少於拉遠法(pull-away test) (B)測試結果若明顯低於該年齡族群之平均值，則可能有調節不足的問題 (C)雙眼測量結果會較單眼各別所測得之調節幅度來的多 (D)唐氏症與腦性麻痺患者，其調節幅度會顯著低於同年齡的人。

(110 專高)

解析 正確答案為(A)。推近法測得的調節幅度，通常高於推遠法(pull-away method)結果。

(　) 56. 下列何者為他覺式檢查調節幅度(amplitude of accommodation)的方法？ (A)推近法(push-up method) (B)移遠法(pull-away / push-down method) (C)負鏡片法(minus lens method) (D)動態視網膜檢影法(dynamic retinoscopy)。 (109 專普)

解析 正確答案為(D)。動態視網膜檢影法(dynamic retinoscopy)方式為觀察眼底反射光，不須患者回答問題，屬於他覺式檢查調節反應的方式。

(　) 57. 關於調節幅度(amplitude of accommodation)檢查的敘述，下列何者正確？ (A)負鏡片法(minus lens method)測得的結果，通常較推近法(push-up method)所測結果為低 (B)在標準近距離施測負鏡片法，在加到−4.00D 後視標開始持續模糊，則該眼的調節幅度為 4.00D (C)檢查視標愈大時，調節幅度檢查結果愈小 (D)推近法測得的調節幅度，通常低於推遠法(pull-away method)結果。 (110 專普)

解析 正確答案為(A)。在標準近距離施測負鏡片法，在加到–4.00D 後視標開始持續模糊，則該眼的調節幅度為 4.00D+2.50D=6.50D。檢查視標越大時，調節幅度檢查結果越大。推近法測得的調節幅度，通常高於推遠法(pull-away method)結果。

(　) 58. 使用推進法與拉遠法測量調節幅度(amplitude of accommodation：push-up method and pull-away method)時，下列敘述何者正確？ (A)測量調節近點或遠點的距離依據，是以視標卡至角膜平面為基準 (B)記錄檢測結果時不是以公尺，而是以公分為單位 (C)為單眼進行測試 (D)於 Hofstetter's 公式中，期望幅度最小值為 18.5–（0.25×年齡）。

（111 專普）

解析 正確答案為(C)。測量調節近點或遠點的距離依據，是以視標卡至眼鏡平面為基準。記錄檢測結果時以公尺計算之。Hofstetter's 公式中，期望幅度最小值為 15–（0.25×年齡）。

（二）調節的刺激與反應

距離眼前有限距離的物體對眼睛會造成一定的調節刺激，只與距離成反比。眼睛對此刺激會做出反射性的反應，但因為**瞳孔縮小存在焦深的緣故，反應通常不等於刺激**。於某個中距離（約1m）時為休息狀態，調節反應約等於調節刺激，在比休息點近時，調節反應的量會比刺激還少，稱為調節遲滯(lag of accommodation)，在比休息點遠時，調節反應的量會超過刺激，稱為調節超前(lead of accommodation)。

臨床上測量近距離調節反應的方式請參考第二章近距離屈光檢查中的 FCC、MEM、NOTT 等。

歷屆試題

( ) 1. 下列有關調節刺激(accommodative stimulus)與調節反應(accommodative response)的敘述，何者正確？ (A)觀看遠方物體時，調節反應一般而言等同於調節刺激 (B)觀看近方物體時，調節反應一般而言高於調節刺激 (C)多數情形下，調節反應等同於調節刺激 (D)調節需求低於1.00D時，常有調節超前現象。 （108特師）

解析 正確答案為(D)。因為瞳孔縮小存在焦深的緣故，反應通常不等於刺激。於某個中距離（約1m，調節刺激為1D）時為休息狀態，調節反應等於調節刺激，在比休息點近時（調節刺激超過1D），調節反應的量會比刺激還少，稱為調節遲滯，在比休息點遠時（調節刺激小於1D），調節反應的量會超過刺激，稱為調節超前。

( ) 2. 下列何者會影響調節遲滯(accommodative lag)的產生？ (A)焦深(depth of focus) (B)近接性內聚(proximal convergence) (C)近距三聯反射動作(near triad) (D)眼球震顫(nystagmus)。 （108特師）

解析 正確答案為(A)。因為瞳孔縮小存在焦深的緣故，調節反應通常不等於刺激。

( ) 3. 調節刺激(accommodative stimulus)與調節反應(accommodative response)多數情形下並非完全同步，但因下列何項功能、效應，影像仍然相對清晰可以接受？ (A)焦深(depth of focus) (B)調節靈敏度(accommodative facility) (C)史特爾姆間隔(interval of Sturm) (D)對比敏感度(contrast sensitivity)。 （111專普）

解析 正確答案為(A)。因為瞳孔縮小存在焦深的緣故，調節反應通常不等於刺激。

( ) 4. 一般造成看近眼疲勞(asthenopia)的因素，下列敘述何者錯誤？ (A)調節遲滯量低 (B)調節刺激量(accommodative stimulus)不足 (C)常發生於早期老花者(early presbyopes) (D)與眼病變狀況(pathological conditions)有關。 （109特生一）

解析 正確答案為(A)。調節遲滯量低表示調節反應較準確或尚未步入老花眼，較不易看近眼疲勞。

(　) 5. 下列何者不是測量調節反應的檢測方法？ (A)融像性交叉圓柱鏡 (B)負鏡片模糊法(minus lens to blur) (C)單眼評估方法 (D)調節靈敏度(accommodative facility)。 (109 特生一)

解析 正確答案為(B)。負鏡片模糊法(minus lens to blur)為調節幅度的測量方式之一。

(　) 6. 有關 AC/A 比值之敘述，下列何者錯誤？ (A)其定義為每一屈光度(diopter)之調節刺激所引發的調節性聚合的量 (B)AC/A 比值若大於 6/1，可能有潛在型遠視或聚合過度的問題 (C)梯度性 AC/A 之測量方法(gradient method)為加入試鏡片前／後眼位偏移量之差值，再除以所加入試鏡片的屈光度 (D)雙眼同時注視遠距離目標時，調節反應量通常會少於調節刺激量。 (109 專高)

解析 正確答案為(D)。注視遠距離目標時，調節反應量通常會多於調節刺激量。

(　) 7. 下列何者不是造成調節領先(accommodative lead)之可能原因？ (A)隱性遠視(latent hyperopia) (B)假性近視(pseudomyopia) (C)老花眼(presbyopia) (D)調節痙攣(accommodative spasm)。 (109 專高)

解析 正確答案為(C)。老花眼(presbyopia)的調節反應為調節遲緩。

(　) 8. 有關平行光動態視網膜檢影鏡檢查法(dynamic retinoscopy)中，下列何者是最重要的檢查項目？ (A)近方隱斜位量(near phoria) (B)調節性聚合量(accommodative convergence) (C)遠方屈光度處方 (D)調節遲滯量(lag of accommodation)。 (109 專普)

解析 正確答案為(D)。動態視網膜檢影鏡檢查法(dynamic retinoscopy)為調節反應之測量方式，能檢測調節遲滯量。

(　) 9. 關於調節(accommodation)的檢測，下列何者最不適當？ (A)可以使用動態檢影鏡法配合 MEM 卡片(dynamic retinoscopy with MEM card)檢測 (B)可以使用擺鈴檢影鏡法(bell retinoscopy)檢測 (C)可以使用里斯利稜鏡(Risley prisms)配合近距離目標來檢測 (D)可以使用凹透鏡至模糊法(minus lens to blur)檢測。 (110 專高)

解析 正確答案為(C)。里斯利稜鏡(Risley prisms)多用於聚散功能之測試。

（三）調節靈敏度(Accommodative Facility)

測量患者在單眼或雙眼狀態下，快速且準確地改變調節的能力。為完整視覺機能檢測的一部分，也能作為調節與聚散異常的鑑別診斷。通常測試使用正負度數翻轉鏡，測量一定時間內的翻轉次數，正負鏡片清楚各一次計為一個 cycle，計算方式為一分鐘內能做幾個 cycle，稱為 cpm(cycle per minute)。視標使用 Accommodative Rock Cards。

形式上分為**單眼調節靈敏度測試(Monocular Accommodative Facility, MAF)**與**雙眼調節靈敏度測試(Binocular Accommodative Facility, BAF)**，假如重複三次檢查較花時間，可先執行雙眼測試，若異常再執行單眼測試，做為鑑別診斷。雙眼測試包含評估調節與聚散的交互關係，而不僅僅是調節的測量，加入正度數，調節放鬆引起眼位外轉，正融像性聚散（內聚）需求增加。加入負度數，調節刺激引起眼位內轉，負融像性聚散（開散）需求增加。若單眼與雙眼皆有困難表示調節問題，若雙眼測試異常但單眼通過則表示是雙眼視聚散功能的問題，測試過程需注意兩面的反應及速度是否相等。

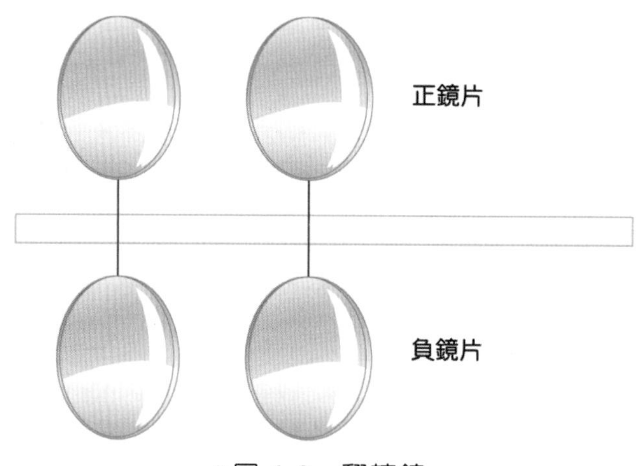

圖 4-3　翻轉鏡

此測試最早所建立的標準是年輕成人，使用 +2.00 / –2.00 翻轉鏡，預期值 8~12 歲為雙眼 5cpm，單眼 7cpm；13~30 歲為雙眼 10cpm，單眼 11cpm，兩眼的數據差異應小於 4cpm。此測試的雙眼數據表現會較單眼差一些，因為雙眼包含了調節引起的聚散動作。

但最近延伸到學校幼童與老花者，由於是主觀的檢查，需注意幼童的反應未必總是可靠的。最近研究指出此測試與因年齡而降低的調節幅度有關，並提出建議值，測試距離為調節幅度的 45%，使用鏡片度數為調節幅度的 30%，以這樣的設定下 10cpm 以下可能是有症狀的（文獻八）。例如：若調節幅度推近法測試結果為 10cm，則其調節幅度為 $1/0.1 = 10.00\text{D}$，那麼測試距離調整為 $10\text{D} \times 45\% = 4.50\text{D}$，$1/4.5 = 0.22\text{m}$，測試鏡片為 $10\text{D} \times 30\% = 3.00\text{D}$，使用 $+/-1.50\text{D}$ 的翻轉鏡。

歷屆試題

( ) 1. Flipper lens test 主要用來檢查下列何者？ (A)近點聚合(near point of convergence) (B)色盲(color blindness) (C)調節靈巧性(accommodative facility) (D)立體感(stereopsis)。 （106 花東）

解析 正確答案為(C)。正負鏡片的翻轉鏡作為調節靈巧性(accommodative facility)的檢查使用。

( ) 2. 下列何項檢查方法可用來評估患者的調節靈敏度(accommodative facility)？ (A)球面翻轉鏡法(flippers) (B)負鏡片法(minus lens to blur) (C)推近法(push-up) (D)拉遠法(pull-away)。 （112 專普）

解析 正確答案為(A)。正負鏡片的球面翻轉鏡作為調節靈敏度(accommodative facility)的檢查使用。

( ) 3. 一般檢測調節靈巧性(accommodative facility)時，傳統上使用 $+/-2.00\text{D}$ 翻轉鏡及以 40 cm 為測試距離，下列敘述何者最適合？ (A)根據被檢者的調節幅度多寡，調整測試距離及翻轉鏡的度數量 (B)根據被檢者的調節幅度多寡，調整測試距離，但翻轉鏡的度數量不用改變 (C)根據被檢者的調節幅度多寡，不用調整測試距離，但調整翻轉鏡的度數量 (D)根據被檢者的調節幅度多寡，無須調整測試距離及翻轉鏡的度數量。 （108 特師）

解析 正確答案為(A)。最近研究指出此測試與因年齡而降低的調節幅度有關，並提出建議值－測試距離為調節幅度的 45%，使用鏡片度數為調節幅度的 30%。

( ) 4. 下列何種方法適合測量調節靈巧性？①近聚焦與遠聚焦(focus at near and at far)交替轉換 ②稜鏡基底朝內、外(prism base-in, base-out)交替轉換 ③圓柱鏡(cylindrical lens)順時鐘與逆時鐘交替旋轉 ④正負鏡片(plus and minus lens)交替轉換 (A)僅①② (B)僅②③ (C)僅③④ (D)僅①④。 (108 特師)

解析 正確答案為(D)。①④皆為改變調節刺激的方式。

( ) 5. 有關調節靈敏度(accommodative facility)測試之敘述，下列何者錯誤？(A)測試目的為檢查快速變換調節之能力，並記錄 60 秒內完成多少次翻轉鏡循環 (B)若使用 ±2.00D 之翻轉鏡，於 40 cm 處可提供 0.50D 及 4.50D 之調節刺激 (C)測試過程中須注意正／負鏡片是否出現非對稱性清晰度 (D)此測驗同時也可檢視受測者其正相對融像(positive relative vergence, PRV)與負相對融像(negative relative vergence, NRV)能力兩者間快速變換之能力。 (108 專高)

解析 正確答案為(D)。此測試主要為測試調節快速改變的能力，PRV 與 NRV 可用 BI 及 BO 稜鏡之翻轉鏡測試。

( ) 6. 進行單眼及雙眼翻轉鏡測試(monocular and binocular flipper tests)時，若受測者的單眼測試結果各為 13 cpm，而雙眼測試的反應為 4 cpm，最有可能為下列何種情況所造成的？ (A)調節異常(accommodative anomaly) (B)聚散問題(vergence problem) (C)假性近視(pseudomyopia) (D)弱視(amblyopia)。 (108 專高)

解析 正確答案為(B)。雙眼測試異常但單眼通過則表示是雙眼視聚散功能的問題。

( ) 7. 在雙眼翻轉鏡檢測(binocular flipper test)中，當負鏡片放置在眼睛前方時，下列那些情形會發生？ (A)引發調節(accommodation)放鬆及正補償性融像聚散(positive compensating fusional vergence)作用 (B)引發調節(accommodation)放鬆及負補償性融像聚散(negative compensating fusional vergence)作用 (C)刺激調節及正補償性融像聚散作用 (D)刺激調節及負補償性融像聚散作用。 (109 專高)

解析 正確答案為(D)。負鏡片刺激調節，引起調節性內聚使眼位向內，為補償此內聚，雙眼需使用負融像性聚散作用。

( ) 8. 有關調節靈敏度(accommodative facility)測試的敘述，下列何者錯誤？ (A)測試距離通常為 40 公分，一般使用±2.00D 翻轉鏡(flipper) (B)翻轉鏡兩面提供的調節刺激(accommodative stimulus)分別為 0.50D 與 4.50D (C)成人的雙眼調節靈敏度期望值為每分鐘完成 5 次翻轉循環 (D)雙眼視覺異常者亦可能伴隨雙眼調節靈敏度低下。 (109 專普)

解析 正確答案為(C)。成人的雙眼調節靈敏度期望值為 10cpm。

( ) 9. 用寶麗來偏光鏡片棒(Polaroid bar reader)測量眼球調視靈巧(accommodative facility)，是使用下列何者？ (A) +1.50D / −1.50D 旋轉棒 (B) +1.00D / −1.00D 旋轉棒 (C) +1.75D / −1.75D 旋轉棒 (D) +2.00D / −2.00D 旋轉棒。 (109 特師二)

解析 正確答案為(D)。調節靈敏度測試最早所建立的標準是年輕成人，使用 +2.00 / −2.00 翻轉鏡。

( ) 10. 對年輕受測者進行單眼及雙眼反轉鏡檢測(monocular and binocular flipper tests)時，若呈現單眼測驗數據正常，但雙眼檢測的數據偏低或呈現複視(diplopia)，下列那一敘述最為相關？ (A)較可能是與調節相關 (B)較可能是與聚散(vergence)相關 (C)較可能是與焦深(depth of focus)相關 (D)較可能是與屈光不正(refractive error)相關。

(109 特師二)

解析 正確答案為(B)。若雙眼測試異常但單眼通過則表示是雙眼視聚散功能的問題。

( ) 11. 有關調節靈敏度(accommodative facility)期望值之敘述，下列何者錯誤？ (A 正常期望值在青少年後為單眼測試 11cycles per minute(cpm)，雙眼測試 8cpm 至 10cpm (B)兩眼測驗結果相差大於 2cpm 且伴隨近距離視覺症狀發生者，應注意是否有調節困難情形 (C)6~12 歲年齡族群之調節靈敏度測驗結果明顯較成人差 (D)孩童之測試，雙眼測試結果比單眼測試結果更加可信賴。 (112 專高)

解析 正確答案為(D)。孩童之測試，雙眼測試結果比單眼測試結果較差一些。

(　) 12. 關於調節靈敏度的敘述何者錯誤？ (A)為患者算改變調節的能力 (B)調節幅度正常，調節靈敏度下降，看近物也可能造成問題 (C)檢查時翻轉鏡需緩慢且穩定的翻轉，避免影響結果 (D)需留意翻轉檢查時讓患者透過翻轉鏡觀看視標。 （113 專高）

解析 正確答案為(C)。檢查時翻轉鏡需快速且穩定的翻轉。

三、調節異常與處置

調節異常最早由 Donders 提出，之後由 Duke-Elder 及 Abrams 擴充，然後普及，分為四類：

1. **調節不足(Accommodation insufficiency)**：對於**調節的刺激感到困難**，症狀類似於老花的近距工作困難。檢查時會發現對於負鏡片的檢查數值偏低，病徵是過低的調節幅度，低的正相對調節(PRA)、單眼及雙眼調節靈敏度檢查的負鏡片失敗。正鏡片數值偏高，調節反應的 MEM 及 FCC 數值較高。近距離的正融像性聚散範圍(PFV)可能較差。處置方式首先考量近距離加入度，或視覺訓練增進調節刺激的能力及調節幅度的正常化。

2. **調節持續不良(Ill-sustained accommodation)**：或稱調節疲勞(accommodative fatigue)，症狀及測試檢查類似於調節不足，差別在調節幅度的檢查一開始為正常，但若重複測試則下降，處置方式亦類似於調節不足。

3. **調節過度(Accommodation excess)**：**調節放鬆有困難**，症狀類似睫狀肌痙攣、調節痙攣、近反射痙攣及假性近視所造成的近距工作疲勞及頭痛，還有間歇性遠距視力模糊。檢查時會發現對於正鏡片的檢查數值偏低，數值較容易變動。低的負相對調節(NRA)、調節反應的 MEM 及 FCC 數值較低、單眼及雙眼調節靈敏度檢查的正鏡片失敗，此外近距離的負融像性聚散範圍(NFV)可能較差。需要視覺訓練改善患者調節放鬆的能力。

4. **調節不靈巧(Accommodation infacility)**：調節反應程度改變時會感到困難的狀況，**調節放鬆與刺激皆困難**。從遠距到近距或從近距到遠距聚焦困難、近距工作疲勞、閱讀時難以集中注意力、近距工作間歇性視力模糊。檢查時發現正負鏡片的檢查數據皆異常，負與正相對調節(NRA/PRA)數值偏低、單眼及雙眼調節靈敏度檢查的正負鏡片皆失敗，近距的正與負融像性聚散範圍(PFV/NFV)可能較差。需要視覺訓練幫助患者感受在看近及遠時，內聚與調節刺激作用還有開散與調節放鬆的概念。

歷屆試題

( ) 1. 下列何種調節異常現象(accommodative anomaly)與假性近視(pseudomyopia)最為相關？ (A)調節不足(accommodative insufficiency) (B)調節靈敏度遲緩(accommodative infacility) (C)調節過度(accommodative excess) (D)調節持久力不足(ill-sustained accommodation)。 (107 特師)

解析 正確答案為(C)。調節過度(Accommodation excess)：調節放鬆有困難，症狀類似睫狀肌痙攣、調節痙攣、近反射痙攣及假性近視所造成的近距工作疲勞及頭痛還有間歇性遠距視力模糊。

( ) 2. 有關老花眼(presbyopia)與調節不足(accommodative insufficiency)的比較，下列何者錯誤？ (A)皆有調節力動用困難情形 (B)老花眼與調節不足的症狀相同 (C)調節不足患者的調節幅度可能與年齡相符 (D)老花眼與調節不足皆有調節遲滯(lag of accommodation)情形。 (109 專高)

解析 正確答案為(C)。調節不足的病徵主要就是過低的調節幅度。

( ) 3. 當用推近法測量單眼調節幅度量時，所得的值低於一般常態年齡的值，屬於下列那個狀況？ (A)調節過多 (B)調節不足 (C)會聚調節過多 (D)會聚調節不足。 (109 專高)

解析 正確答案為(B)。調節不足的病徵之一就是相對於該年齡過低的調節幅度。

( ) 4. 依據 Duane 分類系統，下列何者不屬於調節力不足(accommodative insufficiency)？ (A)老花眼 (B)調節力持續力不足(ill-sustained accommodation) (C)調節力麻痺(paralysis of accommodation) (D)調節力不等(unequal accommodation)。 (109 專高)

解析 正確答案為(A)。老花眼為人眼正常老化現象，不屬於調節功能異常。

(　) 5. 調節檢查中發現患者的虛性相對調節(negative relative accommodation)數值低於期待值，與下列何種視覺異常可能較相關？①聚合過度(convergence excess) ②聚合不足(convergence insufficiency) ③調節過度(accommodation excess) ④調節不足(accommodation insufficiency) ⑤調節不靈敏(accommodation infacility) (A)①③ (B)①③⑤ (C)②④⑤ (D)②③⑤。 (110 專高)

解析 正確答案為(D)。虛性相對調節(negative relative accommodation)數值低表示對於調節放鬆（正度數）的反應不佳，聚合過度對正度數的反應良好，調節不足同樣對正度數反應良好。

(　) 6. 下列何者可能引發假性近視(pseudomyopia)？ (A)調節靈敏度喪失(accommodative infacility) (B)調節不足(accommodative insufficiency) (C)調節疲乏(accommodative fatigue) (D)調節痙攣(accommodative spasm)。 (111 專高)

解析 正確答案為(D)。調節過度(Accommodation excess)：調節放鬆有困難，症狀類似睫狀肌痙攣、調節痙攣、近反射痙攣及假性近視。

4-2 聚散功能評估與異常

聚散為視覺功能當中維持雙眼影像合而為一的功能，此處同樣分為基本概念、評估方式及異常處置三部分說明。

一、聚散(Vergence)概念

雙眼的運轉可分為兩種，第一種是**同向運轉（共軛運動，Version or Conjugate movements）**為雙眼同時向同方向轉動，兩眼視軸所夾角度不變。例如：當注視物體在眼前由左向右移動時，雙眼會同時用同樣角度向右轉動。根據移動速度及方式又可分為**慢速眼球運轉(Pursuit movement)**與**快速眼球運轉(Saccadic movement)**。

第二種是**異向運轉（非共軛運動，又稱聚散、輻輳或轉斜等，Vergence or disjunctive movements）**。指雙眼同時向不同方向轉動，兩眼視軸所夾角度會產生變化。例如：當注視物體由遠向近朝眼前移動時，右眼向左轉動，而左眼向右轉動，雙眼視軸逐漸內聚。方向可分為水平方向的內聚(convergence)或開散(divergence)，垂直方向的上轉(supravergence)或下轉(infravergence)及旋轉方向的內旋或外旋。

聚散的單位是**稜鏡度**，例如：當注視眼前近距離物體時，為了不產生複視雙眼必須轉動向內做內聚的動作。內聚的程度與眼前物體的**距離成反比**，距離越近，雙眼內聚程度要越大，這個距離較精確的計算方式為物體至雙眼轉動中心連線中點，可以用物體至眼鏡平面之距離（工作距離）加上 0.027m（眼鏡平面至眼轉動中心距離）來表示；內聚的程度也與雙眼之間的間距也就是**瞳距(PD)成正比**，兩眼間距越大，需要的內聚程度也越大。因此雙眼內聚的需求量或刺激值可以表示為 **PD／（工作距離+0.027）**，PD 單位為 cm，工作距離的單位為 m。例如：PD64mm，在看工作距離 40cm 的物體時，雙眼的內聚需求為 6.4 / 0.427 = 14.99 大約 15 稜鏡度。

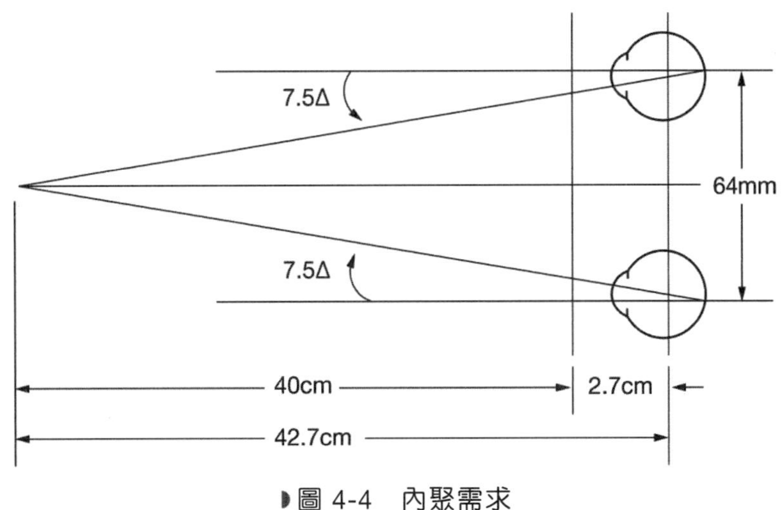

圖 4-4 內聚需求

1893 Maddox 提出了對於雙眼異向運轉的首次描述，他描述了內聚的四個部分：張性(tonic)、調節性(accommodative)、融像性(fusional)、近感知性(proximal)。張性內聚屬於基礎生理活性造成的內聚，無法測量但可由遠距斜位來推測。調節性內聚是與調節有關的內聚，兩者之間的比例以 AC/A raito 表示。融像性內聚是為了維持雙眼不產生複影（融像）而作用的內聚，可調整其他三種內聚的作用。近感知性內聚為意識到物體接近時所加強作用的內聚。

雙眼雖然各自成像，但在大腦知覺中卻融合為同一個影像，原因在於雙眼各自網膜上每個點位倆倆具有對應現象，稱為網膜對應點(retinal correspondence point)。而當注視一固定物點，雙眼對應點映照於外界成為一同視點面(horopter)。當物點落於同視點面之外時，表示物像在雙眼視網膜上具有雙眼偏差(Binocular Disparity)，若此偏差很小，落於巴諾姆融像區(Panum's fusion area)之內時，雙眼仍然能融像，此時的偏差稱為固視偏差(Fixation disparity)。但當固視點以外的物點在雙眼視網膜上所形成的雙眼偏差量很大時，則會出現複視現象，稱為生理性複視，此為正常現象。

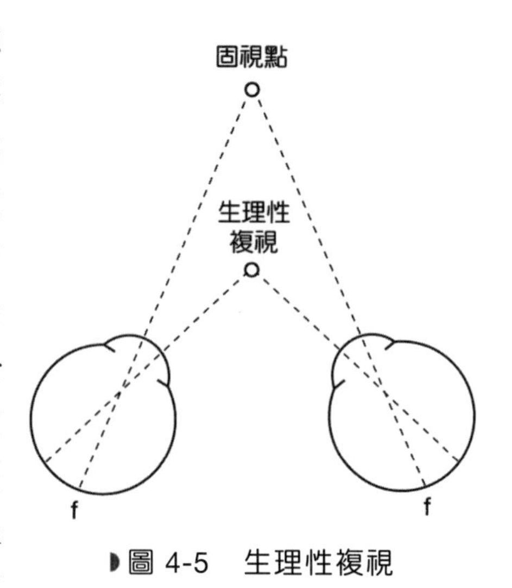

圖 4-5　生理性複視

當一眼注視目標物，另一眼偏離目標物，此種情況為**眼位不正**，可分為斜視與斜位（又稱隱斜視、異眼位）。若眼位偏離的情況較嚴重，無法自行調整雙眼視軸達到融像，稱為**斜視**，會造成異常複視、抑制、異常網膜對應或弱視等。若偏離情況只在刻意破壞融像情形下才產生，稱為**斜位**。多數人有斜位存在但並沒有症狀，因為斜位可以由雙眼融像能力所克服，稱為補償性斜位。但若融像克服斜位的過程造成眼睛的疲勞與壓力等，則稱為非補償性斜位，屬於非斜視性雙眼視覺異常。

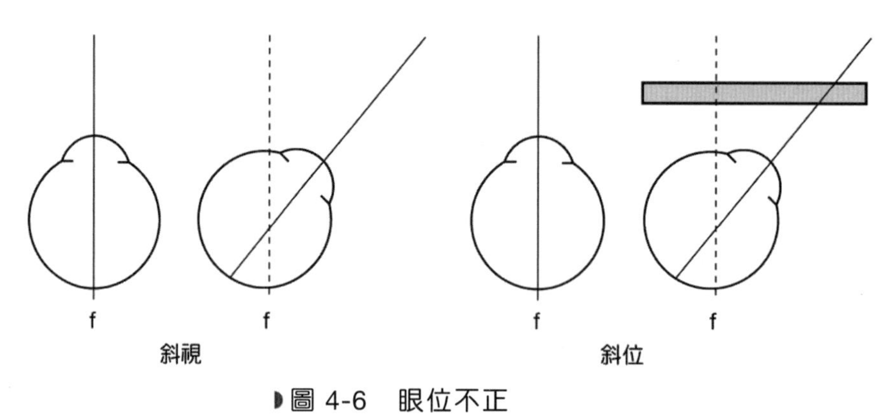

圖 4-6　眼位不正

雙眼水平複視(diplopia)可分為**交叉性複視（crossed diplopia，右眼影像在左邊，左眼影像在右邊）**與**不交叉性複視（uncrossed diplopia，右眼影像在右邊，左眼影像在左邊）**，眼位外偏斜會使影像往內移動造成交叉性複視，可用 BI（基底朝內）稜鏡調整影像向外為單一影像。眼位內偏斜會使影像往外移動造成不交叉性複視，可用 BO（基底朝外）稜鏡調整影像向內為單一影像。上偏斜眼位會使影像向下移動，可用 BD（基底朝下）的稜鏡調整影像向上為單一影像。下偏斜眼位會使影像向上移動，可用 BU（基底朝上）的稜鏡調整影像向下為單一影像。

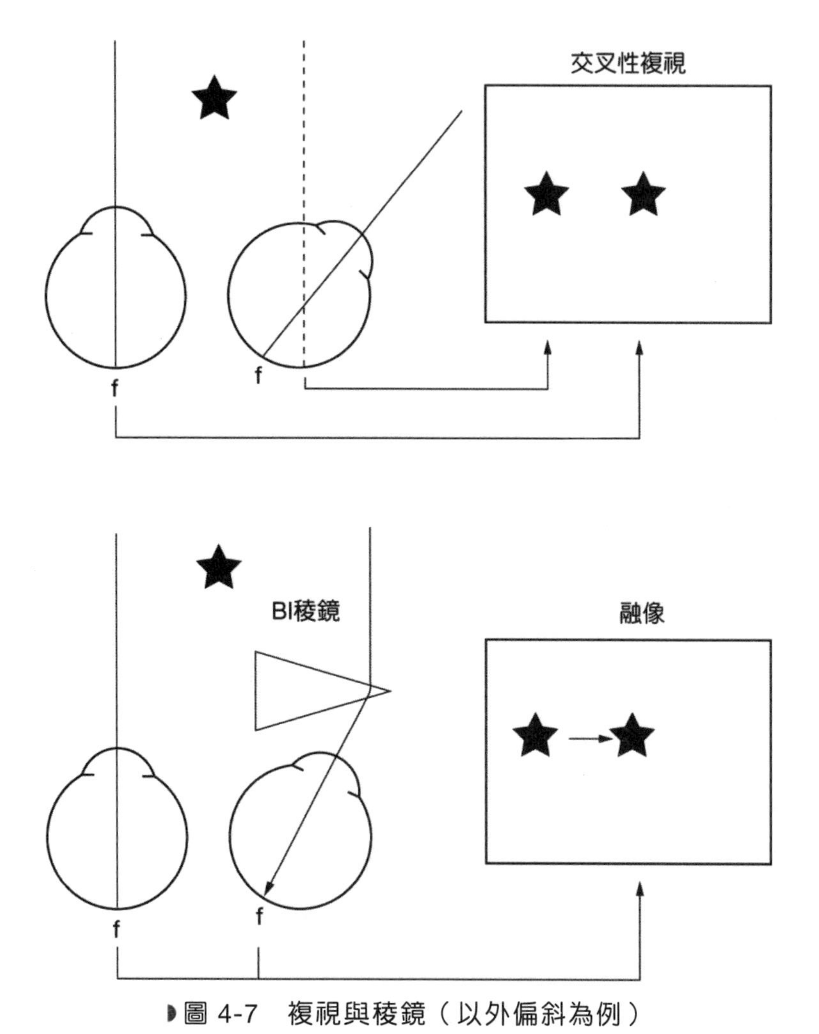

圖 4-7　複視與稜鏡（以外偏斜為例）

▶表 4-2　眼位不正類型與稜鏡基底方向

眼位不正方向	稜鏡基底方向
外斜	基底朝內 BI
內斜	基底朝外 BO
上斜	基底朝下 BD
下斜	基底朝上 BU

歷屆試題

(　) 1. 下列何者描述在有幾分角(minutes of arc)誤差之情況下，仍舊能夠維持融像(fusion)？　(A)交叉性差距(cross disparity)　(B)顏色差距(color disparity)　(C)視網膜差距(retinal disparity)　(D)注視差距(fixation disparity)。 (106 專高)

解析 正確答案為(D)。當雙眼偏差很小，落於巴諾姆融像區(Panum's fusion area)之內時雙眼仍然能融像，此時的偏差稱為注視偏差(Fixation disparity)。

(　) 2. 兩眼看東西有複視的現象，右眼看到的影像在右邊，左眼看到的影像在左邊。應如何用稜鏡矯正兩眼的複視？　(A)兩眼都用基底向內的稜鏡　(B)兩眼都用基底向外的稜鏡　(C)右眼用基底向內的稜鏡，左眼用基底向外的稜鏡　(D)右眼用基底向外的稜鏡，左眼用基底向內的稜鏡。 (106 專高)

解析 正確答案為(B)。不交叉性複視，為內偏斜，可用 BO（基底朝外）稜鏡調整。

(　) 3. 下列何者指的是「兩隻眼球往相對或相反方向之非共軛性(nonconjugate)運動」？　(A)眼調節(accommodation)　(B)眼移動(duction)　(C)眼轉向(version)　(D)眼聚散轉動(vergence)。 (107 專普)

解析 正確答案為(D)。非共軛運動、又稱聚散或輻輳等，Vergence or Disjunctive movements。

(　) 4. 有關內聚運動(convergence)，下列何者不包含在內？　(A)張力內聚(tonic convergence)　(B)交替內聚(alternative convergence)　(C)融像內

聚(fusional convergence) (D)調節內聚(accommodative convergence)。

(113 專高)

解析 正確答案為(B)。內聚的種類不包含交替內聚。

( ) 5. 下列的敘述何者正確？ (A)看近的東西時，病人需要做外展(divergence) (B)看遠方時，病人需要做內聚(convergence) (C)調節性內聚力與調節力比值(accommodative convergence/accommodation ratio, AC/A ratio)是調節量比上調節時的內聚角度 (D)調節性內聚力與調節力比值大小，會影響斜視角度。 (107 特師)

解析 正確答案為(D)。看近時內聚，看遠時開散（外展）。AC/A ratio 為調節性內聚／調節量之比值，在調節性斜視當中會影響斜視角度。

( ) 6. 形成雙眼視覺的必須條件不包括下列那一項？ (A)視覺神經傳導路徑(visual neural pathway) (B)眼外肌(extra-ocular muscle) (C)動眼控制系統(motor control system) (D)深度知覺(depth perception)。(108 專高)

解析 正確答案為(D)。形成單一雙眼視覺需要動眼系統及神經傳導，感覺系統進一步形成深度知覺。

( ) 7. 有關聚散能力(vergence)之敘述，下列何者錯誤？ (A)眼球聚散移動之速度約為每秒 20 度(degrees per second) (B)眼球聚散狀態可分為四種類型：正位、補償性異眼位、非補償性異眼位及間歇或永久性斜視 (C)非補償性異眼位，其融像性聚散能力仍可作用，但需要使用大量注視偏移 (D)非補償性異眼位可能引發症狀包括眼睛疲勞、視覺模糊、間歇性複視與對比敏感度下降等。 (108 特師)

解析 正確答案為(D)。對比敏感度下降通常不是非補償性異眼位的主要症狀。

( ) 8. 當測量垂直性斜視時，右眼看的物體高於左眼，患者為何類型的斜視？ (A)右眼上斜 (B)右眼下斜 (C)右眼內旋 (D)左眼下斜。

(109 特師二)

解析 正確答案為(B)。下偏斜眼位會使影像向上移動，右眼看的物體高於左眼代表右眼下偏斜。

二、聚散評估方式

關於聚散的評估可分為「斜位」與「融像性聚散幅度」的檢查兩類。而斜位的檢查又可分為「分離性斜位」及「關聯性斜位」兩種。

1. **分離性斜位(dissociated phoria)：融像破壞情形下的兩眼眼位偏斜量**。破壞的方式可以用遮蓋（例如：遮蓋測試）、大量稜鏡加入（例如：馮格雷費氏 Von Graefe 法、霍威爾 Howell 斜位測量）、影像變形（例如：馬竇氏鏡 Maddox rod & 索靈頓卡 Thorington card）或雙眼不同影像（例如：某些戴上紅綠或偏光眼鏡的檢查法）。一般分離性斜位的預期值，遠距為正位至外斜 1 稜鏡度，近距為外斜 3 稜鏡度。
2. **關聯性斜位(associated phoria)**：評估**雙眼融像之下的視軸微小偏差在稜鏡加入時的變化**，如固視偏差評估(Fixational Disparity Assessment)。

遮蓋測試請參考第三章初步檢查，接下來介紹馮格雷費氏 von Graefe 稜鏡分離法與馬竇氏鏡(Maddox rod)方法。最後再介紹固視偏差評估(Fixational Disparity Assessment)。

(一) 馮格雷費氏(von Graefe Technique)

採用**預先加入大量稜鏡的方式破壞雙眼融像**，所加入的稜鏡通常一開始為右眼 12 稜鏡基底朝內（右眼影像往右移動），左眼 6 稜鏡基底朝上（左眼影像往下移動），視標應選擇比視力較差眼視力值再大一行之單個字母，眼位偏離不大的患者預期將看到視標一分為二，位置分別在**右上左下，右上為右眼所見，左下為左眼所見**。

若患者只看到**一個視標**，則檢查是否一眼被遮蓋、雙眼融像或存在抑制，若是融像可改變稜鏡的方向或大小來達到分離的目的，例如若患者存在大量外斜位，則所加入 12 底內稜鏡可能不足以分離雙眼，可試著加大稜鏡量。若患者看到的影像為**左上右下**，則最有可能情況為患者的外斜大於 12 稜鏡度，此時可加大右眼之前的 12 稜鏡基底朝內，直到患者回答視標成為適當關係，即右上與左下。另一個較少見的情形為患者左眼的下斜大於 6 稜鏡度，此時可加大左眼之前的稜鏡，直到患者回答視標成為適當關係。

進行**水平斜位**的測量時，左眼之前的稜鏡為分離稜鏡，不需調整。患者注視左下的視標，改變右眼之前的稜鏡，速度大約為每秒 2 個稜鏡度。移動右上視標往左至**視標上下對齊**。若右眼此時的稜鏡為基底朝內方向則為外斜眼位；若右眼此時的稜鏡為基底朝外方向則為內斜眼位。例如：若患者右眼之前的稜鏡為 3BI 時表示視標上下對齊，則患者為外斜位 3 稜鏡度。

近距的水平斜位測量與遠距程序相同，但可用原處方做第一次的水平斜位測量，再於雙眼之前加入同等的球面度，如 +1.00D 或 −1.00D 加入度做第二次或第三次的測量，這個步驟可以得到此患者的**梯度性 AC/A 比值**。

然後是**垂直斜位**的測量，此時右眼之前的稜鏡為分離稜鏡，不需調整。注視右上的視標，改變左眼之前的稜鏡，移動左下的視標往上至**視標左右對齊**，若左眼此時的稜鏡為基底朝上方向則為右眼上斜（左眼下斜）眼位；若左眼此時的稜鏡為基底朝下方向則為左眼上斜（右眼下斜）眼位。例如：若左眼之前的稜鏡為 2BU 時，患者表示視標左右對齊，則患者為左眼下斜 2 稜鏡度或是右眼上斜 2 稜鏡度。

歷屆試題

(　) 1. 當右眼視軸(visual axis)高於另一隻眼的視軸，但患者仍保持單一雙眼視覺(single binocular vision)時，傳統上要如何記錄？ (A)右眼上隱斜位(right hyperphoria) (B)左眼上隱斜位(left hyperphoria) (C)右眼下斜視(right hypotropia) (D)兩眼正位(orthophoria)。（107 特師）

解析 正確答案為(A)。習慣上會記錄上斜位的眼睛。

(　) 2. 在執行馮格雷費氏隱斜位檢測(von Graefe phoria test)時，應該指導受測者注視下列何種視標？ (A)透過測量稜鏡(measuring prism)看到的視標（移動目標） (B)透過分離稜鏡(dissociating prism)看到的視標（固定目標） (C)交替注視著移動以及固定目標 (D)放空（不注視任何視標）。（107 專高）

解析 正確答案為(B)。受測者注視透過分離稜鏡(dissociating prism)看到的視標（固定目標）。

(　) 3. von Graefe 方法測量眼位時，安排右眼 12Δ 基底朝內(base-in)，左眼 6Δ 基底朝上(base-up)，如果患者看見的視標分成左上與右下，則患者最有可能的平行眼位為何？ (A)大於 12Δ 外斜位 (B)大於 6Δ 內斜位 (C)小於 12Δ 外斜位 (D)小於 6Δ 內斜位。 (108 專高)

解析 正確答案為(A)。當患者外斜位大於 12Δ 時，患者的右眼影像即使加上 12Δ 基底朝內仍會在左側，患者會看到左上右下的視標。

(　) 4. 進行 von Graefe 眼位測試時，下列那一注意事項正確？ (A)視標應選擇較優眼視力值再大一行之單個字母 (B)若受測者反映只有看到一個視標，應確認是否打開雙眼並輪流遮蓋兩眼 (C)將 6 Δ BU 稜鏡放置於右眼，12 Δ BI 稜鏡放置於左眼前 (D)旋轉稜鏡時速度約為每秒 5 個稜鏡量。 (110 專高)

解析 正確答案為(B)。視標應選擇視力較差眼視力值再大一行之單個字母。通常設置 12 Δ BI 稜鏡放置於右眼前，6 Δ BU 稜鏡放置於左眼。旋轉稜鏡時速度約為每秒 2 個稜鏡量。

(　) 5. 下列測量隱斜位方法中，何者採用稜鏡分離注視的視標？ (A)遮蓋測試(cover test) (B)馬竇氏鏡技巧(Maddox rod technique) (C)改良式托林頓技巧(modified Thorington technique) (D)von Graefe 技巧(von Graefe technique)。 (111 專高)

解析 正確答案為(D)。von Graefe 技巧(von Graefe technique)採用預先加入大量稜鏡的方式破壞雙眼融像。

(二) 馬竇氏鏡（馬篤氏鏡）方法(Maddox rod technique)

馬竇氏鏡 Maddox rod 是由規則的圓柱鏡構成，光源透過此鏡片後，眼睛將會看到**與鏡片紋路垂直的光線**，因為一眼看到的影像是光條，另一眼看到的是光點，兩眼的影像無法融像，藉此測試眼位。可用於 Von Graefe 法中無法看到兩個目標或必須在自由空間中執行眼位測量，也能排除因綜合驗光儀之後的頭部傾斜所誘發的垂直稜鏡誤差。

檢查時 Maddox rod 置於一眼之前（通常右眼），另一眼開放。測量水平眼位時，馬竇氏鏡紋線放橫的，患者將看到一光點與一直線，分別為右眼看到直線左眼看到光點。若沒有則需檢視設置或確認患者是否有 suppression 的情形。當確認患者看見一光點與一直線後，請患者注視光點感覺線條的位置並詢問患者直線是否與光點重疊？或是直線在光點的右邊或左邊？

當線（右眼影像）在點（左眼影像）右邊時為不交叉性複視(uncrossed diplopia)，表示內斜眼位，可在左眼或右眼之前加入基底朝外稜鏡將點與線重合得到偏斜量值。當線（右眼影像）在點（左眼影像）左邊為交叉性複視(crossed diplopia)，表示外斜眼位，可在左眼或右眼之前加入基底朝內稜鏡將點與線重合得到偏斜量值。

檢查垂直眼位時，馬竇氏鏡紋線則擺放直的，患者將看到一光點與一橫線，分別為右眼看到直線左眼看到光點，若沒有則需檢視設置或確認患者是否有 suppression 的情形。當確認患者看見一光點與一橫線後，請患者注視光點感覺線條的位置並詢問患者橫線是否與光點重疊？或是直線在光點的上面或下面？

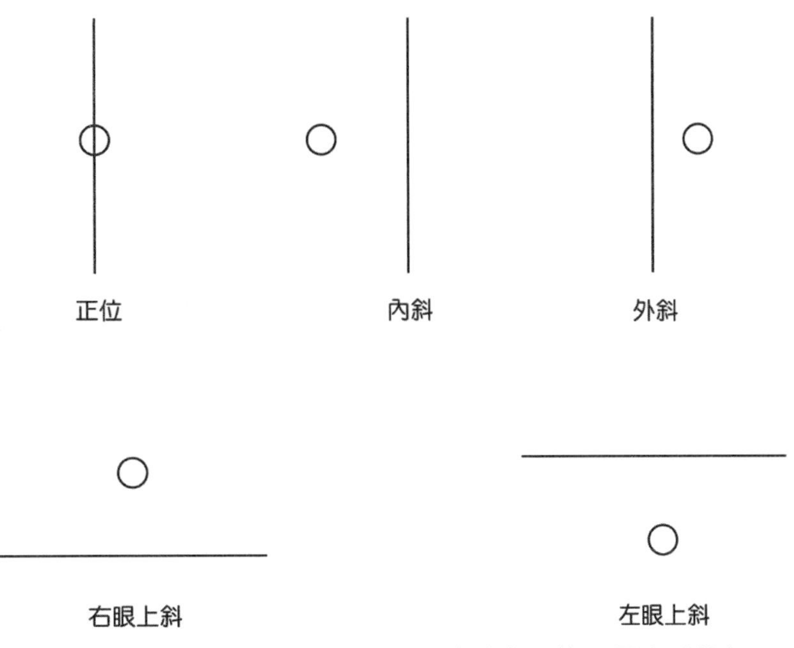

圖 4-8　眼位不正所見之光點與線（右眼放置馬竇氏鏡）

當線（右眼影像）在點（左眼影像）上面，為左眼上斜（右眼下斜），可在左眼之前加上基底朝下稜鏡或右眼之前加上基底朝上稜鏡，使點與線重合來測量偏斜量的大小。當線（右眼影像）在點（左眼影像）下面，為右眼上斜（左眼下斜），可在右眼之前加上基底朝下稜鏡或左眼之前加上基底朝上稜鏡，使點與線重合來測量偏斜量的大小。

馬竇氏鏡與 von Graefe 比較，使用上問題是光點的距離判斷較為困難，可能會判斷為較近的距離，導致誤差的產生，引起內偏斜增加或外偏斜減少。

（三）改良式索靈頓(Thorington)檢測法（又稱托林頓或索林頓檢測法）

以 Thorington 視標配合 Maddox rod，可快速得到患者眼位的情況。視標設計以稜鏡度為單位，一個稜鏡度為一公尺處物體影像偏離一公分。例如：視標在 6m 處則每一個稜鏡度為間隔 6cm，而若在 40cm 處則每一個稜鏡度為間隔 0.4cm(4mm)，將此刻度以標尺方式印製於圖上即為索靈頓卡(Thorington card)，藉由詢問患者光線的位置可得知偏斜量的方向與大小，不需加入稜鏡。

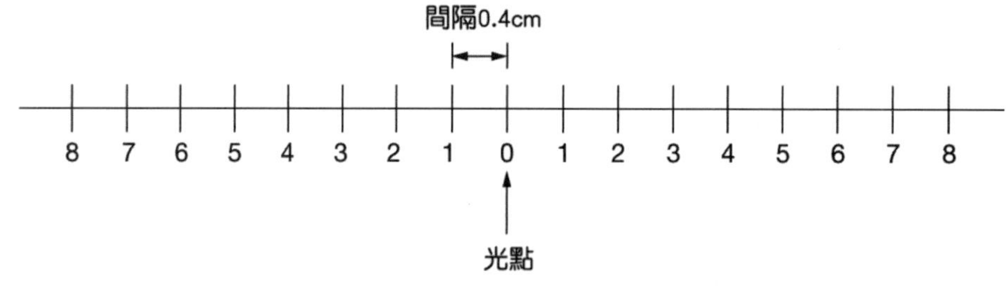

圖 4-9 索靈頓卡(40cm)

另有一種類似的分離性斜位檢查方式為霍威爾（Howell）測量，視標類似 Thorington 視標，但 0 點處有一向下箭頭，不使用光點與 Maddox rod，而是藉由加入垂直稜鏡的方式使視標上下分離，上面視標的箭頭指向下面視標，可得到水平斜位的量值與方向。

歷屆試題

（　）1. 馬竇氏鏡檢查中所呈現之視覺影像，最為符合學者 Claud A. Worth 定義中之那一種融像層次(degree of fusion)？ (A)悖論並置(paradox juxtaposition) (B)疊置(superimposition) (C)平面融像(flat fusion) (D)立體感(stereopsis)。（109 特師二）

解析 正確答案為(B)。疊置(superimposition)的定義為雙眼的影像同時出現，但不須在同樣位置，馬竇氏鏡檢查時即為此種現象。

( ) 2. 馬竇氏鏡(Maddox rod)是由那一系列鏡片所組成的？ (A)平行平面凹柱面透鏡(parallel plano-concave cylinder lenses) (B)平行平面凸柱面透鏡(parallel plano-convex cylinder lenses) (C)平行基底朝外稜鏡(parallel base-out prisms) (D)平行基底朝內稜鏡(parallel base-in prisms)。 (112 專高)

解析 正確答案為(B)。規則的圓柱鏡構成，為平行平面凸柱面透鏡。

( ) 3. 若受檢者以單眼透過垂直馬竇氏鏡(Maddox rod)，注視眼前 1 公尺處的筆燈光源時，會發現該光源變成何種狀況？ (A)仍為點光源 (B)垂直線條光 (C)水平線條光 (D)45 度傾斜線條光。 (106 專普)

解析 正確答案為(C)。條紋垂直時為水平光條。

( ) 4. 馬竇氏鏡(Maddox rod)放置於受檢者的右眼，柱面鏡放置方向為水平，看到垂直的線在左邊，而光點在右邊，評估隱斜位下列何者正確？ (A)有未矯正的內斜，應使用基底在內的稜鏡矯正眼位 (B)有未矯正的外斜，應使用基底在內的稜鏡矯正眼位 (C)有未矯正的內斜，應使用基底在外的稜鏡矯正眼位 (D)有未矯正的外斜，應使用基底在外的稜鏡矯正眼位。 (106 專高)

解析 正確答案為(B)。交叉性複視表示外斜眼位，應使用基底在內的稜鏡矯正眼位。

( ) 5. 馬竇氏鏡(Maddox rod)放置於受檢者的右眼，柱面透鏡放置方向為水平，會看到垂直的線，評估水平隱斜位。下列選項何者正確？ (A)線在光點的右邊，有未矯正的內斜。應使用基底在內的稜鏡矯正眼位 (B)線在光點的右邊，有未矯正的外斜。應使用基底在內的稜鏡矯正眼位 (C)線在光點的右邊，有未矯正的內斜。應使用基底在外的稜鏡矯正眼位 (D)線在光點的右邊，有未矯正的外斜。應使用基底在外的稜鏡矯正眼位。 (106 特師)

解析 正確答案為(C)。不交叉性複視表示內斜眼位，應使用基底在外的稜鏡矯正眼位。

( ) 6. 有關馬竇氏鏡(Maddox rod)檢查平行眼位的設置與檢查，下列何者正確？ (A)右眼放置垂直線馬竇氏鏡(vertical Maddox rod)，然後兩眼同時看一光點 (B)任意一眼放置橫線馬竇氏鏡(horizontal Maddox rod)，然後兩眼同時看一光點　(C)透過垂直線馬竇氏鏡，看見一光線在右側，表示內隱斜位　(D)透過橫線馬竇氏鏡，看見一光線在右側，表示外隱斜位。（108 特師）

解析　正確答案為(B)。平行眼位需放置橫線馬竇氏鏡，當放置右眼，光線在右側為不交叉性複視，表示內隱斜位。

(　) 7. 將馬竇氏鏡(Maddox rod)置於患者的右眼前，並使馬竇氏鏡的條狀鏡片成水平，所見紅色光條在光點的右邊時，則患者眼位為下列何者？(A)內斜　(B)外斜　(C)上斜　(D)下斜。（108 專高）

解析　正確答案為(A)。右眼水平馬竇氏鏡，光線在右側為不交叉性複視，表示內隱斜位。

(　) 8. 一位右眼為上斜位(right hyperphoria)的受測者，左眼放置正確方向的馬竇氏鏡，且直視前方的光點時，此受測者應該會看到下列何種情況？(A)一條垂直線在光點的右側　(B)一條垂直線在光點的左側　(C)一條水平線在光點的上方　(D)一條水平線在光點的下方。（109 特師一）

解析　正確答案為(C)。左眼放置馬竇氏鏡看到線，右眼看到光點，右上斜時右眼影像在下，因此光點在水平線下方。

(　) 9. 右眼戴紅色垂直馬竇氏鏡，使用改良式索靈頓(Thorington)檢測法，若見紅線在點光源的上方數字 2 的位置，其代表為何？ (A)右眼上斜偏移 2Δ　(B)右眼下斜偏移 2Δ　(C)左眼下斜偏移 2Δ　(D)左右兩眼上下偏移 4Δ。（108 專高）

解析　正確答案為(B)。右眼戴紅色垂直馬竇氏鏡，紅線在點光源的上方，表示右眼下斜或左眼上斜。

(　) 10. 當水平馬竇氏鏡(Maddox rod lens)擺置受測者的右眼前，而在前方以水平方式擺置兩個光點時，受檢者看到雙光點位於兩條垂直紅線的右側。此受檢者有下列何種現象？ (A)右眼的影像比左眼大　(B)左眼的影像比右眼大　(C)受檢者有內斜現象　(D)受檢者有外斜現象。（111 專高）

解析　正確答案為(D)。右眼光條出現在光點左側，出現交叉性複視表示外斜眼位。

(　) 11. 運用改良式索靈頓(Thorington)檢測法，檢測兩眼水平偏移量，若左眼戴水平馬寶氏紅鏡，見紅線在點光源的右側位置，則說明 (A)外斜偏移 (B)內斜偏移 (C)右眼上斜偏移 (D)左眼上斜偏移。 (108 特師)

解析 正確答案為(A)。左眼戴水平馬賓氏紅鏡，紅線在點光源的右側位置為交叉性複視，表示外斜眼位。

(　) 12. 改良式托林頓技巧(modified Thorington technique)之視標卡上的每一個標記（數字或字母）是採用下列那種單位？ (A)屈光度 (B)M 單位 (C)稜鏡度 (D)秒角。 (107 專高)

解析 正確答案為(C)。改良式托林頓技巧(modified Thorington technique)為眼位偏斜的檢查技巧之一，單位是稜鏡度。

(　) 13. 進行近距離改良式托林頓技巧(modified Thorington technique)時，將紅色馬寶氏鏡放置於受測者右眼前，受測者看見一垂直光條出現於中央光點左側刻度為 3 的位置上，則此測試結果應記錄為？ (A)DLP red MR 3Δ eso (B)DLP red MR ortho (C)NLP red MR 3Δ exo (D)NLP red MR 3Δ eso。 (107 特師)

解析 正確答案為(C)。近距離測試，右眼馬賓氏鏡，垂直光條出現於中央光點左側為交叉性複視，表示外斜眼位，大小為3Δ，記錄為 NLP red MR 3Δ exo。

(　) 14. 右眼 −2.00DS / −1.75DC×135，左眼 −5.00DS / −3.00DC×045，有+2.00D 的老花度數，配多焦點鏡片時，使用下列何種方式，可快速測量出多焦鏡片處方所需彌補稜鏡的稜鏡度量？ (A)遮蓋測試稜鏡檢測 (B)馬寶氏鏡稜鏡檢測 (C)綜合驗光儀稜鏡檢測 (D)稜鏡偏移量計算。 (108 專高)

解析 正確答案為(B)。馬賓氏鏡稜鏡檢測可快速測量戴鏡時的眼位偏離程度。

(　) 15. 關於紅色馬寶式鏡測驗(red Maddox rod test)敘述，下列何者錯誤？ (A)可以是 von Graefe phoria 測驗的替代方法 (B)通常不戴著眼鏡做測量，因為怕眼鏡的傾斜角或光學中心有誤差而產生多餘的稜鏡效應 (C)可以測遠距離亦可測近距離，通常測量垂直隱斜位在臨床上更適合 (D)通常在測量水平隱斜位時比較會有誤差，因為通常眼睛會誤以為目標物會比原距離來的遠，所以會產生多一點外隱斜位的量或少一點內隱斜位的量。 (106 花東)

解析 正確答案為(D)。使用光點時，眼睛會誤以為目標物會比原距離來的近，所以會產生少一點外隱斜位的量或多一點內隱斜位的量。

( ) 16. 相較於馬竇氏鏡測量，改良式索林頓技巧(modified Thorington technique)之優點為何？ (A)它提供了調節(accommodation)控制 (B)它需要搭配稜鏡(prism)進行測量 (C)它可以用來作遠距離測試 (D)它是一種客觀性測驗(objective test)。 （109 特師一）

解析 正確答案為(A)。改良式索林頓技巧以視標表示，有較佳的調節控制。不需稜鏡，較常用於近距測試，為主觀式檢查方式。

( ) 17. 下列何種檢測，無法得到垂直斜位的平衡稜鏡度？ (A)馬竇氏鏡(Maddox rod)斜位測量 (B)馬竇氏翼(Maddox wing)斜位測量 (C)霍威爾(Howell)斜位測量 (D)索靈頓(Thorington)斜位測量。 （108 特師）

解析 正確答案為(C)。霍威爾(Howell)斜位測量是一種加入垂直稜鏡分離視標的斜位測量法，但因為垂直分離視標所以只能測量水平斜位。

( ) 18. 下列視覺機能測量，何者無法測得隱斜位的垂直方向偏移？ (A)托林頓(Thorington)測量 (B)馮格雷夫(von Graefe)測量 (C)馬竇氏鏡(Maddox rod)測量 (D)霍威爾(Howell)測量。 （112 專高）

解析 正確答案為(D)。霍威爾(Howell)斜位測量是一種加入垂直稜鏡分離視標的斜位測量法，但因為垂直分離視標所以只能測量水平斜位。

( ) 19. 下列何者不是用來檢查斜視及隱斜位的方法？ (A)紅綠眼鏡(red green glasses) (B)檢影鏡 (C)von Graefe 方法 (D)馬竇氏鏡方法。

（108 專高）

解析 正確答案為(B)。檢影鏡為屈光狀態的檢查方式。

( ) 20. 有關馬竇氏鏡眼位測試之敘述，下列何者錯誤？ (A)適用於需在開放空間進行眼位測量之患者 (B)可避免因使用綜合驗光儀而造成的稜鏡誘發水平隱斜位(prism-induced horizontal phoria) (C)測量垂直隱斜位時應垂直放置馬竇氏鏡，使形成水平線條影像 (D)正常期望值為：遠距離 $1\Delta exo(\pm 2\Delta)$；近距離 $3\Delta exo(\pm 3\Delta)$。 （109 專高）

解析 正確答案為(B)。馬竇氏鏡可用於 Von Graefe 法中無法看到兩個目標或必須在自由空間中執行眼位測量，也能排除因綜合驗光儀之後的頭部傾斜所誘發的垂直稜鏡誤差。

(　) 21. 有關馬竇氏鏡(Maddox rod)檢查之敘述，下列何者最不適當？ (A)無法排除病人是否為在綜合驗光儀(phoropter)後方頭部傾斜(head tilt)導致的稜鏡引起之垂直隱斜視(prism-induced vertical phoria) (B)可以測量垂直隱斜視(phoria) (C)可做為馮格雷夫隱斜視測量法(von Graefe phoria technique)的替代方法 (D)可以測量水平隱斜視(phoria)。

(113 專高)

解析 正確答案為(A)。馬竇氏鏡可排除因綜合驗光儀之後的頭部傾斜所誘發的垂直稜鏡誤差。

(　) 22. 改良式托林頓技巧(modified Thorington technique)測量出的結果無法提供下列那種有關於隱斜位(phoria)之資訊？ (A)量 (B)頻率 (C)方向 (D)存在與否。 (109 專高)

解析 正確答案為(B)。通常隱斜位的檢查不包括頻率。

(　) 23. 下列何者為「改良式托林頓技巧(modified Thorington technique)」與「馬竇氏鏡檢查(Maddox rod test)」兩者間之主要差別？①其中一項測驗需要在暗室中進行，另一項需要在正常室內光線下進行 ②其中一項測驗較能夠控制住調節達到較高測驗穩定性 ③其中一項測驗需要使用稜鏡，另一項則不需要 ④其中一項測驗需要用到兩片馬竇氏鏡（兩眼各一片），另一項只需用到一片 (A)①② (B)②③ (C)③④ (D)①④。

(109 特師二)

解析 正確答案為(B)。兩種方式皆可在正常燈光下進行；改良式托林頓技巧(modified Thorington technique)利用一個有標尺的圖形，相對於只有馬竇氏鏡的光點，調節能有較好的控制；馬竇氏鏡檢查需要稜鏡，改良式托林頓技巧不用，兩者皆只需一片馬竇氏鏡置於其中一眼之前。

(　) 24. 在 6 m 處測量的改良式托林頓技巧(modified Thorington technique)視標卡，每個標記間之間隔應該設為多少？ (A)8cm (B)6cm (C)10mm (D)4mm。 (110 專高)

解析 正確答案為(B)。每個標記間隔為 1 個稜鏡度，因此 6m 遠應間隔 6cm。

(　) 25. 關於托林頓隱斜位(Thorington phoria)檢查，下列何者錯誤？ (A)可以測量水平隱斜位(phoria) (B)此法的缺點為只能讓病人坐在綜合驗光儀

(phoropter)後方檢測 (C)可做為 von Graefe 眼位測試的替代方法 (D)可以測量垂直隱斜位。（111 專高）

解析 正確答案為(B)。托林頓隱斜位(Thorington phoria)檢查的優點之一就是可以在綜合驗光儀以外的空間檢查。

( ) 26. 馬竇氏鏡置於右眼前，使用改良式 Thorington 檢測，患者回應發現一個亮點在橫線下方，而橫線在亮點上方標示 3 的位置，假設設置及距離都符合規範，則此患者隱斜位量為何？ (A)右眼上隱斜位 3 稜鏡度 (B)右眼外隱斜位 3 稜鏡度 (C)左眼上隱斜位 3 稜鏡度 (D)左眼內隱斜位 3 稜鏡度。（112 專高）

解析 正確答案為(C)。右眼影像在上為右眼下斜或左眼上斜。

( ) 27. 使用馬竇氏鏡（Maddox rod）測眼位，下列何者最可能發生不穩定偏差？ (A)遠距平行眼位 (B)遠距垂直眼位 (C)近距平行眼位 (D)近距垂直眼位。（113 專高）

解析 正確答案為(C)。使用光點時，距離不易判斷，調節較為不穩定，連帶引起偏差。

( ) 28. 下列何者不是測量隱斜位(heterophoria)時，破壞融像(fusion)的方法？ (A)用遮眼棒(occlude)遮蓋一眼 (B)用稜鏡(prism)分離兩眼所看到的影像 (C)用馬竇氏鏡(Maddox rod)扭曲一眼所看到的影像 (D)用偏光鏡(polaroid lenses)濾掉某方向的光源來區分兩眼的影像。（113 專高）

解析 正確答案為(D)。偏光鏡不是臨床上常用來破壞融像的方式。

（四）調節性內聚與調節比值(AC/A ratio)

當有了遠距與近距的水平斜位，就可以進行調節性內聚與調節比值(AC/A ratio)的計算。

雙眼的協調性當中，**調節會引起內聚，內聚也會引起調節**。調節引起的內聚稱為**「調節性內聚」**，因為調節越多，調節性內聚越多，所以用調節性內聚除以調節的比例來表示此種關聯性強弱，稱為 **AC/A 比值**，單位為 Δ/D，可寫成數值/1、數值：1 或單獨寫為數值，例如：4/1、4:1 或 4。

AC/A 比值在雙眼視覺分析與處置當中是一個重要的參數，過高或過低都會引起一定程度的異常。AC/A 高表示在一定調節作用下，調節性內聚作用的程度高，可能為內聚過度或開散過度的異常。AC/A 低表示在一定調節作用下，調節性內聚作用的程度低，可能為內聚不足或開散不足的異常。

臨床操作上有兩種測量方式：第一種為「計算性(Calculated)AC/A 比值」、第二種為「梯度性(Gradient)AC/A 比值」，說明如下：

1. **計算性(Calculated)AC/A 比值**：計算性 AC/A 比值藉由**遠距及近距的水平斜位**推算出調節性內聚作用的程度，**再除以調節的改變量**加以計算出來。其中**調節性內聚**為使患者從**遠方眼位**往內聚至**近方眼位**的量值。等於內聚需求(PD/FD)減去遠距斜位（內斜為正、外斜為負）加上近距斜位（內斜為正、外斜為負）。其中內聚需求為雙眼遠距瞳距(PD)除以物體至眼球旋轉中心距離（工作距離＋0.027）。**調節刺激**為工作距離 WD 的倒數，除以倒數等於乘上工作距離 WD。

   因此可將公式整理為 $AC/A = \big((PD/FD) - DLP + NLP\big) \times WD$

   $PD =$ 遠距瞳距(cm)

   $WD =$ 工作距離(m)所欲觀看物體至鏡片平面之距離

   $FD =$ 注視距離(m) $= WD +$ 鏡片至眼球旋轉中心距離(0.027m)

   $NLP =$ 近距水平斜位 (eso +，exo−)

   $DLP =$ 遠距水平斜位 (eso +，exo−)

   若忽略鏡片至眼球旋轉中心距離，可將公式簡化為 $AC/A = PD + (NLP - DLP) \times WD$。

   例如：若患者 PD = 64mm，遠距為 2 稜鏡外斜位，40cm 工作距離之近距為 10 稜鏡外斜位，則其計算性 $AC/A = \big((6.4/0.427) - 10 + 2\big) \times 0.4 = 2.8$，若使用簡化公式為 $6.4 + (-10 + 2) \times 0.4 = 3.2$。

   另一種快速方式可先記憶內聚需求，若以常見 PD64mm 與工作距離 40cm 計算之，可得內聚需求約為 15 稜鏡度，再觀察遠與近斜位可得調節性內聚值，最後再乘上工作距離即可，以前例來看，內聚需求為 15 稜鏡度，遠距為 2 稜鏡外斜位，須內聚兩個稜鏡度，$15 + 2 = 17$，近距為 10 稜鏡外斜位，減少內聚 10 個稜鏡度，$17 - 10 = 7$，最後再乘上工作距離 0.4，$7 \times 0.4 = 2.8$ 即為此患者之計算性 AC/A 比值。

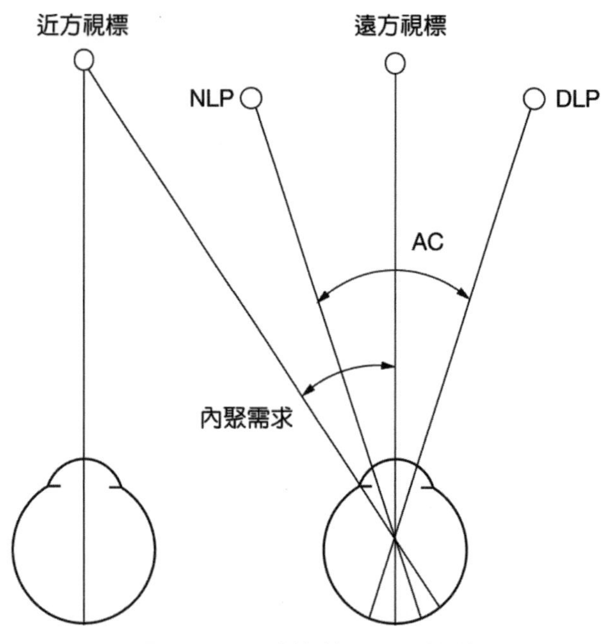

圖 4-10　計算性 AC/A 比值

2. **梯度性(Gradient)AC/A 比值**：與計算性由遠近距的參數所計算出的不同，梯度性(Gradient)AC/A 比值改變調節刺激的方式為**加入額外的球面度鏡片，比較加入前後的水平斜位**就可以知道調節性內聚的變化量。例如：若原處方下近距斜位為 2 個稜鏡內斜位，加入 −1.00D 後為 7 個稜鏡內斜位，調節性內聚變化量為 7−2=5，梯度性 AC/A 比值即為 5/1。但若原處方下近距斜位為 2 個稜鏡外斜位，加入 −1.00D 後為 7 個稜鏡內斜位，調節性內聚變化量為 7+2=9，則梯度性 AC/A 比值即為 9/1。

計算性與梯度性 AC/A 比值兩種方式所得的數值可能會有差異，主要的原因是**近感知性內聚**所造成的影響，計算性 AC/A 比值所用的方式為遠近數值差異，遠距不包含近感知效應，而梯度性 AC/A 比值是在固定距離所得的數據，前後兩次的近感知效應會抵銷。

以上兩種方式在臨床上較常用，所計算的調節為刺激值，所以也稱為**刺激性 AC/A 比值**，若調節所採用的是所測得的調節反應，則稱為**反應性 AC/A 比值**，通常近距離時的調節反應會較低一些，因此反應性 AC/A 比值會比刺激性 AC/A 比值高一些。

與 AC/A 比值類似的概念還有一個**內聚性調節力與內聚力比值(Convergent Accommodation/Convergence ratio, CA/C ratio)，為因為雙眼內聚增加或減少時，內聚性調節相對應變化的程度**。臨床上並未廣泛使用，但有時在分析雙眼視覺資料時很重要。例如：開散過度或其他遠方高度外斜位患者可能會受益於加入負度數，此時分析 CA/C 比值有助於決定處置。

臨床上決定 CA/C 比值採用不引起調節的視標或針孔以消除刺激的模糊，但尚未有廣泛接受的測定方式，其中一種為 Wesson DOG 卡搭配動態視網膜鏡於四個不同距離測量，以決定不同內聚程度的調節反應。預期值在年輕成人平均約 0.5D/MA(0.083D/Δ)，且與年齡成反比。

歷屆試題

( ) 1. AC/A 比值過高，眼球調節時會造成下列何種情況？ (A)外斜視、隱外斜位 (B)上斜視、隱上斜位 (C)內斜視、隱內斜位 (D)下斜視、隱下斜位。 (107 特師)

解析 正確答案為(C)。AC/A 比值過高表示調節時引起的調節性內聚高，近距時調節容易引起調節性內聚增加，造成近距眼位內斜。

( ) 2. 一般而言，以 gradient method 測得的調節性內聚力/調節力的比值(accommodative convergence/accommodation ratio, AC/A ratio)，其正常值範圍為下列何者？ (A)0~1.0 (B)3.0~5.0 (C)7.0~9.0 (D)11.0~13.0。 (106 花東)

解析 正確答案為(B)。AC/A ratio 預期值為 3.5~4.0。

( ) 3. 看遠距離 6 公尺處及近距離 40 公分處分別測量眼斜位，下列何者調節性內聚力與調節力的比值(AC/A ratio)最大？ (A)遠距離正眼位(orthophoria)，近距離 8 稜鏡度外隱斜位(exophoria) (B)遠距離 8 稜鏡度內隱斜位(esophoria)，近距離正眼位 (C)遠距離正眼位，近距離 8 稜鏡度內隱斜位 (D)遠距離 8 稜鏡度外隱斜位，近距離 8 稜鏡度外隱斜位。 (106 專高)

解析 正確答案為(C)。遠距離正眼位，近距離內隱斜位，調節性內聚會較大。

(　) 4. 有一病人，其調節性內聚力/調節力的比值(accommodative convergence/accommodation ratio, AC/A ratio)偏高，則下列敘述何者錯誤？ (A)若此病人看遠時為正眼位(orthophoria)，其看近時會表現外斜視 (B)若此病人看遠時為外斜視，其看近時的外斜視嚴重度會減少（向外偏斜度減少） (C)若此病人看遠時為內斜視，其看近時的內斜視嚴重度會增加（向內偏斜度增加） (D)內聚力過度（convergence excess）是 AC/A ratio 偏高的成因之一。（106 花東）

解析 正確答案為(A)。高 AC/A，遠方正眼位，近方因調節引起的內聚會較高，呈現內斜位。

(　) 5. 某正視眼(emmetropia)患者，看遠時是正眼位(orthophoria)，若此病患的調節性內聚力/調節力的比值(accommodative convergence/accommodation ratio, AC/A ratio）為 1，請問此病患看近時，最有可能的眼位為下列何者？ (A)上斜位 (B)下斜位 (C)內斜位 (D)外斜位。（106 特師）

解析 正確答案為(D)。AC/A 為 1，40 公分處調節 2.50D，內聚量為 2.5×1=2.5 稜鏡度，若以常見 PD64mm 與工作距離 40cm 計算之，可得內聚需求約為 15 稜鏡度，近距離斜位推估約為 15–2.5=12.5 稜鏡度外斜位。另外亦可從雙眼視機能異常分類中，根據遠距正位且低 AC/A 比值，推測為內聚不足的類型，近距為外斜位。

(　) 6. 遮蓋檢驗(cover test)結果，看遠方 6 公尺處有 10 稜鏡度的外隱斜位，看 40 公分處為正眼位，兩眼瞳孔距離看遠方為 60 mm，看近處為 57 mm，以眼斜位計算法(phoria method)得到的調節性內聚力與調節力比值(AC/A ratio)為 (A)6/1 (B)8/1 (C)10/1 (D)12/1。（106 專高）

解析 正確答案為(C)。PD60 mm，內聚需求大約 14 稜鏡度，加上遠方外斜 10 稜鏡度共 24 稜鏡度，乘 0.4 等於 9.6，大約 10/1。

(　) 7. 檢查眼位時，看近距離 40 公分處有 6 稜鏡度的內隱斜位，再加上 +1.50DS 的球面透鏡後可矯正成正眼位，以斜度法(gradient method)計算調節性內聚力與調節力的比值(AC/A ratio)為 (A)1.5/1 (B)2.5/1 (C)4/1 (D)6/1。（106 專高）

解析 正確答案為(C)。6 稜鏡度的內隱斜位矯正成正眼位，調節性內聚為 6 稜鏡度，+1.50DS 的球面透鏡調節刺激為放鬆 1.5D，斜度法

(gradient method)計算調節性內聚力與調節力的比值(AC/A ratio)等於 6/1.5＝4/1。

( ) 8. 戴上矯正鏡片後，看近距離 40 公分處有 6 稜鏡度(Δ)的外斜位(exophoria)，再加上−1.00D 的球面鏡後可矯正成正眼位(orthophoria)，以斜度法(gradient method)計算調節性內聚力與調節力的比值(AC/A ratio)為 (A)6 (B)5 (C)4 (D)3。 (106 特師)

解析 正確答案為(A)。加上−1.00D 的球面鏡之調節刺激為 1D，6 稜鏡度(Δ)的外斜位矯正成正眼位，因調節引起的內聚為 6 稜鏡度(Δ)，因此調節性內聚力與調節力的比值(AC/A ratio)為 6/1。

( ) 9. 某一病人遠距的水平斜位為 4.0Δ 外隱斜位(exophoria)，在病人兩眼前各加−1.00D 鏡片後，測得其水平斜位 1.0Δ 內隱斜位(esophoria)，其依據 gradient method 測得的調節性內聚力/調節力的比值(accommodative convergence/accommodation ratio, AC/A ratio)為下列何者？ (A)3 (B)4 (C)5 (D)6。 (106 花東)

解析 正確答案為(C)。加上−1.00 D 之後，4 稜鏡度（Δ）的外隱斜位變成 1.0Δ 內隱斜位，雙眼聚散改變量為 5 稜鏡度（Δ），因此調節性內聚力與調節力的比值（AC/A ratio）為 5/1。。

( ) 10. 遮蓋試驗結果，在 6 m 處為 15 稜鏡度外隱斜，40 mm 處為正眼位，瞳孔看遠近距離分別為 50/47 mm，計算出的調節性內聚力與調節力比值 AC/A 是多少？ (A)5 (B)8 (C)11 (D)14。 (107 專高)

解析 正確答案為(A)、(C)。PD50 mm，內聚需求為 5/0.427＝11.7 稜鏡度，加上遠方外斜 15 稜鏡度共 26.7 稜鏡度，再乘 0.4 等於 10.68，大約 11/1。

( ) 11. 在求計算型 AC/A(calculated AC/A)比值時，不需要下列那一項？ (A)遠距離隱斜位量(distance phoria) (B)近距離隱斜位量(near phoria) (C)遠距離瞳孔間距(distance interpupillary distance) (D)近距離瞳孔間距(near interpupillary distance)。 (107 特師)

解析 正確答案為(D)。計算型 AC/A(calculated AC/A)比值不需要算入近距離瞳孔間距。

( ) 12. 視標置於受測者眼前 40 cm 處測得近距離眼位 6Δeso，其遠距離眼位(at 6 m)為 3Δeso，此受測者瞳孔間距為 66 mm，則其 AC/A 比值為何？ (A)4.2 (B)5.6 (C)6.6 (D)7.8。 (108 特師)

解析 正確答案為(D)。PD66 mm，內聚需求約為 15.5 稜鏡度，減去遠方內斜 3 稜鏡度共 12.5 稜鏡度，加上近距離內斜 6 稜鏡度為 18.5 稜鏡度，再乘 0.4 等於 7.4，選 D。

(　) 13. 若患者在 6m 處有 1 個稜鏡度外隱斜位 XP，在 50cm 處有 3 個稜鏡度內隱斜位 EP，那麼對於瞳距 60mm 的患者，計算的 AC/A 比值為何？ (A)5 (B)8 (C)12 (D)16。 （111 專高）

解析 正確答案為(B)。瞳距 60 mm 在 50cm 處內聚刺激約為 $(6\div0.527)=11.4$，計算性 AC/A = $(11.4+1+3)\times0.5 = 7.7$。

(　) 14. 計算型調節性內聚力與調節力比值(calculated AC/A)和斜率型調節性內聚力與調節力比值(gradient AC/A)，兩者間的差異主要為何？ (A)計算型調節性內聚力與調節力比值是刺激式(stimulus)AC/A，斜率型調節性內聚力與調節力比值是反應式(response)AC/A (B)計算型調節性內聚力與調節力比值是反應式 AC/A，斜率型調節性內聚力與調節力比值是刺激式 AC/A (C)計算型調節性內聚力與調節力比值是暫時的，會變動；斜率型調節性內聚力與調節力比值則是永久的，較恆定 (D)計算型調節性內聚力與調節力比值包含距離聚合感應(proximal convergence)因素，斜率型調節性內聚力與調節力比值則不包含距離聚合感應因素。 （109 特師一）

解析 正確答案為(D)。計算性與梯度性 AC/A 比值兩種方式所得的數值可能會有差異，主要的原因是近感知性內聚所造成的影響。

(　) 15. 下列何種類型的內聚力(convergence)會影響計算型 AC/A(calculated AC/A)比值，並為導致梯度型 AC/A(gradient AC/A)正常值低於計算型 AC/A 之值？ (A)張力性內聚(tonic convergence) (B)近感知內聚(proximal convergence) (C)調節性內聚(accommodative convergence) (D)融像性內聚(fusional convergence)。 （109 特師一）

解析 正確答案為(B)。計算性與梯度性 AC/A 比值兩種方式所得的數值可能會有差異，主要的原因是近感知性內聚所造成的影響。

(　) 16. 被檢者看遠方視標時，有 6 個內斜稜鏡量，加上 −2.00D 度數鏡片，產生 4 個外斜位稜鏡量，則被檢者的 調節性內聚力與調節力(AC/A)比值為下列何者？ (A)1/1 (B)4/1 (C)5/1 (D)6/1。 （109 特師一）

解析 正確答案為(C)。看遠 6 內斜變成 4 外斜，調節性內聚共作用 10 稜鏡度，加上 −2.00D 要除 2，因此梯度性 AC/A 為 10/2=5/1。但此處加上 −2.00D 度數疑似錯誤，因為負度數刺激調節，會引起調節性內聚作用更多，造成內斜增加。

( ) 17. 針對有雙眼視覺問題的人，調整度數對下列何種測驗結果最有影響？ (A)遮蓋測驗(cover test) (B)眼外肌運動(extraocular motility) (C)固視偏差(fixation disparity) (D)AC/A 比值(AC/A ratio)。 (109 專高)

解析 正確答案為(D)。調整度數會引起調節的改變，進而造成斜位量的改變。

( ) 18. 有關 AC/A 比值之敘述，下列何者錯誤？ (A)其定義為每一屈光度(diopter)之調節刺激所引發的調節性聚合的量 (B)AC/A 比值若大於 6/1，可能有潛在型遠視或聚合過度的問題 (C)梯度性 AC/A 之測量方法(gradient method)為加入試鏡片前／後眼位偏移量之差值，再除以所加入試鏡片的屈光度 (D)雙眼同時注視遠距離目標時，調節反應量通常會少於調節刺激量。 (109 專高)

解析 正確答案為(D)。注視遠距離目標時，調節反應量通常會多於調節刺激量。

( ) 19. 下列何種檢測方式，較不適合用來量測調節性內聚力與調節力比值(AC/A ratio)？ (A)von Graefe 檢查 (B)改良式托林頓(modified Thorington)檢查 (C)固視偏差(fixation disparity)檢查 (D)階段式聚散檢查(step vergence test) 。 (111 專高)

解析 正確答案為(D)。階段式聚散檢查(step vergence test)為融像性聚散範圍檢查，無法得到斜位，自然不適合用來量測調節性內聚力與調節力比值(AC/A ratio)。

( ) 20. 關於內聚性調節力與內聚力的比值(convergent accommodation/convergence ratio, CA/C ratio)，下列何種情形通常測量到的數值會比較高？ (A)年輕人的近視眼 (B)年輕人的近視眼合併散光 (C)年輕人的遠視眼 (D)老花眼。 (106 專普)

解析 正確答案為(C)。CA/C 隨年齡降低，另外遠視眼可能因為調節需求較高。

(　) 21. 有關內聚性調節力與內聚力比值(convergent accommodation/convergence ratio, CA/C ratio)之敘述，下列何者錯誤？ (A)每聚合一個稜鏡度會誘發 0.07~0.15D 之調節 (B)由於老化所導致的調節幅度下降，會造成 CA/C 比值隨著降低 (C)潛在型老花眼患者(pre-presbyopic subject)，其 CA/C 比值異常升高 (D)外隱斜位者由於近距離時過度使用聚合，會導致更多調節被誘發。 (109 專高)

解析 正確答案為(C)。CA/C ratio 預期值在年輕成人平均約 0.5D/MA (0.083D/Δ)，且與年齡成反比。

(　) 22. 有關內聚性調節力與內聚力的比值(convergent accommodation/convergence ratio, CA/C ratio)之敘述，下列何者錯誤？ (A)年輕人的 CA/C 比值期望值為 0.50D/MA(diopter per meter angle) (B)CA/C 比值隨著年齡增加，會有增加的趨勢 (C)間接性外斜位(intermittent exotropia)之患者，隨著年紀增加、CA/C 比值產生相對應的變化，進而使得雙眼視覺表現可能變好 (D)當開散過度(divergence excess)者在看遠方目標物時，因 CA/C 比值會導致眼睛在內聚時產生過多的調節。 (113 專高)

解析 正確答案為(B)。CA/C ratio 與年齡成反比，隨年齡增加，會有降低的趨勢。

(　) 23. 關於內聚力(convergence)與調節力(accommodation)何者正確？ (A)眼睛看近時內聚力增加，內隱斜位不變 (B)調節力下降，調節性內聚力(accommodative convergence or accommodative fusional reserve)下降 (C)若在眼前持續增加基底朝內稜鏡直到影像模糊，可測得內聚力幅度(amplitude of convergence) (D)若在眼前持續增加基底朝內稜鏡直到產生複視，可測得調節性內聚力(accommodative convergence or accommodative fusional reserve)。 (112 專普)

解析 正確答案為(B)。眼睛看近調節增加引起內聚，內隱斜位增加。

(　) 24. 下列的檢測方法中，那一項與調節性內聚力／調節力比值(AC/A ratio)無關？ (A)遮蓋測試(cover test) (B)馮格雷夫測試(von Graefe test) (C)改良式托林頓測試(modified Thorington test) (D)固視偏差(Fixation disparity)。 (113 專高)

解析 正確答案為(A)。AC/A ratio「通常」由自覺式的分離性眼位測量方式所得到的結果再加以計算得出。

( ) 25. 遮蓋檢驗(cover test)結果，看遠方 6 公尺處有 15 稜鏡度的外隱斜位(exophoria)，看 40 公分處為 0 正斜位(orthophoria)，兩眼瞳孔距離看遠方為 60 毫米，看近處為 57 毫米，以眼隱斜位計算法(Phoria method)計算，調節性內聚力與調節力的比值(AC/A ratio)為 (A)6 (B)9 (C)12 (D)15。 (113 專高)

解析 正確答案為(C)。瞳距 60mm 在 40cm 處內聚刺激約為(6÷0.427)等於約 14，計算性 AC/A=(14+15)×0.4=11.6 約 12。

(五) 融像性聚散範圍(Fusional Vergence Range)

關於聚散另一個需要測量的重要參數，是融像性聚散範圍或幅度，為**雙眼在維持融像情況下聚散的範圍**。可將此參數視為類似肌肉的能力或能夠承受的壓力或範圍，也可以觀察其對於眼位補償的狀況。此參數在不同文獻中又被稱為融像性聚散範圍、融像性聚散續存、相對性融像等。

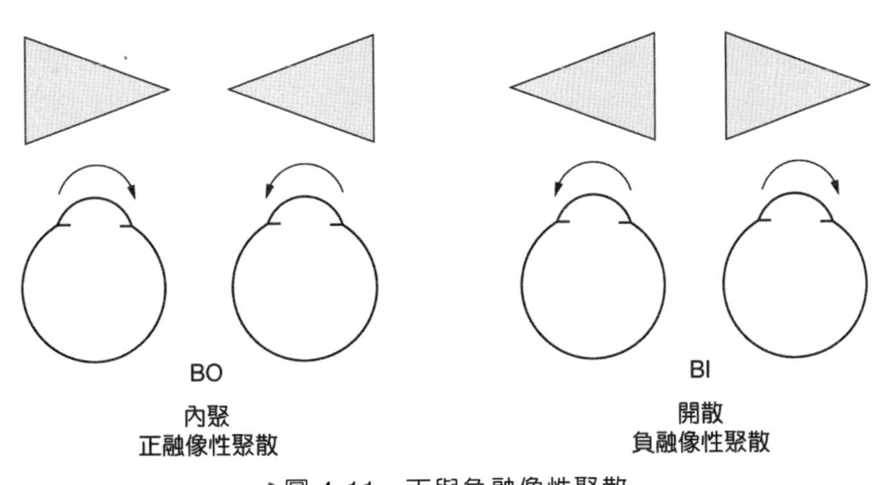

圖 4-11 正與負融像性聚散

初步檢查當中的內聚近點(Near point of convergence, NPC)可作為融像性內聚能力的一種初步評估。但臨床檢查時，可以利用稜鏡使影像移動來製造眼睛聚散的刺激。在水平聚散測量中，**基底朝外稜鏡(BO)**讓雙眼影像朝內移動使眼睛**內聚(convergence)**以維持影像單一，依文獻不同稱為正融像性聚散(positive fusional vergence, PFV)或正相對性內聚 PRC(positive relative convergence)。**基底朝內稜鏡(BI)**讓雙眼影像朝外移動使眼睛**開散(divergence)**以維持影像單一，稱為負融像性聚散(negative fusional vergence, NFV)或負相對內聚(negative relative convergence, NRC)。

在雙眼逐漸從零開始加入稜鏡的過程中（可以用綜合驗光儀當中的旋轉稜鏡逐漸加入，或用稜鏡棒、單個稜鏡片做階段式加入，兩者預期值會不同），患者可能會有以下四種狀況出現，分別將其記錄下來。

1. 視標初次變模糊（紀錄為模糊點 Blur point）
2. 接著繼續加入稜鏡，視標變成兩個（紀錄為破裂點 Break point）
3. 但有時不會模糊也不會變成兩個，而是視標向左或右移動（測試終止，紀錄抑制眼 suppresion）
4. 於破裂之後將稜鏡量減少，視標又恢復成單一個（紀錄為回復點 Recovery point）

一般來說，除非有抑制出現，否則會紀錄為**「模糊點／破裂點／回復點」**，若有抑制出現，則觀察此時稜鏡方向與影像移動方向可以得知抑制眼，例如：在做基底朝內 BI 的檢查時，右眼影像會朝右移動，左眼影像會朝左移動，若患者反應視標往右移動，則表示左眼抑制；若在做基底朝外 BO 測試時，右眼影像會朝左移動，左眼影像會朝右移動，若患者反應視標往右移動，則表示右眼抑制。

檢查順序為先執行負融像性聚散(NFV)再做正融像性聚散(PFV)，遠距及近距都要執行。其中比較特別的是遠距的負融像性聚散(NFV)通常不會有模糊點出現，若是有模糊點可能是遠距處方有問題，有過多的調節介入。

不同文獻上模糊點、破裂點與回復點的描述如下：

1. **模糊點**：達到融像性聚散的極限且介入調節性聚散的輔助（文獻一），當保持穩定調節時，患者不再能補償因稜鏡引起的網膜差異(retinal disparity)（文獻四），額外的聚散使調節開始產生變化（文獻二）。
2. **破裂點**：達到調節性聚散的極限（文獻一），患者使用所有來源的聚散仍無法維持單一影像（文獻四），調節性與融像性聚散的極限（文獻二）。
3. **回復點**：利用融像性聚散重新建立單一雙眼視覺，重回雙眼單一視（文獻一），誘發的網膜差異已降低至能觸發患者的聚散系統，並重得單一影像（文獻四）。

除了水平聚散的測量之外，還要測量垂直聚散範圍，可在一眼之前加入垂直稜鏡加以測量。**基底朝下稜鏡(BD)**使影像上移，測試**上轉聚散(supravergence)**，**基底朝上稜鏡(BU)**使影像下移，測試**下轉聚散(infravergence)**。垂直只須記錄破裂點與回復點，沒有模糊點，因為垂直性聚散移動過程中，調節並不會產生變化。

聚散的預期值根據 Morgan 的統計如下：

遠距	NFV(BI)	× / 7 / 4
	PFV(BO)	9 / 19 / 10
近距	NFV(BI)	13 / 21 / 13
	PFV(BO)	17 / 21 / 11

垂直聚散的破裂點在 3 到 4 稜鏡度，回復點在 1.5 到 2 稜鏡度。用稜鏡棒、單個稜鏡片做階段式聚散度測試 Step vergence，為綜合驗光儀外評估聚散幅度的一種方式。當幼童非常好動且反應不可靠時，此測試是有用的，幼童的眼睛可以被觀察，因此較為客觀，檢查者可以觀察幼童失去雙眼視時的情形。

兒童 7-12 歲預期值，近距 NFV(BI) 7/12，近距 PFV(BO) 23/16。成人預期值，遠距 NFV(BI) 7/4，遠距 PFV(BO) 11/7，近距 NFV(BI)13/10，近距 PFV(BO) 19/14。

（六）聚散靈巧度 facility 測試

評估**融像性聚散系統的動態**與一段時間之後的反應，也就是一段時間之內融像性聚散快速變化的程度，可視為臨床上測量持續力的一種方式。有症狀的患者可能聚散幅度正常但有靈巧度問題。所使用的翻轉鏡為一面基底朝內，一面基底朝外。但所使用的稜鏡強度尚缺乏系統性資料收集及仍未有一致的意見，根據文獻八，當近距離使用 3Δ base-in / 12Δ base-out 時，預期值為 15±3 cpm。

歷屆試題

(　) 1. 在負性融像聚散(negative fusional vergence)情況下，眼球雙眼的運動為下列那一類型？ (A)朝內 (B)朝外 (C)朝上 (D)朝下。（110 專高）

解析 正確答案為(B)。負性融像聚散(negative fusional vergence)為雙眼朝外之融像性聚散。

(　) 2. 有關水平聚散力測試(horizontal vergence test)之敘述，下列何者錯誤？ (A)此測試的目的為測量破除融像，誘發複視所需之稜鏡量 (B)利用基底朝外稜鏡可測量正融像聚散能力(positive fusional vergence) (C)測試順序必須先測量正融像聚散能力，再測量負融像聚散能力，以避免調節介入影響準確性 (D)於近距離測量負融像聚散能力時，模糊點常發生於破裂點之前，但在遠距離測試時卻不太會出現視標模糊現象，這是由於使用調節之緣故。（107 專高）

解析 正確答案為(C)(D)。檢查順序為先執行負融像性聚散(NFV)再做正融像性聚散(PFV)，遠距的負融像性聚散(NFV)通常不會有模糊點出現，若是有模糊點可能是遠距處方有問題，有過多的調節介入。

(　) 3. 有關垂直(vertical)和水平(horizontal)融像聚散度(fusional vergence)測量的敘述，下列何者正確？ (A)垂直聚散使用一個稜鏡測量，而水平使用兩個稜鏡測量 (B)垂直聚散度有模糊點，而水平聚散度有可能沒有模糊點 (C)垂直聚散度範圍是大於水平 (D)垂直聚散度(vertical vergence)受焦深(depth of focus)的影響，而水平聚散(horizaontal vergence)則受到調節的影響。（107 專高）

解析 正確答案為(A)。垂直聚散沒有模糊點，且範圍小於水平。調節會受焦深影響。

( ) 4. 在測量聚散度範圍(vergence range)時，右眼前放置基底朝下的稜鏡，可測出下列那一項目？ (A)右眼內聚力(convergence) (B)左眼開散力(divergence) (C)右眼上聚散力(supravergence) (D)右眼下聚散力(infravergence)。 (107 專高)

解析 正確答案為(C)。基底朝下的稜鏡使影像上移，測試上轉聚散力。

( ) 5. 進行聚散能力測試時，當受測者回答：「視標變模糊」，最可能代表下列何者？ (A)無法維持融像 (B)無法維持雙眼聚合 (C)無法維持穩定調節 (D)被誘發出的視網膜影像差距(retinal disparity)已減少。 (108 專高)

解析 正確答案為(C)。模糊點為額外的聚散使調節開始產生變化（文獻二）。

( ) 6. 當進行基底朝外聚散度(base out vergence)測量時，視標影像維持著單一清晰狀態，然後變得模糊，但仍然維持單一影像。受測者使用何種類型的聚散(vergence)來保持單一卻模糊的影像？ (A)正性融像聚散(positive fusional vergence) (B)負性融像聚散(negative fusional vergence) (C)調節性內聚(accommodative convergence) (D)調節性開散(accommodative divergence)。 (109 特師一)

解析 正確答案為(C)。基底朝外聚散度達模糊時表示達到融像性聚散的極限且介入調節性聚散的輔助（文獻一）。

( ) 7. 在測量基底朝內聚散功能(BI vergence)時，受試者說視標往左移動，這代表下列何種狀況？ (A)受試者有內聚力過度 (B)受試者有開散力過度 (C)右眼有抑制 (D)左眼有抑制。 (106 專高)

解析 正確答案為(C)。測量基底朝內聚散功能(BI vergence)時，右眼影像向右移動，左眼影像向左移動，受試者說視標往左移動表示右眼抑制。

( ) 8. 做開散能力(base-in fusional vergence)檢查時，隨著檢查稜鏡的增加，若患者發生左眼壓抑，他會看見下列何種現象？ (A)視標立即消失 (B)視標固定不動 (C)視標往右邊移動 (D)視標往左邊移動。 (109 專高)

解析 正確答案為(C)。雙眼加入 BI 稜鏡時，右眼影像朝右移動，左眼影像朝左移動。因此若左眼壓抑，只會看到影像朝右移動。

( ) 9. 進行聚散能力測試時，若受測者反應「單一視標在移動」，則代表發生下列那一情況？ (A)抑制(suppression) (B)調節(accommodation) (C)複視(diplopia) (D)內聚(convergence)。 （110 專高）

解析 正確答案為(A)。若影像未出現模糊與破裂，而是向左或右移動，為抑制現象。

( ) 10. 在測量負融像預留範圍(negative fusional reserve)時，若受測者是以最佳遠距離矯正狀態(best corrected at distance)進行測驗，為何通常都不會有模糊點(blur point)？ (A)因為在注視遠距離時，不必使用調節(accommodation) (B)因為在注視遠距離時，測量不出隱斜位(phoria) (C)因為在注視遠距離時，不能刺激內聚力(convergence) (D)因為在注視遠距離時，無法激發開散力(divergence)。 （109 特師二）

解析 正確答案為(A)。注視遠距離時沒有調節需求，若矯正處方正確，則調節量通常很低，因此也不會有模糊點出現。

( ) 11. 下列檢查中，何者較不可直接或間接評估融像性聚散(fusional vergence)能力？ (A)正負相對調節檢查(NRA/PRA) (B)單眼評估檢影鏡法(MEM retinoscopy) (C)赫希柏格檢查(Hirschberg test) (D)內聚近點(near point of convergence)。 （112 專高）

解析 正確答案為(C)。赫希柏格檢查（Hirschberg test）為檢測近方是否有斜視的一種簡便測驗。

( ) 12. 近融合性聚散靈敏度(fusional vergence facility at near)測試之正常期望值為何？ (A) 5±3 cycles per minute(cpm) (B) 10±2 cpm (C) 15±3 cpm (D) 20±2 cpm。 （109 專高）

解析 正確答案為(C)。根據文獻八，當近距離使用 3Δ base-in / 12Δ base-out 時，預期值為 15±3 cpm 。

( ) 13. 聚散靈敏度(vergence facility)檢測，常用的翻轉鏡稜鏡度為何？ (A) 3ΔBI（基底朝內）及 12ΔBO（基底朝外） (B) 12ΔBI（基底朝內）及 3ΔBO（基底朝外） (C) 4ΔBI（基底朝內）及 8ΔBO（基底朝外） (D) 8ΔBI（基底朝內）及 4ΔBO（基底朝外）。 （110 專高）

解析 正確答案為(A)。根據文獻八，近距離使用 3Δ base-in / 12Δ base-out。

(　) 14. 有關近融像性聚散靈敏度(near fusional vergence facility)測試的目的與方法，下列敘述何者正確？ (A)為測試調節帶動聚散的能力，運用反轉正負鏡片，當兩眼遇到正鏡片(plus lens)，促使眼睛聚合，遇到負鏡片(minus lens)，促使眼睛開散 (B)為測試調節帶動聚散的能力，運用反轉正負鏡片，當兩眼遇到正鏡片(plus lens)，促使眼睛開散，遇到負鏡片(minus lens)，促使眼睛聚合 (C)為測試主動融像聚散能力，運用反轉底內與外稜鏡，當兩眼遇到基底向內(base-in)稜鏡，促使眼睛聚合，遇到基底向外(base-out)稜鏡，促使眼睛開散 (D)為測試主動融像聚散能力，運用反轉底內與外稜鏡，當兩眼遇到基底向內(base-in)稜鏡，促使眼睛開散，遇到基底向外(base-out)稜鏡，促使眼睛聚合。 (112 專高)

解析 正確答案為(D)。近融像性聚散靈敏度測試使用 BI/BO 翻轉鏡。基底向內(base-in)稜鏡，促使眼睛開散，遇到基底向外(base-out)稜鏡，促使眼睛內聚。

(　) 15. 以基底朝外稜鏡測量融像聚散能力時，在給予稜鏡的過程中，受測者表示影像由清晰開始變模糊，此時受測者在使用下列何種能力維持影像模糊，不至於讓影像產生複視？ (A)正融像聚散能力(positive fusional vergence) (B)負融像聚散能力(negative fusional vergence) (C)調節性聚合能力(accommodative convergence) (D)調節性開散能力(accommodative divergence)。 (113 專高)

解析 正確答案為(C)。模糊點表示達到融像性聚散的極限且介入調節性聚散的輔助（文獻一）。

（六）固視偏差(Fixational Disparity, FD)與關聯性斜位(Associated Phoria)

固視偏差(Fixational Disparity, FD)測試是當雙眼存在聚散刺激、調節壓力或兩者皆存時，測量雙眼對齊狀況的反應。即使沒有分離性斜位也可能有固視偏差存在，並可能在雙眼視時造成症狀出現。這樣的偏差是很小的（以分弧表示），且位於 Panum's fusion area 內，因此仍具有感覺性的融像。

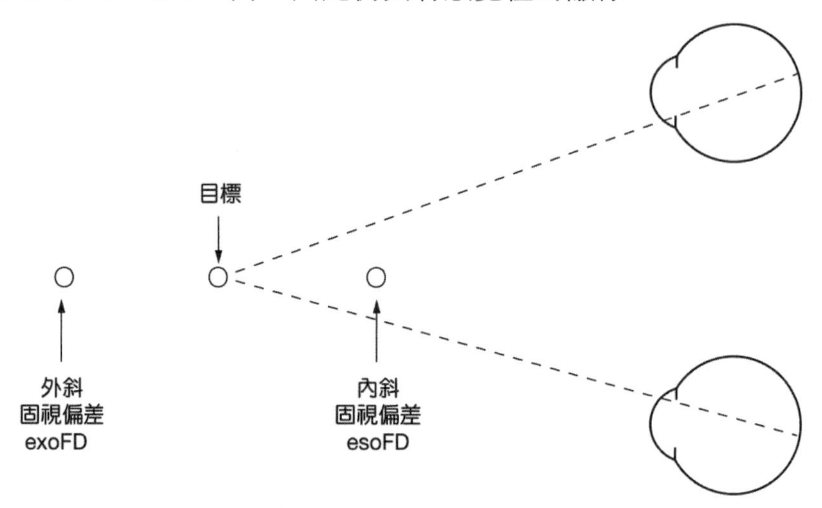

圖 4-12　固視偏差(Fixational disparity, FD)

在雙眼視的情況下兩眼的視線有輕微的過度聚合稱為**內斜的固視偏差(eso FD)**，造成**不交叉性的雙眼視網膜偏差(retinal disparity)**；或輕微的聚合不足稱為**外斜的固視偏差(exo FD)**，造成**交叉性的雙眼視網膜偏差(retinal disparity)**。

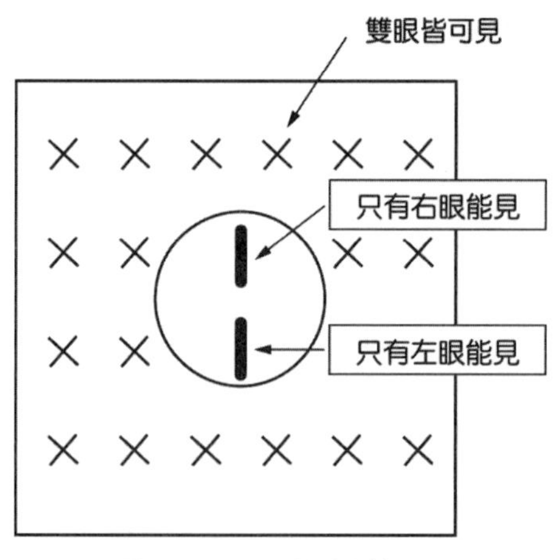

圖 4-13　固視偏差圖形

此項檢查目的在測量患者**雙眼融像時的兩眼視軸之間的微小偏差（固視偏差）**及在稜鏡或鏡片加入後的變化。當加入稜鏡使**固視偏差降為零，此時所加入的稜鏡被稱為關聯性斜位(Associated Phoria)**。通常此種測量採用主觀性的測量，患者雙眼戴用不同方向的偏光片或紅綠鏡片，比較兩個小線段（雙眼各看一個）的對齊情況。整個測試圖形中，除了用來對齊的小線段之外，其餘的圖形範圍都是雙眼同視（融像）的。

例如：若右眼看上面的圖案，左眼看下面的圖案，而患者報告上面的圖案在下面線條的右方，則為**不交叉性**的雙眼視網膜偏差(retinal disparity)，顯示具有 **eso FD** 存在，加入 **BO 的稜鏡可降低此偏差**；如上面的圖案在左方，則為**交叉性**的雙眼視網膜偏差(retinal disparity)，顯示具有 **exo FD** 的存在，加入 **BI 的稜鏡可降低此偏差**。而當使 exo FD 降至 0 的 BI 的稜鏡或使 eso FD 降至 0 的 BO 的稜鏡，即為**關聯性斜位**。

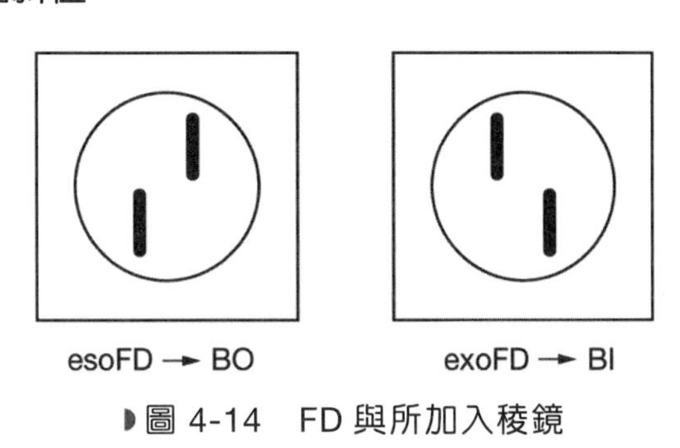

圖 4-14　FD 與所加入稜鏡

FD 測量的值受到一些變數所控制：

1. 雙眼視排除區域的大小：當缺乏雙眼視線索的區域（單眼視區域）越大，FD 也會越大。
2. 當 BO 或正度數增加時，FD 會朝 EXO 的方向移動；當 BI 或負度數增加時，FD 會朝 ESO 的方向移動。
3. 稜鏡適應時間的長短：當允許適應稜鏡的時間越長，FD 會減少。

固視偏差曲線(Fixation disparity curve, FDC)，又稱強制聚散曲線(Forced Vergence Curve)，是指當變換不同的稜鏡時（X 軸）所得到的 FD（Y 軸）。當檢查有症狀的患者時，較常發現圖形**曲線陡峭、大的關聯性斜位**或**顯著的 FD**。曲線相關參數如下：

1. Y 截長（曲線與 Y 軸交會處）為未加入稜鏡時的 FD。

2. X 截長（曲線與 X 軸交會處）為當 FD 為零時的稜鏡，即為關聯性斜位。

3. 對稱中心點(Center of Symmtry, CS)為曲線中點處，表示在融像性聚散發生時產生了聚散適應(vergence adaptation)。

4. 曲線斜率可用 3 稜鏡 BO 與 3 稜鏡 BI 之間的範圍估計。加入稜鏡將對稱中心點移至 Y 軸通常能減少患者症狀、增強雙眼視，並且稜鏡量常較關聯性斜位或分離性斜位更低。陡峭曲線較易有症狀，和緩則較不會有症狀。陡峭曲線可藉由視覺訓練將曲線變和緩。

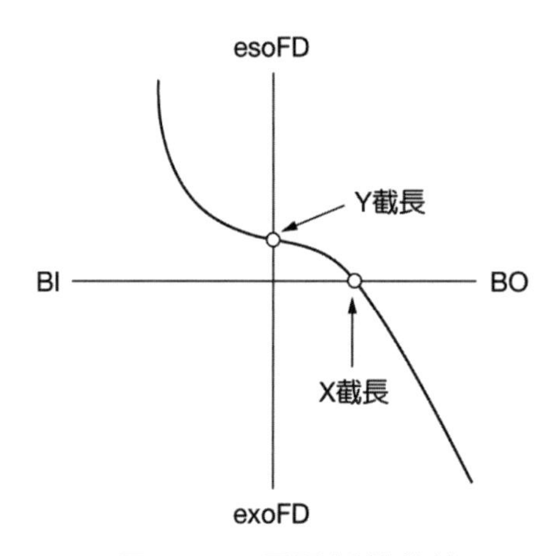

圖 4-15 固視偏差曲線

- 曲線類型可區分為四種 types。Type I：在 BI 與 BO 兩端都有陡峭的曲線，約有 60%的人屬於此類，通常沒有症狀的一般人屬於此類。Type II：內斜，BO 有平緩的線段（較好的適應），而 BI 適應較差。占 30%。Type III：外斜，BI 有平緩的線段（較好的適應），而 BO 有較大的 FD，占 10%。Type IV：不穩定的雙眼視覺，只有中間區域對稜鏡的改變有變化，兩端都是平緩的線段。只占 5%，可能有不等像或融像方面的問題。

關聯性斜位與分離性斜位兩者存在一定相關性，外斜位者的關聯性斜位幾乎總是小於分離性斜位；內斜位者的關聯性斜位常大於分離性斜位；偶爾少數也有矛盾(paradoxical)情況發生，如外斜位患者有內斜的關聯性斜位。關聯性斜位會受近感知性聚散、聚散適應、抑制及降低的周邊融像影響。當 FD 減少時，患者常有立體感提升或視力較清晰的感受。臨床上 FD 分析有助於設計稜鏡處方、修訂球面處方及監測視力訓練的進展。

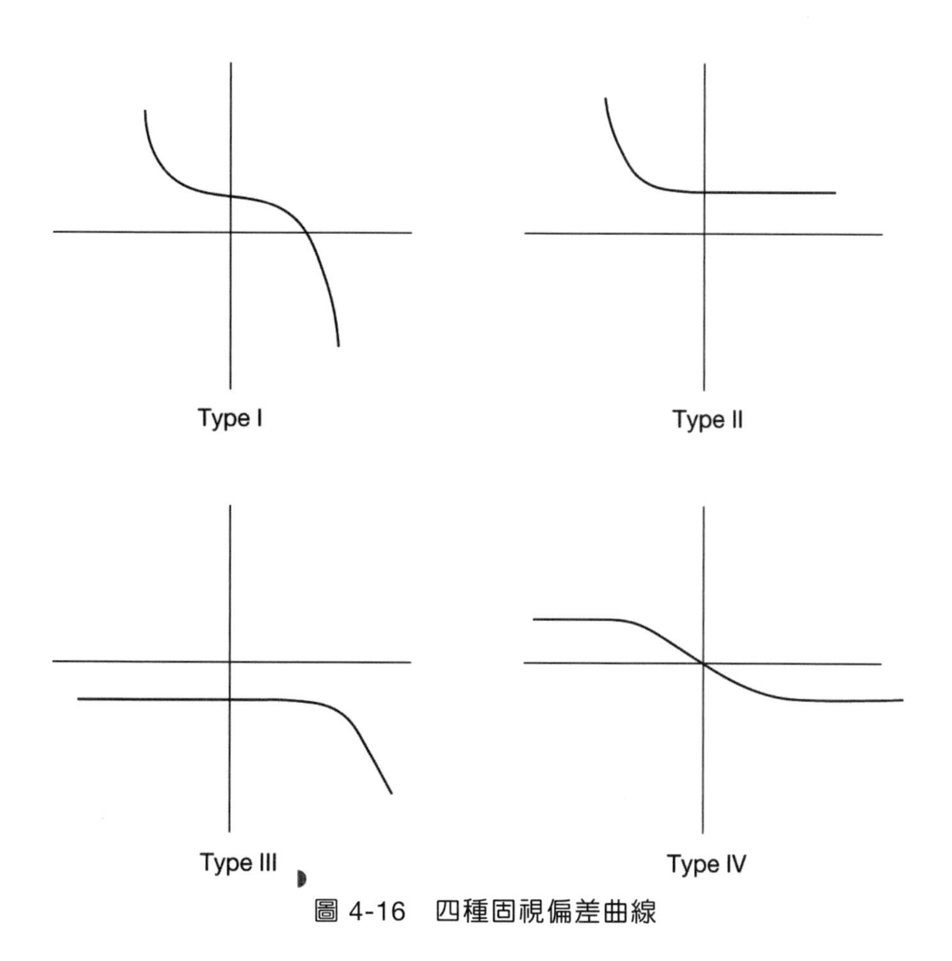

圖 4-16 四種固視偏差曲線

歷屆試題

( ) 1. 下列何種測驗不屬於分離(dissociated)檢測？ (A)馬竇氏鏡測驗(Maddox rod test) (B)紅鏡片測驗(red lens test) (C)改良式索林頓技巧(modified Thorington test) (D)固視偏差測驗(fixation disparity test)。

（109 特師一）

解析 正確答案為(D)。觀察患者雙眼融像時的兩眼視軸微小偏差（稱為固視偏差）在稜鏡加入時的變化。

( ) 2. 下列何者不是在雙眼融像(binocular fusion)的情況下進行檢測？ (A)固視偏差(fixation disparity) (B)隱斜位(heterophoria) (C)聚散靈敏度

(vergence facility) (D)正負相對調節(negative relative accommodation /positive relative accommodation)。 （112 專高）

解析 正確答案為(B)。隱斜位(heterophoria)通常指分離性斜位。

( ) 3. 有關雙眼固視偏差(fixation disparity)的檢查，下列何者最不適當？ (A)使用不同度數與方向的稜鏡片，製作固視偏差曲線圖 (B)使用不同度數的屈光矯正鏡片，製作固視偏差曲線圖 (C)檢查時需要使用偏差儀(disparometer) (D)使用偏差儀檢查時不需要使用偏光鏡片。 （109 特師一）

解析 正確答案為(D)。使用偏差儀檢查時必須雙眼使用不同方向的偏光鏡片。

( ) 4. 有非斜視雙眼視覺(non-strabismic binocular vision)問題者的固視偏差曲線圖，最可能呈現下列何種數據？ (A)平坦斜率、少量的關聯性隱斜位、少量的固視偏差 (B)陡峭斜率、大量的關聯性隱斜位、大量的固視偏差 (C)平坦斜率、大量的關聯性隱斜位、少量的固視偏差 (D)陡峭斜率、少量的關聯性隱斜位、大量的固視偏差。 （109 特師一）

解析 正確答案為(B)。陡峭斜率、大量的關聯性隱斜位、大量的固視偏差皆表示雙眼視覺處於較不穩定狀態，較可能為非斜視雙眼視覺(non-strabismic binocular vision)問題者的表現。

( ) 5. 有關固視偏差的敘述，下列那一項是合宜的？ (A)不同的固視差測量卡，可以得到相同的檢測結果 (B)雙眼鎖定點與單眼標記點的大小不影響檢測結果 (C)固視偏差直接反映出隱斜位的失代償性 (D)固視偏差的差異量與立體視有關。 （109 特師一）

解析 正確答案為(D)。不同的固視差測量卡因設計不同，檢測結果也不同。當缺乏雙眼視線索的區域（單眼視區域）越大，FD 也會越大。隱斜位的失代償性影響因素很多，固視偏差只是其中之一。

( ) 6. 下列有關注視偏差(fixation disparity)的描述，何者錯誤？ (A)注視偏差是隱斜視的代償失調現象 (B)隱斜視測量影像全部的解離，固視偏差測量影像的部分解離 (C)注視偏差是小於 10 分弧的不對齊影像錯位，仍能維持雙眼單視覺 (D)注視偏差的測量，不能提供視差大小的直接量度，所以無法提供消除注視偏差所需要的稜鏡度。

（109 特師二）

解析 正確答案為(D)。雖然多數檢查無法直接測量注視偏差的大小，但當加入稜鏡使固視偏差降為零，此時所加入的稜鏡被稱為關聯性斜位(Associated Phoria)。

( ) 7. 有關固視偏差(fixation disparity)的敘述，下列何者錯誤？ (A)雙眼固視一物體時，影像沒有落在巴諾姆區(Panum's area)內 (B)固視偏差，通常小於 10 分弧(minutes of arc)的固視偏離 (C)固視偏差檢測器，通常具有雙眼鎖定點及單眼標記點 (D)固視偏差的大小與立體視的高低有關。 (113 專高)

解析 正確答案為(A)。固視偏差的定義為雙眼固視一物體時，影像落在巴諾姆區(Panum's area)內。

( ) 8. 固視偏差曲線圖(fixation disparity curve)上的那一部位對應到關聯性內隱斜位(associated esophoria)？ (A)垂直 y-軸截距(vertical y-axis intercept) (B)水平 x-軸截距(horizontal x-axis intercept) (C)對稱中心(center of symmetry) (D)曲線的斜率(slope of the curve)。 (110 專高)

解析 正確答案為(B)。X 截長(horizontal x-axis intercept)為當 FD 為零時的稜鏡，即為關聯性斜位(associated esophoria)。

( ) 9. 多數的人呈現何種類型的固視偏差曲線圖(fixation disparity curve)？ (A)類型一(Type I) (B)類型二(Type II) (C)類型三(Type III) (D)類型四(Type IV)。 (110 專高)

解析 正確答案為(A)。Type I：在 BI 與 BO 兩端都有陡峭的曲線，約有60%的人屬於此類，通常沒有症狀的一般人屬於此類。

( ) 10. 在四種雙眼固視偏差曲線(fixation disparity curve)類型中，下列那一類型在給予基底向外稜鏡時眼睛較容易適應、給予基底向內稜鏡時眼睛較不易適應？ (A)第一型 (B)第二型 (C)第三型 (D)第四型。 (113 專高)

解析 正確答案為(B)。Type II:內斜，BO 有平緩的線段（較好的適應），而 BI 適應較差。

( ) 11. 有關固視偏差(fixation disparity, FD)的敘述，下列何者錯誤？ (A)是雙眼融像情況下，兩眼視線與注視物的落差 (B)固視偏差(FD)，不受眼睛融像續力的補償 (C)用稜鏡量測的固視偏差(FD)矯正量等於一般的

隱斜位量 (D)內斜固視偏差(eso fixation disparity)是兩眼視線交點落在所見視標平面之前。 (112 專高)

解析 正確答案為(C)。關聯性斜位與分離性斜位兩者存在一定相關性，但外斜位者的關聯性斜位幾乎總是小於分離性斜位。

( ) 12. 處理雙眼視覺的異常，如何給予恰當的稜鏡度數，下列何者是不合宜的敘述？ (A)關聯性(associated)與非關聯性(disassociated)的隱斜位檢測，都可以提供緩解稜鏡的稜鏡值 (B)非關聯性檢測，如 von Graefe 直接測量的稜鏡值較低，可直接以此稜鏡當緩解稜鏡配鏡 (C)關聯性檢測，如固視偏差(fixation disparity)，是最合宜配緩解稜鏡的方式 (D)開散不足(divergence insufficiency)有內斜者，適合配戴基底朝外的緩解稜鏡。 (112 專高)

解析 正確答案為(B)。關聯性斜位與分離性斜位兩者存在一定相關性，但外斜位者的關聯性斜位幾乎總是小於分離性斜位，非關聯性檢測值無法直接作為緩解稜鏡配鏡。

( ) 13. 有雙眼視覺相關之症狀者，比較不會出現下列何種固視偏差曲線圖(fixation disparity curve)特性？ (A)大量的關聯性隱斜位 (B)較陡的傾斜率(slope) (C)較平的傾斜率(slope) (D)大量的固視偏差(fixation disparity)。 (112 專高)

解析 正確答案為(C)。有症狀的患者較常發現圖形曲線陡峭、大的關聯性斜位或顯著的 FD。

( ) 14. 下列何者不屬於非關聯性隱斜視(dissociated phoria)檢查？ (A)馮格雷夫(von Graefe Test)隱斜視檢查 (B)托林頓(Thorington Test)隱斜視檢查 (C)馬竇氏鏡(Maddox rod Test)隱斜視檢查 (D)韋森固視偏差卡(Wesson Fixation Disparity Card)隱斜視測量。 (113 專高)

解析 正確答案為(D)。韋森固視偏差卡為關聯性隱斜視的檢查方式。

三、雙眼視機能異常分析與處置

根據所測得的調節與聚散的發現值加以分析，可得到異常的類型。分析方式有許多種，目前最廣為討論與使用的有四種：圖形分析法(graphical analysis)、OEP(Optometric Extension Program)分析法、摩根(Morgan)標準值分析法與固視偏差分析法(Fixation Disparity analysis)。

OEP(Optometric Extension Program)分析法，常稱為21驗光步驟、分解分析法，主要針對不完整的調節機能所造成視覺系統的補償作用，進而形成聚散機能障礙的症狀所作的分析。分析順序為先以特定儀器執行規定之21項檢查步驟，接著將所得數據與預期值比較，然後串連數據群組，最後將個案分類。

摩根(Morgan)標準值分析法，基於其1944年的研究，呈現了一種概念，對一群數據的結果分析的重要性。他發現能將所有資訊基於測試的方向分類為幾個群體（類型），首先將所得結果與摩根預期值比較，接著看A、B、C群的數據趨勢，此系統的重要概念在沒有單一的數值發現被視為重要的，只有當整群的數據趨向同一方向時，才視為具有臨床上的顯著性，摩根預期值也是臨床上分析時的重要參考數據。

表 4-3　摩根預期值

測試	預期值
遠距斜位	1 稜鏡 exo
近距斜位	3 稜鏡 exo
AC/A 比值	4:1
遠距負融像性聚散(BI)	X/7/4
遠距正融像性聚散(BO)	9/19/10
近距負融像性聚散(BI)	13/21/13
近距正融像性聚散(BO)	17/21/11
調節幅度（推近法）	18-1/3age
融像性交叉圓柱鏡(FCC)	+0.50
負相對調節／正相對調節(NRA/PRA)	+2.00/-2.37

▶表 4-4　摩根三群數據

A 群
遠距負融像性聚散之破裂點
近距負融像性聚散之模糊點
近距負融像性聚散之破裂點
正相對調節
調節幅度
B 群
遠距正融像性聚散之模糊點與破裂點
近距正融像性聚散之模糊點與破裂點
融像性交叉圓柱鏡
單眼交叉圓柱鏡
近距視網膜鏡檢影
負相對調節
C 群
斜位
AC/A 比值

固視偏差分析法(Fixation Disparity analysis)，固視偏差是指在雙眼視融像狀況下，兩眼視軸的微小偏差，僅達數分弧。臨床上數種方法評估，包括 Mallett unit, American Optical vectographic slide, the Bemell lantern slide, the Wesson card, and the Disparometer 等。使用這些儀器產生 FD 曲線，並據之診斷為四種特性，對分析與診斷眼動問題是很有用的方法。

圖形分析法將臨床上所測得的調節與雙眼視的結果繪於圖上，以決定患者是否具有清晰、單一影像且舒適的雙眼視覺。以圖形的方式呈現這些檢查數值彼此之間的關係，能夠一目了然，也容易鑑別出錯誤的檢查數值，更是個案分析概念的絕佳介紹系統。且界定出**清晰單一雙眼視覺區(zone of clear single binocular vision, ZCSBV)**，很容易做為處方鏡片和稜鏡的方便規則，在視覺訓練時做為提供診斷、治療的指示，及提供預後的資訊。

圖形的縱軸表示調節，相關於檢查的距離與球面加入度；橫軸表示聚散，相關於斜位、融像性聚散與所加入稜鏡處方。圖上以不同符號代表檢查數據，斜位 Phoria“×”，模糊點 Blur“○”，破裂點 Break“□”，回復點 Recovery“△”。圖形整體呈現向右倒的平行四邊形，所界定的區域為清晰單一雙眼視覺區(zone of clear single binocular vision, ZCSBV)，底部起始點對應於遠方水平斜位，區域高度對應於調節幅度，傾斜程度對應於 AC/A 比值的倒數，右邊界對應於正融像性聚散，左邊界對應於負融像性聚散，中間有兩條斜線，第一條是**需求線（Demand line，或稱 Donder's line 或正位線）**，代表每一個距離的調節刺激與內聚刺激的相對應點，只與 PD 及檢查距離有關，也代表每個距離的正位。第二條是斜位的連線，稱為**斜位線(Phoria line)**，其斜率的倒數為 AC/A 比值。

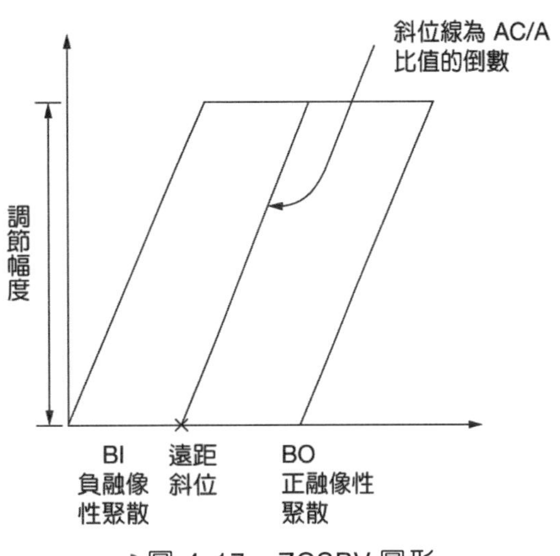

圖 4-17　ZCSBV 圖形

歷屆試題

(　) 1. 在單一清晰雙眼視覺區域(zone of clear and single binocular vision, ZCSBV)曲線圖中，透過那一條線就可以知道受測者的 AC/A 比值？(A)負相對內聚線(negative relative convergence line, NRC line)　(B)正相對內聚線(positive relative convergence line, PRC line)　(C)隱斜線(phoria line)　(D)需求線(demand line)。（106 專高）

解析 正確答案為(C)。AC/A 比值為 ZCSBV 曲線圖中斜位線(phoria line)斜率的倒數。

(　) 2. 有關 ZSCBV 曲線圖(zone of single clear binocular vision)的敘述，下列何者正確？①ZSCBV 曲線圖呈現的數據包含正負相對調節(positive and negative relative accommodation)、隱斜位(phoria)、調節準確度

(accommodative accuracy)、融像聚散(fusional vergence) ②從 ZSCBV 曲線圖可以看出測量的數據是否有錯誤 ③在曲線圖上的三條水平線為融像聚散與正負相對調節 ④ZSCBV 曲線圖把調節與雙眼相關數據以較視覺化的方式呈現出來 (A)①② (B)③④ (C)①③ (D)②④。

（110 專高）

解析 正確答案為(D)。ZSCBV 曲線圖不包含調節準確度(accommodative accuracy)。三條平行線為正負融像性聚散與斜位線。

(　) 3. 單一清晰雙眼視覺區域(zone of clear and single binocular vision, ZCSBV)與固視偏差曲線圖(fixation disparity curve)使用於下列何種分析？ (A)調節靈敏度(accommodative facility) (B)眼球運動功能(ocular motor function) (C)融像聚散範圍(fusional vergence range) (D)調節幅度(amplitude of accommodation)。（111 專高）

解析 正確答案為(C)。單一清晰雙眼視覺區域(zone of clear and single binocular vision, ZCSBV)與固視偏差曲線圖(fixation disparity curve)兩者皆有採用融像聚散範圍(fusional vergence range)的數據做分析。

(一) 處置準則

當患者具有雙眼視覺的症狀，且排除了眼球病理及屈光的因素之後，就有可能為雙眼視覺異常需要處置。若假設造成症狀的原因為過量的聚散需求，也就是過大的斜位與融像性聚散幅度的不足，那解除症狀的方式就是降低患者的聚散需求。

降低的方式有幾種，第一種最直接的方式為加入**稜鏡**，除**降低其需求量**（斜位）外，還能**提高其聚散續存量**（融像性聚散幅度，通常為模糊點，若沒有模糊點則為破裂點）。例如：外斜患者加入基底朝內 BI 稜鏡可減少其內聚需求，且增加了正融像性聚散（內聚）幅度；內斜患者加入基底朝外 BO 稜鏡，可減少其開散需求，且增加了負融像性聚散（開散）幅度。第二種方式是**調整球面度數**去改變調節狀態，透過 AC/A 比值用間接的方式降低其需求，例如：外斜患者加入負球面加入度，刺激調節性內聚，降低外斜量；內斜患者加入正球面加入度，減少調節性內聚，降低內斜量。第三種也可以用**視覺訓練**的方式增強其融像性聚散幅度，外斜患者進行內聚訓練增強正融像性聚散（內聚）幅度，內斜患者進行開散訓練增強負融像性聚散（開散）幅度。

臨床常用的處置準則有幾種，第一種是謝爾德準則(Sheard's Criterion)，為 Sheard 於 1925 提出。其原則是要有舒適的雙眼視覺，**融像性續存必須至少為需求的兩倍**，在水平不平衡情況下，各種分析準則之中最廣為使用。也就是正融像性聚散幅度 PFV（內聚續存）須至少為外斜位（需求）的兩倍，負融像性聚散幅度 NFV（開散續存）須至少為內斜位（需求）的兩倍，若沒有達到此準則的要求，則需要加以處置。處置的方式可考慮三種方式，加入稜鏡、調整球面度數與視力訓練。

例如：若患者於某近距離的眼位為外斜 8 稜鏡度，其正融像性聚散模糊點要達到準則要求至少要有 16 稜鏡度。但若假設正融像性聚散只有 11 稜鏡度，就不符合準則。處置的目標首先要計算需加入的稜鏡量，因為加入基底朝內稜鏡後，斜位量（需求）會下降且正融像性聚散幅度（續存）會增加，兩者總和不變，所以可以將兩者數值相加後除以 3 即為新的斜位目標，$(8+11)/3=6.33$，再與一開始的斜位量相比較即可得到需加入的稜鏡量，$8-6.33=1.67$ 稜鏡度基底朝內。若是採用第二種調整球面加入度的方式，則要看 AC/A 比值，假設 $AC/A=3$，表示調節每改變 1D，聚散會有 3 稜鏡度的變化，根據前面計算結果需加入 1.67 稜鏡度達到目標，因此所需調整球面度為 $1.67/3=0.55D$，外斜所以需加入負度數刺激調節，增加調節性內聚，所以需要 −0.55D 加入度。第三種方式是視覺訓練，目標是將正融像性聚散範圍從 11 訓練至 16 稜鏡度以上。

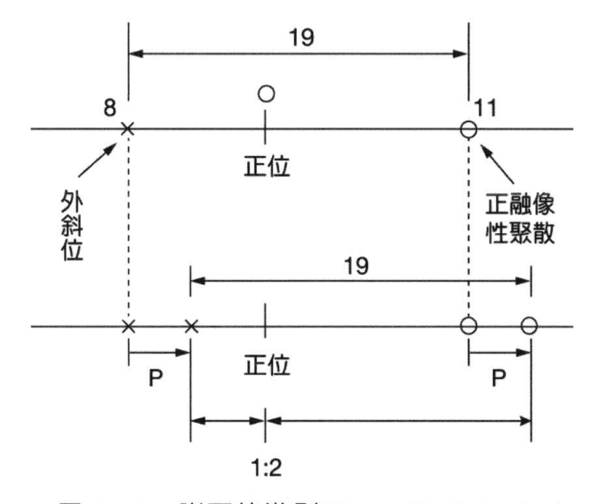

圖 4-18　謝爾德準則(Sheard's Criterion)

Sheedy and Saladin 發現此準則特別能預測在外斜眼位的眼症狀之預測，而其他的準則對於內斜眼位的預測則較為準確，如 1:1Rule 準則，BI 回復點須大於等於內斜位，BO 稜鏡度=（內斜位－BI 回復點）／2，負值或等於 0 表示不需處方稜鏡。

第二種是帕西瓦爾準則(Percival's criterion)（又稱珀西瓦爾準則），建議**相對於需求線的 ZCSBV 左右邊界相當重要**。與 Sheard's Criterion 相同的是不同距離須分別計算，而不同的是，不需要將斜位列入計算。他定義「中間 1/3 準則」，給予一特定距離的需求點或正位點，須落於 ZCSBV 的 1/3 寬度內，也就是舒適區內，若不能達到，則予以處置，使用稜鏡、球面度數改變或視覺訓練。要判斷是否符合 Percival's criterion 可以觀察正與負融像性聚散的範圍是否差異很大，較大邊與較小邊的比例不能超過 2:1，或只要較小邊大於較大邊的一半即符合準則的要求。假若較小邊小於較大邊的一半則需予以處置，處置的稜鏡目標為使較小邊加大，較大邊減少，使比例達到所需要求。若較大邊為正融像性聚散（內聚），則加入基底朝外稜鏡；若較大邊是負融像性聚散（開散），則加入基底朝內稜鏡。

例如：若患者於某近距離的正融像性聚散幅度（較大邊）為 20 稜鏡度，那負融像性聚散幅度（較小邊）至少就要有 10 稜鏡度才能符合準則要求。而若患者負融像性聚散幅度只有 4 稜鏡度，則需加入基底朝外稜鏡加大其範圍，因為加入之後新較大邊會減少，新較小邊會加大，目標是達到準則 2:1 的要求，因此兩者總量不變，所以可將兩者數值相加之後除以 3 即為新的較小邊的目標，$(20+4)/3=8$稜鏡度，再與一開始的較小邊 4 稜鏡度比較即可得到需加入的稜鏡量，$8-4=4$稜鏡度基底朝外。若是採用第二種調整球面加入度的方式，同樣要看 AC/A 比值，假設$AC/A=3$，表示調節每改變 1D，聚散會有 3 稜鏡度的變化，根據前面計算結果需加入 4 稜鏡度達到目標，因此所需調整球面度為$4/3=$ 1.33D，擴大負融像性聚散範圍所以需加入+1.33D 加入度。第三種方式是視覺訓練，目標是將負融像性聚散範圍從 4 訓練至 8 稜鏡度以上。

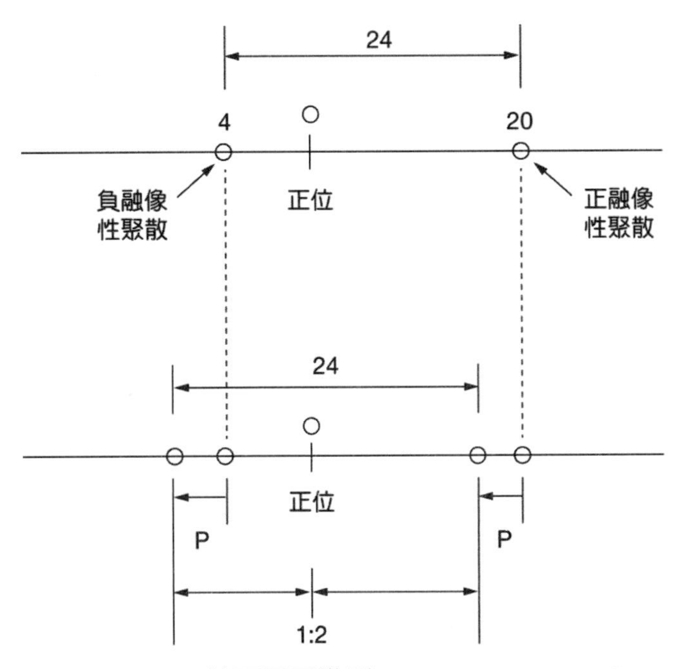

圖 4-19 帕西瓦爾準則(Percival's criterion)

(二) 處方垂直稜鏡

基於垂直續存，目標為上下兩方向垂直續存相等。處方稜鏡量=（BD 至破裂－BU 至破裂）/2，大於 0 表示需處方 BD 稜鏡，小於 0 表示需處方 BU 稜鏡。另外也可以採用 Sheard's criterion 來決定，垂直方向的融像性續存為斜位的兩倍。關聯性斜位 Associated phoria 的測量及分析是另一個越來越普遍的決定垂直稜鏡方式，目前有越來越多的文獻證實優於先前的準則，目標是將 fixation disparity 降到 0。

當同時存在垂直與水平偏斜時，建議優先考慮垂直的稜鏡處置，小至 0.5 垂直稜鏡度的處置都可能對於融像有幫助。

歷屆試題

( ) 1. 患者看遠方有12^{Δ}exo外隱斜位，正融像儲備會聚力為 BO：6/9/6，負融像儲備會聚力為 BI：18/24/21，根據帕西瓦爾法則(Percival's criterion)，可以用多少的稜鏡度來緩解其症狀？ (A) 2^{Δ}BI (B) 6^{Δ}BI (C) 9^{Δ}BI (D) 12^{Δ}BI。 (108特師)

解析 正確答案為(A)。正融像儲備會聚力模糊點 6 為較小邊，負融像儲備會聚力模糊點為 18 為較大邊，較小邊不到較大邊的一半，因此不符合準則要求。兩者相加除以 3 為新較小邊目標，(6+18)÷3=8，減去原來較小邊 6 為所需加入稜鏡度，8−6=2，方向為基底朝內。

( ) 2. 下列何者不是珀西瓦爾準則(Percival's criterion)所考量的項目？ (A)隱斜位(phoria) (B)基底朝內到模糊(base in to blur) (C)正性融像聚散(positive fusional vergence) (D)負性融像聚散(negative fusional vergence)。 (108專高)

解析 正確答案為(A)。珀西瓦爾準則(Percival's criterion)，不需要將斜位列入計算。

( ) 3. 一位受測者的近距離雙眼視覺數據：10^{Δ}外隱斜位(exophoria)，BI 聚散(vergence)為×/14/7，BO 聚散為 16/24/10。根據謝爾德的準則(Sheard's criteria)，有關融像預留值(fusional reserve)的敘述，此受測者至少要多了幾個稜鏡量就可以通過標準？ (A) 4^{Δ} (B) 6^{Δ} (C) 13^{Δ} (D)此受測者通過標準。 (109特師一)

解析 正確答案為(A)。10^{Δ}外斜位，內聚方向融像續存至少需20^{Δ}，BO 的模糊點為16^{Δ}，至少需訓練增加 $20-16=4^{\Delta}$。

( ) 4. 一位患者，其遠方有 10Δ 外隱斜位(exophoria)，基底朝外 BO 在 10 個稜鏡度時會模糊，根據謝爾德(Sheard's criterion)法則，可以緩解症狀的稜鏡度約為多少？ (A)3ΔBI (B)3ΔBO (C)5ΔBI (D)5ΔBO。 (112專高)

解析 正確答案為(A)。10Δ 外隱斜位與 BO 模糊點 10 個稜鏡，總共為 20 個稜鏡度，因此斜位目標為(20÷3)=6.67 個稜鏡度，需加入 10−6.67=3.33 個稜鏡度，外隱斜位因此要加入 BI 方向。

(　) 5. 運用稜鏡緩解雙眼視功能異常時，下列敘述何者錯誤？ (A)當同時有水平與垂直的偏斜現象時，應先處理水平的偏移，再處理垂直的偏斜 (B)修正垂直偏斜的好處，可減輕抑制的現象，以及增加融像的範圍 (C)當有垂直稜鏡 0.50Δ 的偏離時，配鏡含有此稜鏡度，有益雙眼融像 (D)運用固視偏差(fixation disparity)測量工具及謝爾德法則(Sheard's criterion)，可獲得適當的修正偏移稜鏡度。 (111 專高)

解析 正確答案為(A)。當同時存在垂直與水平偏斜時，建議優先考慮垂直的稜鏡處置。

(　) 6. 處理雙眼視覺的異常，關於如何給予正確的稜鏡度數，下列敘述何者錯誤？ (A)根據固視偏差(fixation disparity)，可取得水平緩解稜鏡度值 (B)根據謝爾德法則(Sheard's criterion)，可取得各式隱斜位的緩解稜鏡度值，但研究建議用於內隱斜位是最理想的 (C)珀西瓦爾法則(Percival's criterion)的緩解稜鏡公式為 1/3G（正負相對聚散的較大值）-2/3L（正負相對聚散的較小值） (D)開散不足(divergence insufficiency)有內隱斜位者，適合配戴基底朝外的緩解稜鏡。 (111 專高)

解析 正確答案為(B)。謝爾德法則(Sheard's criterion)特別能預測在外斜眼位的眼症狀之預測。

(　) 7. 在一位有視覺症狀的受測者眼前進行垂直聚散能力檢測，給予垂直稜鏡測得影像往上移 6 個稜鏡後破裂，影像往下移 2 個稜鏡後破裂，若要幫受測者驗配垂直稜鏡以改善其視覺症狀，則可以使用下列何種稜鏡？ (A)4ΔBU (B)4ΔBD (C)2ΔBU (D)2ΔBD。 (113 專高)

解析 正確答案為(D)。BD 為上轉聚散 6Δ，BU 為下轉聚散 2Δ，(6−2)÷2=2Δ BD。

(三) 雙眼視覺異常類型

可依照系統分為三種類型，說明如下：

1. 聚散系統 Binocular vision(vergence system)

- Low AC/A ratio：內聚不足 CI、開散不足 DI

- High AC/A ratio：內聚過度 CE、開散過度 DE
- Normal AC/A ratio：基本型內斜 BE、基本型外斜 BX、融像性聚散功能失常 FVD
- Vertical anomalies：垂直不平衡

2. 調節系統(The accommodation system)

- 調節不足 Accommodation insufficiency
- 調節持續不足 Ill-sustained accommodation
- 調節過度 Accommodation excess
- 調節不靈敏 Accommodation infacility

調節系統失常參見前面調節異常的部分

3. 眼動系統 Ocular motor anomalies

- 固視 Fixation：保持穩定注視物體的能力
- 躍視 Saccade：快速雙眼同向運轉
- 追視 Pursuits：慢速雙眼同向運轉

眼動異常可能反應了嚴重的中樞神經系統疾病或功能與發育問題，需考慮轉診神經學科。臨床上評估動眼功能最主要的目的是閱讀。測試形式曾經發展很多方式，包括以下三種，但皆有各自的優缺點，第一是直接觀察，第二是視覺－口語之時間化／標準化測試(DEM)，第三是電子儀器之客觀眼動測量（眼動儀）Visagraph II，昂貴的紅外線偵測輪部儀器，但對年輕幼童使用可能有困難。DEM（Developmental eye movement)，便宜、容易執行並提供閱讀時眼動的量化評估方式，藉由閱讀、辨識及念出一連串的文字或數字加以評估，不使用手指或指示，反應時間與錯誤率被用來跟預期值比較，測試分成三部分、前測 Pretest、垂直測試 Test A & B、水平測試 Test C。

眼球運動功能障礙的順序管理考慮因素為：屈光不正的光學矯正、加入度鏡片、視覺訓練（治療），稜鏡和手術在眼球運動障礙的治療中沒有作用，除非對於某些患有眼球震顫的患者。

接下來說明聚散系統異常，依照 AC/A 比值分為三類。

1. 低 AC/A ratio

(1) 內聚不足(Convergence Insufficiency, CI)

最常見並受到最多關注的聚散功能異常類型，人群中約占 5%，症狀多數相關於近距離工作。特徵是近距明顯外斜位，若遠方亦為外斜位則近大於遠、內聚近點 NPC 不佳、偏低的 AC/A ratio、近距的正融像性聚散幅度低。調節功能亦會失常，因為近距外斜位高，因此對於正度數的反應差，可加入較高的負度數，低的 NRA、低 FCC 與 MEM、Binocular Acc. facility +2.00D 正鏡片失敗、Exo fixation Disparity，處置的首選是內聚的視覺訓練。

(2) 開散不足(Divergence Insufficiency, DI)

症狀在遠，遠距離工作易疲勞、偶爾複視。特徵是遠方明顯內斜位，若近距亦為內斜位則遠大於近、偏低的 AC/A ratio、遠方負融像性聚散幅度差。基底朝外 BO 稜鏡為重要且有效的處置選項。

2. 高 AC/A ratio

(1) 內聚過度(Convergence Excess, CE)

症狀在近，大部分發生在近方或一段時間的近方工作後。特徵是近距明顯內斜位，若遠距亦為內斜位則近大於遠、高 AC/A ratio、近方負融像性聚散偏低、內聚近點可達到鼻尖。調節功能方面亦會失常，由於近距內斜位，因此對於正度數反應較好，負度數反應較差、低的 PRA、偏高的 FCC 與 MEM、Binocular Acc. facility 負鏡片困難或無法清晰、eso fixation Disparity。處置時近用 Add 最有效。

(2) 開散過度(Divergence Excess, DE)

遠距明顯外斜位甚至間歇性外斜視，但近方斜位及立體視正常，若近距亦為外斜位則遠大於近，主觀抱怨少。高計算性 AC/A ratio、遠方融像功能不佳，近方立體視正常。處置時首先考慮視覺訓練，遠距處方增加負度數在較年輕患者也有一些幫助，可由 CA/C 比值得知。但未必所有 DE 都有高 AC/A。simulated divergence excess，在 30~45 分鐘的單眼遮蓋後，近方偏斜量會趨近遠方偏斜量。true divergence excess，即使長時間的遮蓋，近方偏斜量仍保持顯著小於遠方偏斜量。

3. 正常 AC/A ratio

(1) 基本型內斜位(Basic Esophoria, BE)：特徵是遠、近都是接近等量內斜位且負融像性聚散幅度偏低，調節功能方面因為近距內斜位，正度數反應較佳，負度數反應會較差，低 PRA、binocular acc. facility 負度數不佳、高 FCC、eso fixation disparity。處置以視覺訓練與近距正加入度較適合。

(2) 基本型外斜位(Basic Exophoria, BX)：特徵是遠、近都是接近等量外斜位且正融像性聚散幅度偏低，調節功能方面因為近距外斜位，正度數反應較差，負度數反應會加入較多，低 NRA、binocular acc. facility 正度數不佳、低 FCC、exo fixation disparity。處置以視覺訓練優先。

(3) 融像性聚散功能失常(fusional vergence dysfunction, FVD)：遠近的斜位都在正常範圍，但遠近的正與負融像性聚散範圍都偏低，NRA 與 PRA 也偏低，binocular Acc. facility 正負度數都不好，只有 monocular Acc. facility 較為正常。處置以視覺訓練優先。

最後整理所有異常的優先與次要處置方式，還有聚散異常分析流程圖：

表 4-5 視覺功能異常處置

異常種類	主要建議處置方式	次要建議處置方式
眼動異常	視覺訓練	正加入度
調節不足	正加入度	視覺訓練
調節持續不足	正加入度	視覺訓練
調節過度	視覺訓練	
調節不靈敏	視覺訓練	
內聚不足	視覺訓練	稜鏡
開散不足	稜鏡	視覺訓練
內聚過度	正加入度	視覺訓練
開散過度	視覺訓練	加入度
基本型內斜位	視覺訓練、加入度	稜鏡
基本型外斜位	視覺訓練	加入度、稜鏡
融像性聚散功能失常	視覺訓練	
垂直偏斜	稜鏡	視覺訓練

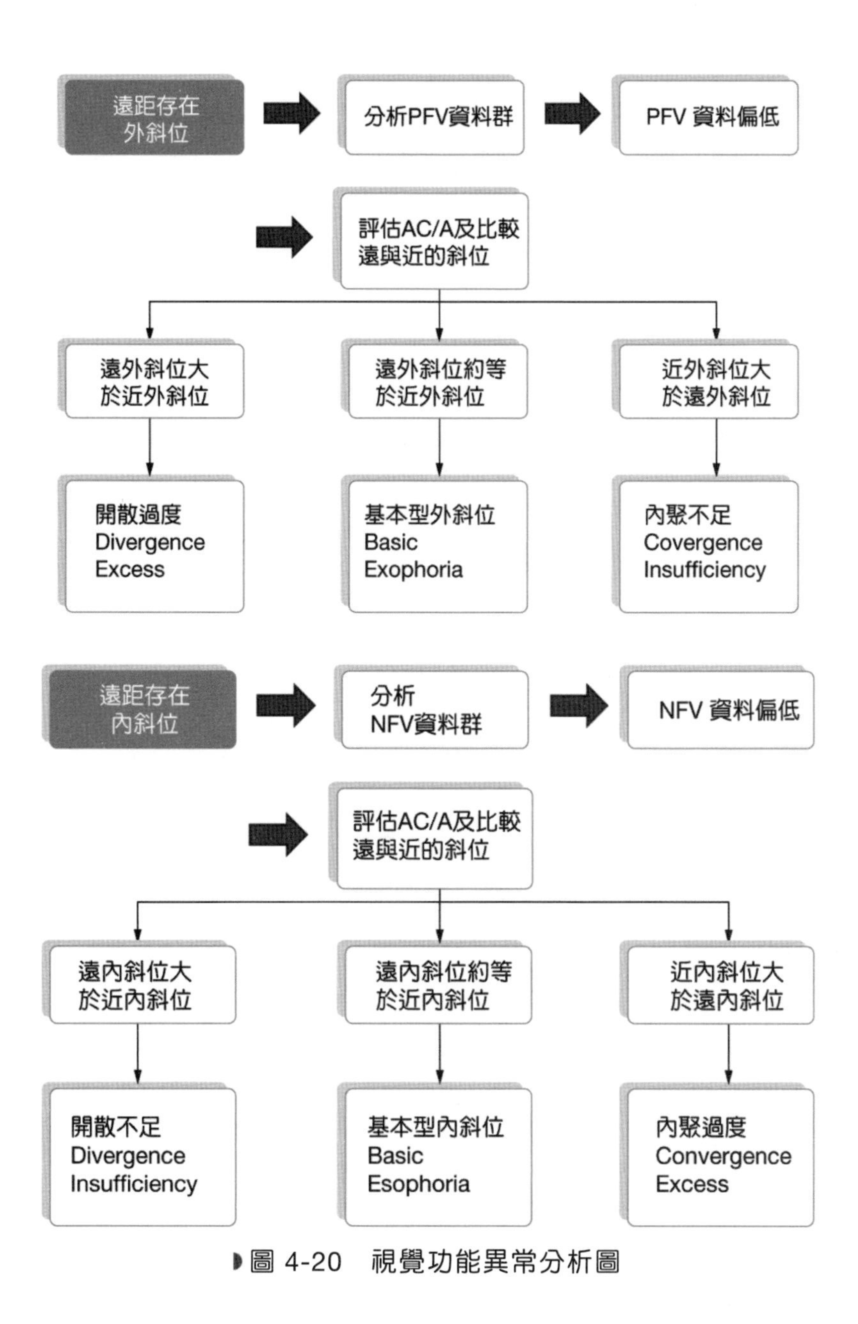

圖 4-20　視覺功能異常分析圖

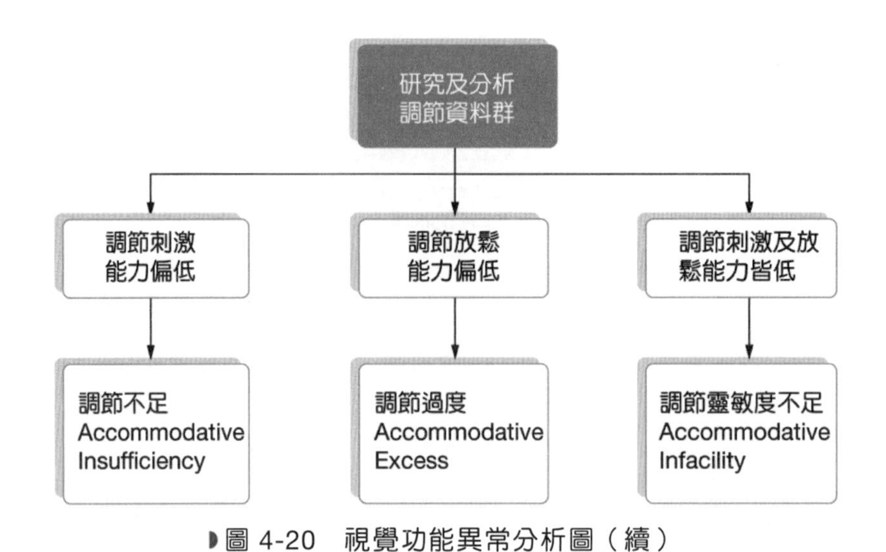

圖 4-20　視覺功能異常分析圖（續）

歷屆試題

( ) 1. 當遠距離隱斜位 (phoria) 為正眼位 (orthophoria) 或低外隱斜位 (exophoria)，近距離隱斜位為高度外隱斜位(exophoria)，AC/A 比值偏低之情形下，以上描述為下列何種非斜視雙視覺眼異常狀態(non-strabismic binocular vision anomalies)？ (A)開散力過度 (B)內聚力過度 (C)開散力不足 (D)內聚力不足。 （106 專高）

解析 正確答案為(D)。外斜位近大於遠，偏低的 AC/A ratio，為內聚不足的特徵。

( ) 2. 關於有斜位的患者之屈調矯正，下列敘述何者正確？ (A)外斜位眼之近視用不全矯正(under-correction) (B)外斜位眼之遠視用不全矯正(under-correction) (C)內斜位眼之遠視用不全矯正(under-correction) (D)內斜位眼之近視用過強矯正(over-correction)。 （106 特師）

解析 正確答案為(B)。遠距明顯外斜位甚至間歇性外斜視，但近方斜位及立體視正常，較有可能為開散過度患者。處置時首先考慮視覺訓練，遠距處方增加負度數（減少正度數）在較年輕患者也有一些幫助。

( ) 2. 下列有關遠視的治療何者最正確？ (A)輕度遠視無症狀發生者，可不配眼鏡 (B)矯正有內斜位的遠視患者，應用不全矯正(under-correction)

(C)重度遠視患者看近有困難，看遠不會有問題 (D)配遠視眼鏡不像配老花眼鏡，不需要考慮年齡。 （106 特師）

解析 正確答案為(A)。遠方明顯內斜位 ，若近距亦為內斜位則遠大於近、偏低的 AC/A ratio、遠方負融像性聚散幅度差，較有可能為開散不足患者，基底朝外 BO 稜鏡為重要且有效的處置選項。

( ) 3. 眼位檢查發現看遠方 6 公尺處有 1 稜鏡度的外隱斜位，看 40 公分處有 5 稜鏡度的內隱斜位，看 40 公分處加上+1.00DS 的鏡片則有 1 稜鏡度的外隱斜位。最可能的情形為 (A)內聚力不足 (B)內聚力過度 (C)開散力不足 (D)開散力過度。 （106 專高）

解析 正確答案為(B)。近方內斜大於遠方，高 AC/A ratio，為內聚過度的特徵。

( ) 4. 眼位檢查發現看遠方 6 公尺處有 2 稜鏡度(Δ)的外斜位(exophoria)，看 40 公分處有 10 稜鏡度(Δ)的外斜位(exophoria)。最可能的情形為 (A)內聚力不足(convergence insufficiency) (B)內聚力過度(convergence excess) (C)開散力不足(divergence insufficiency) (D)開散力過度(divergence excess)。 （106 特師）

解析 正確答案為(A)。外斜位近大於遠，偏低的 AC/A ratio，為內聚不足的特徵。

( ) 5. 有關融像聚散能力功能不良(fusional vergence dysfunction)之臨床徵象，不包括下列何者？ (A)正常的 AC/A 比值(normal AC/A ratio) (B)正負融像聚散能力下降(reduced +/– fusional vergence) (C)正相對調節能力較低(low positive relative accommodation) (D)異常的調節幅度(abnormal amplitude of accommodation) 。 （108 特師）

解析 正確答案為(D)。異常的調節幅度為調節不足的徵兆。

( ) 6. 一位受測者有遠距離正位(orthophoria)或低內隱斜位(esophoria)，近距離有較大的內隱斜位與高 AC/A 值，他的雙眼異常現象屬於那一種類型，而較適合那一種方式處理？ (A)基本內隱斜位(basic esophoria)；基底朝外稜鏡(BO prism) (B)內聚不足(convergence insufficiency)；負度數鏡片(minus lenses) (C)內聚過度(convergence excess)；正度數鏡片(plus lenses) (D)間歇性內斜視(intermittent esotropia)；基底朝內稜鏡(BI prism)。 （108 特師）

解析 正確答案為(C)。近方內斜大於近方，高 AC/A ratio，為內聚過度的特徵。處置時近用 Add 最有效。

( ) 7. 患者 16 歲，有近距離閱讀感覺疲倦壓力以及眼睛酸痛的症狀。依據檢查數據，最可能是下列何種視機能異常？6 m 的眼位為 1exo 外隱斜位，40 cm 看近眼位為 6eso 內隱斜位，加+1.00D 看近時眼位為 1exo 外隱斜位 (A)開散不足(divergence insufficiency) (B)開散過度(divergence excess) (C)內聚過度(convergence excess) (D)內聚不足(convergence insufficiency)。 （108 特師）

解析 正確答案為(C)。近方內斜大於近方，高 AC/A ratio，為內聚過度的特徵。

( ) 8. 那一種類型的雙眼視覺問題(binocular vision problem)較容易在遠距離視物(distance viewing)的情況下出現症狀？①內聚不足(convergence insufficiency) ②開散過度(divergence excess) ③調節不足(accommodative insufficiency) (A)僅① (B)僅② (C)僅③ (D)①②③。 （108 專高）

解析 正確答案為(B)。開散過度為外斜位遠大於近，甚至間歇性外斜視。

( ) 9. 有關高調節性內聚力／調節力比值(accommodative convergence / accommodation ratio, AC/A ratio)，下列敘述何者最適當？ (A)如果看近產生內斜位，加上看近的加入度有幫助 (B)近視屈光矯正手術可以明顯降低 AC/A ratio (C)垂直斜視是造成高 AC/A ratio 的主要原因 (D)如果看近為正眼位，看遠的可能會有內斜位。 （108 專高）

解析 正確答案為(A)。近視屈光矯正手術為屈光的矯正。垂直斜視與 AC/A ratio 無關。高 AC/A ratio 看近正眼位，屬於開散過度的異常，看遠會有大的外斜位。

( ) 10. 低調節性內聚力/調節力比值(low AC/A ratio)最可能發生的症狀為下列何者？ (A)看近有複視現象 (B)看遠有複視現象 (C)看近有內隱斜位，看遠時為正位(orthophoria) (D)看近為正位，看遠時有外隱斜位。 （109 特師一）

解析 正確答案為(A)。低調節性內聚力／調節力比值(low AC/A ratio)為內聚不足或開散不足的異常，分別為看近有大量外斜位與看遠內斜位，其中內聚不足較為常見。

(　) 11. 臨床實務上，下列何種視覺機能異常障礙最常見？ (A)調節功能異常(accommodative dysfunction) (B)會聚功能異常(convergence dysfunction) (C)開散功能異常(divergence dysfunction) (D)融像功能異常(fusional dysfunction)。 (108 專高)

解析 正確答案為(A)。臨床統計上調節功能異常比聚散功能異常常見。

(　) 12. 下列那一規則／定律可用來決定垂直平衡失調(vertical imbalance)的量？ (A)普倫提西氏規則(Prentice's rule) (B)軒立頓定律(Sherrington's law) (C)科爾納規則(Kollner's rule) (D)海利氏定律(Hering's law)。 (107 專高)

解析 正確答案為(A)。普倫提西氏規則(Prentice's rule)可用來計算屈光不等視者在垂直移動視線時的垂直不平衡量。

(　) 13. 聚合痙攣(convergence spasm)發生時不會產生下列何種情況？ (A)聚合過度(excessive convergence) (B)調節(accommodation) (C)遠視(hyperopia) (D)縮瞳(miosis)。 (109 專高)

解析 正確答案為(C)。雙眼內聚與調節及縮瞳為連動現象。遠視為屈光不正的一種類型，造成的原因並不包括聚合痙攣。

(　) 14. 有關高調節性內聚力／調節力比值(high AC/A ratio)相關的內聚力過度(convergence excess)的敘述，下列何者最不適當？ (A)加上稜鏡(prism)有幫助 (B)有關視覺治療(vision therapy)的文獻，多數為前瞻介入性研究(prospective interventional study)而且有顯著的治療效果 (C)加上加入鏡(ADD)有幫助 (D)治療成功與否和病患戴眼鏡的配合度有關。 (109 專高)

解析 正確答案為(B)。CE 的視覺治療較為困難，首要處置應為近距離加入度，其次為 BO 的稜鏡。

(　) 15. 內隱斜位(esophoria)的受測者閱讀時，常出現頭痛及眼睛不舒適的症狀，考慮到他的隱斜位需求(phoria demand)時，下列何者最為重要？(A)基底朝外到模糊點(base out to blur point) (B)基底朝內到模糊點(base in to blur point) (C)基底朝外到破裂點(base out to break point) (D)基底朝內到破裂點(base in to break point)。 (109 專高)

解析 正確答案為(B)。根據 Sheard's 準則，內隱斜位(esophoria)需觀察其負（開散）融像性聚散幅度，也就是基底朝內至模糊點的數值，當沒有模糊點時則採用破裂點。

( ) 16. 下列何者是解決垂直平衡失調(vertical imbalance)的方法？①漸近多焦點鏡片(progressive addition lens) ②鏡片光學中心移位(lens decentration) ③共軛稜鏡(yoked-prism) ④雙中心研磨(slab-off) (A)僅①② (B)僅③④ (C)僅①③ (D)僅②④。 (109 專高)

解析 正確答案為(D)。垂直平衡失調(vertical imbalance)需要垂直方向不同的稜鏡，2 與 4 皆能製造出方向不同的稜鏡，一般漸進多焦沒有垂直稜鏡，共軛稜鏡為方向相同的稜鏡。

( ) 17. 下列何者最可能發生垂直平衡失調(vertical imbalance)？ (A)戴框架鏡的非老花屈光不等(non-presbyopic anisometropia)者 (B)戴框架鏡的老花屈光不等(presbyopic anisometropia)者 (C)戴隱形眼鏡的非老花屈光不等者 (D)戴隱形眼鏡的老花屈光不等者。 (109 專高)

解析 正確答案為(B)。框架眼鏡因為鏡片不隨眼睛轉動而移動，因此視線離開光學中心引起稜鏡效應；非老花患者因沒有近用需求，看近時可將頭部降低，視線較為靠近光學中心，而老花患者通常會有多焦點鏡片需求，須維持頭部姿勢將視線降低，稜鏡效應會較容易發生。

( ) 18. 25 歲的患者，沒有配戴眼鏡，抱怨近距離工作時眼睛酸累。下列檢驗數據，最可能造成此現象的原因為何？近方斜位：4^{Δ}exo，調節幅度：+11.00D，負向相對調節力(NRA)/正向相對調節力(PRA)：+2.50/−1.25，基底朝內(BI)範圍：7/16/9，基底朝外(BO)範圍：7/12/5 (A)眼斜位異常 (B)調節不足 (C)偏低的負向相對聚散力 (D)偏低的正向相對聚散力。 (109 特師二)

解析 正確答案為(C)。此患者的檢查數據當中，斜位數據在正常值之內，調節幅度也正常，較差的有正相對調節（預期值 −2.37D）與近距的基底朝外(BO)範圍，也就是正融像性聚散（預期值 17/21/11）。

( ) 19. 患者看遠方 6 公尺處呈現 2^{Δ}exo 外斜位，看近 40 公分處為 10^{Δ}exo 外斜位，AC/A＝2/1，這位患者是何種視機能異常？ (A)內聚力過度(convergence excess) (B)內聚力不足(convergence insufficiency) (C)開散力過度(divergence excess) (D)開散力不足(divergence insufficiency)。 (109 特師二)

解析 正確答案為(B)。遠方眼位正常，近方高度外斜位，低 AC/A 比值，最有可能的異常是內聚力不足 CI (convergence insufficiency)。

( ) 20. 下列何種情況最可能造成單眼複視(monocular diplopia)？ (A)白內障 (B)斜視 (C)內聚力不足(convergence insufficiency) (D)開散力過度(divergence excess)。 (109 特師二)

解析 正確答案為(A)。選項 BCD 皆屬於雙眼視覺異常，複視屬於雙眼。

( ) 21. 下列有關眼球運動的評估敘述，何者錯誤？ (A)跳躍追視(saccadic eye movement)，是最快的眼動，高達每秒 700 度 (B)平順追視(pursuit eye movement)，是對靜態物體的掃描眼動 (C)跳躍追視主要是用於閱讀的眼動 (D)平順追視為了得到平順準確的效果，會有約 100~150 毫秒的延遲再追蹤視標的現象。 (109 特師二)

解析 正確答案為(B)。平順追視(pursuit eye movement)是指慢速的掃描眼動。

( ) 22. 有關動眼功能異常(Ocular Motor Dysfunction)如平順追視(pursuit)、跳躍追視(saccadic)及固視(fixation)等異常的處理先後順序為：①屈光異常的矯正、②運用附加鏡片調整、③視覺訓練、④開刀處理 (A)①②③ (B)①②④ (C)①④③ (D)①④②。 (113 專高)

解析 正確答案為(A)。眼球運動功能障礙的順序管理考慮因素為：屈光不正的光學矯正、加入度鏡片度數、視覺訓練（治療），稜鏡和手術在眼球運動障礙的治療中沒有作用，除非對於某些患有眼球震顫的患者。

( ) 23. 小兒雙眼調節功能異常的處理，下列何者不合宜？ (A)一般調節異常處理的順序為：先矯正屈光度數的異常，其次考量附加鏡片的度數，再考量視覺訓練 (B)調節不足(insufficiency)及缺乏維持調節力(ill-sustained)的調節異常者，採用配鏡附加正度數是有效的 (C)調節過度(excess)或調節無彈性度(infacility)的調節異常者，視覺訓練是有益處 (D)雙眼調節異常者，採用開刀手術是有效的處理方式。 (109 特師二)

解析 正確答案為(D)。雙眼調節異常者，建議的優先處置方式是屈光異常的矯正，其次是視覺訓練或近方加入度。

( ) 24. 有關失代償性斜位(decompensated phoria)，下列何者適合以屈光度數矯正配鏡為首選的處置方式？ (A)近視引起的失代償性外斜 (B)內聚力不足 (C)融像性垂直異常 (D)大角度的外斜。 (109 特師二)

解析 正確答案為(A)。內聚力不足或大角度的外斜優先以視覺訓練處置；融像性垂直異常優先處置為稜鏡。

( ) 25. 在進行雙眼調節靈敏度(accommodative facility)測驗的受檢者，透過 –2.00D 看視標時，無法讓視標呈現清晰狀態。若將任一眼遮蓋，受檢者另一眼都能看清楚視標。下列敘述何者最為適當？ (A)視標模糊是因為隱斜位不足(heterophoria inadequacy) (B)視標模糊是因為調節不足(accommodative inadequacy) (C)視標模糊是因為融像聚散不足(fusional vergence inadequacy) (D)視標模糊是因為調節不足與融像聚散不足。 (110 專高)

解析 正確答案為(C)。雙眼調節靈敏度 BAF 負度數模糊但單眼調節靈敏度 MAF 清楚，表示為內聚過度的聚散問題。

( ) 26. 下列何項無法有效的改善內聚不足(convergence insufficiency)的症狀？ (A)視覺訓練(vision therapy) (B)予以負加入度(minus add lenses) (C)處方稜鏡(prism correction) (D)屈光矯正(correction of ametropia)。

(110 專高)

解析 正確答案為(B)。一般臨床上不會採取負加入度的處方，對於調節的負擔太大。

( ) 27. 下列何者比較可能有正常之 AC/A 值？①內聚力過度(convergence excess) ②開散力不足(divergenceinsufficiency) ③基本內隱斜位(basic esophoria) ④融像聚散功能不良(fusional vergence dysfunction) (A)①② (B)③④ (C)①③ (D)②④。 (110 專高)

解析 正確答案為(B)。內聚力過度(convergence excess)為高 AC/A 值，開散力不足(divergence insufficiency)為低 AC/A 值。

( ) 28. 眼球只有垂直隱斜位的失調，除了視力訓練之外，最好是用稜鏡矯正，若患者左眼有上隱斜位，則左眼稜鏡基底應在那個方向？ (A)朝外 (B)朝內 (C)朝上 (D)朝下。 (110 專高)

解析 正確答案為(D)。左眼有上隱斜位，應加入基底朝下稜鏡，減少兩眼之間的聚散差異。

( ) 29. 下列視覺功能異常，何者不適合以視覺訓練方式為首選的處置方式？ (A)聚合不足 (B)聚合過度 (C)失代償性(decompensated)的近方外隱斜位(near exophoria) (D)內隱斜位(esophoria)。 (110 專高)

解析 正確答案為(B)。聚合過度的首選處置方式為近用正加入度。

( ) 30. 下列何者不是內聚過度(convergence excess)的常見臨床檢查結果？ (A)近方內隱斜位大於遠方 (B)正相對調節能力較低(low PRA) (C)近方負融像性聚合力偏低(low NFV) (D)單眼評估法檢查結果偏低(low MEM)。 (111 專高)

解析 正確答案為(D)。內聚過度(convergence excess)的近距離眼位偏內斜，會有較高的近用加入度，MEM 數據會較高。

( ) 31. 聚合不足(convergence insufficiency)與假性聚合不足(pseudoconvergence insufficiency)的差異，下列何者錯誤？ (A)兩者都可在看近時表現外隱斜位 (B)前者 AC/A 值低，後者 AC/A 值高 (C)前者調節幅度正常，後者調節幅度低 (D)前者的首選治療方式是視覺訓練，後者是近用附加正球鏡。 (112 專高)

解析 正確答案為(B)。假性聚合不足(pseudoconvergence insufficiency)為調節引起問題，AC/A 值應正常。

( ) 32. 有關垂直平衡失調，下列何者錯誤？ (A)可能症狀包括眼周牽拉感、頭痛、視覺疲勞、閱讀時跳行、複視 (B)檢查方法包括遮蓋試驗、von Graefe 法、馬竇氏鏡檢查 (C)在高度屈光不正的病人，眼鏡傾斜也可能引發垂直平衡失調 (D)治療首選方法為視覺訓練，其次為正附加球鏡和稜鏡處方。 (112 專高)

解析 正確答案為(D)。治療首選方法為稜鏡處方。

( ) 33. 有關雙眼視功能異常的處理建議，下列何者錯誤？ (A)內聚不足首選利用稜鏡矯正 (B)隱性遠視引起的內隱斜位可利用屈光矯正方式改善 (C)內隱斜位的眼睛運動訓練會比外隱斜位困難 (D)補償性外隱斜位可以利用附加負鏡片(minus add)改善。 (112 專高)

解析 正確答案為(A)。內聚不足首選為內聚的視覺訓練。

( ) 34. 下列何者不屬於低 AC/A ratio 的問題？ (A)遠方：正位；近方：外斜位 (B)遠方：外斜位；近方：比遠方有較大量的外斜位 (C)遠方：內斜位；近方：正位 (D)遠方：外斜位；近方：比遠方有較少量的外斜位。 (113 專高)

解析 正確答案為(D)。遠方比近方外斜更多，較接近於開散過度的情況，AC/A ratio 較高一些。

( ) 35. 下列聚散系統異常的情況，何者具有最高的 AC/A 比值？ (A)散開過度(divergence excess) (B)集合不足(convergence insufficiency) (C)單純外隱斜(basic exophoria) (D)融像性聚散減低(fusional vergence dysfunction)。 (113 專高)

解析 正確答案為(A)。散開過度(divergence excess)為高 AC/A 比值類型的異常。

( ) 36. 關於開散過度(divergence excess)的敘述，下列何者錯誤？ (A)常有遠距複視和視覺疲勞現象 (B)遠距離為高度內斜位而近距離在正常值 (C)遠距離處方可加入基底朝內稜鏡 (D)增加負度數可以有效地減少遠距離外斜位。 (113 專高)

解析 正確答案為(B)。遠距離為高度外斜位而近距離在正常值。

( ) 37. 雙眼視機能垂直方向偏移異常時，可運用稜鏡緩解異常，下列敘述何者最不合宜？ (A)垂直稜鏡 1 度以上的偏離差異時，容易造成配戴眼鏡的不舒適感 (B)運用固視偏差(fixation disparity)檢測，可獲得適當的修正偏移稜鏡度 (C)修正垂直偏斜的好處，可減輕抑制的現象，以及增加垂直融像的範圍 (D)若同時有水平與垂直的偏斜現象時，只處理垂直的偏斜即可得到完全改善。 (113 專高)

解析 正確答案為(D)。若同時有水平與垂直的偏斜現象時，還是要分別視情況處置。

(四) 屈光參差與不等像

屈光不等視或屈光參差(Anisometropia)是指雙眼在一個或更多軸向具有不同屈光度的情況，可分為屈光性與軸性，**屈光性**指雙眼軸長接近，但屈光差異大，例如：摘除白內障，但未置入人工水晶體；未矯正時，雙眼影像大小接近；**戴用隱形眼鏡時或屈光手術，雙眼影像大小較為接近**。**軸性**指雙眼軸長差異大，但屈光成分接近，為大多數的不等視者；未矯正時，軸長越長，影像越大；根據納普定律(Knapp’s rule)**戴用鏡框眼鏡時，雙眼影像大小較為接近**。

不等像(aniseikonia)指兩眼所見影像大小不相等，來源包括網膜上感光細胞構造、眼球光學及矯正方式。測試可採用儀器例如 Space Eikonometer、Standard Eikonometer。或是單眼之前置入馬竇氏鏡，並於眼前呈現兩個光點，讓患者比較兩光點與兩光條之間的距離是否有差異。對於較敏感患者也可以單一視標，輪流遮蓋雙眼讓其比較大小差異。

屈光參差者於未矯正時會有不等視力、不等調節及融像困難等問題，而用鏡框矯正時會有不等像(aniseikonia)、眼睛轉動時會有誘發稜鏡的融像問題，通常採用隱形眼鏡矯正較不會有症狀。**而若採用鏡框鏡片矯則可設計等像鏡片加以改善，也就是改變鏡片的參數，例如：頂點距離、鏡片中心厚度、前弧彎度及折射率**，可縮小兩眼之間的影像尺寸差異。矯正時影響影像大小的因素有屈光因素與形狀因素兩種。屈光因素包括屈光度與頂點距離，近視鏡片距離眼睛越遠，影像越縮小，遠視鏡片則反之越放大。形狀因素為鏡片形式所造成，前弧越彎、鏡片越厚、折射率越低，影像則越大。

歷屆試題

( ) 1. 下列那一規則／定律可用來決定垂直平衡失調(vertical imbalance)的量？ (A)普倫提西氏規則(Prentice's rule) (B)軒立頓定律(Sherrington's law) (C)科爾納規則(Kollner's rule) (D)海利氏定律(Hering's law)。 （107 專高）

解析 正確答案為(A)。普倫提西氏規則(Prentice's rule)可用來計算屈光不等視者在垂直移動視線時的垂直不平衡量。

( ) 2. 下列何種方法是作為矯正屈光性兩眼不等視(refractive anisometropia)的最佳處置？ (A)圓柱鏡 (B)框架眼鏡 (C)稜鏡 (D)隱形眼鏡。 （108 專高）

解析 正確答案為(D)。屈光性兩眼不等視的最佳處置為隱形眼鏡。

( ) 3. 有關不等像(aniseikonia)之敘述，下列何者錯誤？ (A)不等像是由於雙眼網膜影像大小不等所造成之雙眼感知扭曲 (B)通常發生於配戴雙眼度數差異較大的框架式眼鏡 (C)配戴高度數近視鏡片會導致影像放大 (D)可利用配戴隱形眼鏡來降低不等像之影響。 （109 專高）

解析 正確答案為(C)。近視鏡片為凹透鏡，會使影像縮小。

( ) 4. 不等像(aniseikonia)的意義為何？ (A)兩眼的屈光度數不相等 (B)兩眼的視力不相等 (C)兩眼視網膜的影像大小不相等 (D)兩眼的瞳孔大小不相等。 (109 特生二)

解析 正確答案為(C)。不等像(aniseikonia)指兩眼視網膜的影像大小不相等。

( ) 5. 關於雙眼不等視(anisometropia)及雙眼不等像(aniseikonia)之矯正原則，下列敘述何者錯誤？ (A)雙眼不等視基本上應進行全矯正 (B)可能例外之一為年長者其單側散光度數大幅增加，則可考慮減少其處方度數 (C)雙眼不等視度數差異越大，則矯正鏡片所造成之稜鏡差距也越大 (D)根據 Knapp's 法則，建議可使用隱形眼鏡矯正雙眼不等像，及使用眼鏡鏡片(spectacle)矯正雙眼不等視。 (109 特師二)

解析 正確答案為(D)。根據納普定律(Knapp's rule)軸性不等視者戴用鏡框眼鏡時，雙眼影像大小較為接近，可矯正不等像。

( ) 6. 中高度數雙眼不等視的患者配戴眼鏡，下列何者為一般矯正上不需要注意的參數？ (A)不相等的鏡片稜鏡效應 (B)不相等的眼睛調節需求 (C)不相等的相對鏡片放大率 (D)不相等的瞳孔大小。 (109 特師二)

解析 正確答案為(D)。不等視者於未矯正時會有不等視力、不等調節及融像困難等問題，而用鏡框矯正時會有不等像、眼睛轉動時會有誘發稜鏡的融像問題。

( ) 7. 在馬竇氏鏡與雙光點(Maddox rod and two-point light sources)檢測中，受測者看到兩個光點的相差距離是大於兩條紅線，這代表下列何者？ (A)受測者有不等像 (B)受測者有隱斜位 (C)受測者有斜視 (D)受測者有弱視。 (109 特師二)

解析 正確答案為(A)。眼前有兩個光點，其中一眼置入馬竇氏鏡，此時若兩光點與兩光條的間距不同，代表兩眼放大率不同，為不等像。

( ) 8. 關於不等視(anisometropia)的敘述，下列何者錯誤？ (A)不等視通過矯正眼鏡片當視線偏移雙眼鏡片光學中心激發稜鏡的差異 (B)不等視當使用眼鏡矯正對雙眼間有不同的調節刺激 (C)不等視當使用眼鏡矯正造成雙眼眼鏡放大率的差異 (D)先天性青光眼，先天性白內障和先天性第三神經麻痺等不會造成遺傳性不等視。 (113 專普)

解析 正確答案為(D)。先天性青光眼，先天性白內障和先天性第三神經麻痺等遺傳性疾病會因屈光或眼肌問題造成不等視。

( ) 9. 下列關於不等像的敘述，何者最合適？ (A)軸性近視(axial myopia)用眼鏡矯正得到的視網膜成像大小(retinal image size)與正視眼(emmetropia eye)的視網膜成像大小相似 (B)軸性遠視(axial hyperopia)用隱形眼鏡矯正得到的視網膜成像大小與正視眼的視網膜成像大小相似 (C)屈光性近視(refractive myopia)用眼鏡矯正得到的視網膜成像大小與正視眼的視網膜成像大小相似 (D)屈光性遠視(refractive hyperopia)用眼鏡矯正得到的視網膜成像大小與正視眼的視網膜成像大小相似。 (113專高)

解析 正確答案為(A)。軸性屈光參差戴用鏡框眼鏡時，雙眼影像大小較為接近。屈光性屈光參差戴用隱形眼鏡時或屈光手術，雙眼影像大小較為接近。

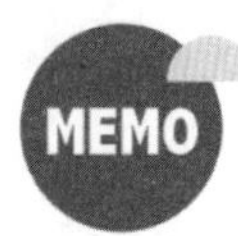
MEMO

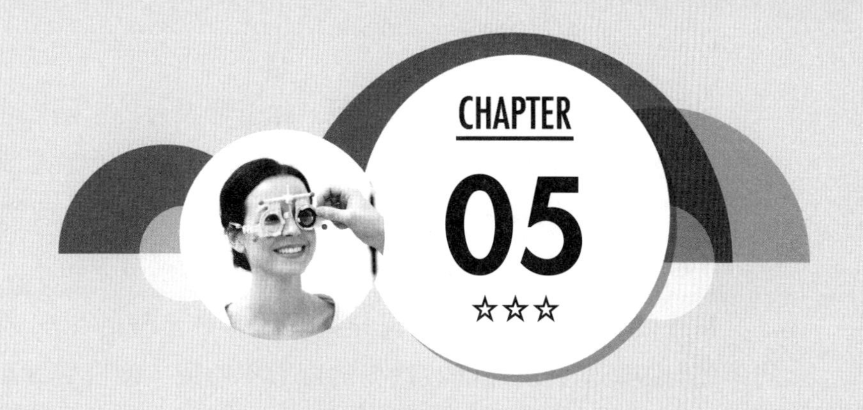

斜弱視

5-1 斜　視

5-2 弱　視

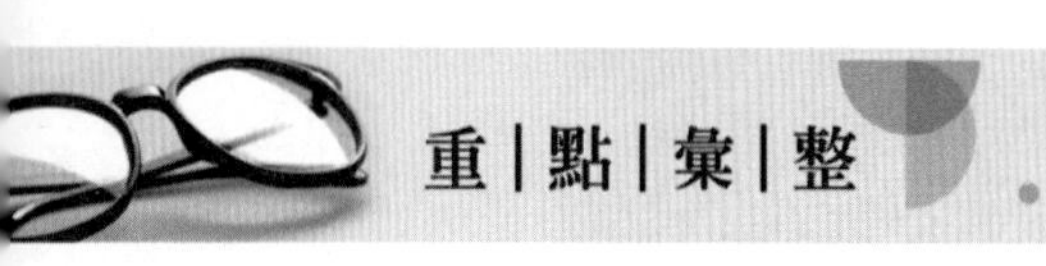

重點彙整

斜弱視為人群當中常見的問題，除影響視力外，弱視者也有較大機會致盲。弱視者的發育受限直到 6~8 歲，這時期的孩童一般未意識到問題，因此延遲介入，但視覺系統仍具可塑性，越早介入越有機會減少或消除。另外需注意弱視(amblyopia)與低視力(low vision)不同，一般人經常混淆。

精確的屈光狀態診斷被視為斜弱視有效治療的起點，但臨床上是有挑戰性的，弱視眼時常對於球面或散光的度數不敏感，使自覺式驗光的終點難以決定。斜視眼會轉向，使正常網膜鏡檢影難以進行，斜視通常伴隨弱視，使他覺式與自覺式檢查流程複雜且精確度降低。

但不管如何，屈光狀態的發現都很重要，可用來使視網膜上的影像清晰，進一步刺激感光細胞使神經發展。這能預防弱視的惡化或可能使弱視復原，斜視者的偏斜角度也可能因為調節性內聚的刺激或抑制而改變。本章將分為斜視與弱視兩個部分分別加以介紹。

5-1 斜　視

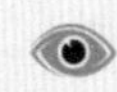

一、相關概念

斜視為一種**雙眼視軸之間存在明顯偏差**（相對於斜位－雙眼視軸的隱藏性偏差）也就是當一眼對正所欲觀看物體時，另一眼沒有對正在該物體。可分類為斜視固定在單一眼的**單側固定性(unilateral)**與兩眼交替出現的**交替性(alternating)**；斜視始終存在的**持續性(constant)**、偶爾出現的**間歇性(intermittent)**與只發生在某個距離的**階段性(periodic)**。

共動性(comitancy)與非共動性(incomitant)還有功能性(functional)與麻痺性(paralytic)。**共動性(comitancy)**表示在任何注視方向，斜視的角度都是固定，若不一樣則是**非共動性(incomitant)**。**功能性(functional)**表示之前就存在的狀況（或合併的狀況）所引起，如未矯正的屈光不正、異常高或低的 AC/A 或融像性聚散的缺失，為共動性斜視的起源。**痲痺性(paralytic)**經常為非共動性，除非是長期的原因造成（形成共動性），又可分為先天性(Congenital paralytic strabismus)通常是由於眼外肌解剖上的異常，及後天性(Acquired paralytic strabismus)控制眼外肌的神經或神經核的損傷。

有些非共動性斜視在往上看或往下看時內斜視或外斜視的量值會增加或減少，分為 AV 型。V 型內斜視，內斜視往下看時增加，往上看時減少；V 型外斜視，外斜視往上看時增加，往下看時減少；A 型內斜視，內斜視往上看時增加，往下看時減少；A 型外斜視，外斜視往下看時增加，往上看時減少。X 型，主要注視方向沒有明顯偏斜，往上看及往下看出現外斜視。Y 型，外斜視只存在往上看。反轉 Y 型或入型，外斜視只存在往下看。

歷屆試題

( ) 1. 下列何者可以描述在 9 個注視方向(directions of gaze)，斜視量會不一樣，多半是眼外肌痲痺或癱瘓而導致的斜視？ (A)調節性斜視(accommodative strabismus) (B)非共同性斜視(nonconcomitant strabismus) (C)固定性斜視(constant strabismus) (D)假性斜視(pseudostrabismus)。（106 專高）

解析 正確答案為(B)。注視方向不同，斜視不一樣為非共動性(incomitant)斜視。痲痺性(paralytic)經常為非共動性。

( ) 2. 當所有方位的偏斜角都保持不變時，此種斜視是 (A)非共動性(incomitant)斜視 (B)痲痺性(paralytic)斜視 (C)共動性(concomitant)斜視 (D)分離式(dissociated)斜視。（109 特師二）

解析 正確答案為(C)。共動性(comitancy)表示在任何注視方向，斜視的角度都是固定。

( ) 3. 下列何者不是後天性痲痺性斜視(paralytic strabismus)之特徵？ (A)各個方向所測量的角度不一致（非共同性斜視，nonconcomitant strabismus） (B)對同一個目標所測量的斜視角度，第二偏位(secondary deviation)比第一偏位(primary deviation)大 (C)少有複視的症狀 (D)頭部常會向痲痺肌作用方向傾斜（眼性斜頸，ocular torticollis）。（106 花東）

解析 正確答案為(C)。後天性麻痺性斜視經常會有複視。

( ) 4. 向上凝視內斜角呈 25 稜鏡度，往下視為內斜角呈 5 稜鏡度，該病人為下列那種斜視？ (A)V 型內斜視 (B)A 型內斜視 (C)共同性內斜視 (D)下斜視。 (107 專高)

解析 正確答案為(B)。A 型內斜視，往上看時內斜視增加，往下看時減少。

( ) 5. 調節性內斜視(accommodative esotropia)最常發生在有下列何項屈光狀態的患者？ (A)高度近視 (B)正視眼 (C)散光 (D)高度遠視。 (106 特師)

解析 正確答案為(D)。高度遠視未矯正時，容易因大量調節引起雙眼過度內聚，稱為調節性內斜視。

( ) 6. 調節性內斜視的特徵，下列何者正確？ (A)未矯正遠視、調視過度、低或正常 AC/A 比值 (B)未矯正近視、調視過度、低或正常 AC/A 比值 (C)未矯正遠視、調視過度、高或正常 AC/A 比值 (D)未矯正近視、調視過度、高或正常 AC/A 比值。 (108 特師)

解析 正確答案為(C)。調節性內斜視屬於功能性斜視，特徵是未矯正遠視造成調節過度及高 AC/A 比值引起的內斜視。

( ) 7. 一孩童看遠方呈現 30Δ 間歇性外斜視，看近物有 15Δ 間歇性外斜視。經過單眼遮蔽 1 小時後再測量，看遠方呈現 30Δ 間歇性外斜視，看近物為 25Δ 間歇性外斜視。最可能的診斷是 (A)假性開散過度型間歇性外斜視(pseudodivergence excess intermittent exotropia) (B)開散過度型間歇性外斜視(divergence excess intermittent exotropia) (C)間歇性外斜視合併高 AC/A 比值(intermittent exotropia with a high accommodative convergence/accommodation ratio) (D)單純型間歇性外斜視(basic intermittent exotropia)。 (112 專高)

解析 正確答案為(A)。未必所有 DE 都有高 AC/A。simulated divergence excess，在 30~45 分鐘的單眼遮蓋後，近方偏斜量會趨近遠方偏斜量。 true divergence excess，即使長時間的遮蓋，近方偏斜量仍保持顯著小於遠方偏斜量。

二、斜視的臨床檢查

大角度的斜視（20 稜鏡度以上）通常能從外觀上發現，此外遮蓋測試為最常用的檢查方式，其中的**單側性遮蓋測試**（unilateral cover test，也就是遮蓋－不遮蓋測試）可用來偵測斜視，而**交替遮蓋無法區別斜視或斜位**。**角膜反光點測試**也提供了幼童或無法溝通患者的斜視檢查方式。眼外肌是否麻痺則可用**單眼的眼外肌（大 H）測試檢查**或其他的方式測試。

（一）水平肌麻痺測試

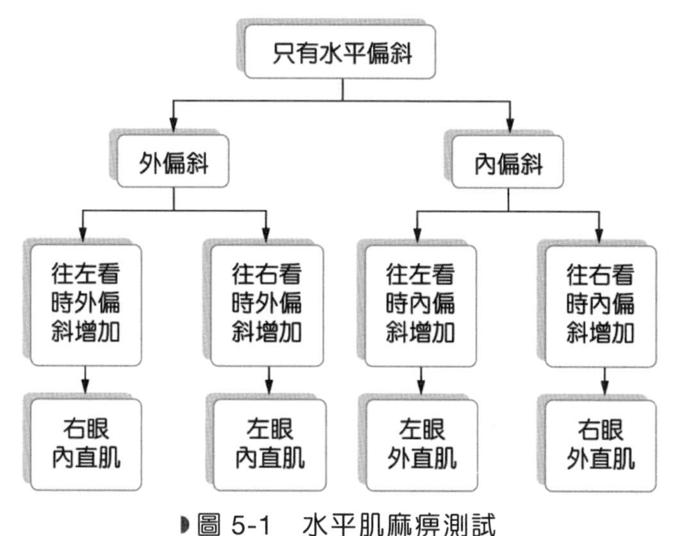

圖 5-1　水平肌麻痺測試

當雙眼水平不平衡（非共動內、外斜視）時，用來鑑別哪一條眼外肌麻痺的方式，負責內外轉動的肌肉一眼有兩條，兩眼共四條肌肉。首先第一步是判斷外偏斜或內偏斜，外偏斜可能是**右眼內直肌**或**左眼內直肌**異常，內偏斜可能是**右眼外直肌**或**左眼外直肌**異常。接著第二步是請患者向右跟向左看，假如外偏斜者向左看時外偏斜量增大，則為**右眼內直肌**異常，若向右看時外偏斜量增大，則為**左眼內直肌**異常；假如內偏斜者向左看時內偏斜量增大，則為**左眼外直肌**異常，若向右看時內偏斜量增大，則為**右眼外直肌**異常。

（二）垂直肌麻痺測試－Parks 三步驟(Parks three-step)

當雙眼垂直不平衡（非共動上、下斜視）時用來鑑別哪一條眼外肌病的方式，因為造成一眼垂直轉動的眼外肌有四條，分別為**負責上轉的上直肌跟下斜肌**還有負責**下轉的下直肌跟上斜肌**，雙眼加起來一共八條肌肉，藉由三個步驟每次篩選一半，從八條變四條，四條變兩條，兩條變一條，最後可以知道是哪一條肌肉的麻痺。

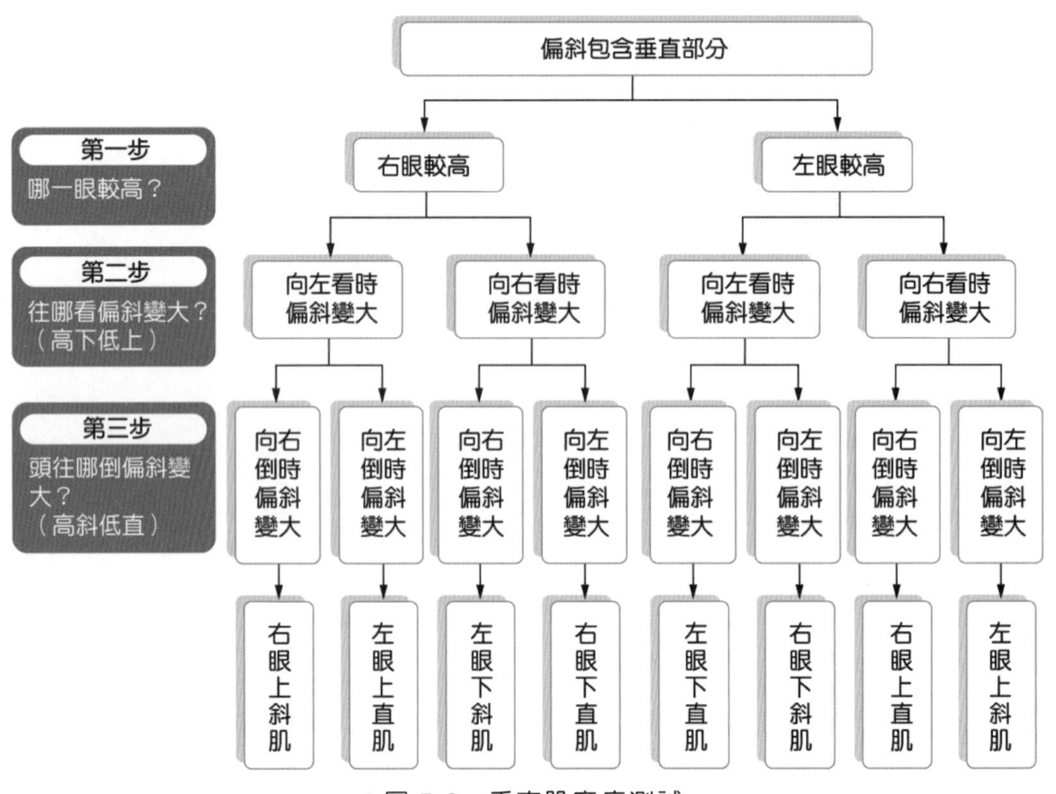

▶圖 5-2　垂直肌麻痺測試

第一步是看哪一眼較高，可能是**較高眼的下轉肌異常**或**較低眼的上轉肌異常**，例如：右眼上偏斜，可能麻痺的肌肉是**右眼下轉肌（下直肌、上斜肌）**或**左眼上轉肌（上直肌、下斜肌）**。此步驟異常肌肉數量剩下四條。

第二步是請患者看右邊跟看左邊，比較看哪邊時偏斜量較大，往較高眼方向看斜視較大表示表示**下肌異常**，往較低眼方向看斜視較大表示**上肌異常**（口訣：高下低上）。接上例若向左看（較低眼）時斜視較大，表示**右眼上斜肌**或**左眼上直肌**異常。此步驟異常肌肉數量剩下兩條。

第三步是請患者頭往右倒跟往左倒，往較高眼方向倒時斜視量較大，表示**斜肌**異常，往較低眼倒時斜視量變大，表示**直肌**異常（口訣：高斜低直）。如接上例，若頭往右倒（較高眼）時斜視量較大，則異常肌肉為**右眼上斜肌**。此步驟使異常肌肉剩下一條。

（二）4 個稜鏡度基底朝外檢測(4 prism diopter base out test)

用來確認或排除**小的中央性盲區**(scotoma)的一種檢查。當**單側性視力低下**或**立體視不良**時可能存在小的中央性盲區(scotoma)，最有可能是續發於小角度斜視的中央注視症候群(Monofixation syndrome)，黃斑部疾病也會影響中心窩而造成類似的臨床表現。

操作時根據 Hering's law 雙眼等量神經衝動法則，用單個 4 稜鏡度基底朝外的稜鏡快速置於患者視力較好的眼睛之前，並觀察兩眼的動態，正常反應置入稜鏡眼會看到往內的動態，而另一眼會看到先往外再往內；接著將稜鏡置入較差眼重複同樣的動作，正常反應會看到相同的動態。

異常反應為當稜鏡置於視力較好眼時，會觀察到該眼往內的動態，而另一眼有往外動態，但並不會再往內；而稜鏡置於較差眼（具有中央盲區眼）時，則兩眼都不會有動態。

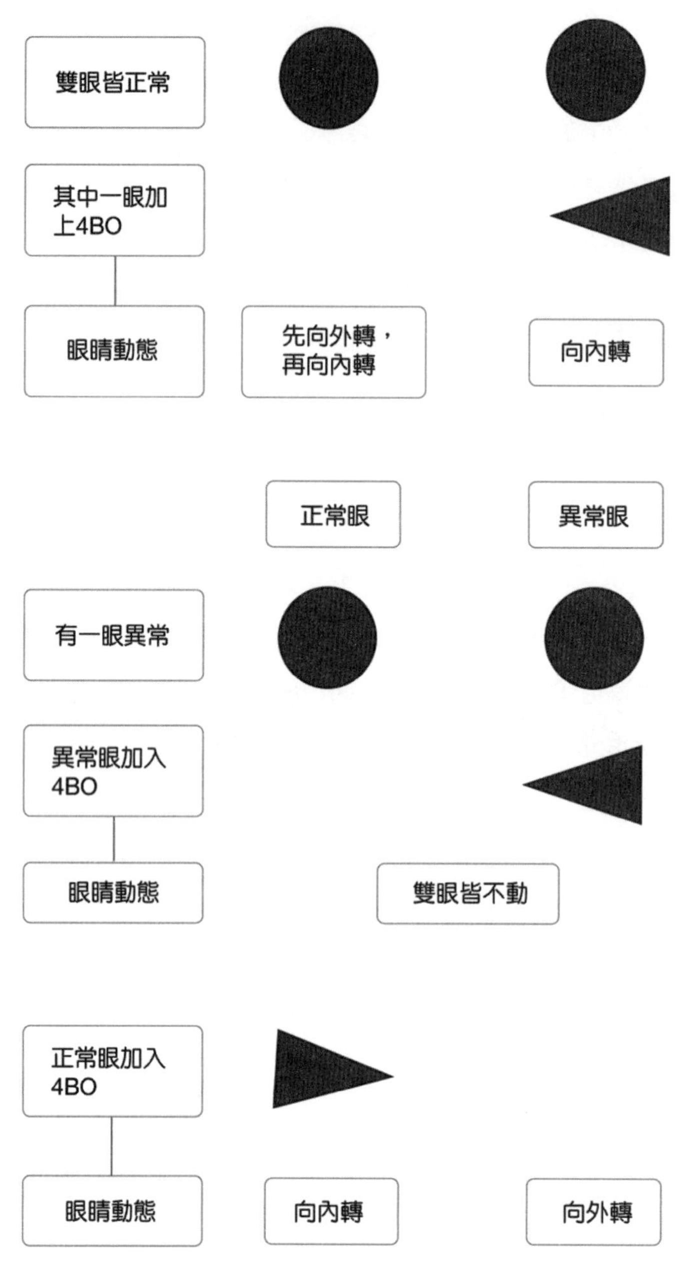

圖 5-3　4 個稜鏡度基底朝外檢測

歷屆試題

( ) 1. 一位車禍外傷的病人，主訴有複影，下列的狀況何者較不可能發生？ (A)使用雙馬竇氏鏡(double Maddox rod test)發現有兩條不平行的線，表示這個病人有水平性的斜視 (B)使用遮蓋測試(cover test)發現病人眼睛會上下移動，表示這個病人有上下斜視 (C)在上下斜視病人右眼的前面加上基底朝下的稜鏡，可以讓病人的眼睛在稜鏡交替遮蓋檢查(prism alternate cover test)中不移動，表示這個病人有右眼上斜視 (D)在(C)選項中的病人檢查時，如果這個稜鏡是 8 個稜鏡度，表示這個病人上下斜視的角度為 8 個稜鏡度。 (106 花東)

解析 正確答案為(A)。雙馬竇氏鏡發現有兩條不平行的線，表示這個病人有迴旋性的偏斜。

( ) 2. 一位病患抱怨有水平複視，左眼看到的影像在左方，右眼看到的影像在右方，經稜鏡遮蔽法測量其斜視的角度為 5 個稜鏡度。請問用稜鏡眼鏡矯正可以如何放置？ (A)右眼 5 個稜鏡度，基底朝內 (B)左眼 5 個稜鏡度，基底朝內 (C)右眼 3 個稜鏡度，左眼 2 個稜鏡度，均為基底朝外 (D)右眼 2 個稜鏡度，基底朝內；左眼 3 個稜鏡度，基底朝外。 (106 花東)

解析 正確答案為(C)。此為不交叉性複視，為內偏斜，需用基底朝外稜鏡中和。

( ) 3. 兩眼看東西有複視的現象，右眼看到的影像在左邊，左眼看到的影像在右邊。如果用稜鏡矯正兩眼的複視，下列選項何者正確？ (A)兩眼都用基底朝內的稜鏡 (B)兩眼都用基底朝外的稜鏡 (C)右眼用基底朝內的稜鏡，左眼用基底朝外的稜鏡 (D)右眼用基底朝外的稜鏡，左眼用基底朝內的稜鏡。 (106 花東)

解析 正確答案為(A)。此為交叉性複視，為外偏斜，需用基底朝內稜鏡中和。

( ) 4. 下列何種檢查，可以測量受測者斜視的偏斜角度？ (A)立體視 (B)遮蓋測試加稜鏡棒 (C)魏氏四點 (D)布魯克諾檢查(Brückner test)。 (109 特師一)

解析 正確答案為(B)。單側性遮蓋測試可用來檢查是否存在斜視，加上稜鏡可測量斜視量值。

( ) 5. 下列何者不適合用在雙眼感覺功能合作度的檢查？ (A)魏氏四點(Worth four-dot)檢查 (B)Titmus test (C)Parks-Bielschowsky 3-step test (D)TNO test。 (106 花東)

解析 正確答案為(C)。Parks-Bielschowsky 3-step test 為垂直偏斜之斜視測試。

( ) 6. 欲檢查患者那一條眼外肌麻痺，利用 Parks 三步驟(Parks three-step)，當右眼為上偏位眼(hyperdeviated eye)，向右看時眼位更偏移，且頭部傾斜向右側時偏移更大，患者是那一條眼外肌麻痺？ (A)左眼下斜肌 (B)右眼下斜肌 (C)右眼上斜肌 (D)左眼上斜肌。 (107 特師)

解析 正確答案為(A)。右眼上偏斜，異常可能為右眼下直肌、右眼上斜肌、左上直肌、左眼下斜肌。右看更偏移（較高眼偏斜量較大，下肌異常），可能為右眼下直肌、左眼下斜肌。右倒偏斜量較大（較高眼偏斜量大，斜肌異常），為左眼下斜肌異常。

( ) 7. 欲檢查患者那一條眼外肌麻痺，利用 Parks 三步驟(Parks 3-step)，當左眼為上偏位眼(hyperdeviated eye)，向右看時眼位更偏移，且頭部傾斜左側時偏移更大，患者是那一條眼外肌麻痺？ (A)左眼下斜肌 (B)右眼下斜肌 (C)右眼上斜肌 (D)左眼上斜肌。 (109 特師一)

解析 正確答案為(D)。左上斜，異常可能為左眼下直肌、左眼上斜肌、右上直肌、右眼下斜肌。向右看時眼位更偏移（較低眼偏斜量較大，上肌異常），可能左眼上斜肌、右上直肌。頭部傾斜左側時偏移更大（較高眼偏斜量大，斜肌異常），異常為左眼上斜肌。

( ) 8. 根據 Park's 三步驟(Park's three-step)，在主視線(primary gaze)或正前方進行測驗時，觀察到右眼有上偏眼位(hyperdeviation)，可能與下列何者功能異常相關？ (A)右外直肌(right lateral rectus)、右下直肌(right inferior rectus)、左外直肌(left lateral rectus)、左上斜肌(left superior oblique) (B)右內直肌(right medial rectus)、右上斜肌(right superior oblique)、左下斜肌(left inferior oblique)、左內直肌(left medial rectus) (C)右上斜肌(right superior oblique)、右下直肌(right inferior rectus)、左上直肌(left superior rectus)、左下斜肌(left inferior oblique) (D)右上直

肌(right superior rectus)、右下斜肌(right inferior oblique)、左上斜肌(left superior oblique)、左下直肌(left inferior rectus)。 (110 專高)

解析 正確答案為(C)。可能是右眼下轉肌(右上斜肌、右下直肌)或左眼上轉肌異常(左上直肌、左下斜肌)。

( ) 9. 有關利用 Park's 三步驟(Park's 3-step)檢查那一條眼外肌麻痺的敘述,下列何者錯誤? (A)首先決定那一眼是上偏位眼(hyperdeviated eye) (B)直視前方,頭部傾斜向左邊或傾斜向右邊測試偏位 (C)移動筆燈注視燈光,頭部傾斜向左邊或傾斜向右邊測試偏位 (D)移動筆燈注視燈光,指示患者頭部不要轉動,向右看或向左看測試偏位。 (111 專高)

解析 正確答案為(C)。頭部傾斜向左邊或傾斜向右邊測試偏位時直視前方。

( ) 10. 有關複視(diplopia)的敘述,下列何者最不適當? (A)單眼性複視(monocular diplopia)可以用 Parks 三步驟進一步區別其原因 (B)白內障即使沒有斜視,也可能造成單眼性複視 (C)散光也可能造成複視 (D)第 3 對腦神經麻痺可能造成複視。 (109 特師一)

解析 正確答案為(A)。Parks 三步驟為雙眼存在垂直偏斜的檢查方式。

( ) 11. 右眼上斜視(hypertropia)個案進行後續的帕克三步驟檢查(The Park's three-step procedure),下列何者正確? (A)往右看時,右眼上斜偏位量增加,可能為右上斜肌(right superior oblique)或左上直肌(left superior rectus)異常 (B)往左看時,右眼上斜偏位量增加,可能為右下直肌(right inferior rectus)或左下斜肌(left inferior oblique)異常 (C)若右看時,右眼上斜偏位量增加,且頭往右傾時,右眼上斜偏位量增加,為左下斜肌麻痺 (D)若右看時,右眼上斜偏位量增加,且頭往右傾時,右眼上斜偏位量增加,為右下直肌麻痺。 (112 專普)

解析 正確答案為(C)。右眼上斜視,可能影響肌肉為右下直、右上斜、左上直、左下斜。往右看(高眼)時偏位量增加,可能為右下直、左下斜。頭往右傾(高眼)時偏位量增加,左下斜肌異常。

( ) 12. 利用 Park 三步驟(Park's 3-step)檢查患者,當左眼為上偏位眼(hyperdeviated eye),向左看時眼位更偏移,且頭歪向左側偏移更大,患者是那一條眼外肌麻痺? (A)左下斜肌 (B)右下斜肌 (C)右上斜肌 (D)左上斜肌。 (112 專高)

解析 正確答案為(B)。左眼為上偏位眼，可能影響肌肉為右上直、右下斜、左下直、左上斜，向左（高眼）看時眼位更偏移，可能為右下斜、左下直。頭歪向左側（高眼）偏移更大，為右下斜肌異常。

( ) 13. 關於「4 稜鏡度基底朝外測驗(4Δ base-out test)」，下列何者錯誤？ (A)用來排除中央暗點的可能性 (B)可與遮蓋測驗併用，用來偵測大於 60Δ 以上的斜視 (C)黃斑部的疾病者亦可能有相似的結果 (D)此測驗的原理跟 Hering's law 有關。 （106 花東）

解析 正確答案為(B)。用來確認或排除小的中央性盲區(scotoma)的一種檢查，續發於小角度斜視。

( ) 14. 在 4 個稜鏡度基底朝外檢測(4 prism diopter base out test)中，稜鏡放置在有大於 4 個稜鏡量抑制區(suppression zone)的眼睛前，將會發生下列何種情況？ (A)會導致融像聚散運動(fusional vergence movement) (B)會導致共軛同向性轉向運動(conjugate versional movement) (C)有問題的眼不會有運動，但正常的眼會往顳側(temporal)移動 (D)兩眼都不會有運動。 （107 專高）

解析 正確答案為(D)。當稜鏡置於較差眼（具有中央盲區眼）時，則兩眼都不會有動態。

( ) 15. 臨床上常被忽略的小角度斜視(microtropia)所引起的弱視，下列何者為最好的診斷方法？ (A)4 個稜鏡度基底朝外檢測 (B)4 個稜鏡度基底朝內檢測(4 prism diopter base in test) (C)Risley 旋轉稜鏡(Risley prism) (D)Brückner test。 （107 專高）

解析 正確答案為(A)。此檢測用來確認或排除小的中央性盲區(scotoma)，最有可能是續發於小角度斜視的中央注視症候群。

( ) 16. 4 個稜鏡度基底朝外檢測(4 prism base out test)最適合檢查下列何種情形？ (A)懷疑有垂直平衡失調(vertical imbalance) (B)懷疑有眼位旋轉偏移(cyclodeviation) (C)懷疑有微斜視(microtropia) (D)懷疑有周邊視野缺損(peripheral visual defect)。 （107 特師）

解析 正確答案為(C)。此檢測用來確認或排除小的中央性盲區(scotoma)，最有可能是續發於小角度斜視的中央注視症候群。

(　) 17. 進行四稜鏡度基底朝外測驗(4 prism base out test)時，眼前放置稜鏡後會看到雙眼同向性轉向(version)，此為下列那種定律規則？ (A)赫林定律(Hering's law) (B)科爾納規則(Kollner's rule) (C)謝林頓定律(Sherrington's law) (D)普倫提西氏規則(Prentice's rule)。（109 特師二）

解析 正確答案為(A)。雙眼同向性轉向(version)是因為具有赫林定律(Hering's law)，雙眼等量神經衝動法則。

(　) 18. 四個稜鏡度基底朝外檢測(4 prism diopter base out test)時看到融像聚散運動(fusional vergence movement)，它是因下列那種現象所產生的反應？ (A)抑制(suppression) (B)複視(diplopia) (C)弱視(amblyopia) (D)偏心固視(eccentric fixation) 。（111 專高）

解析 正確答案為(B)。檢測時正常眼睛一開始的轉動是因為稜鏡加入後雙眼的等量神經衝動，之後複視發生，然後為了融像接著又往反方向轉動。

(　) 19. 36 歲的受測者於 7 年前發生車禍，導致右眼上斜肌麻痺(superior oblique paresis)。車禍後已配過多副含稜 鏡的眼鏡，但戴起來都不舒服。最近較累的時候也會出現複視(diplopia)。若他目前所配戴的眼鏡度數為：右眼 −3.00DS / −1.75DC×160；左眼 −2.50DS / −2.25DC×010，針對於此受測者目前的情況，下列那些檢查項目最合適？①雙眼驗光(binocular refraction) ②綜合驗光儀聚散測驗(phoropter prism vergence test) ③雙眼翻轉鏡測驗(binocular flipper lens test) ④雙馬竇氏鏡測驗(double Maddox rod test) (A)①② (B)②③ (C)③④ (D)①④。（109 特師二）

解析 正確答案為(D)。有複視(diplopia)存在，因此綜合驗光儀聚散測驗及雙眼翻轉鏡測驗會有困難，宜進行雙眼驗光(binocular refraction)決定屈光及雙馬竇氏鏡測驗(double Maddox rod test)確定是否有迴旋斜位存在。

(　) 20. 滑車神經(trochlear nerve)麻痺會造成下列何種斜視？ (A)同側眼下斜視 (B)同側眼外斜視 (C)同側眼上斜視 (D)對側眼上斜視。（111 專高）

解析 正確答案為(C)。滑車神經為第四對腦神經，支配眼球的上斜肌（使眼球內旋、向下、及外展），當單眼滑車神經發生麻痺時，主要發生同側眼上斜視，引起垂直複視。

三、斜視引起的問題與適應

斜視者會引起視覺上的複視與混淆(diplopia and confusion)，當出生或早期就存在斜視，這些困擾時常會被以下的一或多個異常適應的機制所克服，抑制(suppression)、弱視(amblyopia)、偏心固視(eccentric fixation)、異常網膜對應(anomalous retinal correspondence, ARC)。

抑制為**大腦皮質**抑制來自偏斜眼視網膜上特定區域訊號的一種現象，抑制區域若發展在黃斑部可避免混淆，若為周邊區可避免複視，魏氏四點提供一個最簡單的抑制測試方式。

偏心固視(eccentric fixation)伴隨弱視出現，**使用視網膜上偏離中心窩的點固視**，在單眼與雙眼視覺中出現。假如斜視性弱視者的弱視在早期童年之後仍持續，會有很高比例發生。在內斜視者，網膜上作為固視的偏心點通常在鼻側，外斜視者通常在顳側。Flom(1963)顯示了偏心固視的量值相關於弱視的程度；弱視越嚴重，偏心固視的角度就越大。眼底鏡上的設備(Visuoscopy)能加以測量。

異常網膜對應(anomalous retinal correspondence, ARC)偏離眼的視網膜上，兩眼之間有**異常的網膜對應點**。異常角(angle of anomaly)為偏離眼之中心窩與異常對應點之間的角度，異常網膜對應依異常角可分為三類：和諧性(Harmonious ARC)、非和諧性(Unharmonious ARC)及矛盾性(Paradoxical ARC)。和諧性(Harmonious ARC)異常角等於斜視角，異常網膜對應點完全補正斜視，患者不會出現複視與混淆，有一定程度融像；不和諧性(Unharmonious ARC)異常角小於斜視角，斜視未被完全補正，患者主觀上斜視小於客觀測量的斜視；矛盾性(Paradoxical ARC)異常角大於斜視角度，使情況更加惡化，患者主觀斜視角度大於客觀測量斜視角度或在反方向。後像轉移測試(afterimage transfer test)為測試ARC是否存在的一種最直觀方式。

偏心固視與與異常網膜對應很類似，偏心固視是一種單眼的現象，可藉由偏斜眼的單獨刺激而引出。異常網膜對應是一種雙眼的現象，需雙眼同時刺激才會出現，有時患者會同時存在此兩種異常。

歷屆試題

( ) 1. 下列患者中，何者較可能有立體視覺？ (A)60Δ 內斜視 (B)45Δ 外斜視 (C)8Δ 間歇性外斜視 (D)單眼眼盲，另一眼正常(emmetropia)。 (106 專普)

解析 正確答案為(C)。立體視覺為雙眼的融像能力，C 選項的斜視較輕微，且為間歇性，較可能有立體視覺。

( ) 2. 下列何種病患最可能有良好的立體感？ (A)單眼抑制 (B)交替性內斜視 (C)間歇性外斜視 (D)持續性雙眼複視。 (108 專高)

解析 正確答案為(C)。四種當中間歇性斜視是較為輕微的狀況。

( ) 3. 關於斜視的敘述，下列何者不適當？ (A)外隱斜位(exophoria)不算少見、而且常常沒有症狀，通常是惡化成間歇性外斜視才需要治療 (B)間歇性外斜視(intermittent exotropia)是最常見的外斜視 (C)利用基底朝內的稜鏡治療間歇性外斜視是為了提升融像，但是長期使用可能會降低融像的內聚或外展的幅度(fusional vergence amplitudes) (D)間歇性外斜視常合併有弱視。 (106 花東)

解析 正確答案為(D)。間歇性外斜視較不易造成弱視。

( ) 4. 關於操作交替遮蓋測驗中(alternating cover test)，病患「所看到的目標移動(perceived target movement)」，即所謂 phi phenomenon，下列敘述何者錯誤？ (A)對於外隱斜位(exophoria)的病人，在操作交替遮蓋測驗時，他（她）會觀察到同方向的目標移動 (B)若病患觀察到目標的移動是斜方向的移動而不是水平的移動，我們會懷疑病患有垂直的隱斜位(vertical phoria) (C)可以使用稜鏡棒或單一的稜鏡片測得病患的隱斜位(phoria)或斜視(tropia) (D)對於斜視的病人，若是有「協調的異常視網膜對稱(harmonious anomalous retinal correspondence, HARC)，此方法亦可使用。 (106 花東)

解析 正確答案為(D)。協調的(和諧性)異常視網膜對稱之異常角等於斜視角，異常網膜對應點完全補正斜視，患者不會出現複視與混淆，有一定程度融像。

( ) 5. 有關斜視的種類與處理方式，下列敘述何者正確？ (A)內聚不足的近方外斜視可利用負度數鏡片過矯或視力訓練處理 (B)調節性內斜視需要手術處理 (C)內聚過度近方內斜視使用負鏡片過矯處理 (D)非共動性斜視(incomitant strabismus)建議以多焦點鏡片矯正。 (108 特師)

解析 正確答案為(A)。此題雖是斜視但處理方式類似於非斜視性雙眼視覺異常，調節性內斜視先處理調節過度問題，也就是遠視處方；內聚過度近方內斜視使用正鏡片加入度處理；非共動性斜視在不同方向有不同斜視量，較不適合多焦點鏡片。

( ) 6. 對於間歇性外斜視的處置，下列敘述何者錯誤？ (A)配戴基底向內的矯正稜鏡(base-in prism)時，其眼位可能是外斜的 (B)如果有弱視應該要治療 (C)針對小角度偏斜(<15 Δ)，正眼訓練(orthoptic exercise)無效 (D)有可能需要手術治療。 (111 專高)

解析 正確答案為(C)。小角度偏斜(<15 Δ)的外斜視類似內聚不足，適合視力訓練。

( ) 7. 內斜視(esotropia)與下列何者較為相關？①老花(presbyopia) ②遠視(hyperopia) ③內聚力不足(convergence insufficiency) ④高 AC/A 比值(high AC/A ratio) (A)①② (B)③④ (C)①③ (D)②④。 (111 專高)

解析 正確答案為(D)。調節性內斜視屬於功能性斜視，特徵是未矯正遠視造成調節過度及高 AC/A 比值引起的內斜視。

( ) 8. 有關小兒調節性內斜視的處置，下列何者最不適當？ (A)睫狀肌麻痺後驗光(cycloplegic refraction) (B)遠視完全矯正(full correction) (C)低調節性內聚力／調節力比值(AC/A ratio)需要雙焦眼鏡(bifocal) (D)如果有弱視，需要一併治療。 (108 專高)

解析 正確答案為(C)。調節性內斜視屬於功能性斜視，特徵是未矯正遠視造成調節過度及高 AC/A 比值引起的內斜視。

( ) 9. 下列何者描述弱視者(amblyope)利用非視網膜中央小凹(fovea centralis)的區域當作主要注視點？ (A)偏差固視(disparity fixation) (B)中央固視(central fixation) (C)非交叉性固視(uncross fixation) (D)偏心固視(eccentric fixation)。 (109 專高)

解析 正確答案為(D)。偏心固視(eccentric fixation)伴隨弱視出現，使用視網膜上偏離中心窩的點固視（當作主要注視點）。

(　) 10. 有關斜視處理方式，下列敘述何者錯誤？　(A)內聚力不足的近方外斜視，可利用負度數鏡片過矯或視力訓練處理　(B)調節性內斜視，建議手術處理　(C)內聚力過度近方內斜視，可使用多焦點鏡片過矯處理　(D)非共動性斜視(incomitant strabismus)建議以開刀矯正處理。

（109 特師二）

解析 正確答案為(B)。調節性內斜視視是由於高度遠視未矯正時，存在過度調節造成聚散問題所引起，因此建議以遠視矯正作為處理開端。

(　) 11. 下列那種類型之屈光不正(refractive error)與調節性內斜視(accommodative esotropia)最為相關？　(A)近視　(B)遠視　(C)散光　(D)老花。（109 特師二）

解析 正確答案為(B)。調節性內斜視視是由於高度遠視未矯正時，存在過度調節造成聚散問題所引起。

(　) 12. 下列那一種儀器是以客觀的方法測量偏心注視(eccentric fixation)？(A)視網膜檢影鏡(retinoscope)　(B)直接眼底鏡(ophthalmoscope)　(C)裂隙燈(slit lamp)　(D)角膜弧度儀(keratometer)。（109 特師二）

解析 正確答案為(B)。眼底鏡(ophthalmoscope)上的設備(Visuoscopy)能加以測量。

(　) 13. 3歲大的孩子被家長發現有左眼內斜視，下列處置何者最不適當？　(A)如果檢查發現有遠視，可能要考慮是全調節性內斜視(fully accommodative esotropia)，如果要矯正這類的內斜視，必須在睫狀肌麻痺下驗光(cycloplegic refraction)把眼鏡的遠視度數配足　(B)除了眼位斜視需要矯正之外，還要注意可能有弱視的問題，所以視力也要評估　(C)如果檢查懷疑是高 AC/A 比(high AC/A ratio)內斜視，可以考慮配雙焦點眼鏡(bifocals)　(D)應該建議他立刻接受手術矯正。（110專高）

解析 正確答案為(D)。斜視手術前須經完整檢查。

(　) 14. 有關完全調節性內斜視(fully accommodative esotropia)的患者，下列何種矯正方式最為合適？　(A)配戴屈光度數全矯正的眼鏡　(B)配戴稜鏡矯正斜視　(C)視力訓練　(D)觀察不處理。（111 專高）

解析 正確答案為(A)。完全調節性內斜視(fully accommodative esotropia)多半是因為未矯正的遠視造成調節所引起，因此配戴屈光度數全矯正的眼鏡可大量減少調節。

( ) 15. 3 歲半內斜視兒童，散瞳後驗光所得為右眼+3.50D 與左眼+3.50D。在沒有散瞳劑的情況下用檢影鏡檢查發現雙眼度數都為+3.25D。假設患者調節性內聚力/調節力比值(AC/Aratio)無異常，關於他的配鏡，下列何者最為適當？ (A)兒童遠視一般不需要全矯正，可以建議他配度數輕一點 (B)這位病患的內斜視，配戴遠視全矯正眼鏡之後有可能變好 (C)這位病患配戴雙焦點眼鏡比較好 (D)這位病患配戴漸進式多焦點眼鏡比較好。 (113 專高)

解析 正確答案為(B)。調節性內斜視兒童 AC/A 正常，配戴屈光度數全矯正的眼鏡可大量減少調節。

( ) 16. 對於調節性及非調節性斜視雙眼視覺異常(accommodative and non-accommodative strabismus binocular vision anomalies)的處置順序為何？①稜鏡處方、②視力訓練、③近用加入度、④光學性視力矯正、⑤手術 ⑥遮眼 (A)②③①④⑥⑤ (B)②①⑥③④⑤ (C)④③①⑥②⑤ (D)④⑥②③①⑤。 (113 專高)

解析 正確答案為(C)。題目內文為 strabismus 斜視。處置優先為屈光矯正，如調節性則考慮近用加入度，接著是稜鏡處方，單眼弱視需要遮眼，也可考慮視力訓練，最後則為手術。

( ) 17. 下列何者不是斜視(strabismus)可能引發的感知適應(sensory adaptation)？ (A)異常視網膜對應(anomalous retinal correspondence) (B)偏心觀看(eccentric viewing) (C)抑制(suppression) (D)弱視(amblyopia)。 (111 專高)

解析 正確答案為(B)。偏心觀看(eccentric viewing)為因為黃斑部受損的低視力患者，學習刻意偏移注視方向的一種技巧，非因為斜視所引起的適應，與偏心固視(eccentric fixation)不同。

( ) 18. 有關假性內斜視(pseudoesotropia)的成因說明，何者錯誤？ (A)內眥贅皮(Epicanthic folds)較大 (B)較短的瞳孔間距 (C)較大的瞳孔軸間角(angle kappa) (D)聚合過度(Convergence excess)。 (113 專高)

解析 正確答案為(D)。假性內斜視（pseudoesotropia）只是外觀近似內斜視，聚合過度為內斜視的特徵之一。

(　) 19. 對於斜視的矯正，何者為較不好的預後因子？ (A)共同性斜視(comitant strabismus) (B)雙眼視力良好 (C)偏心注視(eccentric fixation) (D)正常網膜對應(normal correspondence)。 (113 專高)

解析 正確答案為(C)。偏心注視(eccentric fixation)為斜視的異常適應情況。

5-2 弱　視

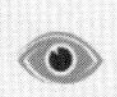

一、相關概念

一般認為當沒有明顯原因，經矯正之後，視力未達正常即為弱視。或是較新的定義：在 6 歲之前，沒有明顯眼睛結構或病理異常，但有以下情況之一或更多，單眼或雙眼的最佳矯正視力低於 20/20。弱視病因的屈光參差、固定單側的內斜視或外斜視、弱視病因的同等屈光、弱視病因的單側或雙側散光、影像品質降低。弱視者不僅視力較差，調節控制、眼動精確程度、對比敏感度功能、空間感的判斷都將危及弱視眼。

弱視的原因是假設沒有適當刺激，視覺路徑無法正常發展，且推論視覺路徑的重建可經由正常化刺激的輔助來達成。弱視潛在的原因是視覺系統無法舒適地處理來自雙眼不同的影像，結果導致異常的雙眼鬥爭，不論不同的影像是來自模糊（屈光原因）、異常景象（斜視）、整體影像降低（白內障）或遮蓋（眼皮下垂），結果都會導致某種程度的弱視。

二、弱視分類

弱視有許多分類方式，如因為眼球結構以外原因，像斜視、屈光性或精神性引起的弱視稱為**功能性弱視(functional amblyopia)**，又稱為**抑制性弱視**

(suppression amblyopia)，或**非使用性的弱視**(anopsia)，而因為解剖或病理引起的稱為**器質性弱視**(organic amblyopia)。

斜視性弱視(Strabismic amblyopia)發生於斜視患者的偏斜眼，因長期抑制的結果，斜視眼的視力可能在 20/25~20/400，立體視大於 60 秒。

若因為屈光原因引起的弱視稱為**屈光性弱視**(Refractive Amblyopia)，視網膜上的影像因為光學的原因導致模糊，可分為三大類。

1. **軸向性(Meridional)：未矯正的高度散光所造成**。根據未矯正散光的軸度，經常為幼童所忽略，當測試這些幼童時，須注意其模糊的方向，經常是雙眼皆有。雖然是單眼測試的發現，但模糊有時也會出現在雙眼視的測試中。典型視力在 20/20~20/70 之間，預期立體視在 20~40 秒。
2. **同等屈光性(Isometropic)**：雙眼的**屈光異常情形接近**，雙眼視網膜上皆無法獲得清晰的影像，結果導致雙眼的視力皆下降。經常見於高度遠視。例如：6 歲幼童，雙眼皆有未矯正之遠視+8.00D，在遠距及近距皆無法有清晰的影像，結果即使得到適當的矯正，視力在一開始仍維持低下。此情況也預期將有顯著的內斜視，然而有時因為缺乏清晰影像的經驗，因此此類斜視者無法辨識調節的需求並不會表現出斜視。幸運的是，當無法得到清晰影像時，幼童將有無法掩飾的態度及表現，而父母通常將尋求專業的協助以避免後續的影響。典型視力在 20/20~20/100 之間，預期立體視在 20~50 秒。
3. **屈光參差性(Anisometropic)**：較為常見，**一眼較另一眼有顯著屈光不正及矯正視力低下**。因為其中一眼有較佳視力，從孩童的行為較無法表現出異常的視力問題，在視力測試時，時常會表現出「作弊」，也就是從遮眼板旁以較佳眼偷看的行為。常見的為遠視性屈光參差，其中較高遠視眼的視網膜上將從未得到清晰影像（調節因素），因此長期抑制導致弱視。遠視性屈光參差只要兩眼遠視相差在 1.00D 以上就可能發生；近視性屈光參差一般兩眼度數相差在 5.00D 以內都不太會發生，因為低度近視眼可以看遠，而較高度近視眼可以看近。

三、弱視的檢查

弱視者測量視力時經常存在輪廓干擾（Contour interaction，擁擠效應 the crowding phenomenon，或辨別困難 separation difficulty），典型視力檢查表現為每一行讀出 1、2 個字，單個字的表現較好，使視力評估困難。因為這種效應，弱視眼的視力表現會因為視力表的設計而差異很大，因此學童視力篩檢應採用整個視力表以免造成錯失。

歷屆試題

( ) 1. 相較於利用單一視標測量而言，若以多行視標的視力表測量弱視者(amblyope)的視力(visual acuity)，通常所得之視力較差許多。下列何者較能解釋以上描述之現象？ (A)抑制(suppression) (B)擁擠效應(crowding effect) (C)偏心注視(eccentric fixation) (D)針孔效應(pinhole effect)。（106 專高）

解析 正確答案為(B)。此現象為輪廓干擾（Contour interaction，擁擠效應 the crowding phenomenon，或辨別困難 separation difficulty）。

( ) 2. 下列何者不是弱視患者可能會出現的現象？ (A)隧道視覺(tunnel vision) (B)偏心注視(eccentric fixation) (C)抑制現象(suppression) (D)擁擠效應(crowding effect)。（107 專高）

解析 正確答案為(A)。隧道視覺(tunnel vision)為周邊視野縮小的現象。

( ) 3. 下列何種現象與弱視(amblyopia)最無相關性？ (A)對比敏感度(contrast sensitivity)變差 (B)擁擠效應(crowding effect) (C)夜盲(nyctalopia) (D)偏心注視(eccentric fixation) 。（108 特師）

解析 正確答案為(C)。夜盲(nyctalopia)為先天性遺傳的異常或後天性維生素 A 的缺乏，與弱視較無相關。

( ) 4. 下列何者非弱視常見的原因？ (A)斜視 (B)心理因素 (C)屈光異常（遠視、近視、不等視等） (D)遮蔽性因素（白內障、眼瞼下垂等）。（106 特師）

解析 正確答案為(B)。弱視有許多原因，如眼球結構以外原因，像斜視、屈光性或精神引起，或解剖、病理引起。其中精神（心理）因素較為少見。

(　) 5. 一個 5 歲的小孩，右眼屈光度數為+5.00 DS，最佳矯正視力為 0.05，左眼屈光度數為+0.25DS，最佳矯正視力為 1.0；請問此小孩的弱視病因診斷，最可能是下列何者？ (A)不等視性弱視(anisometropic amblyopia) (B)剝奪性弱視(deprivational amblyopia) (C)斜視性弱視(strabismic amblyopia) (D)非正視性弱視(isoametropic amblyopia)。

(106 特師)

解析 正確答案為(A)。一眼較另一眼有顯著屈光不正及矯正視力低下為不等視（屈光參差）性弱視(anisometropic amblyopia)。

(　) 6. 關於弱視的敘述與配對，下列何者錯誤？ (A)經常性非交替性的斜視是可能引起斜視性弱視(strabismic amblyopia) (B)兩眼的遠視相差大於 1.5D 有可能引起不等視性弱視(anisometropic amblyopia) (C)如果雙眼近視超過 5.0D 到 6.0D 有可能引起雙眼高屈光異常性弱視(bilateral ametropic amblyopia) (D)小於 6 歲的兒童，如果白內障有遮住瞳孔中央、而且白內障大小大於 3mm，此種白內障通常不會造成視覺剝奪型弱視(visual deprivation amblyopia)。 (106 花東)

解析 正確答案為(D)。先天性白內障會極易造成視覺剝奪型弱視。

(　) 7. 關於弱視之敘述，下列何者錯誤？ (A)不等視性弱視(anisometropic amblyopia)的治療方法，主要為配戴眼鏡及遮眼治療(patchy therapy，occlusion) (B)屈光性弱視在 10 歲以上矯治無效 (C)未矯正的高度遠視，在小孩易引起斜視性弱視 (D)欲區別斜視(heterotropia)和隱斜位(heterophoria)，可使用遮蓋－去遮蓋測試(cover-uncover test)。

(106 花東)

解析 正確答案為(B)。弱視治療在 6 歲之前為黃金期，但 6 歲之後仍有一定效果。

(　) 8. 對弱視治療之敘述，下列何者錯誤？ (A)遮蔽性弱視要先將遮蔽的因素去除，例如執行白內障手術、眼瞼下垂矯正 (B)遮蓋治療越久越好，尤其要在黃金期（六歲前）執行，故必需每天且整天遮眼治療 (C)配戴正確的眼鏡矯正屈調問題也很重要 (D)若不能配合遮蓋治療，有時可以在沒弱視眼點藥水（例如阿托平；atropine）使其視力模糊，達到訓練弱視眼的目的。 (106 花東)

解析 正確答案為(B)。遮蓋治療僅需每天一段時間進行即可，並非越久越好。

( ) 9. 因視覺上的刺激不足(inadequate visual stimulation)，而導致視覺傳遞路徑(visual pathway)無法正常發展的現象，稱之為下列何者？ (A)弱視 (B)斜視 (C)假性近視 (D)散光。 (108 專高)

解析 正確答案為(A)。弱視的原因即是因視覺上的刺激不足，而導致視覺傳遞路徑無法正常發展。

( ) 10. 下列那一種情況，在兒童產生屈光性弱視的機會相對最低？ (A)右眼：–1.50DS/–1.00DC×180；左眼：–1.00DS/–1.00DC×180 (B)右眼：+4.00DS；左眼：+4.00DS (C)右眼：planoDS/–3.50DC×180；左眼：planoDS/–3.50DC×180 (D)右眼：+2.00DS/–0.50DC×180；左眼：–1.00DS/–0.50DC×180。 (106 專高)

解析 正確答案為(A)。A 選項的兩眼皆為低度近視與散光，形成弱視的機會較低。

( ) 11. 下列何種屈光不正可能導致屈光性弱視？ (A)OD:–1.00DS/–0.75DC×045°OS:–4.00DS (B)OD:–1.00DS/–0.75DC×045°OS:+4.00DS (C)OD:–4.00DSOS:–4.00DS (D)OD:+4.00DSOS:+4.00DS。 (106 特師)

解析 正確答案為(B)。一眼較另一眼有顯著屈光不正及矯正視力低下為不等視（屈光參差）性弱視(anisometropic amblyopia)。

( ) 12. 有關兩眼不等視弱視的敘述，下列何者錯誤？ (A)通常遠視兩眼不等視弱視(anisometropic amblyopia)較近視者多 (B)近視型的兩眼不等視弱視差距 3.00D 以上就可能發生 (C)散光型的兩眼不等視弱視差距 1.50D 以上就可能發生 (D)遠視型的兩眼不等視弱視差距 2.00D 以上就可能發生。 (108 特師)

解析 正確答案為(B)。近視性屈光參差一般兩眼度數相差在 5.00D 以內都不太會發生，因為低度近視眼可以看遠，而較高度近視眼可以看近。

( ) 13. 有一位受測者視力檢查結果如下：右眼：+4.00DS / –1.00DC×100 視力 20/80；左眼：+0.50DS 視力 20/20，最有可能屬於下列那種弱視？ (A)斜視性弱視(strabismic amblyopia) (B)視覺剝奪性弱視(vision deprivation amblyopia) (C)兩眼不等視性弱視(anisometropic amblyopia) (D)高度屈光不正性弱視(isometropic amblyopia) 。 (108 特師)

解析 正確答案為(C)。C 選項的兩眼屈光相差很多，屬於兩眼不等視性弱視。

( ) 14. 下列那一種兒童屈光不正狀態，最容易產生弱視？
(A)右眼：+1.00DS / –0.75DC × 020 ；左眼：+4.00DS
(B)右眼：–1.00DS / –0.75DC × 020 ；左眼：–4.00DS
(C)右眼：–4.00DS / –0.75DC × 020 ；左眼：–5.00DS / –0.75DC × 160
(D)右眼：+3.00DS / –0.75DC × 020 ；左眼：+4.00DS / –1.25DC × 160 。
（109 特師一）

解析 正確答案為(A)。A 選項為遠視性屈光參差，是其中最容易產生弱視的可能。

( ) 15. 下列何者最容易形成弱視(amblyopia)？ (A)R: –1.00DS，L: –3.00DS (B)R: +1.00DS，L: +3.00DS (C)R: +1.50DS，L: +1.50DS (D)R: –3.00DS，L: –3.00DS 。（109 特師二）

解析 正確答案為(B)。遠視性屈光參差，是其中最容易產生弱視的可能。

( ) 16. 以下那一種屈光狀態，在 7 歲兒童產生弱視的機會最低？ (A)右眼：–4.00DS/–0.50DC×180 左眼：–4.00DS/–0.50DC×180 (B)右眼：+6.00DS 左眼：+6.00DS (C)右眼：plano/–4.00DC×180 左眼：plano/–4.00DC×180 (D)右眼：+4.00DS/–0.50DC×180 左眼：–4.00DS/–0.50DC×180。（110 專高）

解析 正確答案為(A)。兩眼皆為低度近視，比其他三個選項產生弱視的機會較低。

( ) 17. 下列何種屈光不正的兒童，最不可能導致屈光性弱視？ (A)OD:+6.00 DS/OS:+6.00 DS (B)OD:–4.00 DS/OS:–4.00 DS (C)OD:–4.00DC ×180/OS:–4.00DC×180 (D)OD:+4.00 DS/OS:–4.00 DS。（111 專高）

解析 正確答案為(B)。兩眼皆為低度近視，比其他三個選項產生弱視的機會較低。

( ) 18. 下列何種屈光異常是造成弱視(amblyopia)的最主要原因？ (A)兩眼相同度數遠視(hyperopia) (B)兩眼相同度數近視(myopia) (C)兩眼不等視(anisometropia) (D)兩眼相同度數散光(astigmatism)。（113 專普）

解析 正確答案為(C)。遠視性兩眼不等視(anisometropia)造成弱視機會較高。

(　) 19. 下列何種斜視之特徵，最可能有弱視(amblyopia)之風險？①單側型(unilateral) ②間歇型(intermittent) ③固定型(constant) ④交替型(alternating) (A)①② (B)③④ (C)①③ (D)②④。 (109 特師二)

解析 正確答案為(C)。單側型(unilateral)、固定型(constant)斜視會使偏斜眼始終無法使用，較易引起弱視。

(　) 20. 有關弱視的敘述，下列何者錯誤？ (A)最佳矯正視力不到 6/7.5 (20/25) (B)雙眼最佳矯正視力差 2 行以上 (C)屈光性弱視是常見的原因 (D)大部分因為眼球病理變化所造成。 (109 特師一)

解析 正確答案為(D)。弱視大部分因為屈光問題所造成。

(　) 21. 有關弱視的敘述，下列何者最為正確？ (A)通常需要配戴稜鏡治療 (B)有時需要遮眼訓練 (C)不同類型的視力表對視力檢查結果沒有影響 (D)logMAR 視力表不適合做視力統計分析。 (109 特師一)

解析 正確答案為(B)。配戴稜鏡治療主要為斜視；不同類型的視力表對弱視者的視力檢查結果會有差異；logMAR 視力表為標準化設計的視力表，特別適合做視力統計分析。

(　) 22. 遮蓋測試(cover test)較難測出下列何種現象？①間歇性斜視(intermittent tropia) ②交替性斜視(alternating tropia) ③微斜視(microtropia) ④旋轉性偏移(cyclo-deviation) (A)①② (B)③④ (C)①③ (D)②④。 (109 特師一)

解析 正確答案為(B)。微斜視(microtropia)的定義經常有所爭論，microstrabismus, monofixation pattern (or syndrome), and subnormal binocular vision 皆為類似的概念（文獻七），特徵為小角度斜視，較難為一般遮蓋測試發現。旋轉性偏移(cyclo-deviation)為以眼軸為中心的旋轉，無法以遮蓋測試發現。

(　) 23. 對於雙眼不等視性弱視(anisometropic amblyopia)患者，下列處置何者最不合適？ (A)配戴適當度數眼鏡 (B)若遠距離眼位為外隱斜位，應處方適當稜鏡 (C)視覺訓練 (D)遮蓋治療。 (109 專高)

解析 正確答案為(B)。稜鏡不是遠距離眼位外隱斜位的首要處置考量。

(　) 24. 有關弱視、斜視、與不等視的敘述，下列何者最不適當？ (A)眼瞼下垂可能造成視覺剝奪性(visual deprivation)弱視 (B)斜視性弱視與不等

視性弱視有時候不容易區分 (C)有斜視不一定會有弱視 (D)有斜視通常不會有不等視。 (109 專高)

解析 正確答案為(D)。斜視通常會引起一定程度的不等視。

( ) 25. 有關遮眼處理弱視的情形，下列何者不合適？ (A)每天 6 小時遮眼與更長時間遮眼的效果，可能有著同等的效率 (B)輕度弱視使用阿托品(atropine)，也可以有與實體的遮眼罩一樣，有遮眼的效用 (C)遮眼處理弱視時期，若出現複視的現象，應考慮改變遮眼治療方式 (D)弱視追蹤複檢視力測量時，建議使用單一視標，比使用一列視標檢測，更可以得知弱視是否有真正的改善。 (109 特師二)

解析 正確答案為(D)。弱視者測量視力時經常存在輪廓干擾（Contour interaction，擁擠效應 the crowding phenomenon，或辨別困難 separation difficulty），典型視力檢查表現為每一行讀出 1、2 個字，單個字的表現較好，使視力評估困難。

( ) 26. 有關弱視之敘述，下列何者最不適當？ (A)白內障有可能造成兒童視力不良 (B)斜視有可能造成兒童視力不良 (C)不等視有可能造成兒童視力不良 (D)斜視若引起弱視，通常是雙眼弱視。 (110 專高)

解析 正確答案為(D)。斜視性弱視(Strabismic amblyopia)發生於斜視患者的偏斜眼，因長期抑制的結果，斜視眼的視力可能在 20/25~20/400。

( ) 27. 下列有關眼震顫的描述，何者錯誤？ (A)眼震顫主要可分為早發性或嬰兒型(early onset or infantile)眼震顫、潛在性(latent)眼震顫及後天性(acquired)眼震顫三種類別 (B)潛在性眼震顫在遮一眼時，偏移量會增大，因此驗光時，用正度數鏡片遮眼驗光較直接遮眼為佳 (C)使用稜鏡無法有效改善眼球震顫 (D)硬式隱形眼鏡因眼瞼的刺激感覺，對眼震顫的改善有所幫助。 (110 專高)

解析 正確答案為(C)。改善眼球震顫的其中一種方式即為使用稜鏡改變視線方向至空區(null zone)，震顫較輕微方向。

( ) 28. 有關弱視的說明，何者錯誤？ (A)若眼睛沒有器質性的疾病(organic diseases)，雙眼視力相差史奈倫視力表(Snellen chart)二行或以上，則視力差的眼睛可能有弱視 (B)弱視眼睛在閱讀時，看單一個字會比看一行字要來得吃力 (C)弱視眼通常為單側，但是偶而會有雙側弱視 (D)弱視治療一般越早開始，效果越顯著。 (112 專高)

解析 正確答案為(B)。弱視者經常存在輪廓干擾，單個字的表現較好。

( ) 29. 關於弱視與其成因、種類、檢查與處置，下列何者最不適當？ (A)弱視配鏡處方的一個主要目的，是要讓兩眼都有清晰的視網膜影像 (B)針對不等視性弱視(anisometropic amblyopia)，只需要把度數比較重的眼睛度數配足 (C)如果配鏡不能達到雙眼平衡(binocular balance)，會造成融像被破壞(fusion is disrupted)，使得弱視(amblyopia)持續進展 (D)配鏡之後需要定期追蹤病人弱視的進展。 (113 專高)

解析 正確答案為(B)。不等視性弱視配鏡時，初步仍建議將兩眼都配足度。

( ) 30. 有關弱視(amblyopia)的敘述，下列何者錯誤？ (A)常因為早年發生視覺刺激不足所導致的明顯視力低下無法矯正 (B)視覺剝奪(visual deprivation)的情況越嚴重，會造成弱視患者矯正視力越差 (C)部分斜視患者為了避免弱視，會發展出間歇性斜視(intermittent heterotropia) (D)雙眼不等視(anisometropia)患者若是在屈光不正度數允許下，可能會發展出一隻眼睛專門看近，另一隻專門看遠的情況，以避免弱視發生。 (113 專高)

解析 正確答案為(C)。間歇性斜視(intermittent heterotropia)的成因並非為了避免弱視。

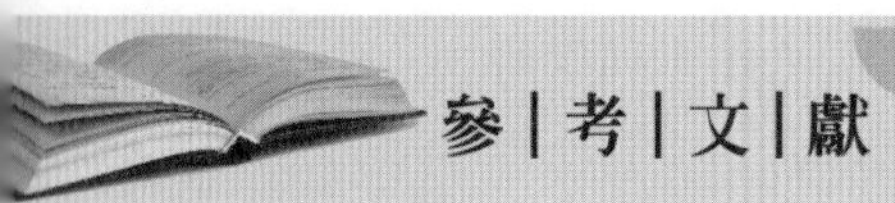

參｜考｜文｜獻

1. Primary Care Optometry 5th, Grosvenor, Theodore P. （文獻一）
2. Borish's clinical refraction 2nd, William J. Benjamin （文獻二）
3. Clinical Procedures in Optometry, J. Boyd Eskridge, John F. Amos, Jimmy D. Barlett （文獻三）
4. Clinical Procedures for Ocular Examination 4th, Carlson, Nancy L. （文獻四）
5. Clinical Procedures in Primary Eye Care 3rd, David B. Elliott （文獻五）
6. Optometry: science technique and clinical management, Mark Rosenfield, Nicola Logan （文獻六）
7. Binocular Anomalies Diagnosis and Vision Therapy 4th, John R. Griffin, J. David Grisham （文獻七）
8. Clinical Management of Binocular Vision 4th, Mitchell Scheiman, Bruce Wick （文獻八）
9. Foundation of binocular vision, a clinical perspective, Scott B. Steinman, Barbara A. Steinman, Ralph Philip Garzia （文獻九）
10. Binocular vision and Ocular Motility 6th, Gunter K. von Noorden （文獻十）
11. Management of strabismus and amblyopia 2nd, John A. Pratt-Johnson, Geraldine Tillson （文獻十一）

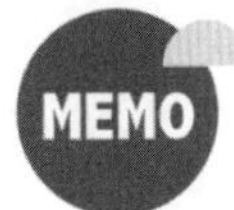

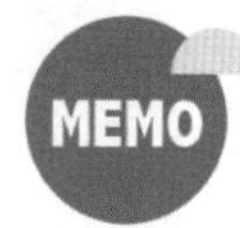

MEMO

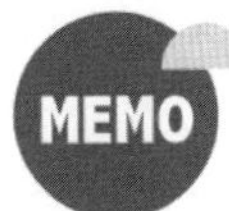

國家圖書館出版品預行編目資料

全方位驗光人員應考祕笈 ： 視光學 / 王俊諺編著. –
第五版. -- 新北市 ： 新文京開發出版股份有限公司,
2024.10
面； 公分

ISBN 978-626-392-078-1（平裝）

1. CST： 驗光 2. CST： 視力

416.767 113015728

2025 全方位驗光人員應考祕笈：視光學（第五版） （書號：**B443e5**）

編著者	王俊諺
出版者	新文京開發出版股份有限公司
地址	新北市中和區中山路二段 362 號 9 樓
電話	(02) 2244-8188（代表號）
FAX	(02) 2244-8189
郵撥	1958730-2
初版	西元 2021 年 02 月 01 日
第二版	西元 2021 年 12 月 10 日
第三版	西元 2022 年 10 月 20 日
第四版	西元 2023 年 10 月 20 日
第五版	西元 2024 年 10 月 20 日

 建議售價：530 元

法律顧問：蕭雄淋律師

ISBN 978-626-392-078-1

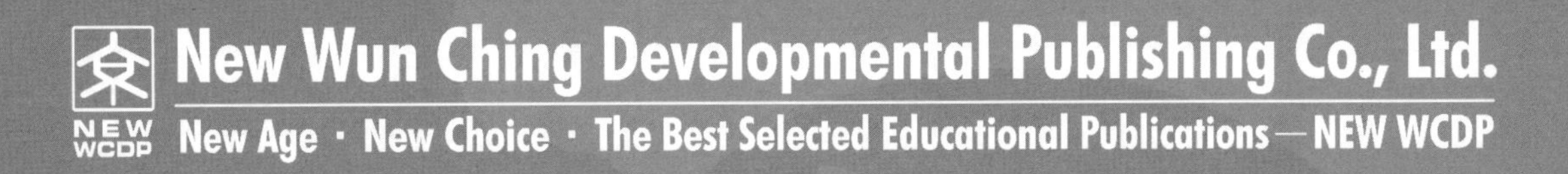
NEW WCDP
New Wun Ching Developmental Publishing Co., Ltd.
New Age · New Choice · The Best Selected Educational Publications — NEW WCDP

NEW WCDP 新文京開發出版股份有限公司

新世紀·新視野·新文京 — 精選教科書·考試用書·專業參考書